옮긴이 약력

김 금 배	한국원자력의학원 방사선의학연구소
김 동 욱	강동경희대학교병원 방사선종양학과
김 성 훈	한양대학교병원 방사선종양학과
윤 명 근	고려대학교 방사선학과
신 동 오	경희대학교병원 방사선종양학과
신 동 호	국립암센터 양성자치료센터
이 석	고려대학교 방사선종양학교실
정 해 조	한국원자력의학원 방사선의학연구소
조 삼 주	을지대학교 방사선학과
지 영 훈	한국원자력의학원 방사선의학연구소
허 현 도	인하대학교병원 방사선종양학과

국립중앙도서관 출판시 도서목록(CIP)

Khan's 방사선치료물리학 : 강의와 문제 풀이집 / 저자: Faiz M. Khan, John Gibbons, Dimitris Mihailidis, Hassaan Alkhatib ; 역자: 신동오, 김금배, 김동욱, 김성훈, 윤명근, 신동호, 이 석, 정해조, 조삼주, 지영훈, 허현도. — 김포 : 바이오메디북, 2013
416p. ; 188×257 mm

원표제: Khan's lectures : Handbook of the Physics of Radiation Therapy
색인수록
영어 원작을 한국어로 번역
ISBN 978-89-966590-8-2 93510 정가 : 45,000

방사선치료 [放射線治療]

512. 48-KDC5
615. 842-DDC21 CIP2013000128

이 도서의 국립중앙도서관 출판시 도서목록(CIP)은 e-CIP홈페이지(http://www.nl.go.kr/ecip)와 국가자료공동목록시스템(http://www.nl.go.kr/kolisnet)에서 이용하실 수 있습니다.
(CIP제어번호: CIP2012004448)

Khan 's 방사선치료물리학

강의와 문제 풀이집

(4판)

Khan's Lectures: Handbook of the Physics of Radiation Therapy

원저 Faiz M. Khan

옮김 신동오 김금배 김동욱 김성훈 윤명근 신동호
이 석 정해조 조삼주 지영훈 허현도

Wolters Kluwer Health | Lippincott Williams & Wilkins

바이오메디북

Khan's 방사선치료물리학
강의와 문제 풀이집(4판)

Khan's Lectures: Handbook of the Physics of Radiation Therapy

발행일 2013년 (초판)
인쇄일 2013년
지은이 Faiz M Khan
옮긴이 신동오 김금배 김동욱 김성훈 윤명근 신동호
이 석 정해조 조삼주 지영훈 허현도
발행인 주필체
발행처 바이오메디북
경기도 김포시 하성면 원통로 51번길 38 나호
전화: 02-763-9188 팩스: 02-763-5490

검인은 옮긴이와의 합의에 의하여 생략합니다.

주문전화번호 02) 763-9188
팩스번호 02) 763-5490
http://www.biomedbook.co.kr

ISBN 978-89-966590-8-2 93510 정가 45,000원

저자 서문

이 교재의 목적은 "The Physics of Radiation Therapy", 4판 ("교과서")에 포함된 내용에 대한 핵심적인 요약을 제공한다. 각 장의 핵심 요점은 열띤 논의와 함께 글머리 기호로 나타낸다.

보다 상세한 내용을 알기 위해서는 4판 교과서를 참고하기 바란다. 객관식 질문 형태의 복습 문제는 각 장의 끝부분에 제공되며 정답은 이 책의 끝에 첨부되어 있다.

교과서처럼 이 교재는 방사선치료 팀원들을 위해 저술하였다: 방사선종양학자, 의학물리사, 선량설계사와 치료방사선사. 제시된 자료는 간결하면서도 정확하여 빠른 복습을 필요로 하는 독자가 이용할 수 있다.

Khan's Lecture는 교과서의 핵심적인 부분만 요약한 책으로 의학물리학자자격시험을 처음 치르거나 자격을 갱신하려는 의학물리학자들에게 더욱 유용할 것이다. 강사들은 자기 학급의 강의 혹은 필기시험 준비를 위한 자료로 활용할 수 있다.

Khan's Lecture의 저자로서, 이전에 함께한 전공의이자 중요한 자료를 제공해 준 John Gibbons 박사, Dimitris Mihailidis 박사와 Hassan Alkhatib 박사에게 도움을 받았다. 필자는 강의에 있어 편집 관련 조언을 하고 복습 문제를 집필하는데 참여하신 그들에게 진심으로 감사드린다.

나는 이 책이 출판될 수 있게 무한한 공헌을 한 편집장인 Jonathan Pine, 발행책임자인 Emilie Moyer와 그 밖의 Lippincott Williams & Wilkins 출판사 직원들에게 진심으로 감사를 표한다.

마지막으로 지난 45년간 나에게 베풀어 준 열정과 사랑에 대해 나의 집사람 Kathy에게 진심으로 감사드린다.

Faiz M. Khan

역자 머리말

21세기에 들어오면서 선진국과 같이 우리나라도 급격하게 고령화 사회로 접어듦에 따라 암환자에 대한 방사선치료의 중요성이 부각되고 있다. 방사선치료는 외과적 수술, 항암요법과 더불어 암치료에 있어 중추적 역할을 담당하고 있다.

최근 첨단 고정밀 방사선치료/수술기기의 눈부신 진화와 더불어 고도로 복잡해지는 방사선치료법으로 인하여 기존의 2차원 혹은 3차원 입체조형방사선치료(3D CRT)에서 융복합 환자 영상자료 기반의 세기조절방사선치료(IMRT), 정위방사선수술(SRS), 고선량률 근접치료, 영상유도방사선치료(IGRT) 및 새로운 개념의 방사선치료법인 양성자치료가 환자별 방사선맞춤치료를 위해 임상에 적용되고 있어 의학물리학에 대한 기본적인 개념 및 원리에 대한 올바른 이해가 필요하다.

이 책은 가장 최근에 출판된 Khan 교수의 "The Physics of Radiation Therapy", 4판에 들어있는 기초 물리학 이론에서부터 최신 방사선치료법까지 방대한 임상적인 방사선치료물리학을 토대로 Khan's Lecture를 역술한 핵심 요약집으로 Khan 교수의 훌륭한 강의에서 제시한 주옥같은 강의 내용과 다중선택 질문 형태의 복습문제에 토대를 두고 있다.

이 책의 출간은 임상 실무경험이 풍부한 동료 의학물리학자들을 중심으로 의학물리사, 방사선종양학자, 선량설계사 및 치료방사선사 뿐만 아니라 의학물리사가 되고자 공부하고 있는 의학물리전공 대학원생들을 위해 역술하였으며, 각 장의 끝에 있는 복습문제에 대하여 책의 끝부분에 정답과 풀이과정 설명을 수록함으로써 각 장의 핵심 주제에 대한 이해의 폭을 향상시키고 임상 적용을 용이하게 할 수 있도록 하였다.

마지막으로 이 책이 출간되기까지 번역 작업과 교정, 복습문제 풀이에 세심한 관심과 열정을 보내주신 동료 교수님(의학물리학자)들과 이 책의 출판에 애써주신 도서출판 바이오메디북 사장님을 비롯하여 편집부 여러분의 노고에 심심한 감사를 드립니다.

2013. 2. 옮긴이

목차

제 1 장: 물질의 구조

제 2 장: 핵변환

제 3 장: 엑스선의 발생

제 4 장: 방사선발생장치

제 5 장: 이온화방사선의 상호작용

제 6 장: 이온화방사선의 측정

제 7 장: 엑스선 선질

제 8 장: 흡수선량 측정

제 9 장: 선량분포와 산란분석

제 10 장: 선량학적 계산시스템

제 11 장: 치료계획 I: 등선량분포

제 12 장: 치료계획 II: 환자데이터 획득 및 치료검증

제 13 장: 치료계획 III: 조사면조형, 피부선량과 인접조사면의 분리

제 14 장: 전자선 치료

제 15 장: 근접치료

제 16 장: 방사선방호

제 17 장: 품질관리

제 18 장: 전신방사선조사

제 19 장: 3차원 입체조형방사선치료

제 20 장: 세기조절방사선치료

제 21 장: 정위방사선치료

제 22 장: 고선량률 근접치료

제 23 장: 전립선선선원이식

제 24 장: 혈관내근접치료

제 25 장: 영상유도방사선치료

제 26 장: 양성자선 치료

CHAPTER

제 1 장

물질의 구조

강의

1A

원자

주제개요

다음 주제들이 이 강의에서 논의된다.

- ▶ 원자구조
- ▶ 원자 표시
- ▶ 원자 분류
- ▶ 핵의 안정성
- ▶ 질량과 에너지등가
- ▶ 원자에너지준위
- ▶ 핵에너지준위

1. 원자구조 (Atomic Structure)

그림 1A.1은 원자의 구조를 보여준다.

원자는 중성자와 양성자로 구성된 중심핵과 외곽의 전자구름으로 이루어져 있다. 전자는 다양한 궤도에서 핵 주위를 돌고 있다. 원자의 반경은 대략 10^{-10} m이다. 핵반경은 10^{-15} m 정도의 크기로 매우 작다. 원자를 구성하는 입자들은 서로 다른 질량과 전하량에 의하여 특성을 나타낸다.

① 양성자는 양전하를 갖는다.

② 중성자는 전하가 없다.

③ 전자는 음전하를 갖는다.

④ 단위 전하는 1.60×10^{-19} 쿨롱(coulomb)이다.

⑤ 핵에서 양성자의 수는 핵 주위를 돌고있는 전자의 수와 같다. 그래서 원자는 전기적으로 중성이다.

⑥ 만약 전자가 이온화현상에 의하여 원자로부터 이탈되면 잔여원자는 (순 양전하를 가지는 원자) 양전하라고 불린다.

⑦ 만약 원자가 여분의 음전하를 획득하면 원자는 음이온이라 불린다.

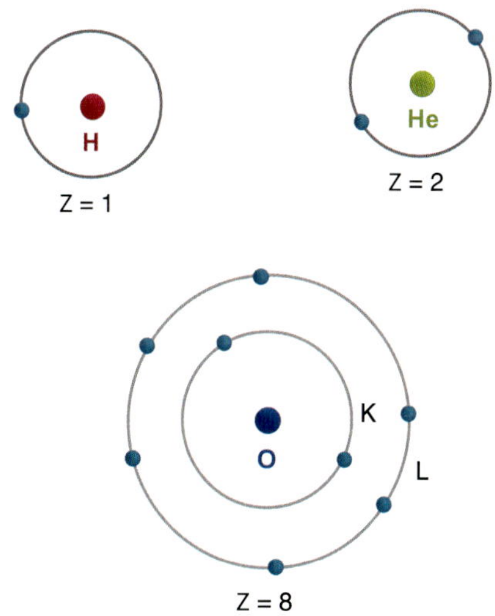

그림 1A.1. 수소, 헬륨, 산소의 전자궤도.

2. 원자 표시 (Specification of Atoms)

각 원소는 기초 성분 – 원자에 의하여 특성화된다. 각 원소의 원자는 아래와 같이 명기된다.

$$^{A}_{Z}X$$

여기서 X는 원소의 화학적 기호이고 A는 질량수(양성자와 중성자를 합한 수), Z는 원자번호(핵에서 양성자 수) 그리고 중성자의 수는 A-Z로 주어진다.

3. 원자 분류 (Classification of Atoms)

원자 또는 원소는 동위원소(isotopes), 동중성자핵(isotones), 동중핵(isobars), 이성질핵(isomers)으로 분류된다.

① 동위원소: 같은 수의 양성자를 가진 원자이지만 중성자 수가 다르다(같은 Z, 다른 A). 예: $^{12}_{6}C$, $^{13}_{6}C$, $^{14}_{6}C$.

② 동중성자핵: 같은 수의 중성자를 가진 원자이지만 양성자 수가 다르다(같은 (A-Z), 다른 A와 Z).
예: $^{37}_{17}Cl$, $^{39}_{19}K$, $^{40}_{20}Ca$.

③ 동중핵: 같은 수의 핵자(양성자+중성자)를 가진 원자이지만 양성자와 중성자 수가 다르다(같은 A, 다른 Z).
예: $^{17}_{7}N$, $^{17}_{8}O$, $^{17}_{9}F$.

④ 이성질핵: 같은 수의 양성자와 중성자를 가진 원소이지만(같은 A와 Z), 핵에너지 상태가 다르다.
예: $^{99m}_{43}Tc$(m은 준안정상태를 의미한다), $^{99}_{43}Tc$.

4. 핵의 안정성 (Nuclear Stability)

중성자와 양성자의 결합은 안정한 핵종(비방사성)이 된다. 안정성은 양성자에 대한 중성자의 비(n/p)에 의존하지만 선형적이지는 않는다. 그림 1A.2는 안정 핵종에서 양성자에 대한 중성자의 비를 나타내는 그림이다.

그림으로부터 우리는 다음과 같은 사실을 알게 된다.

① 낮은 원자번호 범위(Z≤20)에서 안정핵들은 양성자와 중성자의 수가 거의 같다.

② Z가 20 이상으로 증가함에 따라 양성자에 대한 중성자의 비는 1보다 커지게 된다.

③ 일반적으로 중성자에 비해 양성자가 많으면 핵종은 불안정한 경향이 있다.

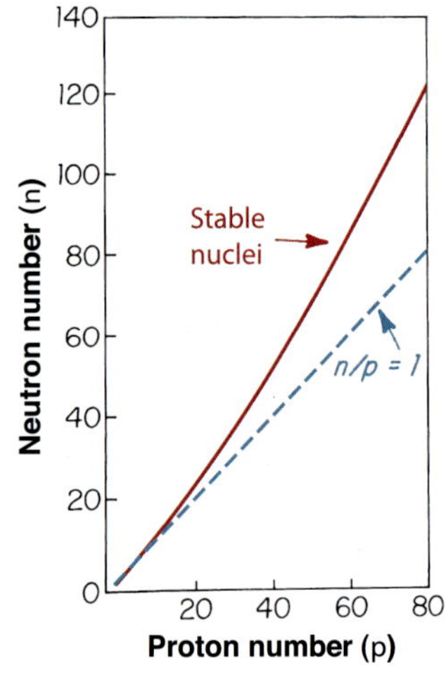

그림 1A.2. 안정 핵종에서 양성자 대한 중성자의 비 그림.

5. 질량과 에너지등가 (Mass and Energy Equivalence)

원자와 소립자의 질량은 편리하게 원자질량단위(atomic mass unit, amu)의 용어로 표현한다. 1 원자질량단위(amu)는 $^{12}_{6}C$ 원자질량 1 개의 1/12로 정의된다. 그래서 $^{12}_{6}C$ 원자는 전적으로 12 amu 질량에 할당된다. 1 amu는 질량의 기본단위로 식 1.1과 같이 나타낸다.

$$1 \text{ amu} = 1.66 \times 10^{-27} \text{ kg} \qquad (1.1)$$

원자보다 작은 입자의 질량을 원자질량단위(amu)로 표시하면 다음과 같다.

① 전자: 0.000548

② 양성자: 1.00727

③ 중성자: 1.00866

중성자는 양성자보다 약간 무겁고, 전자는 매우 가볍다(양성자 질량의 ~1/1,840).

질량과 에너지는 상호교환이 가능하다. 아인슈타인의 공식 $E = mc^2$(여기서 E는 에너지, m은 질량, c는 빛의 속도이다)는 에너지와 질량 사이의 관계를 설명한다.

이 공식을 사용하면, 다음의 결과를 얻는다.

$$1\ \text{amu} = 931.5\ \text{eV}$$

전자의 정지질량은 0.000548 amu이기 때문에 정지상태에서의 등가에너지(E_0)는 다음과 같다.

$$E_0 = 0.511\ \text{MeV}$$

5.1. 질량, 속도, 그리고 입자의 에너지

① 입자의 질량은 속도에 의존한다.

② 만약 질량 m인 입자가 속도 v로 움직이고 하고 그 입자의 정지상태의 질량을 m_0라고 하면, 식 1.2와 같이 나타낸다.

$$m = \frac{m_0}{\sqrt{1 - v^2/c^2}} \tag{1.2}$$

③ 운동에너지 (E_k)는 식 1.3과 같이 주어진다.

$$E_k = mc^2 - m_0c^2 = m_0c^2\left[\frac{1}{\sqrt{1 - \frac{v^2}{c^2}}} - 1\right] \tag{1.3}$$

5.2. 궤도전자의 분포

전자는 불연속에너지준위 또는 각(shell)에 한정된다. 가장 내부의 궤도 또는 각은 K각이다. 그 다음 각은 L, M, N, O 순서이다.

① 어떤 궤도나 각에 들어갈 수 있는 최대전자수는 $2n^2$으로 주어진다. 여기서 n은 각의 수이다. 예를 들면 최대전자수는 K각에서 2 개, L각에서 8 개, M각에서 18 개, N각에서 32 개이다.

② 각은 전자가 다음 각에 채워지기 시작하기 전에 완전히 채워져야 할 필요는 없다.

③ 최외각에 들어갈 수 있는 최대전자수는 8 개이다. 그 이외의 전자는 전자가보다 낮은 각에 더 채워지기 전에 새로운 최외각을 형성하기 위하여 그 다음 준위를 채우기 시작한다. 예를 들면 칼슘 원자는 20 개의 전자를 가지고 있으며, K각에 2 개, L각에 8 개, M각에 8 개, 그리고 나머지 2 개는 N각에 존재한다.

④ 최외각에 있는 전자를 원자가전자라 한다. 원자의 화학적 특성은 최외각전자의 수에 의존한다.

6. 원자에너지준위 (Atomic Energy Levels)

전자궤도는 불연속에너지상태 또는 에너지준위를 나타낸다. 이 경우에서 에너지는 전자의 위치에너지를 말한다. 이것에 반대 부호(–)를 붙이며 결합에너지라고도 한다(그림 1A.3).

원자가 여기되지 않은 상태(모든 원자가 전자들이 최외각 에너지준위를 차지할 때)에서 에너지 눈금값은 원자가전자의 위치에서 영(0)으로 설정된다. 그 위치 이하에서 위치에너지는 음의 부호로 주어지며, 결합에너지는 양의 부호가 된다.

그래서 다음 사항을 알 수 있다.

① 위치에너지는 낮은 에너지궤도에서 높은 에너지궤도로 옮겨갈수록 증가한다(더 적은 음의 값이다).

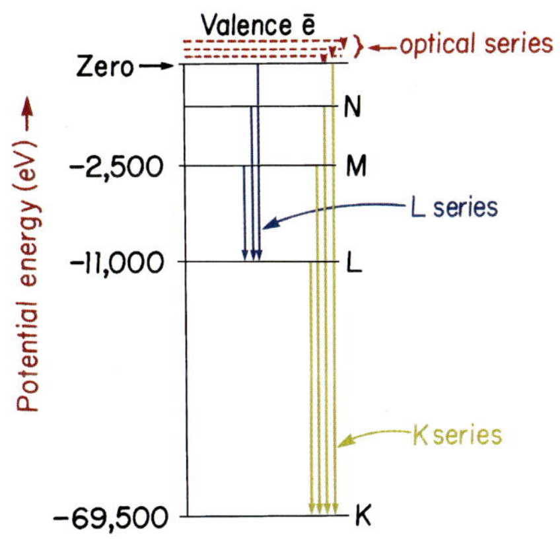

그림 1A.3. 텅스텐 원자의 간단한 에너지준위 그림(배율 조정 안됨). 단지 몇몇 가능한 전이만이 설명을 위하여 보인다. 에너지 눈금의 영점은 원자가 여기되지 않은 상태에 있을 때 원자가전자의 위치에서 임의적으로 설정되었다.

② 이에 대응하여 결합에너지는 낮은에너지궤도에서 높은에너지궤도로 옮겨갈수록 감소한다(그림 1A.3에서와 같이 에너지 부호 값이 반대가 된다).

③ 전자의 결합에너지는 궤도로부터 전자를 제거하는데 필요한 에너지의 양이다. 핵에 근접한 전자들은 바깥쪽의 궤도전자들에 비하여 높은 결합에너지(보다 단단한 결합)를 갖는다. 예를 들면 텅스텐 원자(Z = 74)에서 K, L, M각의 결합에너지는 각각 69.5, 11.0, 2.5 keV이다.

④ 만약 전자가 결합에너지보다 큰 에너지를 받게 되면 전자는 궤도로부터 방출될 수 있다. 궤도에 발생한 빈자리는 보다 바깥쪽 전자에 의하여 채워지고, 그 때문에 또 다른 빈자리가 생겨나고 다시 그보다 바깥쪽 전자에 의하여 채워진다. 보다 바깥쪽에서 안쪽 궤도로 전자가 연속하여 떨어지는 이러한 전자의 이동은 특성엑스선(에너지는 두 궤도 사이의 에너지 차이와 같다)을 발생하게 한다.

⑤ 만약 보다 바깥쪽 전자(원자가전자)가 수 전자볼트의 에너지를 받게 되면 이것은 광학상 궤도 중 하나로 움직일 수 있다. 그러나 전자는 오랫동안 어떤 광학상 궤도에 남아있을 수 없고, 보다 원자의 바깥쪽 궤도로 다시 떨어진다(여기되지 않은 원자의 상태). 이렇게 하여 에너지는 광학방사선으로 방출된다.

7. 핵에너지준위 (Nuclear Energy Levels)

핵도 역시 껍질구조를 갖는다. 핵입자(또는 핵자)는 원자의 에너지준위와 유사하게 핵의 불연속에너지를 나타내는 껍질에 배치된다.

① 만약 핵에 에너지가 주어지면, 핵은 보다 높은 에너지 상태로 여기될 수 있다(예: 입자가 핵장벽을 때리고 핵장벽이 입자를 가짐으로 인해 핵장벽을 극복하고 꿰뚫는다).

② 여기된 핵이 보다 낮은 에너지 상태로 돌아 올 때, 핵은 두 상태의 차이에 해당하는 동일 에너지를 방출한다.

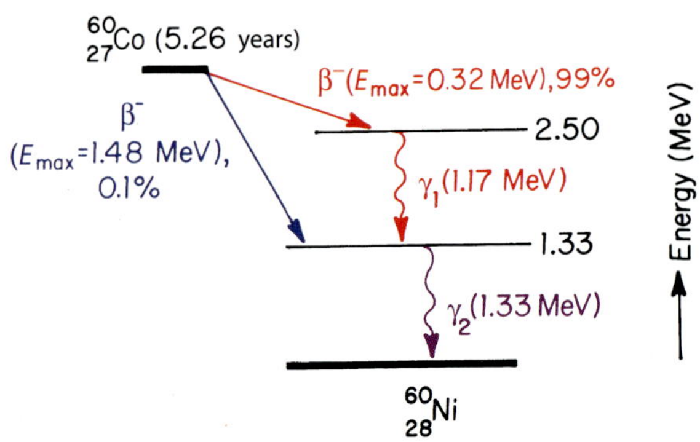

그림 1A.4. $^{60}_{27}$Co 선원의 붕괴 에너지준위 도형.

③ 초과에너지는 한 번 이상의 여러 단계로 방출된다. 핵은 안정한 또는 기저상태로 떨어지기 전에 중간 단계를 거칠 수 있다. 그림 1A.4는 원자로에서 ^{59}Co 선원에 중성자를 조사하여 생성된 방사성원소인 ^{60}Co 선원의 핵 붕괴도를 보여준다.

④ 붕괴도는 ^{60}Co 선원이 안정한 또는 기저상태로 떨어지기 전에 두 가지의 가능한 에너지상태를 가지고 있다는 것을 보여준다. 우세한 붕괴형태는 두 단계를 걸쳐서 1.17과 1.33 MeV의 감마선을 방출하는 것이다.

강의

1B

자연계의 힘과 기본입자

주제개요

다음 주제들이 이 강의에서 논의된다.

- 질량결손
- 자연계의 힘
- 핵전위벽
- 기본입자
- 전자기방사선

1. 질량결손 (Mass Defect)

원자의 질량은 그것을 구성하는 입자질량의 합보다 작다. 이러한 이유는 핵이 형성될 때, 질량의 일부분이 핵입자(핵자)를 함께 있도록 하기 위하여 "접착"과 같은 역할을 하는 에너지로 변환된다. 이러한 질량 차이를 질량결손이라고 한다. 질량결손의 에너지등가는 핵의 결합에너지라 불린다. 예를 들면 중수소($^{2}_{1}H$)의 질량은 2.014102 amu이다. 이것은 개개의 구성 입자의 질량의 합(즉, 중성자 1개의 질량, 양성자 1개의 질량 + 전자 1개의 질량 = 2.016368 amu)보다 적다. 931 MeV/amu를 곱하면, 이것은 2.11 MeV의 핵 결합에너지이다.

2. 자연계의 힘 (Forces of Nature)

우주 생성기에 우주를 지배하는 하나의 힘이 있었다. 이 하나의 힘은 10^{-10}초가 지난 후에 네 개의 힘으로 나누어졌다. 그 때 이후 우주는 이 네 개의 힘에 의하여 스스로를 지배해 왔다.

오늘날 이 자연계에 존재하는 네 개의 힘은 그들의 세기에 따라서 다음과 같이 나누어진다.

① 강핵력: 이것은 아주 짧은 거리에서만 작용하는 힘으로 입자들 사이의 거리가 핵반경 (~10^{-15} m)보다 작은 거리에 있을 때 작용한다.

② 전자기력: 이것은 전기와 자기가 본질적으로 동일하기 때문에 전자기력이라 한다. 이 힘은 반대 전하를 띈 입자들은 서로 잡아당기고 같은 전하를 띈 입자는 서로 반발하게 된다.

③ 약핵력: 이름이 암시하듯이 이것은 약한 핵력이다. 이것은 베타(β)입자 붕괴와 같은 어떤 형태의 방사선 방출에 역할을 한다.

④ 중력: 이것은 모든 자연계에 존재하는 힘들 중에서 가장 약하다. 이것은 핵 또는 원자 수준에서 아무런 역할을 하지 않는다. 하지만 중력은 우리 우주의 탄생과 진화에 거대한 역할을 해왔다.

3. 핵전위벽 (Nuclear Potential Barrier)

핵의 결합에너지를 제공하는 질량결손의 결과로 핵으로 들어가거나 탈출하려는 어떤 핵자에 대하여 전위벽(potential barrier)이 존재한다(그림 1B.1).

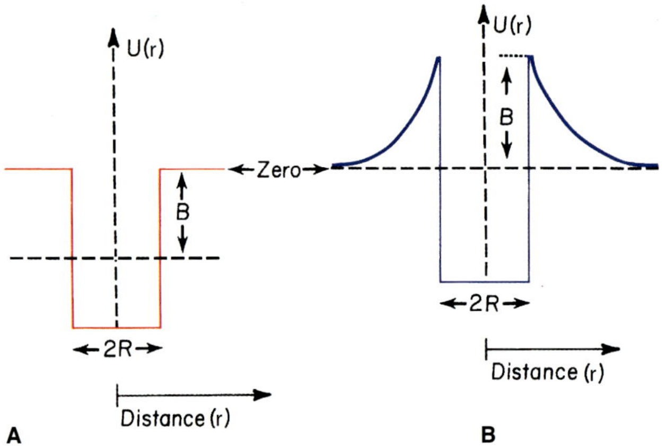

그림 1B.1. 핵 내에서 입자의 에너지준위 도형. **A.** 전하를 가지지 않은 입자. **B.** 양전하를 가진 입자. *U*(*r*)은 핵 중심으로부터 거리 *r*의 함수로의 위치에너지이고, *B*는 장벽의 높이, 그리고 *R*은 핵반경이다.

① 핵에 접근하는 알파(α)입자와 같이 양(+)으로 대전된 외부 입자는 반발력을 갖게 되는데, 그 이유는 양(+)으로 대전된 입자와 핵 사이의 쿨롱힘 때문이다. 하지만 만약 입자가 쿨롱힘을 극복할 수 있고 강한 핵력의 범위 내에 있을 수 있도록 핵에 충분히 접근하면, 반발력을 극복할 수 있으며 입자가 핵으로 들어갈 수 있다.

② 중성자와 같은 전하를 띄지 않는 입자는 보다 쉽게 핵에 접근한다(쿨롱힘이 없음). 그러나 핵에 들어가기 전에 핵장벽에 직면한다.

③ 입자는 이중성을 가지고 있다. 즉, 그들은 물질의 입자들(질량을 가짐)이고 또한 파동(드브로이 파동)과 연관되어 있기 때문에, 전위벽의 높이보다 훨씬 낮은 에너지로 핵으로 뚫고 들어갈 수 있다.

④ 핵 내에 있는 입자는 끊임없이 움직이지만 전위벽 때문에 핵을 탈출하지는 못한다.

⑤ 안정한 핵종에서는 입자의 에너지는 핵을 탈출할 만큼 충분하지는 않지만, 방사성 또는 여기핵의 경우, 다른 핵자들과 무작위의 상호작용을 통하여 핵을 탈출하기에 충분한 에너지를 얻을 수 있다. 이러한 과정은 순전히 우연이다.

4. 기본입자 (Fundamental Particles)

4.1. 물질의 기본입자(페르미온)

그림 1B.2는 표준 모델에 따르는 기본입자의 도표이다. 물질의 기본입자에는 두 가지가 있는데 이것은 쿼크와 렙톤이다. 쿼크와 렙톤에는 각각 여섯 종류가 있으며 다음과 같다.

① 쿼크: 업(up), 다운(down), 참(charm), 스트레인지(strange), 톱(top), 바텀(bottom).

② 렙톤: 전자, 전자 중성미자(neutrino), 뮤온(muon), 뮤온 중성미자, 타우(tau), 타우 중성미자.

- 위 12개 물질의 기본입자 이외에 각 기본입자마다 동일한 질량이지만 반대 전하를 가진 12개의 기본 반물질 입자가 있다.
- 쿼크는 중성자, 양성자, 중간자(meson)와 같은 무거운 입자(하드론, hardron)를 구성하는 소재이다. 예를 들면 양성자, 중성자를 구성하기 위하여 각각 세 가지 쿼크가 필요하다(양성자: 업, 업, 다운. 중성자: 업, 다운, 다운).
- 쿼크는 글루온(gluon)이라 하는 강한 핵력의 전령 입자에 의하여 결합된다.
- 물질 입자 또는 페르미온(fermion)은 질량, 전하, 그리고 스핀에 의하여 특성화된다. 그들은 반정수 스핀을 갖는다(예, 1/2, 2/3, 3/2) 그리고 빛과 같은 속도는 아니지만, 매우 빠른 속도로 움직인다.

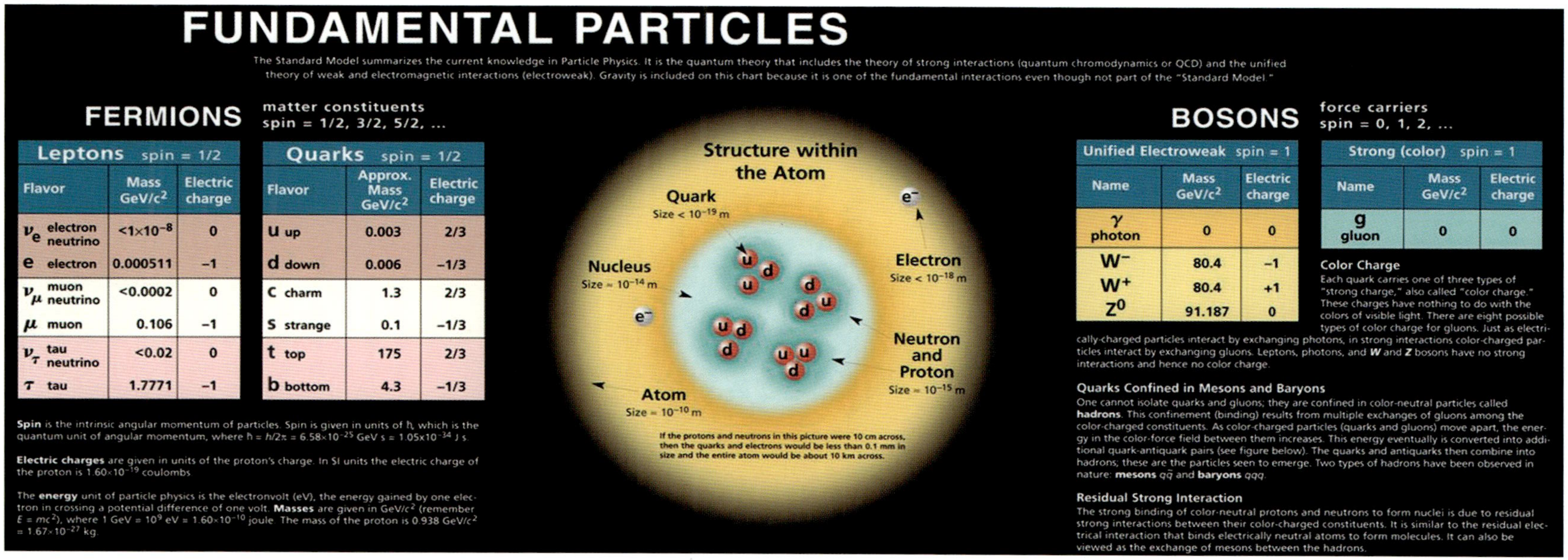

그림 1B.2. 기본입자와 작용의 도표.

4.2. 힘의 전령입자(보손)

양자전자기이론(QED)에 의하면, 전령입자는 힘의 장에서 힘의 운반체이다. 이러한 입자는 물질 입자가 아니라 광자와 같은 장의 양자이다. 그들을 보손(bosson)이라 하며 다음과 같다.

① 광자(γ) → 전자가력
② 여덟 글루온 → 강핵력
③ W^+, W^-, Z^0 → 약핵력
④ 중력양자(graviton, 아직 발견되지 않음) → 중력
⑤ 히그스입자(higgs particle, 아직 발견되지 않음) → 히그스 장

- 보손은 질량이 없고 정수의 스핀(예: 0, 1, 2)을 가지며, 빛의 속도로 움직인다(3×10^8 m/sec).
- 히그스 장은 전 우주에 퍼져있다. 물질 입자는 히그스 장과 상호작용을 통하여 그들의 질량을 얻는다.

5. 전자기방사선 (Electromagnetic Radiation)

5.1. 파동 모델

전자기방사선은 빛, 열, 라디오파, 마이크로파, 자외선, 엑스선, 감마선(γ)과 같은 현상으로 에너지 전파를 하는 방식이다.

① 이러한 방사선을 주어진 한 순간에 에너지 전파 방향에 대하여 서로 수직으로 진동하는 전기장과 자기장으로 구성되어 있기 때문에 "전자기"라 한다.
② 파장(λ)과 진동수(ν) 그리고 속도(c) 사이의 관계는 식 1.4와 같다.

$$c = \nu\lambda \tag{1.4}$$

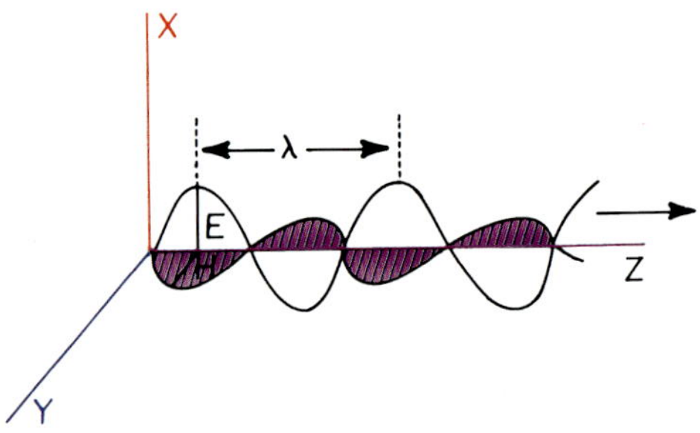

그림 1B.3. 주어진 한 순간에서 전자기파를 보여주는 그래프. E와 H는 각각 전자장과 자기장의 최대 진폭을 나타낸다.

③ 속도 c는 빛의 속도이다(진공에서 3×10^8 m/sec).
④ 위 식에서 c는 일정하기 때문에 ν는 λ에 반비례 한다.
⑤ 전자기방사선의 파동 특성은 회절과 반사와 같은 현상과 관련된 실험에 의하여 입증되었다.

5.2. 양자 모델

광전효과 그리고 컴프턴산란과 같은 전자기의 행동은 입자 또는 양자 특성을 고려함으로써 설명된다.

① 광자의 에너지는 식 1.5와 같이 주어진다.

$$E = h\nu \tag{1.5}$$

여기서 E는 에너지, h는 플랑크상수 그리고 ν는 진동수이다.

② 만약 E가 전자볼트(eV) 그리고 λ는 미터(m) 단위로 표시되며 식 1.6과 같다.

$$E = \frac{1.24 \times 10^{-6}}{\lambda} \tag{1.6}$$

제 1 장 복습문제

다항식 선택법에서 하나 이상의 정답이 있을 수 있음.

1. $^{A}_{Z}X$로 표기하는 원자에서 다음은 무엇을 나타내는가?

a) X는 원소에 대한 화학적 기호를 나타낸다.

b) A는 중성자 수이다.

c) Z는 양성자 수이다.

d) (A+Z)는 핵자의 수이다.

e) (A-Z)는 중성자 수이다.

2. 다음 핵종 그룹 중 올바르게 분류된 것은?

a) $^{38}_{19}K$, $^{39}_{19}K$, $^{40}_{19}K$는 동중원소이다.

b) $^{99}_{43}Tc$, $^{99m}_{19}Tc$은 이성질핵이다.

c) $^{40}_{20}Ca$, $^{40}_{19}K$, $^{40}_{18}Ar$은 동위원소이다.

d) $^{41}_{20}Ca$, $^{40}_{19}K$, $^{39}_{18}Ar$은 동중성자핵이다.

3. 일반적으로 핵 안정성은 양성자대 중성자(n/p)비에 의존한다. 중성자는 어떤 경향이 있는가?

a) 만약 $1 \leq n/p < 1.5$이면 안정

b) 만약 $n/p = 1$ 그리고 $Z \leq 20$이면 안정

c) 만약 $n/p < 1$이면 불안정

4. 다음 중 어느 양이 수학적으로 올바르게 표시되었는가? [N_A는 아보가드로 수, A_W는 원자 무게, Z는 원자번호]

a) 그램당 원자 수 $= \dfrac{N_A}{A_W}$

b) 원자당 그램 $= \dfrac{A_W}{N_A}$

c) 그램당 전자 수 $= \dfrac{N_A \cdot Z}{A_W}$

5. $^{12}_{6}C$에 대한 설명으로 옳은 것은?

a) 12개 중성자를 가진다.

b) 6개 양성자를 가진다.

c) 12 amu의 질량을 가진다.

d) 931 MeV 에너지에 해당하는 질량등가를 가진다.

6. $^{12}_{6}C$의 질량결손은 무엇인가? [양성자, 중성자, 전자의 질량은 각각 1.00727, 1.00866, 0.00055 amu이다]

a) 0.09888 amu

b) 0.08871 amu

c) 0.8871 amu

d) 6.0000 amu

7. 10 MeV의 운동에너지를 갖는 전자는 총 얼마의 에너지를 갖는가?

a) 10 MeV

b) 10.051 MeV

c) 10.151 MeV

d) 10.511 MeV

e) 10.931 MeV

8. 11 MeV의 운동에너지를 갖는 전자의 대략적인 속도는 얼마인가?

a) 0.250 c

b) 0.500 c

c) 0.750 c

d) 0.999 c

e) 1.250 c

9. 빛의 속도의 96%로 움직이는 양성자의 운동에너지는 MeV 단위로 얼마나 되는가?

a) 24　　b) 241

c) 2,412　　d) 24,123

10. 텅스텐 원자에서 원자의 M－K각 전이동안 발생되는 광자에 의하여 방출되는 L각 전자의 운동에너지는 얼마인가? (K, L, M의 결합에너지는 각각 69.5, 11.0, 2.5 keV이다)

a) 56.0 keV

b) 61.0 keV

c) 67.5 keV

11. 텅스텐 K각 전자가 방출되고 L각 전자가 그 공간을 채운다. 방출되는 특성엑스선의 에너지는 얼마인가? (K, L, M의 결합에너지는 각각 69.5, 11.0, 2.5 keV이다)

a) 11 keV　　b) 58.5 keV

c) 69 keV　　d) 8.5 keV

12. 다음 상호작용들 중 연관된 상호작용과 기본적인 힘이 올바르게 연결된 것은?

a) ^{60}Co의 베타 붕괴 → 약핵력

b) 전자의 쿨롱 산란 → 전자기력

c) 핵자의 상호간 인력 → 강핵력

d) 제동복사 → 강핵력

e) 달의 회전 주기 → 중력

13. ^{60}Co 선원은 다음 중 무엇을 방출하는가?

a) 알파 입자　　b) 베타 입자

c) 감마선　　d) 중성자

14. 진공에서 파란 빛의 파장은 400 nm이다. 이 빛의 진동수(Hz)는 얼마인가?

a) 3.0×10^{12}　　b) 5.6×10^{13}

c) 7.5×10^{14}　　d) 4.1×10^{15}

15. 진공에서 파란 빛의 파장은 400 nm이다. 이 빛의 에너지는 얼마인가?

a) 0.031 eV　　b) 3.1 eV

c) 0.333 eV　　d) 3.33 eV

16. 6 MeV 광자의 파장은 무엇인가?

a) 2.1 m

b) 2.1 nm

c) 0.21×10^{-3} nm

d) 2.1 μm

CHAPTER

제 2 장

핵변환

강의

2A

방사능

주제개요

다음 주제들이 이 강의에서 논의된다.

- ▶ 방사능
- ▶ 방사성붕괴 식
- ▶ 방사성계열
- ▶ 방사평형
- ▶ 방사성붕괴 방식

1. 방사능 (Radioactivity)

① 방사능은 1896년 베크렐(1852~1908)에 의하여 처음으로 발견되었다.

② 방사능은 초과에너지를 가지는 핵(여기된 핵)에서 그들의 초과에너지를 제거하기 위하여 방사선을 방출하는 과정이다. 이는 한단계 또는 그 이상의 단계를 걸쳐서 일어난다.

③ 그림 2A.1은 자연상태에서 발견되는 방사성물질인 라듐선원으로 알파선, 베타선, 감마선의 세 종류 방사선을 방출하는 것을 보여준다. 방출되는 방사선은 자기장을 적용하면 분리될 수 있다. 알파입자는 양의 전하, 베타입자는 음의 전하를 띄고 있기 때문에 자기장의 영향 하에서 서로 다른 방향으로 휜다. 하지만 감마선은 영향을 받지 않는다.

2. 붕괴상수(λ) (Decay Constant λ)

① 방사성붕괴는 방사성물질에서 원자의 어떤 비율이 주어진 시간 간격 동안에 예상대로 붕괴하는 통계적인 현상이다. 이러한 방출 현상은 무작위하여 어떤 원자가 언제 붕괴할지는 예측할 수 없다.

② 단위시간당 붕괴하는 원자수(dN/dt)는 주어진 어떤 시간에 존재하는 방사성 원자수에 비례한다(식 2.1).

$$\frac{dN}{dt} \propto N \tag{2.1}$$

③ 위 비례관계는 붕괴상수라 불리는 상수 λ을 공식에 삽입함으로써 다음과 같이 나타낼 수 있다(식 2.2).

$$\frac{dN}{dt} = -\lambda N \tag{2.2}$$

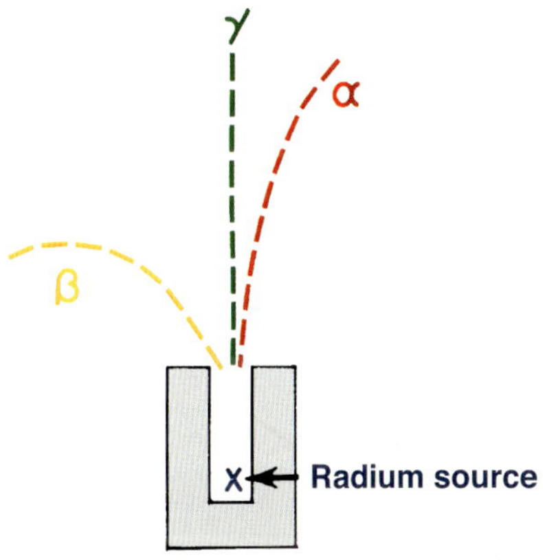

그림 2A.1. 지평면에 대하여 수직으로 가해진 자기장의 영향 하에서 라듐에 의하여 방출되는 세 종류의 방사선의 분리.

④ 위 미분방정식의 해는 다음의 지수방정식이다(식 2.3).

$$N = N_0 \, e^{-\lambda t} \tag{2.3}$$

여기서 N_0는 방사성원자의 초기수, N은 시간 t에서 원자수이다.

2.1. 방사능

① 붕괴율, dN/dt은 방사능이라고도 한다. 그래서 만약 A_0를 초기방사능이라 하면, 시간 t 후의 방사능은 식 2.4의 지수방정식으로 나타낸다.

$$A = A_0 \, e^{-\lambda t} \tag{2.4}$$

② 방사능의 단위는 큐리(Ci)이다.

$$1 \text{ Ci} = 3.7 \times 10^{10} \text{ 붕괴/초} \tag{2.5}$$

③ 방사능의 국제단위(SI)는 1 붕괴/ 초로 정의되는 베크렐(Bq)이다.

$$1 \text{ Bq} = 1 \text{ dps} = 2.7 \times 10^{-11} \text{ Ci} \tag{2.6}$$

2.2. 반감기와 평균수명

그림 2A.2는 방사성물질의 지수함수적인 붕괴를 보여준다.

① 반감기($T_{1/2}$)는 방사능 또는 원자수가 초기값의 반으로 붕괴하는데 소요되는 시간으로 정의된다. 반감기는 식 2.7과 같이 주어짐을 볼 수 있다.

$$T_{1/2} = \ln 2/\lambda = 0.693/\lambda \tag{2.7}$$

② 평균수명(T_a)은 방사성원자 붕괴에 대한 평균기대수명으로 식 2.8과 같다.

$$T_a = 1/\lambda = 1.44 T_{1/2} \tag{2.8}$$

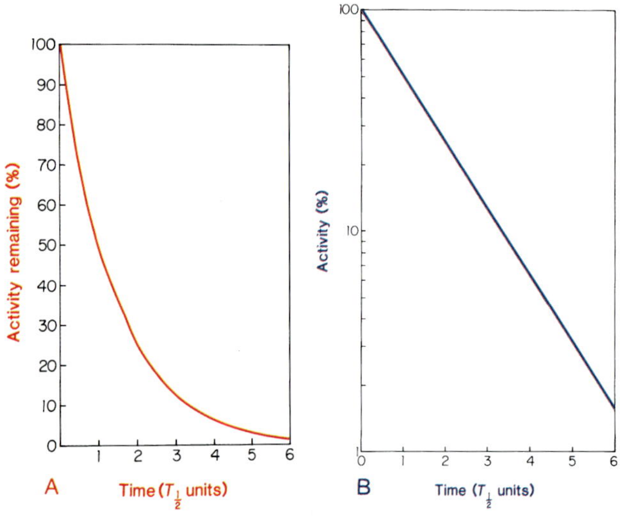

그림 2A.2. 일반적인 붕괴곡선. 반감기의 단위로 시간에 대하여 그려진 초기 방사능의 비율로 나타낸 방사능. A. 선형적인 도식. B. 반지수함수 도식.

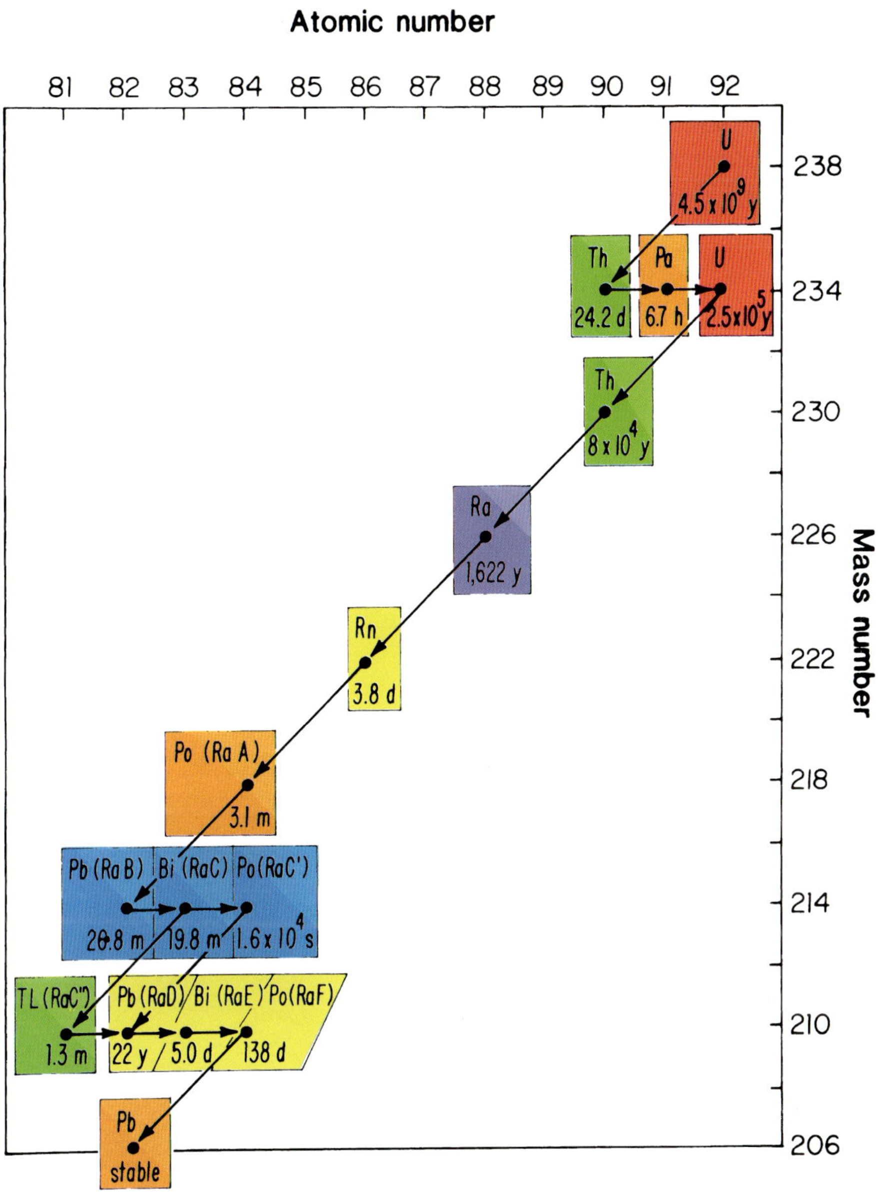

그림 2A.3. 우라늄계열.
(Data from U.S, Department of Health, Education, and selfare. Radiological Health handbook, Revised edition. Washington, DC: U.S. Government Printing Office; 1970.)

3. 방사성계열 (Radioactive Series)

① 자연적으로 발생하는 모든 방사성원소는 우라늄, 악티늄, 토륨, 이렇게 세 개의 계열그룹으로 나누어져 있다.

② 우라늄계열(그림 2A.3)은 ^{238}U, 악티늄계열은 ^{235}U, 토륨계열은 ^{232}Th으로부터 시작한다.

③ 모든 계열은 질량수 206, 207, 208을 갖는 안정한 납으로 끝난다. 예를 들면 라듐은 우라늄계열에 있으며, 안정한 납으로 붕괴되기 전까지 많은 딸핵종을 만들어낸다.

4. 방사평형 (Radioactive Equilibrium)

① 만약 어미핵종의 반감기가 딸핵종보다 길면 일정시간 후에 방사평형의 상황이 일어난다.

② 평형이 일어날 때, 어미핵에 대한 딸핵의 비가 일정하다. 또한 딸핵의 외형상 붕괴율은 어미핵의 반감기 또는 붕괴율에 의하여 지배된다.

③ 어미핵과 딸핵의 반감기에 따라 영년평형(secular equilibrium)과 과도평형(transient equilibrium), 이렇게 두 종류로 나눌 수 있다.

④ 만약 어미의 반감기가 딸의 반감기에 비하여 매우 길면, 이것은 영년평형을 이룬다. 예를 들면 $^{222}Rn(T_{1/2} = 3.8$일)로 붕괴하는 $^{226}Ra(T_{1/2} = 1.622$ 년)은 딸핵(그림 2A.4 참조)의 초기의 증가 후에 영년평형에 도달한다.

⑤ 영년평형에 도달하면, 어미핵의 방사능은 딸핵의 방사능과 같아지게 된다(식 2.9).

$$A_2 = A_1 \tag{2.9}$$

⑥ 만약 어미의 반감기가 딸의 반감기에 비하여 매우 길지 않다면, 이것은 과도평형을 이룬다. 예를 들면 $^{99m}Tc(T_{1/2}$=6 시간)로 붕괴하는 $^{99}Mo(T_{1/2} = 67$ 시간) (그림 2A.5 참조).

⑦ 과도평형에 도달하면 어미핵의 방사능 A_1에 대한 딸핵의 방사능 A_2의 비는 상수이며 근사적으로 식 2.10과 같이 주어진다.

$$\frac{A_2}{A_1} = \frac{T_1}{T_1 - T_2} \tag{2.10}$$

여기서 T_1과 T_2는 각각 어미핵과 딸핵의 반감기이다.

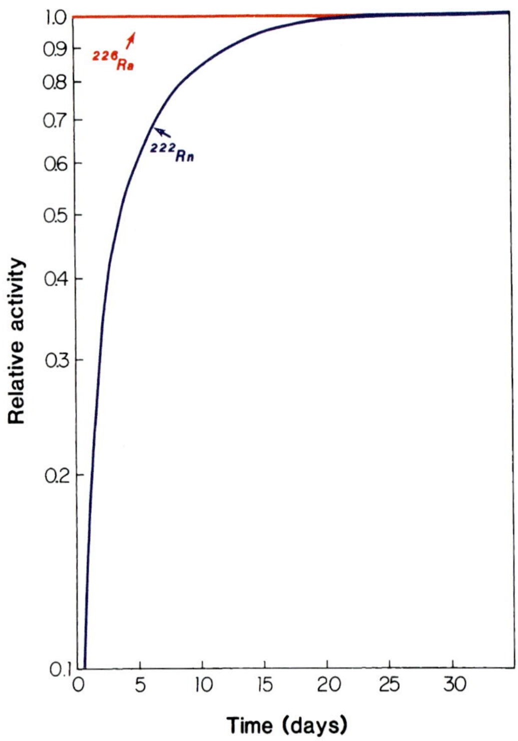

그림 2A.4. ^{226}Ra에서 ^{222}Rn 붕괴에 의한 영년평형 도식.

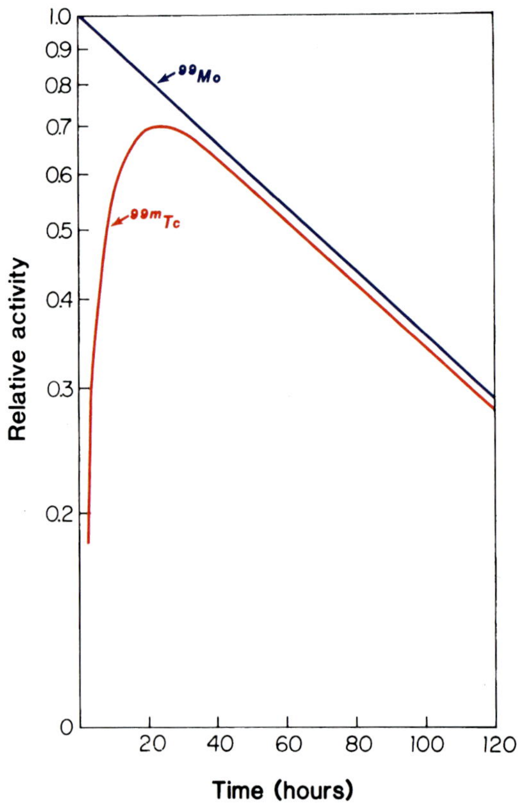

그림 2A.5. ^{99}Mo에서 ^{99m}Tc 붕괴에 의한 과도평형 도식. ^{99}Mo 원자 88%만 ^{99m}Tc로 붕괴한다고 가정한다.

5. 방사성붕괴 방식 (Modes of Radioactive Decay)

방사성핵종 붕괴는 초과에너지 때문이다. 핵붕괴는 여러 형태가 있을 수 있으나 그 중 몇 가지 일반적인 것은 다음과 같다.

① 알파입자붕괴
② 베타입자붕괴
③ 전자포획
④ 내부전환
⑤ 감마선방출
⑥ 이성질핵 전이

5.1. 알파입자붕괴

이 과정은 매우 높은 원자번호($Z>82$)를 갖는 방사성핵종에서 일어난다. 핵에서 양성자의 수가 82 이상으로 증가하면 증가할수록, 양성자 사이의 쿨롱힘은 핵자들을 결합하는 핵력을 극복하기에 충분해진다. 예를 들면

$$^{226}_{88}\mathrm{Ra} \xrightarrow[1{,}622\text{년}]{T_{1/2}} {}^{222}_{86}\mathrm{Rn} + {}^{4}_{2}\mathrm{He} + 4.87\,\mathrm{MeV}$$

알파입자의 운동량($^4_2$He 핵)은 라돈 핵의 되튐운동량과 동일하다. 라돈 핵은 알파입자보다 훨씬 무겁기 때문에 위 붕괴에서 방출된 에너지는 거의 모두 알파입자(4.78 MeV)의 운동에너지로 나타난다. 라돈 핵은 무시할 정도의 작은 양의 운동에너지(0.09 MeV)로 되튐된다.

5.2. 베타입자붕괴

이 과정은 핵붕괴의 결과로 양 또는 음전하가 방출되는 것이 특징이다. 이 입자들은 핵에 존재하는 것이 아니라 붕괴 순간 만들어진다. 예를 들면

$$^1_0\mathrm{n} \rightarrow {}^1_1\mathrm{p} + {}^{0}_{-1}\beta + \tilde{\nu}\,(\beta^-\text{ 붕괴})$$

$$^1_1\mathrm{p} \rightarrow {}^1_0\mathrm{n} + {}^{0}_{+1}\beta + \nu\,(\beta^+\text{ 붕괴})$$

여기서 $^1_0$n, $^1_1$p, $\tilde{\nu}$, ν는 각각 중성자, 양성자, 반중성미자, 중성미자를 나타낸다. 반중성미자 그리고 중성미자라 하는 마지막 두 입자는 스핀이 반대인 것을 제외하면 동일한 입자이다. 그들은 전하가 없고 실질적으로 질량이 없다.

① 베타입자 방출은 항상 중성미자를 동반하며, 이용 가능한 에너지(붕괴에너지)는 방출되는 에너지(만약 딸핵종에서 방출되는 경우, 감마선도 포함됨) 사이에 분배된다.
② 베타입자는 에너지 스펙트럼으로 방출된다. 0에서부터 베타전이의 최대에너지까지 모든 에너지가 가능하다.
③ 그림 2A.6은 ^{32}P의 베타입자 사이의 에너지 분포를 보여준다. 전체적인 전이는 아래의 과정으로 이루어진다.

$$^{32}_{15}\mathrm{P} \xrightarrow[14.3\text{일}]{T_{1/2}} {}^{32}_{16}\mathrm{S} + {}^{0}_{-1}\beta + \tilde{\nu} + 1.7\,\mathrm{MeV}$$

④ 최대베타입자에너지(E_{max})는 그 핵의 특성(베타선 에너지 스펙트럼의 끝점)을 말한다. 평균에너지는 대략 $E_{max}/3$이다.
⑤ 양전자방출베타 붕괴의 예는 $^{22}_{11}$Na의 붕괴이다.

$$^{22}_{11}\mathrm{Na} \xrightarrow[2.60\text{년}]{T_{1/2}} {}^{22}_{10}\mathrm{Ne} + {}^{0}_{+1}\beta + \nu + 1.82\,\mathrm{MeV}$$

방출에너지 1.82 MeV는 양전자의 최대운동에너지 0.545 MeV와 딸핵에 의하여 방출되는 감마선에너지 1.275 MeV의 합이다.

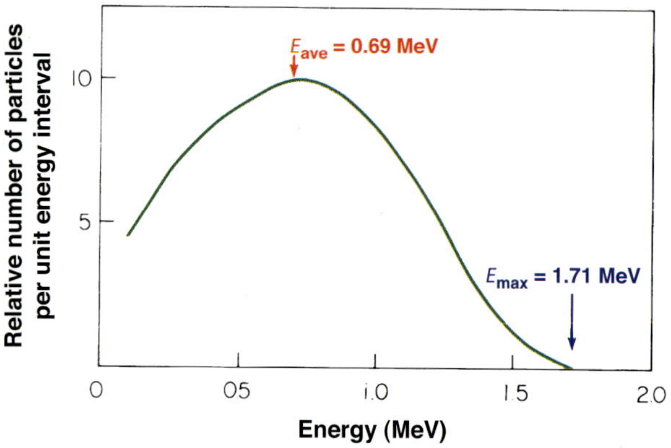

그림 2A.6. ^{32}P로부터 방출되는 베타선에너지스펙트럼.

⑥ 음전자(β^-) 방출핵종은 중성자 대 양성자 비(n/p)가 높은 경향이 있다. 반면 양전자 (β^+)방출 핵종의 n/p 비는 작다.

⑦ β^- 붕괴에서 질량수 A는 변하지 않지만, 원자번호는 Z에서 $Z+1$로 증가한다. 딸원자는 전하 중성을 유지하기 위하여 다른 궤도전자를 얻어야 한다. 이에 따라 붕괴 과정에서 발생한 전자의 손실을 궤도전자를 획득하여 균형을 맞춘다.

⑧ β^+붕괴에서 질량수 A는 변하지 않지만, 원자번호는 Z에서 $Z-1$로 감소한다. 딸원자는 전하 중성을 유지하기 위하여 다른 궤도전자를 방출한다. 따라서 두 전자의 손실(양전자 방출과 궤도전자 방출)은 붕괴도에서 설명되어야 한다.

⑨ 위에서 언급한 이유 때문에 β^+ 붕괴에서 방출되는 에너지는 1.022 MeV 만큼 감소한다(두 전자 질량에 해당하는 등가에너지).

⑩ 양전자 붕괴는 최소한 1.022 MeV의 에너지가 필요하다.

5.3. 전자포획

전자포획은 궤도전자의 하나가 핵에 의하여 포획되는 현상으로, 핵의 양성자가 중성자로 변환된다.

$$^1_1p + ^0_{-1}e \rightarrow ^1_0n + \nu$$

① 전자포획은 양전자방출의 또다른 수단이다. 중성자 결핍으로 불안정한 핵은 안정화되기 위해 전자포획으로 n/p비율을 증가시킨다.

② 결과로 발생하는 핵은 여전히 여기상태에 있고 거의 순간적으로 감마선 광자를 방출하여 초과에너지를 방출한다.

③ 전자포획은 대개는 K각 전자를 끌어 들인다. 그래서 이 과정은 K－포획(capture)이라고도 한다.

④ 전자포획의 결과로 해당 궤도 각에 빈공간이 생기고, 그 공간은 보다 외각전자에 의하여 채워진다. 이러한 전자전이는 특성 엑스선을 방출한다 (또는 형광 엑스선(fluorescent x-ray)이라고도 함). 이러한 전이는 오제(auger)전자라 하는 다른 전자의 방출을 일으키기도 한다.

⑤ 오제전자의 운동에너지는 초기 전자적 전이에너지와 오제전자가 방출되는 곳에서의 전자결합에너지 사이의 차이에 해당한다.

⑥ 빈공간의 수에 따른 특성 또는 형광방사선의 상대적인 방출은 형광수율(fluorescence yield)이라고 한다.

⑦ 형광율은 원자번호가 큰 핵종($Z>30$)에서 커진다. 오제전자는 원자번호가 낮은 핵종($Z<30$)에서 발생한다.

5.4. 내부전환

핵변환 이후에도 여전히 여기상태에 있는 핵은 감마선 방출 또는 내부전환(그림 2A.7)이라는 과정을 통하여 핵 내부의 초과된 에너지를 제거한다.

① 내부전환 과정에서 초과핵에너지가 외각전자 중 하나에 전달되고, 이 전자가 원자로부터 방출된다(동일한 원자의 외곽전자와 반응한 핵으로부터 방출되는 감마선과 내부 광전효과와 유사하다).

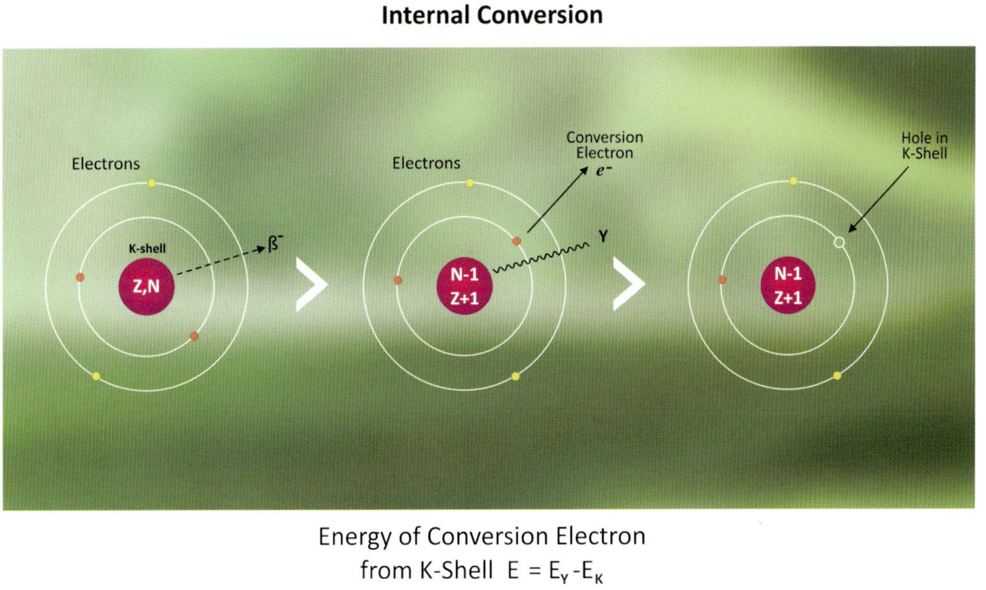

그림 2A.7. 내부전환의 도식적 설명. 핵(왼쪽)이 붕괴하여, 여기상태에 있고 감마선 방출에 의하여 붕괴되는 딸핵(오른쪽)을 생성한다. 감마선은 에너지($E_\gamma - E_K$)의 K각 전자를 방출하는 원자에 흡수된다.

② 내부전환 전자의 운동에너지는 핵에 의하여 방출되는 에너지에서 전자가 방출되는 전자궤도의 결합에너지를 제외한 에너지와 같다.

③ 위에서 논의된 전자포획의 경우에서와 같이 내부전환에 의한 궤도전자의 방출은 해당 궤도에 빈공간을 만들고, 그 결과로 특성엑스선 발생 또는 오제전자를 방출한다(그림 2A. 8).

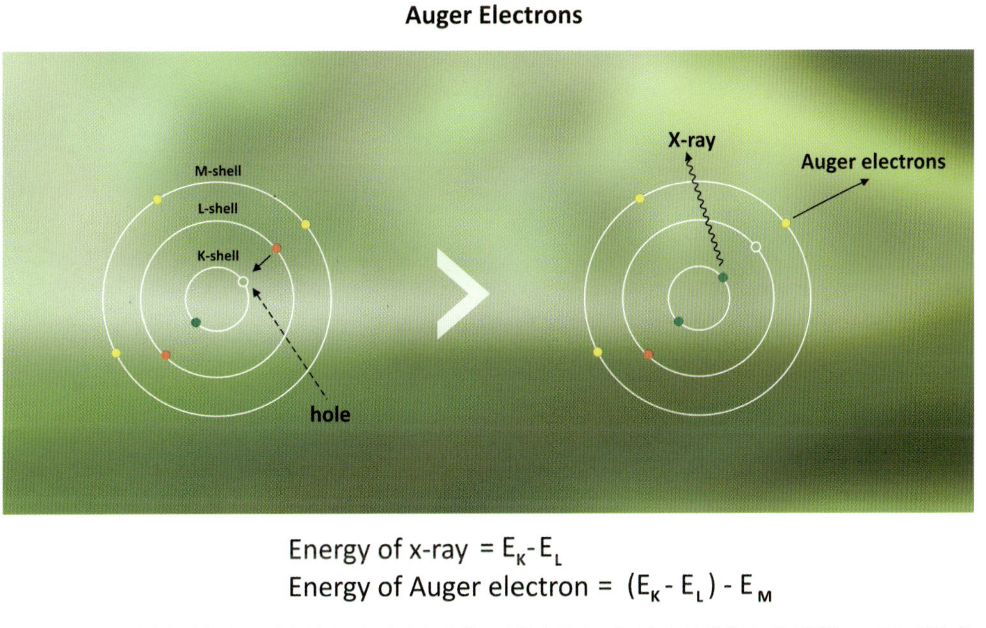

그림 2A.8. 오제전자 방출의 도식적 설명. 이 과정의 단계는 다음과 같다. 궤도전자의 방출(예: 내부전환) → 궤도 각에 양공 생성(예: K각) → 보다 외부 각으로부터 전자에 의한 양공의 채워짐(예: L각) → 에너지($E_K - E_L$)의 특성엑스선 방출 또는 에너지[($E_K - E_L$) − E_M]의 오제전자 방출(예: M각으로부터).

5.5. 감마선 방출

① 대부분의 방사성 전이에서 딸핵은 여기상태로 남아있고 내부전환 또는 감마선 방출의 형태로 즉각적으로 초과에너지를 잃는다.

② 어떤 방사성핵종도 단독적으로 감마선 방출을 하지 않는다.

5.6. 이성질핵 전이

① 일부 핵종의 경우에 알파 또는 베타입자를 방출한 여기된 핵의 상태가 유한한 반감기로 지속된다. 이 경우에 핵은 내부전환 또는 감마선 방출로 기저상태(ground state)로 붕괴하기 전에 준안정상태(metastable state)로 존재한다고 말한다.

② 준안정상태로부터 안정상태로의 전이를 이성질핵 전이(isomeric transition)라 한다. 준안정상태 핵은 최종 발생 핵종의 이성질핵이다.

③ 이성질핵 전이는 동일한 원자번호와 질량수를 갖지만, 그들의 에너지 상태는 다르다. 이성질핵 전이는 양성자 또는 중성자의 변화를 포함하지 않는다.

④ 이성질핵 전이는 내부전환 또는 감마선 방출 중 하나의 결과를 초래한다.

⑤ 이성질핵 전이의 예로 ^{99}Mo의 베타붕괴에 의하여 생성되는 ^{99m}Tc는 준안정상태로 존재하고, 6시간의 반감기를 갖고, 140 keV 감마선을 방출하고, ^{99}Tc의 기저상태로 붕괴한다.

강의

2B

핵반응

주제개요

다음 주제들이 이 강의에서 논의된다.

- ▶ 핵반응단면적
- ▶ 핵반응에너지
- ▶ 핵반응의 종류
- ▶ 핵 방사화
- ▶ 핵분열
- ▶ 핵융합

1. 핵반응단면적 (Nuclear Reaction Cross Section)

핵 단면적은 충돌입자와 표적핵 사이의 반응 확률이다.

① 핵 단면적(σ)은 핵반응을 위하여 표적핵에 의해 충돌입자에 제공되는 단면의 면적으로 표현한다. σ의 단위는 원자당 제곱미터 또는 원자당 반(barn)이다.

② 1 barn은 10^{-28} m^2(대략 원자핵의 기하학적 단면적의 크기)이다.

③ 특별한 형태의 핵반응율은 식 2.11과 같다.

$$\frac{\Delta N}{\Delta t} = \Phi\sigma\rho_A \qquad (2.11)$$

여기서 ΔN은 시간 Δt에서 단위 체적당 생산되는 활성화 수, Φ는 입자선속밀도(단위 시간당 단위 면적에 대한 표적에 입사되는 입자 수), σ는 반응단면적, ρ_A는 표적에서 원자 밀도이다.

2. 핵반응에너지 (Nuclear Reaction Energy)

일반적 반응은 다음과 같이 표현 된다.

$$a+X \rightarrow Y + b + Q \text{ 또는 } X(a,b)Y + Q$$

여기서 a는 충돌입자, X는 표적핵, Y는 반응결과 핵, b는 방출입자, 그리고 Q는 핵반응 동안 방출되거나 흡수되는 에너지이다. $X(a,b)Y$는 반응의 간단 표기이다. 반응에너지 Q는 질량의 차이로 주어지며, 에너지로 바꾸면 다음과 같다.

$$Q = [(M_a + M_X) - (M_Y + M_b)]c^2$$

① 만약 Q가 양이면 발열반응. 예: 분열반응

② 만약 Q가 음이면 흡열반응. 예: 반응을 위한 문턱에너지로서 충돌입자의 운동에너지를 요구하는 반응.

3. 핵반응의 종류 (Types of Nuclear Reactions)

① (α,p) 반응. 예: $^{14}N(\alpha,p)^{17}O$

② (α,n) 반응. 예: $^{9}Be(\alpha,n)^{12}C$

③ 양성자 충돌. 예: $^{12}C(p,\gamma)^{13}N$

④ 중양자 충돌. 예: $^{9}Be(d,n)^{10}B$

⑤ 중성자 충돌. 예: $^{59}Co(n,\gamma)^{60}Co$

⑥ 광붕괴. 예: $^{63}Cu(\gamma,n)^{62}Cu$

⑦ 분열. 예: $^{235}U + n \rightarrow {}^{141}Ba + {}^{92}Kr + 3n + Q$

⑧ 융합. 예: $^{2}H + {}^{3}H \rightarrow {}^{4}He + n + Q$

4. 핵 방사화 (Activation of Nuclides)

① 어떤 핵반응의 생성핵은 방사성 성질을 띠고 있다. 그래서 방사성물질은 입자를 원자나 핵종에 충돌시킴으로써 생성된다.

② 핵반응 수율은 다음에 의존한다.

- 충돌입자: 종류, 에너지, 선속밀도(Φ)
- 핵반응에 대한 단면적
- 표적 물질: 표적핵의 성질과 밀도

③ 방사화되는 동위원소의 방사도는 시간과 함께 지수적으로 증가한다.

④ 방사화와 방사화된 물질의 붕괴 모두를 고려할 때 순성장곡선은 몇 반감기 후에 포화에 도달한다. 이런 상황이 일어날 때 방사화율과 붕괴율은 같다.

⑤ 방사화에 의하여 생성되는 동위원소의 예는 다음과 같다.

- ^{60}Co 원격치료와 근접치료에 사용되는 방사선치료 선원은 원자로 또는 가속기를 사용하여 생산한다.
- 양전자방출단층촬영에 사용되는 진단용영상동위원소는 사이클로트론 또는 원자로를 이용하여 생산한다.
- 핵의학 방사성동위원소와 추적자는 원자로 또는 가속기를 사용하여 생산한다.

5. 핵분열 (Nuclear Fission)

핵분열은 무거운 핵(A>200)이 충분한 여기에너지가 주어지면 두개의 커다란 파편으로 분리되는 과정이다. 요구되는 여기에너지를 가하는 가장 일반적인 방법은 중성자를 표적핵에 충돌시키는 것이다. 중성자 충돌 후에 핵은 여분의 중성자 뿐만 아니라 두 개의 작은 핵으로 분열한다.

$$^{235}U + n \rightarrow {}^{141}Ba + {}^{92}Kr + 3n + Q$$

① 열중성자(평균 에너지가 ~0.025 eV의 느린 열중성자)가 이러한 반응을 일으키기에 보다 효과적이다.

② 분열반응의 생성핵은 파편이라 한다.

③ 분열파편에 대한 A와 Z의 가능한 조합은 많이 있다.

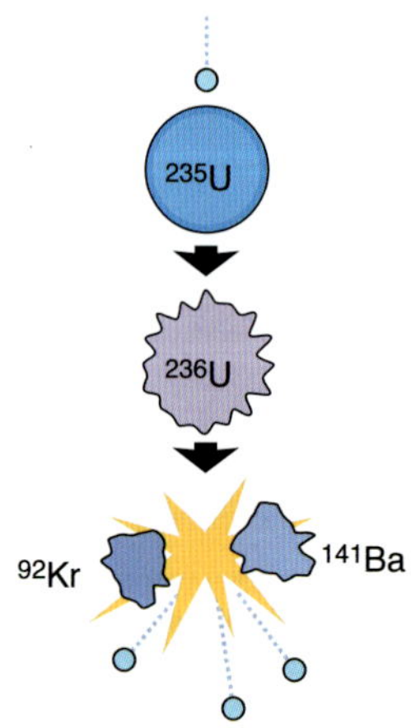

그림 2B.1. 핵분열의 도식.

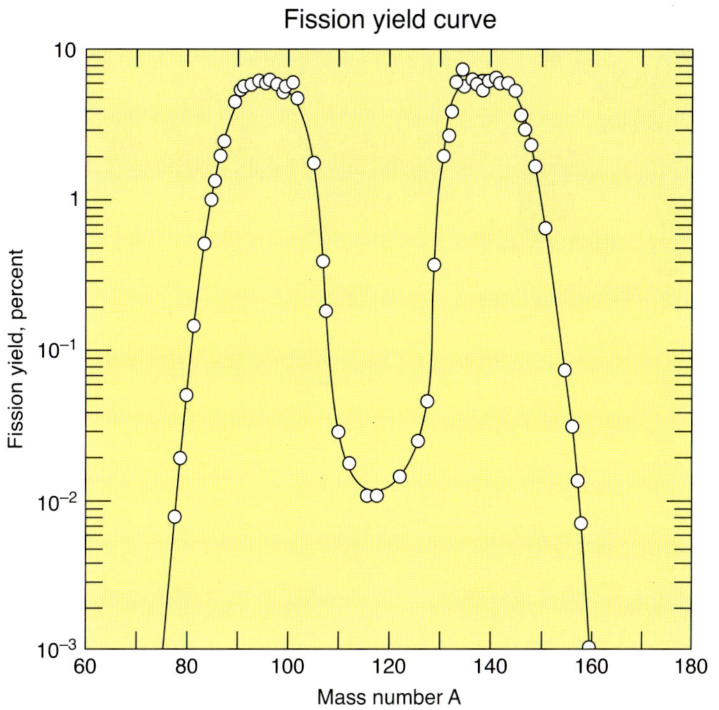

그림 2B.2. 생성분열핵(파편)의 질량수의 함수에 의한 핵분열 수율(%)의 그림.

- 분열수율곡선에서 대략 90~140의 A에서 최대수율을 볼 수 있다.
- 위 분열반응에서 방출되는 에너지(처음과 마지막 입자 사이의 질량차이에 의하여 계산된)는 평균적으로 반응당 대략 200 MeV이다.
- 분열파편은 대부분 167 MeV 이하의 분열에너지를 가지고 방출된다.
- 원자로에서의 분열은 분열되는 중성자의 일부가 다른 많은 분열을 일으키는데 사용되는 연쇄반응에 의해 자급적으로 일어난다.
- 분열 동안에 발생되는 중성자는 고속 중성자이다. 연쇄반응을 유발하기 위하여 중성자는 감속재라 불리는 낮은 원자번호의 물질의 핵(예: 탄소, 물, 중수)과 충돌하여 열에너지로 감속되어야 한다.
- 분열하기 쉬운 물질의 질량(예: ^{235}U)은 연쇄반응을 유지하기 위하여 그 임계질량을 초과하여야 한다.
- 원자로에서 연쇄반응은 안정된 상태에서 조절되고 유지된다. 반면 핵폭탄에서는 연쇄반응이 조절 불가능하며 순식간에 폭발이 일어나도록 분열이 발생한다.

5.1. 핵융합

핵융합은 핵분열의 반대 과정이라 할 수 있다. 즉, 낮은 질량의 핵들이 핵 하나로 결합(함께 융합)하는 것이다. 예를 들면

$$ {}^{2}_{1}\mathrm{H} + {}^{3}_{1}\mathrm{H} \rightarrow {}^{4}_{2}\mathrm{He} + {}^{1}_{0}\mathrm{n} + Q $$

① 생성입자의 총질량이 반응의 총질량보다 적기 때문에 17.6 MeV의 Q 에너지가 방출된다.
② 핵융합은 매우 높은 온도(>10^{17}K)가 요구되는데, 이는 핵들간의 쿨롱힘을 극복하고, 근거리인력이 핵융합 반응을 개시할 수 있도록 핵자간의 거리를 줄이기 위함이다.
③ 핵융합 반응은 태양에너지의 근원이다.

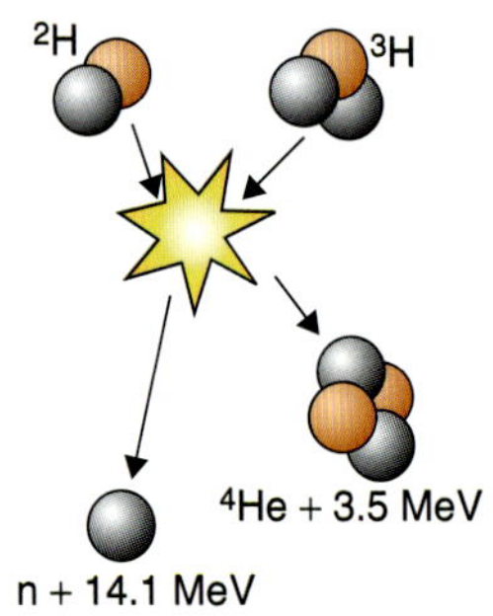

그림 2B.3. 핵융합의 그림. 중수소와 삼중수소가 함께 융합하여 헬륨-4와 중성자를 생성한다. 17.6 MeV의 반응에너지가 방출된다.

제 2 장 복습문제

다항식 선택법에서 하나 이상의 정답이 있을 수 있음.

1. ^{137}Cs선원의 반감기는 30년이다. 이 선원이 약 2% 붕괴되는데 시간이 얼마나 소요되는가?

a) 3일

b) 1달

c) 6달

d) 1년

e) 2년

2. 라듐 1 g의 방사능은?

a) 8.25 Ci

b) 1.000 Ci

c) 0.975 Ci

d) 3.61×10^{10} Bq

e) 3.7×10^{10} Bq

3. 10 mCi의 ^{131}I(반감기 = 8.05일)와 4 mCi의 ^{32}P(반감기 = 14.3일)의 방사능이 같아지는 때는?

a) 11.4일

b) 17.9일

c) 24.3일

d) 35.7일

4. ^{64}Cu의 베타붕괴에서 베타입자의 최대 가능 에너지는 0.6 MeV이다. 다음 설명 중 올바른 것은?

a) 중성미자의 최대 가능 에너지는 0.6 MeV이다.

b) 베타입자의 평균에너지는 0.2 MeV이다.

c) 중성미자의 평균에너지는 0.4 MeV이다.

5. 평균수명 시간이 경과한 후 원래 방사성핵종의 몇 %가 남아 있는가?

a) 0

b) 25

c) 37

d) 63

6. 100 mCi ^{137}Cs선원에 대하여 선원이 완전히 붕괴 할 때 얼마나 많은 총 붕괴가 일어났는가? [세슘의 반감기는 30년]

a) 3.5×10^{9}

b) 3.5×10^{10}

c) 5.05×10^{10}

d) 5.05×10^{18}

7. ^{13}N은 β^+붕괴를 걸쳐서 ^{13}C로 붕괴한다. 만약 두 입자 사이의 총 에너지 차이가 2.22 MeV라 하면, β 입자의 최대에너지는 얼마인가?

a) 0.511 MeV

b) 1.022 MeV

c) 1.198 MeV

d) 2.22 MeV

8. 요오드의 K, L각의 결합에너지가 각각 약 33 keV, 5 keV이다. 다른 L각 전자가 K각의 빈 공간에 채워질 때 L각으로부터 방출되는 오제전자의 에너지는 얼마인가?

a) 5 keV

b) 23 keV

c) 28 keV

d) 33 keV

e) 이 과정이 일어날 수 없다.

9. 어떤 방사성동위원소의 방사능은 197일 후 원래 방사능의 10%가 된다. 이것의 반감기는 얼마인가?

a) 59.3일

b) 74.2일

c) 85.7일

d) 197일

10. 10^{16} 중성자/m²/초의 선속밀도를 갖는 중성자빔이 3×10^{26} 핵/m³ 밀도의 우라늄 표적과 충돌한다. 만약 분열 단면적이 500 barn 이라면, 표적의 단위 체적당 분열 비율은 얼마인가?

a) 1.5×10^{11} 분열 / m³

b) 1.5×10^{17} 분열 / m³

c) 1.5×10^{33} 분열 / m³

d) 1.5×10^{26} 분열 / m³

11. $^{60}_{27}$Co에서 $^{60}_{28}$Ni로의 붕괴는 어떤 붕괴 과정의 예인가?

a) 핵분열

b) 전자포획

c) 내부전환

d) β^- 붕괴

e) β^+ 붕괴

12. β^+붕괴에서

a) 핵전이 에너지와 동일한 운동에너지를 가지는 양전자가 방출된다.

b) 딸원자의 원자질량은 등가에너지 단위로 최소한 1.022 MeV 만큼 어미원자의 것보다 작아야 한다.

c) 질량수가 1 만큼 증가한다.

d) 원자번호가 1 만큼 감소한다.

13. 분열당 200 MeV의 에너지의 평균값을 사용하여 1 W의 전력을 발생시키기 위하여 요구되는 분열율(분열/초)은 얼마인가?

a) 3.1×10^{7}

b) 3.1×10^{13}

c) 3.1×10^{10}

d) 3.1×10^{3}

CHAPTER

제 3 장

엑스선의 발생

강의

3A

엑스선관

주제개요

다음 주제들이 이 강의에서 논의된다.

- ▶ 엑스선관의 기본 구성요소
- ▶ 초점
- ▶ 기본 엑스선회로
- ▶ 엑스선 관전압과 발생장치
- ▶ 핵분열
- ▶ 핵융합

1. 엑스선관 (The X-ray Tube)

엑스선은 W.C. Roentgen(1845~1923)에 의하여 1985년에 발견되었다. 이후, 1913년에 W.D. Coolidge(1873~1975)는 현대 엑스선관의 원형이 되는 "필라멘트 방식의 음극"을 개발하였다.

그림 3A.1은 전통적인 엑스선관의 도식적인 구조이다. 기본적인 구성요소는 다음과 같다.

① 유리덮개: 이것은 한쪽에 음극(음 전극)과 다른 한쪽에 양극(양 전극)을 유리관으로 밀봉하여 진공상태가 되게 한다. 가능한 감쇠를 적게 하여 엑스선이 빠져나갈 수 있도록 관을 둘러싸는 얇은 유리나 베릴륨 창을 사용한다.

② 음극: 현대 엑스선관(쿨리지관)에서 음극 구성품은 필라멘트 선과 필라멘트 전류를 제공하는 회로 그리고 음으로 대전되는 음극컵으로 구성된다.

- 음극 필라멘트의 재질은 텅스텐이 사용되는데, 이는 높은 용융점을 갖기 때문이다.
- 음극 필라멘트는 필라멘트 전류에 의하여 가열될 때, 열전자 방출로 알려진 과정을 통하여 전자를 방출한다.
- 음극컵의 기능은 전자들을 양극 쪽으로 향하도록 하여 그들이 한정된 면적(초점)에 잘 부딪치도록 한다.
- 초점의 크기는 필라멘트 크기에 의존하기 때문에 진단 엑스선관은 초점이 하나는 작고 다른 하나는 큰 "이중 초점"을 제공하기 위하여 두 개의 개별적인 필라멘트를 갖는다.

③ 양극: 양극은 텅스텐 표적이다. 뜨거운 음극 필라멘트로부터 방출되는 전자들이 음극과 양극 사이에 가해진 전압에 의하여 양극 쪽으로 가속된다. 이 고속 전자들이 표적에 부딪쳐 엑스선이 발생한다.

- 텅스텐을 양극 재질로 선택한 것은 텅스텐이 높은 원자번호(Z=74, 엑스선 발생에 높은 효율을 제공함)와 높은 용융점(3,370℃, 전자의 충돌의 결과 텅스텐에서 발생되는 막대한 열용량을 견딜 수 있음)을 지니고 있기 때문이다.

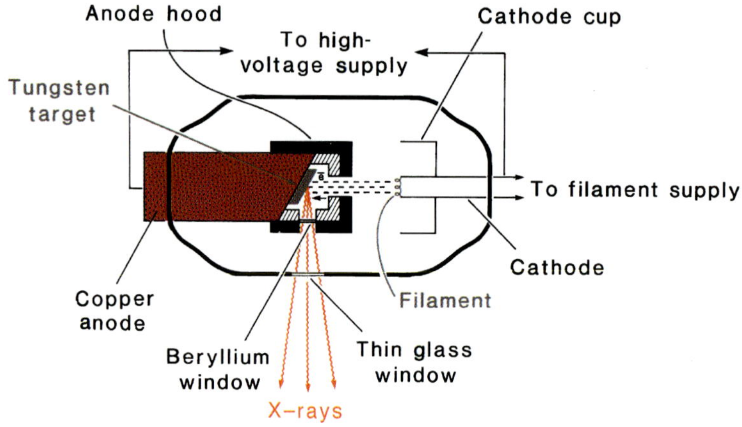

그림 3A.1. 덮개 양극을 가진 엑스선관의 그림.

- 표적에서 발생하는 열은 다양한 방법으로 엑스선관 밖으로 전도된다. 예를 들면 발생한 열은 표적과 맞닿아 있는 얇은 구리 양극, 엑스선관을 둘러싸는 기름 저장소(전기적 절연체, 냉각용), 물 냉각관, 공기 팬, 회전 양극(진단용 엑스선관)을 통해 전도된다.
- 일부 고정 양극은 진로에서 벗어난 전자들이 엑스선관 벽이나 표적이 아닌 다른 부품에 부딪치는 것을 방지하기 위하여 구리 또는 텅스텐 가리개로 덮여 있다. 구리는 이탈된 전자를 흡수하는데 사용되고 텅스텐은 구리에 이러한 전자들이 멈출 때 발생되는 엑스선을 흡수하기 위해 사용된다.

2. 초점 (Focal Spot)

초점은 표적에서 엑스선이 방출되는 부분이다.

① 초점은 첨예한 방사선영상을 만들기 위하여 가능한 한 작아야 한다.

② 초점이 작으면 작을수록 표적의 단위 면적당 더욱더 많은 열이 발생하여 엑스선관 전류와 조사선량을 제한한다.

③ 치료용 엑스선관에서는 방사선영상의 질이 최우선 관심사가 아니기 때문에 상대적으로 큰 초점이 사용될 수 있다.

④ 관용전압 치료용 엑스선관 뿐만 아니라 진단용에서도 표적은 양극 표면에 급하게 경사져서 부착되어 있다. 고에너지(메가볼트) 엑스선 발생장치(예: 선형가속기)에서는 투과형 표적이 사용된다.

⑤ 경사진 표적에 내하여, 겉보기초점은 실초점보다 상당히 작다. 이것은 선초점 원리로 알려져 있다. 그림 3A.2를 참조하면, 만약 A가 전자선 방향에 수직에 대해서 각 θ로 기울어진 표적에서 실초점의 측면이라면, 겉보기면(투사되는 면) a는 식 3.1과 같이 주어진다.

$$a = A \sin \theta \qquad (3.1)$$

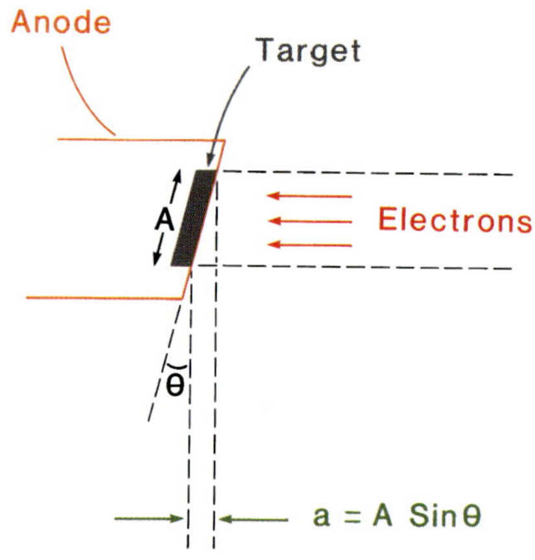

그림 3A.2. 선초점의 원리를 설명하는 그림. 실 초점의 측면 A는 겉보기초점의 측면 a로 감소한다. 초점의 다른 크기(지면에 대하여 수직인)는 변하지 않는다.

실제 초점의 다른 면 B가 전자선 방향에 수직이기 때문에, 외형 길이는 원래와 동일하게 남아 있다.

⑥ 진단용 엑스선관에서 표적 각도 θ는 겉보기초점 크기가 $0.1 \times 0.1 \sim 2 \times 2$ mm로 매우 작다 (6~17°).

⑦ 대부분의 관용전압 치료용 엑스선관에서는 표적 각이 상당히 크기 때문에(~30°) 겉보기초점은 $5 \times 5 \sim 7 \times 7$ mm이다.

⑧ 표적이 기울어져 있고 엑스선이 표적에서 다양한 깊이에서 조사되기 때문에, 엑스선이 표적으로부터 빠져나올 때 다양한

정도의 감쇠를 겪는다. 표적 표면 근처에서 생성되는 것보다 깊은 곳에서 생성되는 엑스선의 감쇠가 더 크다. 결과적으로 단면 빔 강도는 음극에서 양극 방향으로 감소한다. 이렇게 엑스선을 가로지르는 강도의 변화를 "뒤꿈치효과(heel effect)"라 한다.

⑨ 뒤꿈치효과는 엑스선 에너지가 낮고 표적 각도가 가파른 진단용 엑스선관에서 보다 두드러지게 나타난다.

⑩ 영상의 질을 나쁘게 하는 뒤꿈치효과는 조사면내 선속의 균일성을 증가시키기 위하여 보상여과판을 삽입하여 최소화할 수 있다.

3. 기본 엑스선회로 (Basic X-ray Circuit)

자기정류 엑스선 장치의 간략한 도식이 그림 3A.3에 보인다. 회로는 전자에게 가속 전압을 제공하는 고압 회로와 음극 필라멘트에 열전류를 공급하는 저전압 회로, 두 부분으로 나누어진다.

① 필라멘트 전원: 전자 방출을 위한 전원공급장치는 대개 약 6 A일 때 10 V로 구성되는데 교류 전압에서 감압 변압기를 사용하여 전원을 공급한다. 필라멘트 전류는 필라멘트에 가해지는 전압을 변화시켜서 조절할 수 있다.

② 고전압 전원: 승압 변압기를 사용하여 엑스선관(음극과 양극 사이)에 고전압을 공급한다. 이 변압기의 1 차측은 자동변압기와 입력 전압을 조절하는 가감저항기에 연결되어 있다. 이 전압은 변압기 권선비(2 차측에 감은 수/1 차측에 감은 수)에 동일한 비율로 변압기의 2 차측에서 승압된다.

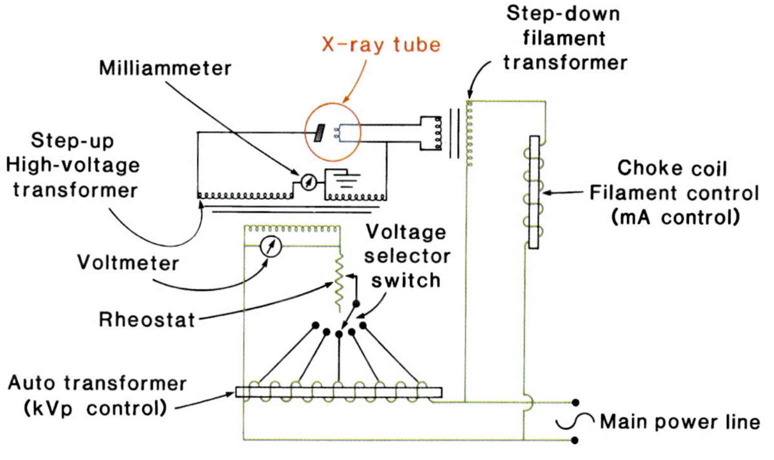

그림 3A.3. 자기정류 엑스선 장치의 단순화된 회로도.

4. 엑스선 관전압과 발생장치 (X-ray Tube Voltage and Generators)

양극은 전압주기에서 반만 음극에 대한 양이기 때문에 관전류는 주기에서 반만 통한다. 다음 반주기 동안, 전압은 바뀌는데 전류는 역 방향으로 흐르지 않는다. 그래서 관전류와 엑스선은 양극이 양일 때 반 주기 동안에만 발생된다. 이러한 방식으로 작동하는 장치를 자기정류 장치라한다. 전압의 시간 변화, 관전압 전류, 엑스선 강도가 그림 3A.4에 나타나있다.

① 자기정류: 자기정류 장치의 단점은 다음과 같다.

a) 역 전압 주기 동안 엑스선 발생이 없다. 따라서 장치의 엑스선 출력이 낮다.

b) 전자 충돌의 결과로 가열된 뜨거운 표적에서 역 전압 주기 동안 열전자 방출에 의하여 양극으로부터 음극으로 흐를 수 있는 전자를 방출한다. 그래서 필름을 파괴한다.

② 반파정류: 역 전압 주기 동안 엑스선관 전도의 문제는 회로의 고전압 부분에 전압 정류기를 직렬로 놓아 해결할 수 있다.

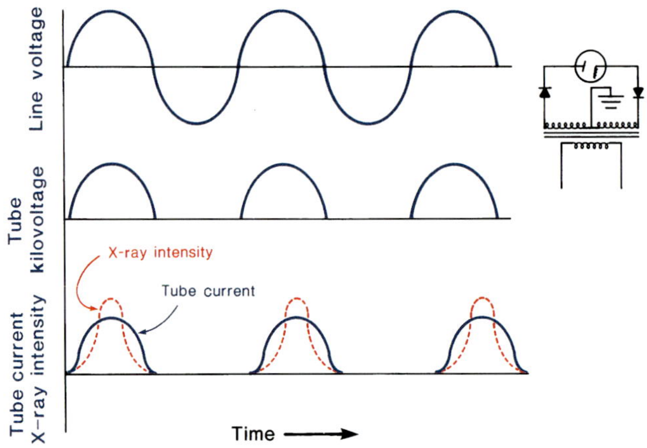

그림 3A.4. 자기정류, 반파정류에 대하여 시간의 변화에 따르는 전선전압, 선관킬로전압, 관전류, 엑스선 강도를 보여 주는 도해. 반파정류 회로는 오른쪽에 보인다. 정류기는 전통적인 전류 흐름의 방향(전자 전류 흐름의 반대)을 가리킨다.

이것은 엑스선관이 역전압 주기 동안 전도되는 것을 방지한다. 그러나 엑스선 출력은 엑스선이 반 전압 주기 동안(양극이 음극에 대한 양의 전위에 있을 때) 생성되기 때문에 여전히 낮다.

③ 전파정류: 정류가 시행되어 전압의 두 반주기 동안 양극은 양, 그리고 음극은 음이 된다. 이것은 그림 3A.5에 나타나 있다. 전파 정류시(전류가 두 반주기 동안 흐르기 때문에) 유효 관전류가 높아져 결과적으로 엑스선 출력이 높아진다.

④ 3상전력: 엑스선관에 3상전력을 공급함으로써 엑스선 출력을 증가시킬 수 있다(그림 3A.6). 3상(3 ϕ)선은 세 개의 독립된 전선을 통하여 공급되는데 이 전선들은 세 개의 분리된 권선, 세 개의 독립된 철심을 가지는 승압변압기를 필요로 한다. 각 전선에서 전압 파형은 서로 약간의 위상차를 유지한다. 그래서 엑스선관에 가해지는 전압은 항상 거의 최대로 유지된다.

- 3상전력과 전파정류로 6 개의 전압 펄스가 각 전압주기 동안 엑스선관에 가해진다. 이것은 3상, 6 펄스 시스템으로 알려져 있다. $[(V_{max} - V_{min}) / V_{max}] \times 100\%$로 정의되는 전압맥동은 이 시스템에서 13~25%이다.

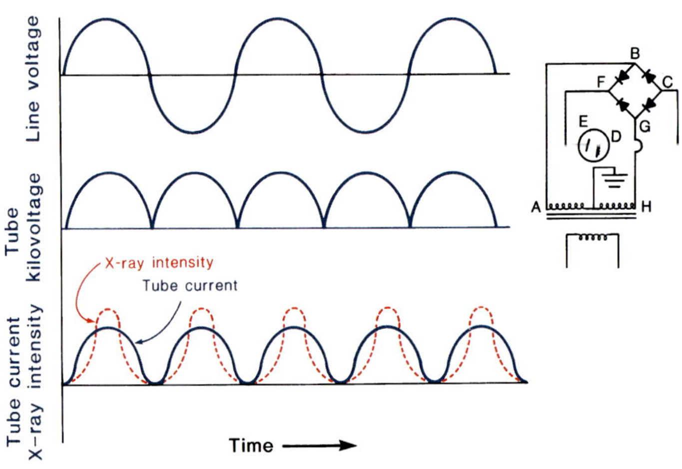

그림 3A.5. 전파 정류에 대하여 시간의 변화에 따르는 전선 전압, 선관 킬로 전압, 관전류, 그리고 엑스선 강도를 보여 주는 도해. 정류 회로는 오른쪽에 보인다. 정류기 그림에서 화살표는 전통적인 전류 흐름의 방향(전자 전류 흐름의 반대)을 가리킨다.

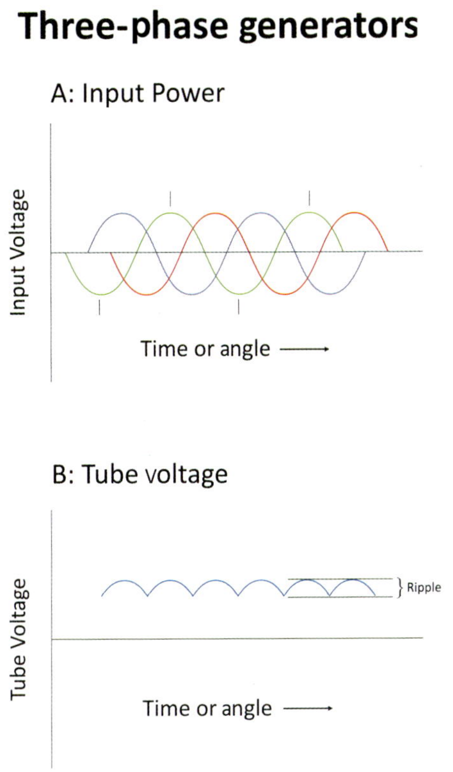

그림 3A.6. 3상에서 전압파형.

- 양극과 음극에 가해지는 3상정류전압파형 사이에 위상을 사소하게 지연시킴으로써 3상, 12 펄스 회로가 얻어진다. 이러한 시스템은 엑스선관에 가해진 전압에서 더 적은 맥동(3~10%)을 보여준다.

⑤ 일정전압: 일정 전압 엑스선 발생기는 1차 고압 변압기에 3상 전압선을 직접 연결하여 사용한다. 그래서 고압이 평탄하게 발생되고 정류기, 축전기 그리고 3 극관에 의하여 조절된다. 엑스선관에 공급되는 전압은 2%보다 적은 맥동으로 거의 일정하다. 이러한 발생장치는 mAs 노출당 가장 높은 엑스선 출력을 제공한다. 하지만 이것은 매우 크고 비싼 발생장치여서 특별한 경우에만 사용한다.

⑥ 고주파엑스선발생장치: 엑스선관에 거의 일정하게 전압을 공급하는 훨씬 더 소형의 최신식 발생장치이다.

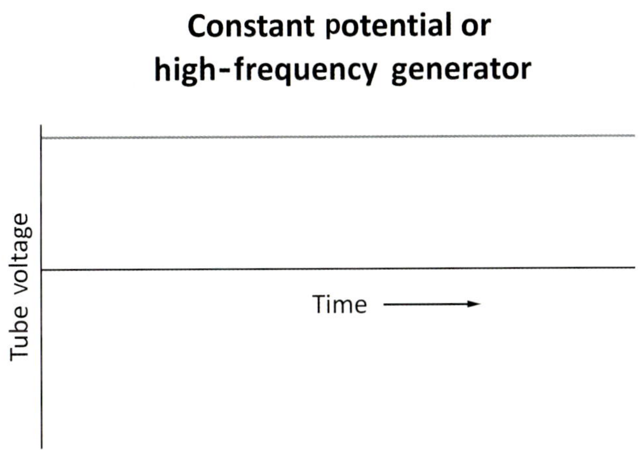

그림 3A.7. 고주파 발생장치에서 전압파형.

이 발생장치는 콘덴서를 사용하여 정류하고 평탄화시킨 후 초퍼와 인버터회로에 공급한 단상전압을 사용한다. 결과적으로 평탄 직류(DC) 전압이 고주파(5~100 kHz) 교류(AC)로 바뀐다. 승압변압기는 고주파 저전압 AC를 고전압 AC로 바꾸고, 이 고전압 AC는 엑스선관에 2%보다 적은 맥동을 보이는 거의 일정한 고전압을 제공하도록 정류되고 평탄화가 이루어진다.

고주파 발생장치의 주요 장점은 다음과 같다.

① 무게와 크기 감소

② 저전압 맥동

③ 최고 효율의 엑스선 발생

④ 최대의 mAs당 엑스선 출력

⑤ 보다 짧은 노출시간

강의

3B

엑스선 발생의 물리학

주제개요

다음 주제들이 이 강의에서 논의된다.

- 표적과 전자의 상호작용
- 제동복사
- 엑스선 각 분포
- 특성엑스선
- 엑스선 에너지 스펙트럼
- 엑스선관 동작 특성

1. 표적과 전자의 상호작용 (Electron Interactions with Target)

표적과 전자의 대표적인 작용은 다음과 같다.

① 열의 발생을 초래하는 이온화와 여기

② 특성엑스선과 오제전자를 일으키는 궤도 전자의 방출

③ 전자의 이온화 궤적을 발생하기에 충분한 에너지를 가지는(δ 선이라 하는) 2차 전자를 방출하는 연쇄 충돌

④ 제동복사를 선도하는 방사충돌

⑤ 에너지 손실이 없는 핵-궤도전자의 다중쿨롱산란

여러 물질에서 전자 상호작용에 대한 설명은 14장에서 논의된다.

2. 제동복사 (Bremsstrahlung)

제동복사 과정은 고속 전자와 핵 사이의 방사충돌(상호작용)이다. 핵 근처를 지나는 동안 전자는 쿨롱힘의 인력에 의하여 진행 경로로부터 편향될 수 있다. 이러한 갑작스런 편향은 전자를 잠시 가속시키고 전자기방사선 또는 제동복사로 일부 또는 모든 운동에너지를 방출한다. 제동복사 발생 원리는 그림 3B.1에 설명되어 있다.

① 제동복사는 부분적으로 또는 완전하게 전자에너지를 잃게 한다.

② 한번의 제동복사로 전자의 운동에너지 모두를 잃는 경우는 드물다. 이런 일이 일어났을 때 방출되는 광자는 에너지 $h\nu = E$를 갖는다. 여기서 E는 전자의 운동에너지이다.

③ 전자가 하나 또는 많은 제동복사 작용을 겪기 때문에 그 결과로 발생하는 광자는 임의의 에너지에서 전자의 초기에너지를 가질 수 있다.

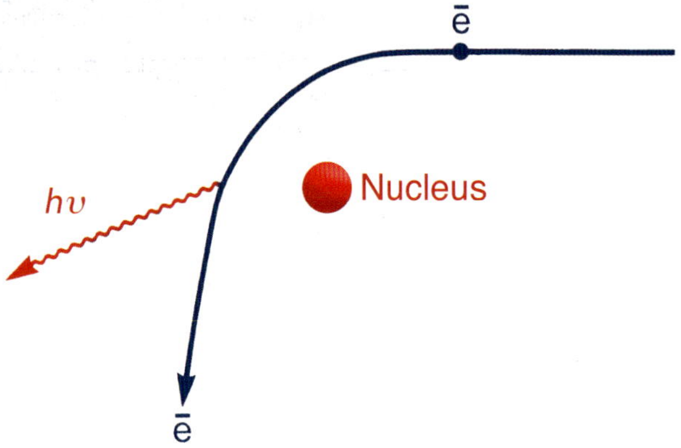

그림 3B.1. 제동복사 과정의 해설.

④ 엑스선에서 제동복사 광자는 연속적인 에너지 분포를 보여준다.

3. 엑스선 각 분포 (Angular Distribution of X-rays)

투과 표적 근처에서 제동복사 엑스선의 각 분포는 그림 3B.2에 보인다.

① 제동복사 광자의 방출 방향은 입사 전자의 에너지에 의존한다.

② 저에너지(100 keV 이하)에서 엑스선은 모든 방향으로 거의 동일하게 방출된다.

③ 전자의 운동에너지가 증가함에 따라서 엑스선의 방출 방향은 앞쪽으로 증가한다.

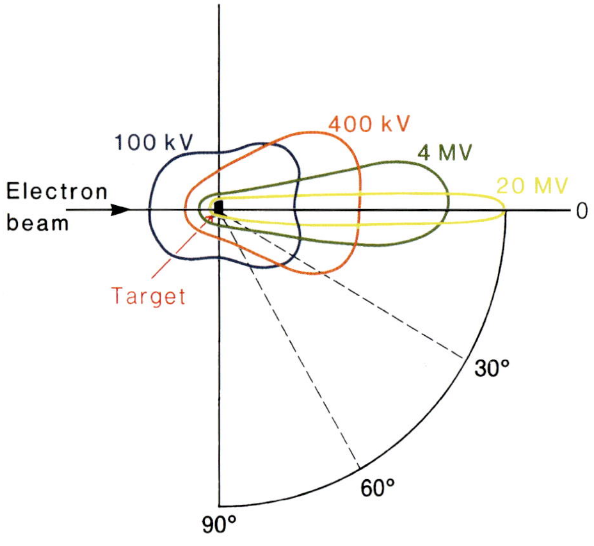

그림 3B.2. 얇은 표적 주위 엑스선의 공간적 분포를 설명하는 그림.

3.1. 엑스선 발생의 효율

효율(efficiency)이라는 용어는 전자에게 받은 초기에너지에 대하여 엑스선으로 방출되는 출력에너지의 비로 정의된다.

① 효율은 다음 공식에서 보이듯이 표적 물질의 원자번호 Z, 그리고 엑스선관에 가해진 전압과 함께 증가한다.

$$\text{효율} = 9 \times 10^{-10} ZV \tag{3.1}$$

예를 들면 100 kV 전위차로 가속된 전자가 충돌할 때 텅스텐 표적(Z = 74)에서의 엑스선 발생 효율은 1% 이내이다. 입사 에너지의 대부분(~99%)은 열로 나타난다.

② 위 방정식의 정확도는 수 메가볼트(MV)로 한정된다.

4. 특성엑스선 (Characteristic X-ray)

표적에 들어가는 전자 역시 제동복사 이외에 특성 엑스선을 발생시킨다. 이러한 발생의 구조는 그림 3B.3에 설명되어 있다.

운동에너지 E_0를 갖는 전자가 K, L, 또는 M각 전자와 같은 궤도전자를 방출하고 표적 원자와 작용한다. 원래의 전자는 충돌로 인해 $E_0 - \Delta E$로 에너지가 감소할 것이다. 여기서 ΔE는 궤도전자에게 주어진 에너지이다.

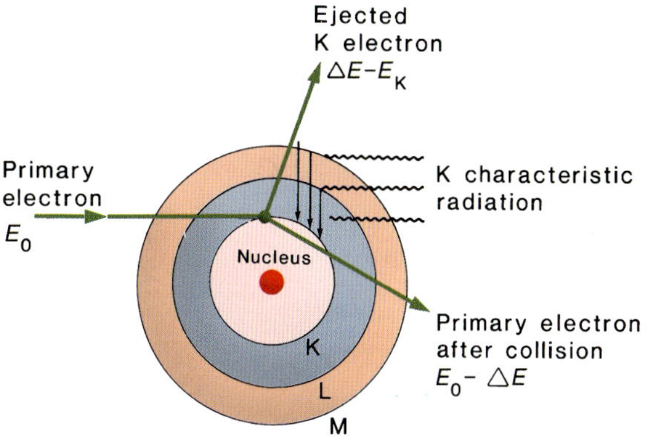

그림 3B.3. 특성 방사선의 발생을 설명하는 그림.

① 방출되는 전자가 K각 전자라 가정하면, 이 전자의 운동에너지는 $\Delta E - E_K$가 될 것이다. 여기서 E_K는 K각의 전자결합에너지이다. K각에 의하여 생성된 빈공간은 보다 외각전자에 의하여 채워질 것이다.

② L각으로부터 전자가 K각의 빈 공간에 떨어진다고 생각하면, 광자는 $h\nu = E_K - E_L$ 에너지를 가지고 방출될 것이다. 여기서 E_L은 K각의 결합에너지이다. 이러한 전이로 방출되는 광자를 특성엑스선(characteristic x-ray)이라 한다. 여기서 특성은 표적에서 원자의 특성 및 전이가 일어나는 두 각 사이의 특성을 말한다.

③ 에너지 스펙트럼으로 방출되는 제동복사 엑스선과는 다르게, 특성 엑스선은 불연속 에너지를 가지고 방출된다.

④ 궤도전자를 방출하도록 입사 전자가 가져야하는 문턱에너지를 임계흡수에너지(critical absorption energy)라 한다.

⑤ 특성 엑스선은 지배적인 제동복사인 엑스선의 모든 스펙트럼에 대하여 작은 에너지 분율만을 차지한다. 특성 엑스선은 치료방사선에서 중요한 역할을 하지 않는다. 하지만 그들은 적당한 원자번호의 여과기(filter)를 사용하는 선택적 여과로 최소화 할 수 있다.

5. 엑스선 에너지 스펙트럼 (X-ray Energy Spectrum)

엑스선 발생장치에 의하여 발생되는 엑스선은 다양한 에너지 분포를 갖는다. 에너지 스펙트럼은 제동복사에 대한 연속 에너지 분포에 불연속 에너지의 특성방사선이 덧붙여 있음을 보여준다. 전형적인 에너지 스펙트럼이 그림 3B.4에 보인다.

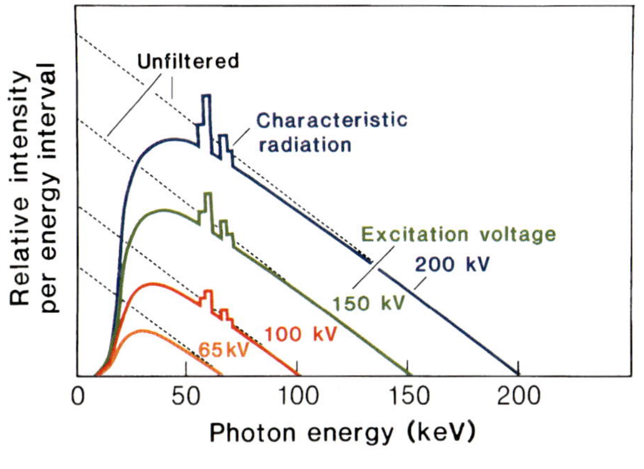

그림 3B.4. 식 3.2를 이용하여 계산한 두꺼운 텅스텐 표적에 대한 엑스선의 에너지의 분포. 점선은 여과가 없는 것, 그리고 실선은 1 mm 알루미늄의 여과에 대한 것이다.

① 만약 선속에 대한 고유 혹은 추가된 여과가 없다고 가정하면, 계산된 에너지 스펙트럼은 직선(그림 3B.4에서 점선으로 보이는)이 될 것이며, 크래머(Kramer) 공식에 의하여 수학적으로 식 3.2와 같이 주어진다.

$$I_E = KZ(E_m - E) \tag{3.2}$$

여기서 I_E는 에너지 E를 가진 광자의 강도, Z는 표적의 원자번호, E_m은 최대광자에너지, K는 상수이다.

② 제동복사 스펙트럼에서 최대광자에너지는 입사전자의 에너지와 같다. keV로 최대광자에너지는 가해진 최고전압 kV와 수치적으로 같다.

③ 추가된 여과는 스펙트럼의 낮은 에너지 성분이 흡수되어 보다 높은 에너지 광자를 가진 빔이 된다. 이 때 투과된 빔이 강화(hardened)되었다고 말한다.

④ 엑스선에너지 스펙트럼의 모양은 a) 엑스선관에 가해진 교류, b) 다중제동복사 작용, c) 여과의 결과이다.

⑤ 만약 엑스선관이 일정한 전압을 공급 받는다 할지라도 엑스선의 에너지는 여러 에너지 광자들을 발생하는 다중제동복사 과정때문에 여전히 불균일하다.

⑥ 최대에너지 광자의 강도는 거의 영(0)이라는 것을 그림 3B.4에서 볼 수 있다.

⑦ keV로 표현되는 엑스선의 평균에너지는 근사적으로(숫자로) 1/3 kV_p와 같다. 이것은 엑스선의 여과의 효과를 고려하지 않기 때문에 대략적인 값이다. 평균에너지는 여과가 증가하면 함께 증가한다.

⑧ 엑스선 선질을 측정하는데 가끔 사용되는 다른 매개 변수는 반가층(half-value layer)이다. 이 주제는 7장에서 논의할 것이다.

6. 엑스선관 동작 특성 (X-ray Tube Operating Characteristics)

엑스선 출력, 필라멘트전류, 그리고 전압 사이의 전형적인 관계가 그림 3B.5에 보인다.

① 엑스선 출력은 모든 매개변수 중에 필라멘트전류에 가장 민감하다. 그래서 필라멘트전류의 일관성은 엑스선 출력에 결정적이다.

② 조사선량과 관전류 사이에 선형적 관계가 있다.

③ 엑스선 출력은 킬로볼트 전압이 증가하면 선형적보다 급격하게 증가한다. 이것은 거의 kV_p의 제곱으로 변화한다.

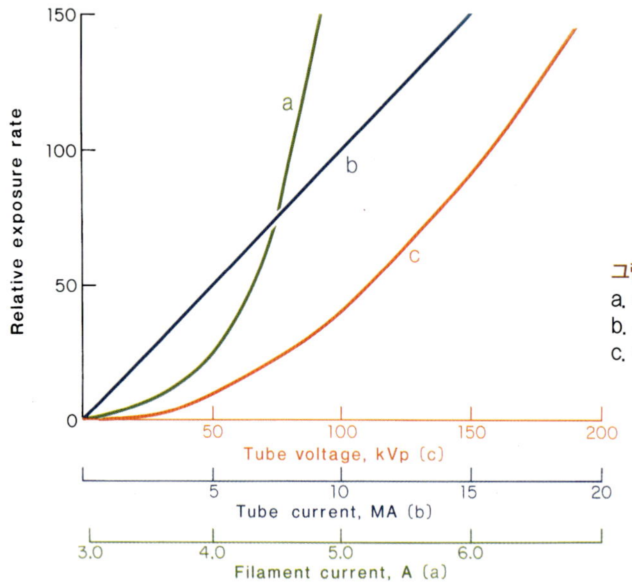

그림 3B.5. 전형적인 동작 특성의 도해.
a. 주어진 kV_p에서 필라멘트전류
b. 주어진 kV_p에서 관전류
c. 주어진 관전류에서 관전압에 대한 상대적인 조사선량률

제 3 장 복습문제

다항식 선택법에서 하나 이상의 정답이 있을 수 있음.

1. 만약 입력 선전압이 명목상 110 V라면 사인파 파동에 대한 최대전압(peak voltage)은 얼마인가?

a) 110

b) 155.6

c) 220

d) 233.4

2. 만약 선전압 60 사이클/초에서 220 V가 500:1의 승압기 1차 권선에 가해진다면, 엑스선관에서 최대전압(kV_p)은 얼마인가?

a) 77.8

b) 110.0

c) 155.6

d) 220.0

3. 엑스선관의 초점 크기에 영향을 주는 인자는 무엇인가?

a) 양극 각

b) 양극 재질

c) kV_p

d) mAs

4. 엑스선관에서 전자선이 각 30°로 표적 위의 4 × 4 mm 초점에 에너지를 주고 있다. 출구 창에서 투영된 초점 길이는 얼마인가?

a) 1 mm

b) 1.5 mm

c) 2 mm

d) 2.5 mm

5. 엑스선관에서 "뒤꿈치효과(heel effect)"는 무엇인가?

a) 표적에 입사하는 전자선의 불균일한 강도의 결과

b) 음극에서 양극 방향으로 엑스선 강도의 감소를 나타낸 것

c) 각진 표적에 의해 발생한다.

d) 영상의 질을 떨어뜨리는 효과를 준다.

6. 엑스선관으로부터 광자선의 평균에너지는 다음 중 어떤 것에 의하여 증가되는가?

a) 관전류의 증가

b) 관전압의 증가

c) 필라멘트전류의 증가

d) 필라멘트전압의 증가

e) 여과의 증가

7. 엑스선관 출력에 영향을 많이 주는 순서대로 열거된 것은(큰 것에서 작은 것 순)?

a) 관전압, 필라멘트전류, 관전류

b) 관전류, 필라멘트전류, 관전압

c) 필라멘트전류, 관전압, 관전류

d) 관전압, 관전류, 필라멘트전류

e) 필라멘트전류, 관전류, 관전압

8. 환자 두께와 kV_p 설정이 동일하게 주어질 때 어떤 엑스선 발생장치가 가장 높은 mAs를 요구하는가?

a) 3상

b) 고주파

c) 반파정류

d) 전파정류

9. 일정 전압에 의하여 발생된 엑스선은 어떻게 되는가?

a) 단일에너지

b) 스펙트럼 광자에너지를 갖는 대부분이 다양한 에너지

c) 대부분 불연속에너지의 특성방사선

d) 대부분 제동복사선

10. 다음 중 엑스선 발생 효율을 증가시키는 것은?

a) 입사전자에너지 증가

b) 표적 원자번호 증가

c) mAs 증가

d) kV_p 증가

11. 텅스텐(Z = 74) 표적에서 6 MeV 전자에너지의 몇 %가 엑스선으로 바뀌는가?

a) 33

b) 40

c) 66

d) 100

12. 텅스텐에 대한 K각과 L_{II}각의 결합에너지는 각각 69.5 keV, 11.5 keV이다. 텅스텐 표적 50 kV_p 엑스선관으로부터 $K\alpha_1$ ($L_{II}-K$ 전이) 엑스선 각의 에너지는 얼마인가?

a) 69.5 keV

b) 11.5 keV

c) 58 keV

d) 50 keV

e) 정답 없음

CHAPTER

제 4 장

방사선발생장치

강의

4A

엑스선과 전자선

주제개요

다음 주제들이 이 강의에서 논의된다.

- ▶ 킬로볼트 엑스선장치
- ▶ 선형가속기
- ▶ 마이크로트론
- ▶ 코발트 원격치료기
- ▶ 반그림자

1. 킬로볼트 엑스선장치 (Kilovoltage X-ray Units)

킬로볼트(kV)범위에서의 엑스선치료는 방사선방호위원회(National Council on Radiation Protection and Measurements, NCRP 보고서 34, 1970)에 의해 다음과 같은 하위범주로 나뉜다.

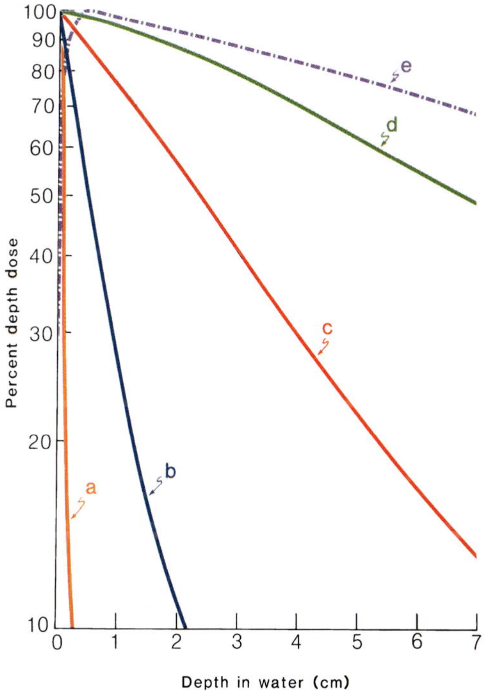

그림 4A.1. 다양한 선질에 대한 물속 또는 연조직에서의 깊이선량곡선.
a선. 그랜쯔선. HVL=0.04 mm Al, 조사면 직경=33 cm, SSD=10 cm,
b선. 접촉치료, HVL=1.5 mm Al, 조사면 직경=2.0 cm, SSD=2 cm,
c선. 표층치료, HVL=3.0 mm Al, 조사면 직경=3.6 cm, SSD=20 cm,
d선. 관용전압 엑스선치료, HVL=2.0 mm Cu, 조사면=10x10 cm, SSD=50 cm,
e선. ^{60}Co 감마선치료, 조사면=10x10 cm, SSD=80 cm.
(Plotted from data in Cohen M, Jones DEA, Green D, eds. Central axis depth dose data for use in radiotherapy. *Br J Radiol.* 1978 [suppl 11]. The British Institute of Radiology, London, with permission.)

A. 그랜쯔선치료(grenz-ray therapy): < 20 kV_p

① 그림 4A.1에서 보듯이 투과 깊이가 매우 작아 더 이상 방사선치료 영역에서 사용하지 않는다.

B. 접촉치료(contact therapy): 40~50 kV_p

① SSD가 2 cm 이하의 매우 짧은 거리에서 강내치료장치를 이용하여 치료한다.

② 그림 4A.1에서 보듯이 이 에너지의 방사선은 종양이 1~2 mm 보다 깊지 않을 때 유용하다. 이 방사선은 연조직의 2 cm 내에서 거의 대부분 급속히 흡수된다.

③ 일부 기관에서 직장암의 치료에 강내치료를 사용하고 있다. 이 치료방법을 papillon기법이라 부른다.

C. 표층치료(superficial therapy): 50~150 kV_p

① 다양한 두께의 알루미늄 여과기(filter)의 반가층(HVL)이 1.0~8.0 mm Al인 방사선에너지를 얻기 위해서 사용된다. 치료는 실용기구(applicator)를 이용하여 시행하고 SSD는 15~20 cm이다.

② 그림 4A.1에서 보듯이, 표층치료는 깊이가 대략 5 mm(~90% 깊이선량) 안에 국한된 표층 종양(예: 피부암)에 유용하다. 비록 전자선으로 치료가 가능하지만 표층치료의 장점은 사용하는 차폐 구조로 대변할 수 있다. 피부 위에 직접 얇은 납(<1 mm 두께)을 대는 것 만으로도 정상조직 또는 중요장기를 보호하는 데 충분하다.

D. 관용전압(orthovoltage) 엑스선치료 혹은 심부치료: 150~500 kV_p

① 관용전압(orthovoltage) 엑스선 치료장비는 대부분 200~300 kV_p 그리고 10~20 mA에서 작동된다. SSD는 보통 50 cm로 설정한다.

② 선속에너지는 얇은 구리 필터나 주석, 구리, 알루미늄이 포함된 얇은 층의 혼합 여과기(예: 토레우스(Thoraeus) 여과판, 주석이 선원 쪽, 알루미늄이 환자쪽에 위치해야 함)을 사용하여 조절한다. 이런 여과기들을 사용하면 구리(Cu) 반가층 1~4 mm 범위의 선속에너지를 얻을 수 있다.

③ 그림 4A.1에서 보듯이 2~3 cm보다 더 깊은 곳에 위치한 병변에 대해서 관용전압 엑스선의 사용은 제한된다. 가장 큰 단점은 피부보호 효과가 없고 뼈에 과도한 선량이 들어간다는 점이다.

④ 코발트 원격치료기와 선형가속기의 출현으로 관용전압 엑스선 치료 또는 심부치료는 현재 거의 사용하지 않는다.

E. 초고전압치료(supervoltage therapy): 500~1,000 kV_p

① 전통적인 변압기 방식은 300 kV_p보다 훨씬 높은 전위를 만드는데 적합하지 않기 때문에 초고전압 치료에 공진변압기를 사용한다. 현재는 ^{60}Co과 선형가속기의 출현으로 더 이상 초고전압 치료를 사용하지 않는다.

F. 메가볼트(megavoltage, MV) 방사선치료: > 1 MV

① 1 MV 또는 그 이상의 에너지를 갖는 엑스선이 메가볼트(MV) 방사선이다. 1 MeV 또는 그 이상의 에너지를 갖는 감마선도 이 범주에 포함된다.

② 임상에서 사용하는 메가볼트(MV) 방사선치료기의 예는 Van de Graaff generator, 선형가속기(linear accelerator), 베타트론(betatron), 마이크로트론(microtron), 코발트(cobalt) 원격치료기가 있다. 여기서는 이들 중에서 선형가속기, 마이크로트론, 코발트 원격치료기만 논의할 예정이다.

2. 선형가속기 (Linear Accelerator)

의료용 선형가속기는 대부분 4~25 MV의 에너지 범위의 전자선과 엑스선을 발생하는데 사용된다. 현재 가속기는 온라인 영상장치를 갖추고 있는데 이에 대해서는 25장 영상유도방사선치료에서 다룰 것이다.

① 선형가속기는 전자같은 하전입자를 높은 에너지로 가속하기 위해 높은 주파수영역의 마이크로파를 사용하는 장치이다. 전자들은 마이크로파에 함유된 전기장 "E"에 의해 가속된다.

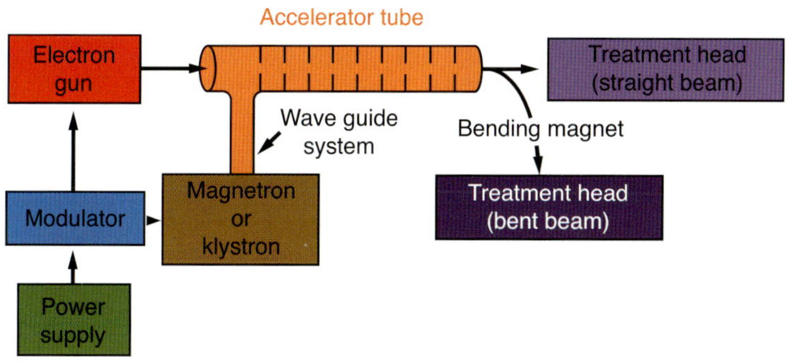

그림 4A.2. 일반적인 의료용 선형가속기의 구성도.

② 치료용 선형가속기에서 사용되는 마이크로파 주파수는 대략 3,000 MHz (3 GHz)이다.

2.1. 기본 구성

2.1.1. 가속기 구조

① 마이크로파로 전자를 가속하는 가속기는 진공 동관으로 구성되어 있는데, 이 동관은 다양한 간극과 공간을 가진 동판이나 격막으로 내부가 구분되어 있다.

② 가속기 구조로는 진행파형 또는 정재파형 설계, 두 가지가 있다.

③ 진행파형 구조에서는 마이크로파가 가속관 끝으로 진행하며 후진되는 반사파를 막기 위해서 가속관의 끝부분에 잔존력을 흡수하기 위한 종료(terminating) 또는 모의(dummy) 부하가 설치되어 있다.

④ 정재파형 구조에서는 가속기의 양 끝에 각각 전도표면이 있다. 이것은 가속관의 양쪽 끝에서 마이크로파를 최대로 반사하기 위함이다. 이렇게 해서 발생된 전진파와 역진파의 결합이 정재파를 발생시킨다.

⑤ 정재파 구조설계에서 마이크로파출력(microwave power)은 측면결합공동(side-coupled cavities)을 통하여 구조와 결합된다. 이것이 축가속공동과 측면결합공동 사이에서의 공진을 발생시킨다.

⑥ 측면결합공진공동(side coupled resonant cavities)덕분에 정재파 선형가속기는 진행파형 가속기에 비해 더 짧고 작은 부피로 만들 수 있는 장점이 있다.

2.1.2. 서큘레이터(circulator)

① 정재파 설계구조에서는 가속관과 마이크로파 선원 사이에 서큘레이터를 설치해야 한다. 이 장치는 도파관 내로 보내진 고주파가 반사되어 다시 마그네트론(magnetron) 또는 클라이스트론(klystron)에 되돌아오는 것을 막아주는 역할을 한다.

2.1.3. 변조기(modulator)

① 변조기의 역할은 직류전원을 주기가 수 마이크로초인 직류(flat-topped DC)펄스로 바꾸는 것이다. 변조기에는 펄스를 만드는 전기회로와 수소 사이라트론 (hydrogen thyratron)으로 알려진 고전압 스위치가 포함되어 있다.

② 변조기로부터 나온 고전압 펄스는 마그네트론 또는 클라이스트론 그리고 동시에 전자총으로 보내진다.

③ 마그네트론 또는 클라이스트론으로부터 나온 마이크로 펄스는 도파관을 통해 가속기 구조(accelerator structure)로 들어간다. 마이크로파와 맞추어 전자총에서부터 나온 전자들 또한 가속기의 가속관(accelerator tube)으로 들어간다.

④ 그림 4A.3에 나타나 있듯이 클라이스트론(또는 마그네트론) 전압 펄스, 마이크로파의 펄스, 전자총의 펄스, 방사선 펄스는 5 ㎲로 같고 펄스사이시간(interpulse duration)은 5 ㎳로 더 길다.

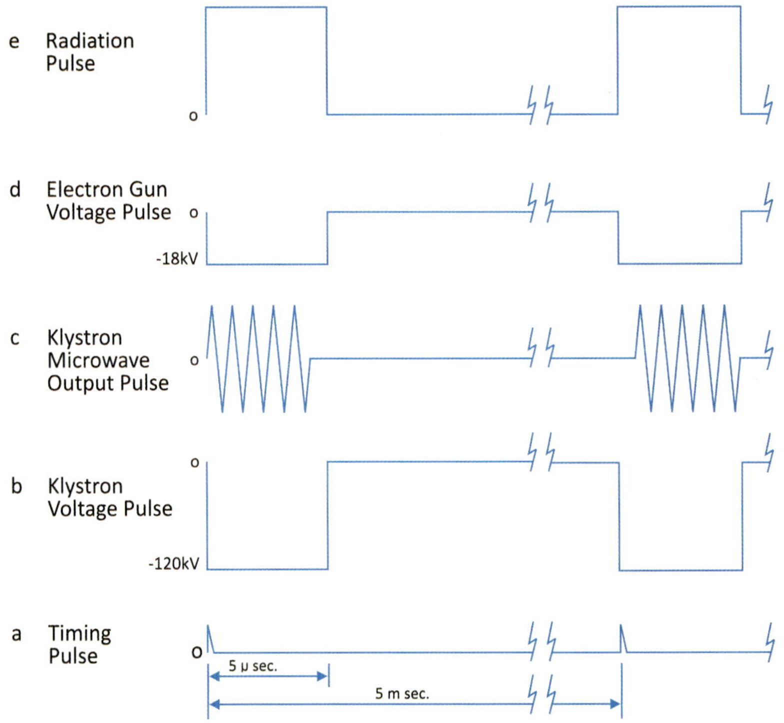

그림 4A.3. 전압, 마이크로파, 방사선 펄스(radiation pulses)에 대한 타임차트.
(출처: Karzmark CJ, Morton RJ. A Primer on Theory and Operation of Linear Accelerators in Radiation Therapy. Rockville, MD: U.S. Department of Health and Human Services, Bureau of Radiological Health; 1981, with permission.)

2.1.4. 도파관(Wave guide)

① 도파관은 마이크로파의 발생지인 마그네트론(또는 클라이스트론)으로부터 가속관까지 이동하는 길로 직사각형 모양의 구리관이다. 높은 에너지가 함유된 마이크로파의 전기장으로부터 전기적 충격을 방지하기 위해 도파관 안에는 고압 프레온이나 6불화 유황 가스가 들어 있다.

2.1.5. 마그네트론(magnetron)

① 마그네트론은 마이크로파를 생성하는 장치이다. 이것은 고성능 발진자처럼 작동하며, 초당 수백 펄스의 비율로 수 마이크로초(microsecond) 동안 존재하는 극초단파(microwave) 펄스를 발생한다.

② 극초단파 주파수는 약 3,000 MHz이다.

③ 마그네트론 작동은 그림 4A.4에 설명되어 있고 아래와 같이 요약할 수 있다.

> 음극으로부터 전자가 방출됨 ➤ 전자들은 펄스화된 DC 전기장에 의해 양극쪽으로 가속됨 ➤ 공동의 횡단면에 수직으로 가해지는 정자기장(static magnetic field)과 전기장의 영향에 의해 전자는 공진공동을 향해 복잡한 나선운동을 함 ➤ 나선운동을 하던 전자의 운동에너지가 마이크로파의 형태로 발생함

2.1.6. 클라이스트론(klystron)

① 마그네트론과 다르게 클라이스트론은 마이크로파 발생기가 아니다.

② 클라이스트론은 마이크로파 증폭기이다. 이것은 저출력 마이크로 발생장치로 작동된다.

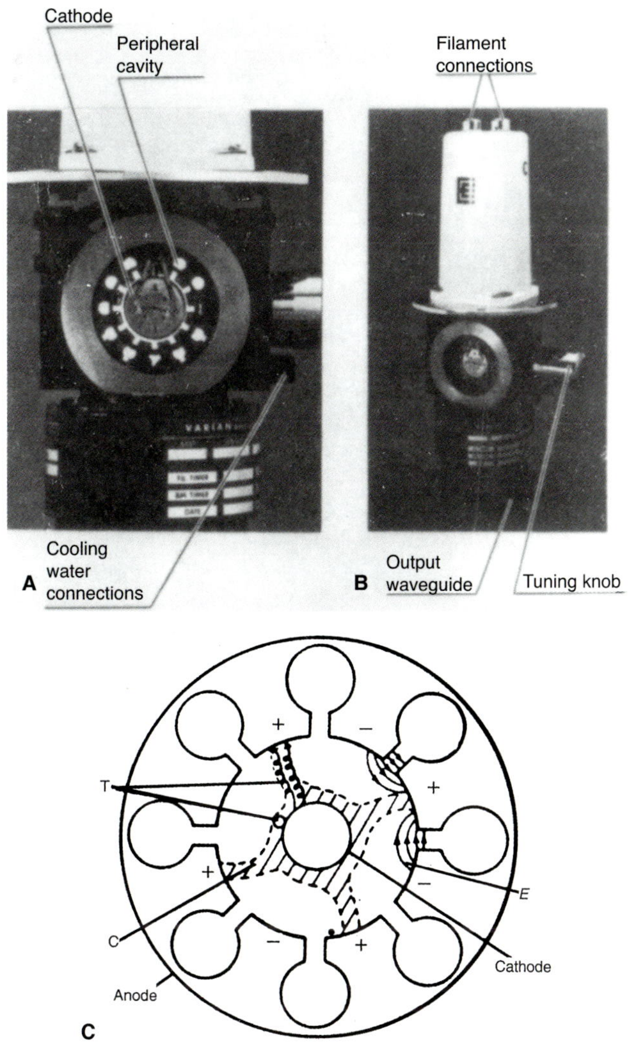

그림 4A.4. A, B. 마그네트론 사진. C. 마그네트론의 단면도.
(From Karzmark CJ, Morton RJ. *A primer on Theory and Operation of Linear Accelerators in Radiation Therapy*. Rockville, MD: U.S. Department of Health and Human Services, Bureau of Raiological Health; 1981, with permission.)

③ 작동원리는 그림 4A.5에 설명되어 있으며, 아래와 같이 요약할 수 있다.

뜨거운 음극필라멘트에 의해 전자들이 방출됨 ➤ 전자들은 전압의 음펄스(negative pulse)에 의하여 공동 안으로 가속되고 집군기 공동(buncher cavity)은 저출력 마이크로파에 의해 에너지를 얻음 ➤ 집군기 공동에 존재하는 마이크로파에 의해 교류 전기장이 만들어짐 ➤ 전자속도는 이 전기장 작용에 의해 속도가 변조되고(예: 속도가 빨라지는 전자, 느려지는 전자, 영향을 받지 않는 전자 등) 그 과정에서 전자의 뭉침(electron bunch)현상이 일어남 ➤ 뭉친 전자들은 드리프트 튜브 안의 장이 없는 공간(field-free space)을 통과함 ➤ 전자다발이 포획공동(bunched electron)들은 도달하고 이로 인해 지연 전기장이 발생함 ➤ 이후 전자는 감속함 ➤ 전자의 운동에너지는 고출력마이크로로 바뀜

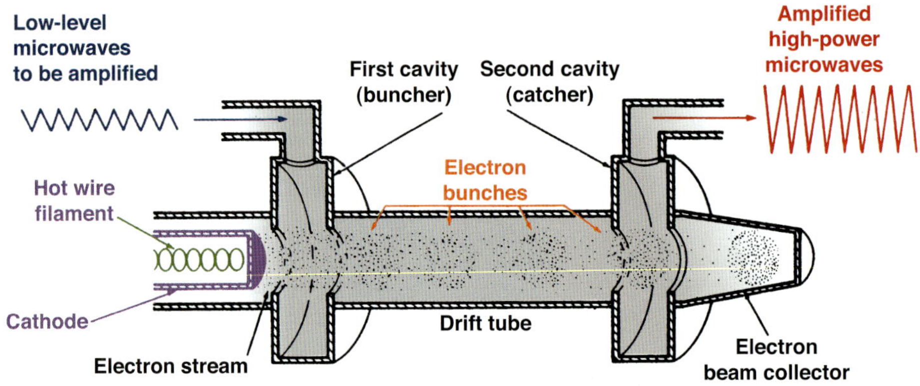

그림 4A.5. 2개 공동 클라이스트론의 단면도.
(From Karzmark CJ, Morton RJ. *A primer on Theory and Operation of Linear Accelerators in Radiation Therapy*. Rockville, MD: U.S. Department of Health and Human Services, Bureau of Raiological Health; 1981, with permission.)

2.1.7. 전자수송시스템(electron transport system)

① 가속기의 윈도우로부터 나온 전자선은 2~3 mm의 직경을 가진 좁은 실빔(pencil beam)이다. 낮은 에너지영역의 가속기(6 MV까지)에서는 가속관(accelerator structure)의 길이가 짧고, 전자들은 표적에 직선으로 부딪쳐서 엑스선을 생성한다.

② 높은 에너지 영역의 선형가속기에서는 가속관의 길이가 매우 길기때문에 가속관을 수평으로 놓거나 수평선에 대하여 위쪽 각도에 놓는다. 또한 전자는 일정한 각도를 휘어서 운동한 뒤에 표적에 부딪치게 된다(보통은 90~270°).

③ 전자를 정확하게 회전시키기 위해 자석, 초점 코일 등으로 구성된 전자수송시스템을 이용한다.

2.1.8. 치료기머리(treatment head)

① 치료기머리(treatment head)는 납-텅스텐 합금으로 이루어진 고밀도 차폐물질로 구성되어 있다.

② 다음 장비들이 포함되어 있다.

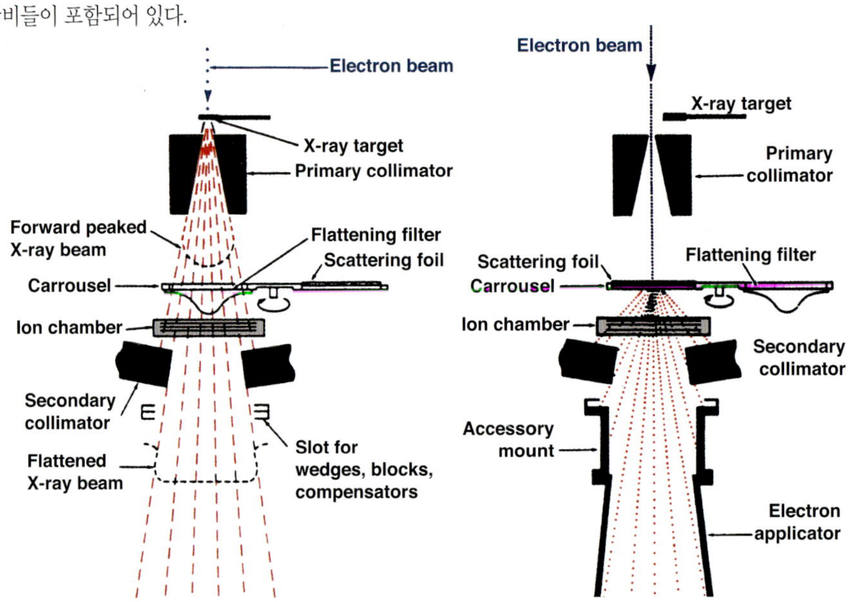

그림 4A.6. 치료기머리(treatment head)의 구성. A. 엑스선치료 방식. B. 전자선치료 방식.
(출처: Karzmark CJ, Morton RJ. *A primer on Theory and Operation of Linear Accelerators in Radiation Therapy*. Rockville, MD: U.S. Department of Health and Human Services, Bureau of Raiological Health; 1981, with permission.) (계속)

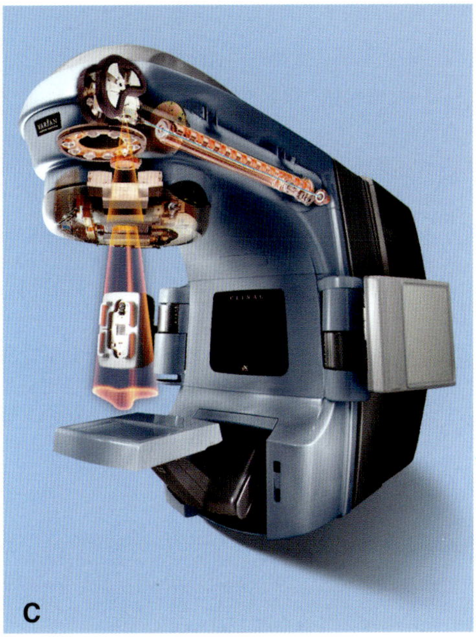

그림 4A.6. (계속) C. 선형가속기.
(출처: Varian Medical Systems: www.varian.com, with permission).

2.1.8.1 표적(target)

① 진행하는 전자선은 텅스텐 표적과 충돌하여 x-선 제동복사를 발생시킨다.

② 초점(focal spot)의 직경은 대략 2~3 mm이다.

③ 표적은 가속기가 전자치료 방식으로 작동될 때에는 전자와 부딪치지 않도록 이동한다.

2.1.8.2. 선속평탄여과판(flattening filter)

① 표적에 부딪힌 전자의 운동에너지가 고에너지(MV) 범위이기 때문에 발생하는 엑스선의 강도는 전진 방향에서 최고가 된다. 이러한 경우에 선속의 강도를 일정하게 하기 위해 선속평탄여과판을 삽입한다.

② 선속평탄여과판은 보통 납으로 만들어지고, 미분 감쇠정도를 만들기 위해 원뿔 모양(가운데 부분은 두껍고 주변부는 얇음)을 가지고 있다.

2.1.8.3. 산란박(scattering foil)

① 전자선 방식에서 표적과 선속평탄여과판은 밖으로 움직여서 제거되고, 산란박이 삽입되어 입사전자선과 상호작용한다.

② 산란박은 높은 원자번호 물질의 얇은 박(<1 mm)으로 되어있다.

③ 산란박의 기능은 쿨롱산란에 의해 입사전자 실빔을 일정하게 넓은 빔으로 퍼지게 해주는 역할을 한다.

④ 최선의 산란박 디자인은 두 개의 산란박 시스템인데 첫 번째 박은 두께가 일정한 반면 두 번째 박은 가운데 부분이 두껍게 만들어져 있다. 이러한 디자인으로 이루어진 두 산란박의 병용효과를 이용하여 더 일정하게 빔을 퍼지게 할 수 있다.

2.1.8.4. 빔 콜리메이션과 모니터링(beam collimation and monitoring)

① 1차 엑스선 콜리메이터는 고정된 콜리메이터로 빔의 최고 직경을 제한하기 위해 사용된다.

② 선속평탄여과판(엑스선의 경우)을 지나간 후 또는 산란박(전자선의 경우)을 지나간 후 평탄한 빔은 선량감시용이온함에 입사한다.

③ 선량감시용이온함은 보통 투과형 평행평판형이온함으로 이루어졌다. 이 이온함은 빔의 평탄도 뿐만 아니라 치료 선량도 감시한다.

④ 이중감시용이온함(dual monitor chambers)을 이용하여 선량에 대한 중복검사를 할 수 있고 선량에 대한 안전성을 확보할 수 있다.

⑤ 이온함을 통과한 후, 선속은 계속적으로 이동 가능한 2차 콜리메이터(secondary collimater, jaw라고도 불림)에 의해

조준되는데, 이 콜리메이터는 SSD 100 cm에서 0 × 0 ~ 40 × 40 cm의 직사각형 조사면을 만들 수 있다. 이것은 두 쌍의 납-텅스텐 합금으로 만들어졌고 약 1% 또는 그 이하의 일차선을 통과시킬 정도로 충분히 두껍다.

⑥ 2차 콜리메이터는 가장자리가 표적을 통과하는 사선을 따라 움직이도록 원호(arc)를 따라서 움직인다.

⑦ 2차 콜리메이터와 더불어 최신 가속기들은 불규칙적인 모양을 콜리메이션하고 세기조절방사선치료(intensity modulated radiotherapy, IMRT)에서 세기조절을 하기 위한 다엽콜리메이터(multi-leaf collimator, MLC)를 가지고 있다.

⑧ 전자선의 경우 반그림자를 제거하기 위해 전자선치료용도구(applicator)가 피부 표면에 거의 닿을 정도로 부착되어 있다.

3. 마이크로트론 (Microtron)

마이크로트론은 선형가속기와 사이클로트론의 원리를 결합한 전자가속기이다. 이것의 작동원리는 그림 4A.7에 설명되어 있다.

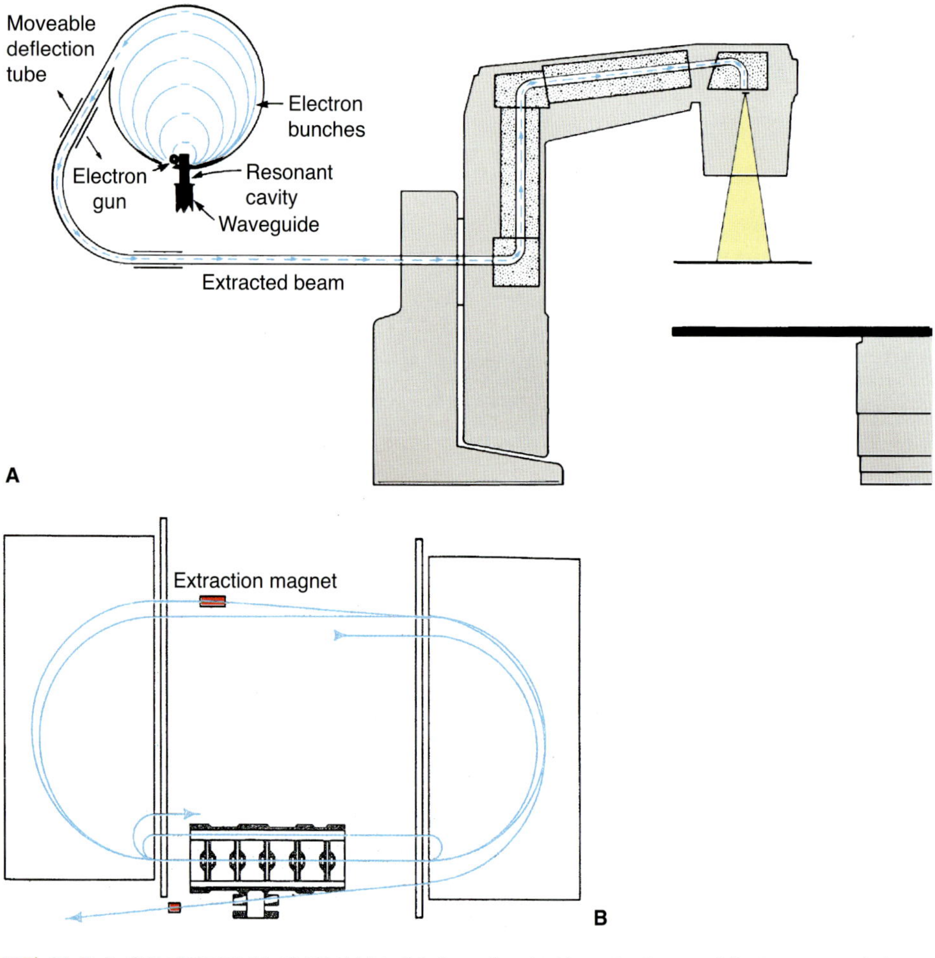

그림 4A.7. A. 원형 마이크로트론 기기의 구성도. (AB Scanditronix, Uppsala, Sweden.) B. Racetrack 마이크로트론에서 전자궤도와 가속공동. (출처: Karzmark CJ, Nunan CS, Tanabe E. Medical Electron Accelerators. New York: McGraw-Hill; 1993, with permission.)

작동원리: 전자총으로부터 나온 전자들은 하나 또는 그 이상의 마이크로파 공동으로 들어감 ➤ 전자들은 마이크로파에 의한 진동 전기장에 의해 가속됨 ➤ 자기장은 전자가 원궤도로 움직이게 하고 공동으로 돌아오게 함 ➤ 전자는 공동을 반복적으로 통과하여 점점 더 높은 에너지를 얻는데, 그 동안에 전자가 자기장 내에서 더욱 커지는 직경의 궤도를 그림 ➤ 공동 전압과 주파수와 자기장은 전자가 매번 공동에 정확한 위상 안에 도달하도록 조정됨 ➤ 궤도에서 전자의 추출은 자기장 효과가 차단된 좁은 편향관에 의해 이루어짐 ➤ 전자선은 치료기머리(treatment head)로 옮겨져서 선형가속기처럼 엑스선과 전자선을 만들어 냄

① 마이크로트론의 장점은 기계가 소형이고, 에너지 선택이 용이하고, 선속확산이 적고, 다수의 치료실에 선속을 공급할 수 있다는 점이다.

② 레이스트랙형(racetrack) 마이크로트론은 전자를 가속하기 위해 정재파형 선형가속기를 사용하였는데 이런 가속기는 높은 에너지의 빔을 만드는데 적합하다.

4. 코발트 원격치료기 (Cobalt Teletherapy)

① ^{60}Co선원은 원자로 내에서 안정된 동위원소 ^{59}Co에 중성자를 조사하여 얻는다. 이 핵반응은 ^{59}Co(n, γ) ^{60}Co로 표시된다.

② ^{60}Co은 베타입자와 에너지가 1.17MeV와 1.33 MeV인 광자를 방출하면서 ^{60}Ni로 붕괴한다. 그림 4A.8은 ^{60}Co의 붕괴도이다.

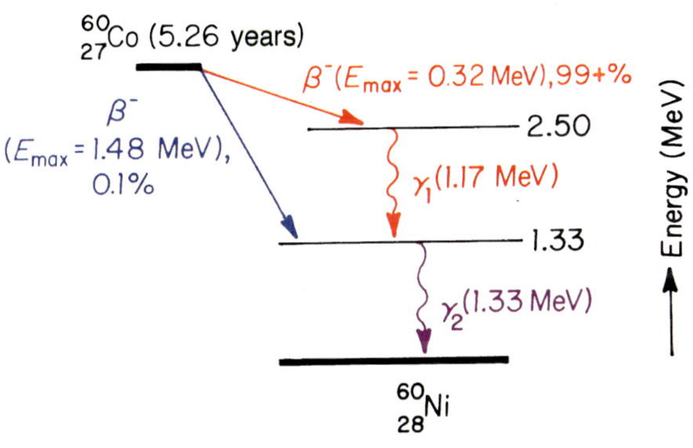

그림 4A.8. $^{60}_{27}$Co의 붕괴도.

③ 베타입자는 선원캡슐에서 흡수되고, 1.17 MeV, 1.33 MeV(평균 1.25 MeV)의 감마선들이 치료에 이용된다.

④ 전형적으로 사용되는 원격치료를 위한 코발트 선원은 초기 방사능이 3,000~5,000 Ci이며 5.26년의 반감기로 붕괴한다. 따라서 환자당 치료시간이 너무 길어지는 것을 막기 위해 선원을 5년마다 교체 해야 한다.

⑤ 전형적인 원격치료 ^{60}Co선원은 지름 1.0~2.0 cm 정도의 철원통형의 형태이고 선원용기라고 불리는 선원보관함(source housing)에 보관된다.

⑥ 감마선을 조사할 때, 선원은 원형 끝부분이 환자를 향하게 하여 콜리메이터의 열린 부분으로 움직이게 된다. 치료가 끝나면 선원은 원래의 차폐된 공간으로 돌아가게 된다.

⑦ ^{60}Co 감마선은 상대적으로 큰 선원(1~2 cm 지름) 때문에 대략 2~3 mm의 초점 크기를 가진 선형가속기의 엑스선보다 더 큰 기하학적반그림자를 가지게 된다.

5. 반그림자 (Penumbra)

① 일반적인 의미에서 반그림자라는 용어는 방사선 조사면의 가장자리에서 선속축으로부터 측면 거리의 변화에 따라 선량률이 빠르게 변하는 영역을 말한다.

② 반그림자 부분에서의 선량 변화는 세가지 반그림자인 투과반그림자(transmission penumbra), 기하학적반그림자(geo-

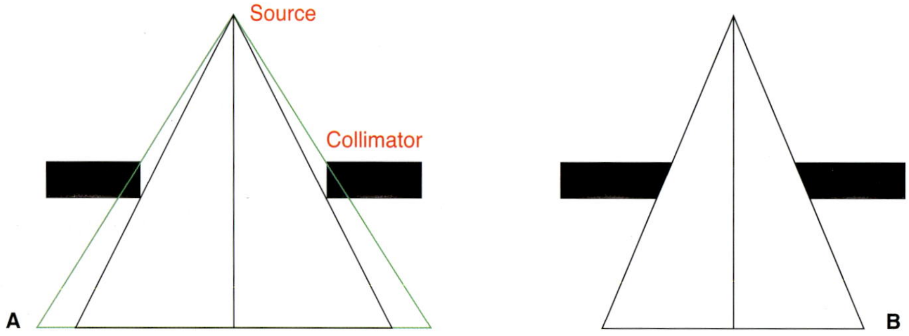

그림 4A.9. 투과반그림자의 그림. A. 직선형 콜리메이터 블록, B. 경사진 콜리메이터 블록.

metric penumbra), 물리적반그림자(physical penumbra)의 세 가지 반그림자에 의해 발생한다.

③ 투과반그림자는 엑스선이 콜리메이터 블록의 가장자리를 투과할 때 그 위치에 따라 다르게 투과되는 광자때문에 발생한다.

④ 그림 4A.9의 A에서 투과반그림자는 콜리메이터 블록이 직선(경사지지 않음)이기 때문에 발생한다. 그림 4A.9의 B에서처럼 경사진 콜리메이터 블록을 사용하면 투과반그림자를 제거할 수 있다.

⑤ 기하학적반그림자는 선원(또는 초점)이 한 점이 아니고 일정한 크기를 갖고 있기 때문에 발생한다.

⑥ 환자의 표면으로 부터 깊이가 d인 기하학적반그림자의 너비(P_d)는 식 4.1과 같다.

$$P_d = \frac{s(\mathrm{SSD}+d-\mathrm{SDD})}{\mathrm{SDD}} \tag{4.1}$$

여기서 SSD는 선원과 표면의 거리이고 SDD는 선원과 콜리메이터의 거리이다.

⑦ 위의 식에서 기하학적반그림자의 너비는 선원의 크기 s, SSD, 깊이 d가 증가하면 증가한다. 하지만 SDD가 증가하면 기하학적반그림자의 너비는 감소한다.

⑧ 물리적반그림자는 환자 내에서 방사선의 측방산란과 기하학적반그림자 그리고 투과반그림자의 결합에 의해 야기된 선량변화 영역이다. 선량측정학적인면에서 물리적반그림자는 특정 깊이에서 두 개의 등선량곡선 사이의 거리로 정의된다.

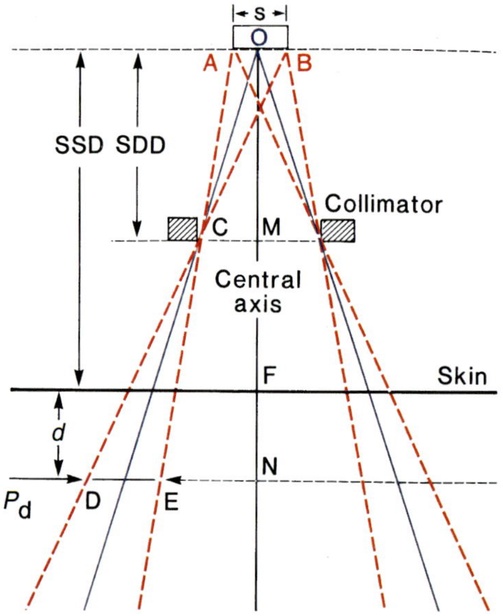

그림 4A.10. 기하학적반그림자 계산을 위한 그림. SDD: 선원과 가로막(diaphragm)거리, SSD: 선원과 표면의 거리.

강의

4B

중입자가속기

주제개요

다음 주제들이 이 강의에서 논의된다.

- ▶ 중입자가속기
- ▶ 중성자발생기
- ▶ 양성자와 중이온
- ▶ 음의 파이온

1. 중입자가속기 (Heavy Particle Accelerators)

엑스선이나 전자선이 방사선치료에 사용되는 주된 방사선인데 비해서 중입자선(heavy particle beams)은 선량의 위치검증과 치료에서의 이득(정상조직보다 종양에 더 많은 효과를 주는 것)을 얻는 특별한 장점을 가지고 있다.

① 중입자에는 중성자, 양성자, 중양자, 알파입자, 음의 파이온, 고에너지로 가속된 중이온이 있다.

② 막대한 비용의 문제 때문에 몇몇 시설들만이 치료의 목적으로 중입자선을 사용하고 있다.

③ 모든 중입자선들 중에서 양성자선이 최근에 가장 큰 인기를 끌고 있다. 양성자치료는 26장에서 다룰 것이다.

1.1 사이클로트론

① 방사선치료에서 사이클로트론(cyclotron)이나 싱크로트론(synchrotron)은 양성자, 중양자 또는 다른 중입자를 가속해 치료목적에 적합한 높은 에너지를 만드는데 사용한다.

② 고에너지의 양성자와 중양자는 중성자선을 발생시키는데도 사용된다.

③ 사이클로트론의 원리는 그림 4B.1에 나타나 있다.

④ 사이클로트론은 짧은 금속의 원통으로 구성되어 있는데 두 개의 부분으로 나누어져 있으며 이를 각각 전향장치 Dee(알파벳 D하고 닮아서)라고 한다.

⑤ 전향장치는 거의 진공상태이며 전향장치에 수직으로 일정한 힘의 자기장이 적용된다.

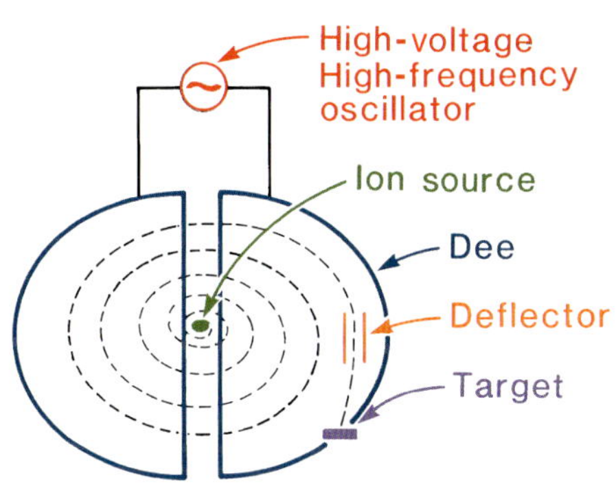

그림 4B.1. 사이클로트론의 동작원리.

⑥ 진동하는 전기장 영역의 사각형파는 두 개의 전향장치 사이의 틈으로 적용된다.

⑦ 사이클로트론의 동작 원리는 아래와 같다.

양의 전하로 하전된 입자(양성자 또는 중양자)가 두 개의 전향장치의 가운데로 투입됨 ➤ 전기장에 의해서 전향 장치 사이의 틈에 있는 입자가 가속됨 ➤ 입자는 자기장에 의해 원형의 궤도를 따라 움직임 ➤ 반대방향에서 이 틈으로 빔이 입사할 때 전기장의 극이 바뀜 ➤ 자기장은 빔의 궤도반지름이 무한정 커지지 않도록 제한함 ➤ 원하는 최대의 에너지가 얻어졌을 때 빔을 추출함

1.2. 싱크로트론(synchrotron)

① 입자가 높은 속력을 얻게되면(상대성이론의 영역) 가속력은 입자의 질량을 높인다. 이는 전향장치 사이에서의 통과시간(transit time)을 증가시킨다. 따라서 상대성이론의 영향을 받는 입자는 편향장치에 가해지는 전압의 변화에 맞게 가속되지 않는다. 이 문제는 싱크로트론에서 해결된다.

② 싱크로트론에서는 가속전압의 주파수가 입자속도의 감소에 맞게 조정된다.

2. 중성자발생기 (Neutron Generators)

① 고에너지의 중성자선을 발생시키는 장치에는 다음과 같은 것들이 있다

A) 중수소, 삼중수소 발생기(D-T generators)

B) 사이클로트론(cyclotrons)

C) 선형가속기(linear accelerators)

② 충돌하는 물질은 주로 중양자 또는 양성자이고 표적물질은 주로 베릴륨(beryllium)이지만 D-T 발생기에서는 표적물질로 삼중수소를 사용한다.

A. D-T 발생기(D-T generators)

원리: 저에너지의 중양자선(100 ~ 300 keV)이 삼중수소 표적과 반응하면 식 4.2와 같은 반응으로 중성자를 생성한다.

$$^{2}_{1}H + ^{3}_{1}H \rightarrow ^{4}_{2}He + ^{0}_{1}n + 17.6\ MeV \tag{4.2}$$

17.6 MeV의 붕괴에너지는 헬륨의 핵(알파 입자)과 중성자가 나눠가지는데 대략적으로 14 MeV 정도가 중성자에 주어진다.

① 생성된 중성자는 단일에너지이며 등방성이다(모든 방향에서 같은 비율로 발생한다).

② 다른 중성자 발생장치에 비해 D-T 발생기의 장점은 회전하는 갠트리에 올려놓을 수 있을 정도로 크기가 작다는 점이다.

③ 주된 문제는 환자치료거리에서의 선량율이 충분하지 않다는 점이다. 최대선량율은 대략적으로 1 m에서 15 cGy/min이다.

B. 사이클로트론(cyclotron for neutron beams)

원리: 사이클로트론에 의해 고에너지(15~50 MeV)로 가속된 중양자는 베릴륨과 같은 낮은 원자번호의 표적과 충돌하여 스트리핑 반응(stripping reaction)에 따라 중성자를 만들어낸다.

$$^{2}_{1}H + ^{9}_{4}Be \rightarrow ^{10}_{5}B + ^{1}_{0}n \tag{4.3}$$

중성자는 그림 4B.2와 같은 에너지 스펙트럼을 가지며 주로 전방 방향으로 생성된다.

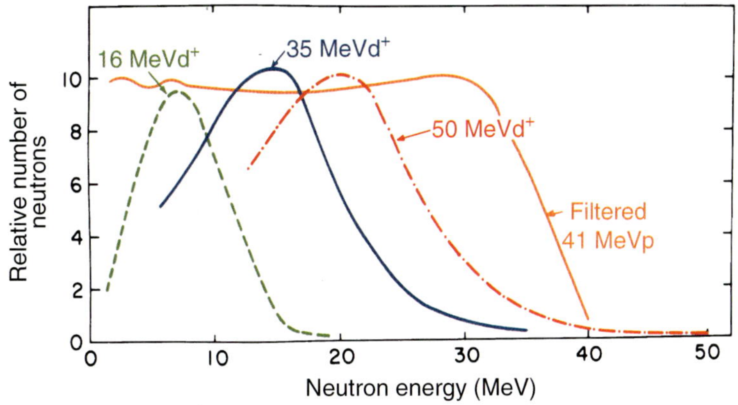

그림 4B.2. 베릴륨 표적으로 중양자에 의해 만들어진 중성자스펙트럼.
(From Raju MR. Heavy Particle Radiotherapy. New York: Academic Press, 1980. Data from Hall EJ, Roizin-Towle L, Attix FH. Radiobiological studies with cyclotron-produced neutrons currently used for radiotherapy. *Int J Radiol Oncol Biol Phys* 1975;1:33; and Graves RG, Smathers JB, Almond PR, et al. Neutron energy spectra of d[49]-Be and P[41]-Be neutron radiotherapy sources. *Med Phys* 1979;6:123, with permission.)

3. 양성자와 중이온 (Protons and Heavy Ions)

① 치료를 위한 양성자의 에너지는 150~250 MeV 정도이다.

② 고에너지의 양성자와 다르게 중입자의 장점은 브래그봉우리(Bragg peak)가 나타난다는 점이다.

③ 중입자선이 조직을 통과할 때 축적되는 선량은 비정의 끝부분에 다다르기 직전까지 대략적으로 일정하며 끝부분에서 가장 높은 선량을 나타내다가 급격하게 떨어진다. 입자의 비정 끝부분의 높은 선량부분을 브래그봉우리라고 부른다(그림 4B.3).

④ 중입자나 스트리핑된 핵자의 에너지는 핵자당 운동에너지 또는 MeV/u로 표현된다. 여기서 u는 핵의 질량수이다.

⑤ 같은 MeV/u를 갖는 입자는 대략적으로 같은 속력을 갖는다. 예를 들어 150 MeV의 양성자와 300 MeV의 중양자와 600 MeV의 헬륨 이온은 대략적으로 같은 속력을 갖는다.

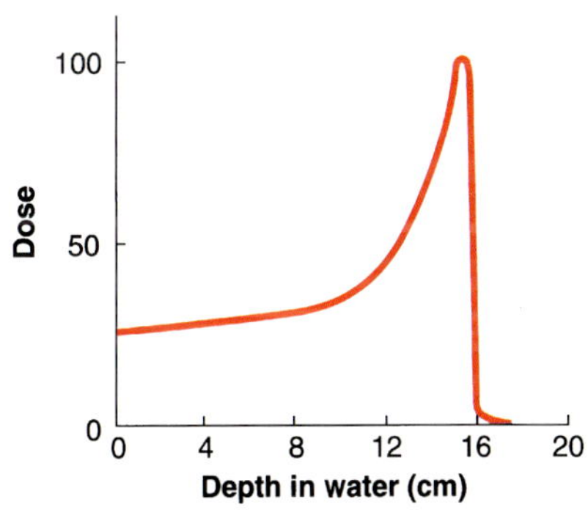

그림 4B.3. 브래그봉우리(Bragg peak)를 보이는 중입자의 깊이에 따른 선량 분포 특성.

⑥ 헬륨보다 무거운 이온의 경우 같은 MeV/u에서의 비정은 양성자보다 다소 낮다.

⑦ 양성자에서 에너지와 비정과의 관계는 그림 4B.4에 나타나있다.

⑧ 초기 속도가 같은 두 중입자의 상대적인 비정은 식 4.4와 같이 나타낼 수 있다.

$$R_1/R_2 = (M_1/M_2)(Z_2/Z_1)^2 \tag{4.4}$$

⑨ 여기서 R_1과 R_2는 비교되는 두 입자의 비정, M_1과 M_2는 두 입자의 질량, Z_1과 Z_2는 두 입자의 핵의 전하를 나타낸다.

⑩ 위의 식을 통해서 중입자의 비정은 A/Z^2에 의존함을 알 수 있는 데, A는 질량수이고 Z는 핵의 전하이다.

⑪ 이온은 질량이 커질수록 A/Z^2의 값이 감소하기 때문에 양성자를 제외하고 무거운 이온의 비정은 MeV/u가 같더라도 가벼운 입자보다 짧다.

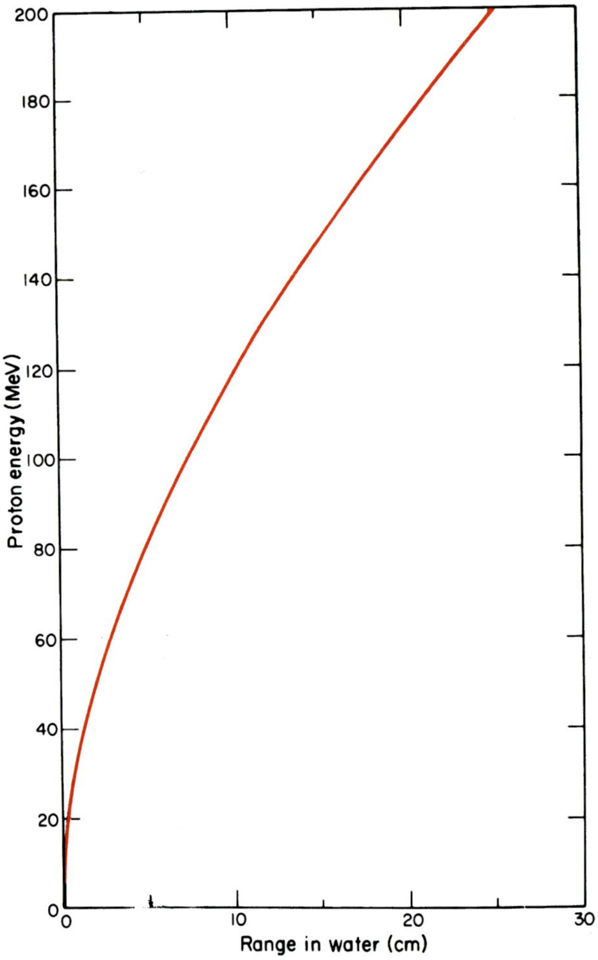

그림 4B.4. 양성자의 비정과 에너지와의 관계. (출처: Raju MR. *Heavy Particle Radiotherapy*. New York: Academic Press, 1980, with permission.)

4. 파이온 (Pions)

① 파이온(pion)은 전자의 질량보다 273배 크다.

② 파이온은 양, 음 또는 0의 전하를 가진다.

③ 전하를 가지는 파이온의 평균수명은 약 2.54 × 10^{-8} 초로 뮤온(mu meson)과 중성미자(neutrino)로 붕괴되고 중성의 파이온은 약 10^{-16} 초의 평균수명을 가지며 두 개의 광자로 붕괴된다.

$$\pi^+ \rightarrow \mu^+ + \nu$$
$$\pi^- \rightarrow \mu^- + \tilde{\nu}$$
$$\pi^0 \rightarrow h\nu_1 + h\nu_2$$

④ 음의 파이온만이 방사선치료에 사용된다.

⑤ 100 MeV 정도의 음의 파이온이 방사선치료에 필요하며 24 cm 정도의 비정을 가진다.

⑥ 음의 파이온선은 다음과 같은 핵반응으로 만들어 진다.

400~800 MeV 에너지를 가지는 양성자(사이클로트론이나 선형가속기에서 만들어짐) ➤ 베릴륨 표적에 충돌 ➤ 에너지 스펙트럼을 갖는 파이온(양, 음, 또는 중성)의 생성 ➤ 구부림자석을 이용한 적당한 에너지의 음의 파이온 추출

⑦ 다른 하전입자와 마찬가지로 음의 파이온은 처음에 전리와 여기로 선량을 축적하고 마지막에 감속하면서 브래그봉우리를 나타낸다. 그러나 브래그봉우리는 π^- 포획으로 인한 핵붕괴의 추가적인 영향으로 인해 더 두드러지게 나타난다.

⑧ π^- 포획은 별의 형성(star formation)으로 알려져 있다. 음의 파이온은 비정의 끝부분에서 근처에 있는 핵에 의해 포획되며 양성자, 중성자, 알파 입자와 같은 다른 입자들을 방출한다.

⑨ 파이온선은 방사선생물학 분야에서는 매력적인 것이지만 낮은 선량률, 빔의 오염과 높은 비용의 문제를 가지고 있다.

제 4 장 복습문제

다항식 선택법에서 하나 이상의 정답이 있을 수 있음.

1. 의료용 선형가속기에 대한 설명으로 옳은 것은?

a) 마그네트론은 마이크로파 발생기이다.

b) 클라이스트론은 마이크로파 증폭기이다.

c) 서큘레이터는 반사된 마이크로파로부터 마이크로파의 발생기를 보호한다.

d) 구부림자석(bending magnet)은 갠트리 각도에 따라서 엑스선을 90도에서 270도까지 구부린다.

2. 다음 중 의료용 전자 선형가속기에 대한 설명 중 맞는 것은?

a) 전자는 6~25 MeV의 치우침(bias) 에너지로 양극으로 가속된다.

b) 마이크로파 증폭은 클라이스트론(저에너지 선형가속기의 경우) 또는 마그네트론(고에너지 선형가속기의 경우)에 의해 일어난다.

c) 가속이 동일할 경우 측면결합정재파선형가속기(side-coupled standing wave accelerator) 구조가 진행파 구조보다 길이가 짧다.

d) 약 3 GHz의 주파수가 선형가속기에 사용된다.

e) 위의 설명은 모두 다 틀린 설명이다.

3. 의료용 선형가속기에 대한 설명으로 옳은 것은?

a) 10 MV 이상의 고에너지 선형가속기에 클라이스트론이 마그네트론보다 적합하다.

b) 마그네트론의 수명이 클라이스트론보다 길다.

c) 변조기(modulator)는 고전압 직류 펄스를 마그네트론 또는 클라이스트론 그리고 전자총에 동시에 보내는 역할을 한다.

d) 가속관(accelerator structure)은 마이크로파를 진행시키기 위해 프레온가스가 들어 있다.

4. 의료용 선형가속기에서 마이크로파의 주파수는?

a) 100 MHz

b) 300 MHz

c) 1,000 MHz

d) 3,000 MHz

5. 선형가속기에서 엑스선 방식과 전자선 방식의 전자전류(electron current)의 비는?

a) 10:1

b) 100:1

c) 1,000:1

d) 1:1,000

6. 다음 선형가속기의 구성 요소 중 냉각이 필요한 장치는?

a) 클라이스트론 또는 마그네트론

b) 표적

c) 도파관

d) 집속 코일(focusing coil)

e) 변압기

7. 기하학적반그림자의 크기와 비례관계에 있는 것은?

a) 선원(또는 초점 크기)의 지름
b) 선원과 콜리메이터의 거리(SDD)
c) 선원과 표면의 거리(SSD)
d) 환자 내 병변의 깊이
e) 위에 열거한 a) ~ d) 모두 다

8. 코발트 원격치료기로 SSD 80 cm에서 5 cm 깊이에 있는 병변을 치료하려고 한다. 콜리메이터가 선원으로부터 35 cm 떨어져 있고 선원의 지름이 2.1 cm이면 기하학적반그림자의 크기는?

a) 1.1 cm
b) 2.3 cm
c) 2.7 cm
d) 3.0 cm
e) 4.0 cm

9. 다음에 열거한 것들을 환자로부터 거리가 먼 것부터 순서대로 열거한 것은?

1. 모니터이온함
2. 표적
3. 1차 콜리메이터(primary collimator)
4. 2차 콜리메이터(jaw and secondary collimator)
5. 선속평탄여과판

a) 1,2,3,4,5
b) 1,5,2,3,4
c) 2,3,5,1,4
d) 2,1,5,3,4

10. 다음 중 임상용 양성자발생기의 구성요소가 될 수 있는 것은?

a) 선형가속기
b) 마이크로트론
c) 싱크로트론
d) 베타트론
e) 사이클로트론

11. 방사선치료를 위한 중성자 발생에 대해 다음 중 맞는 것은?

a) D-T 발생기는 에너지 스펙트럼이 0~15 MeV인 중성자를 발생시킨다.
b) D-T 발생기로 가속된 중양자에 의해 발생되는 중성자의 에너지는 사이클로트론에 의해 가속된 중양자가 낮은 원자번호의 물질에 충돌해서 발생하는 중성자의 에너지보다 항상 작다.
c) 사이클로트론은 등방성(isotropic)의 중성자를 만들어 내는 반면, D-T 발생기는 주로 전진방향으로 움직이는 중성자를 만들어 낸다.
d) D-T 발생기에 의해 만들어지는 중성자의 최고에너지는 입사하는 중양자의 에너지와 비례한다.
e) 위 설명은 모두 다 틀린 설명이다.

12. 다음 중 초기속도가 같을 때 가장 긴 비정을 갖는 것은?

a) $^{4}_{2}He$

b) $^{1}_{1}H$

c) $^{2}_{1}H$

d) $^{12}_{6}C$

e) $^{20}_{10}Ne$

13. 만약에 물에서 100 MeV의 양성자의 비정이 7.6 cm라면 같은 초기속도를 갖는 중양자의 비정은?

a) 3.8 cm

b) 7.6 cm

c) 15.2 cm

d) 30.4 cm

14. 고에너지 중양자가 베릴륨(beryllium) 표적을 때려서 발생하는 중성자는 다음 중 어떤 반응에 의해 생성된 것인가?

a) 분열(fission)

b) 광붕괴(photodisintegration)

c) 스트리핑(stripping)

d) 중양자포획(deuteron capture)

15. 다음 중 브래그봉우리를 보이는 것은?

a) 중성자

b) 양성자

c) 중입자

d) 엑스선 또는 감마선

CHAPTER

제 5 장

이온화방사선의 상호작용

강의

5A

광자의 상호작용

주제개요

다음 주제들이 이 강의에서 논의된다.

- ▶ 이온화방사선
- ▶ 플루언스
- ▶ 광자선감쇠
- ▶ 감쇠계수, 흡수계수
- ▶ 광자의 상호작용
    - 간섭성산란
    - 광전효과
    - 콤프턴효과
    - 쌍생성
    - 광붕괴
- ▶ 광자상호작용의 상대적 중요성

1. 이온화방사선 (Ionizing Radiation)

① 중성원자가 양전하나 음전하를 얻는 과정을 이온화라고 한다. 원자로부터 전자가 방출될 때 하나의 이온쌍이 발생한다. 방출된 전자는 스스로 중성원자에 빠르게 붙어서 음이온이 되고 그 전자가 제거된 원자는 양이온이 된다.

② 원자와의 충돌로 인해 여기나 이온화를 만들어 낼 수 있을 만큼의 충분한 운동에너지를 가진 하전입자는 직접전리방사선이라고 한다. 그 예는 다음과 같다.

- 전자
- 양성자
- 알파입자와 중입자

③ 원자에서 적정 수의 전리입자를 방출할 수 있는 충분한 에너지를 가진 비하전입자를 간접전리방사선이라 한다.

- 광자
- 중성자

2. 플루언스 (Fluence)

① 광자플루언스(Φ): 단위면적당 광자수이다. 수학적으로는 dN을 da로 나눈 것으로, dN은 가상의 구의 단면적(cross section) da로 들어가는 광자수이다(식 5.1).

$$\Phi = \frac{dN}{da} \tag{5.1}$$

② 플루언스비 또는 선속밀도(ϕ): 단위시간당 플루언스이다.

③ 에너지 플루언스(Ψ): dE_{fl}를 da로 나눈 값이다. 여기서 dE_{fl}는 구의 단면적(cross sectional area) da를 통과한 모든 광자들의 에너지 합이다(식 5.2).

$$\Psi = \frac{dE_{fl}}{da} \tag{5.2}$$

④ 에너지플루언스비, 에너지선속밀도 또는 강도(ψ): 단위시간당 에너지 플루언스이다.

3. 광자선감쇠 (Photon Beam Attenuation)

① 좁은 단일에너지 광자선은 흡수체에 의해 식 5.3과 같이 지수(exponential) 함수적으로 감쇠된다(그림 5A.1).

$$I(x) = I_0 e^{-\mu x} \tag{5.3}$$

$I(x)$는 두께 (x)에 의해 투과되는 강도, I_0는 흡수체에 입사되는 강도이며 $\bar{\mu}$ 는 선감쇠계수라고 한다.

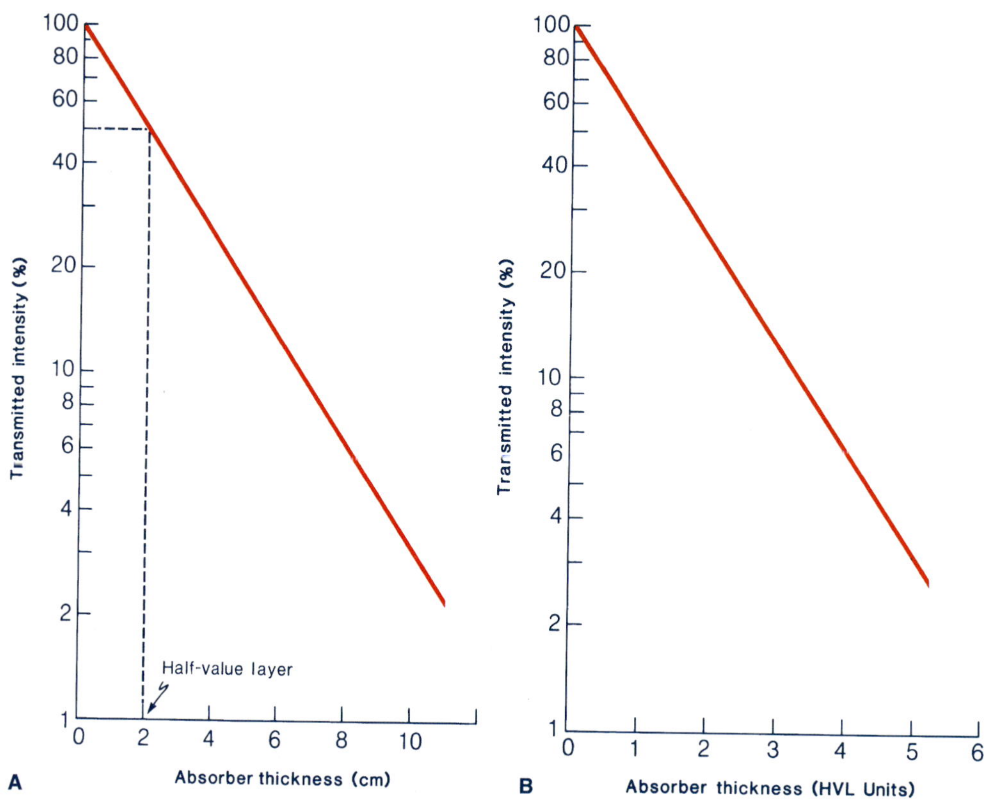

그림 5A.1. A. 흡수체 두께에 따른 좁은 단일에너지 광자선 전달 백분율 그래프. 선질과 흡수체 물질의 경우 HVL = 2 cm과 μ = 0.347 cm^{-1}이다. B. 흡수체 두께에 대해 좁은 단일에너지 선속의 전달 백분율을 반가층(HVL) 단위로 나타낸 일반적인 감쇠곡선.

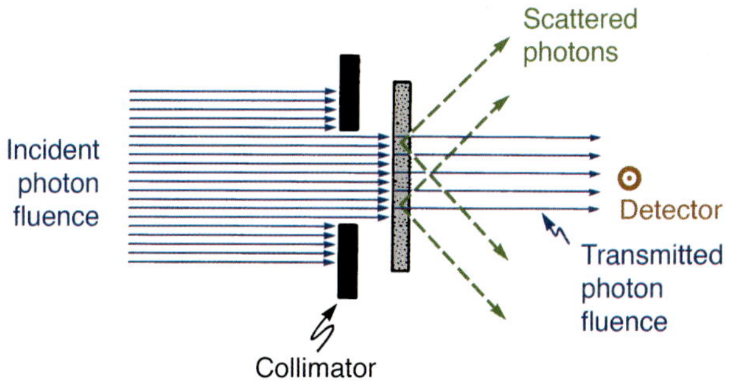

그림 5A.2. 흡수체를 통과하는 좁은 선속감쇠를 연구하기 위한 실험적 배열. 측정은 "좋은 배치" 조건(산란된 광자는 측정되지 않는다)에서 이루어 진다.

② 감쇠계수(μ)는 광자선이 물질 속에서 얼마나 투과할 수 있는지 그 능력을 나타내는 것으로 선속에너지와 흡수체 또는 물질의 구조(밀도와 원자번호)에 의해 좌우된다.

③ 감쇠계수는 제1차 선속과 관련된다. 가느다란 선속(narrow beam condition)인 경우 산란된 광자가 제외된 '좋은 배치(good geometry)' 조건에서 측정된다(그림 5A.2).

④ 반가층(HVL)은 처음 강도의 반으로 감쇠하는데 필요한 흡수체의 두께이다. 가느다란 선속인 경우, 역시 '좋은 배치' 조건에서 측정된다(그림 5A.2).

⑤ 반가층과 감쇠계수(방사능에서의 반감기, 붕괴상수와 유사함)는 식 5.4와 같은 관계식으로 나타난다.

$$\mathrm{HVL} = \frac{0.693}{\mu} \tag{5.4}$$

⑥ 광자에너지가 스펙트럼(제동복사에 의해)을 갖고 있는 엑스선에 대하여, 물질에서의 감쇠는 정확하게 지수함수적이지는 않다. 마찬가지로 넓은선속(산란된 광자 포함된)도 정확하게는 지수함수적인 감쇠를 나타내지는 않는다.

⑦ 고에너지(MV) 엑스선은 경험적으로 결정된 "유효(effective) 감쇠계수"가 기존의 감쇠계수를 대신할 때.물질에서 대략적으로 지수함수적인 감쇠를 보인다.

⑧ 에너지전달계수(μ_{tr})는 흡수체의 단위 두께당 하전입자의 운동에너지로 변환된 광자에너지의 비율로 기술된다. 이 계수는 식 5.5와 같은 관계가 있다.

$$\mu_{tr} = \frac{\bar{E}_{tr}}{h\nu}\mu \tag{5.5}$$

여기서 $\bar{E}_{tr}$은 상호작용마다 운동에너지로 전달되는 하전입자의 평균에너지이고, 질량에너지전달계수는 μ_{tr}/ρ로 주어지며 ρ는 물질의 밀도이다.

질량에너지전달계수는 물질에서의 단위 질량당 방출된 운동에너지인 커마(kerma) (8장)와 관계된다.

⑨ 에너지흡수계수는 에너지전달계수와 (1-g)의 곱으로 정의되며, g는 물질 내에서 제동복사에 의해 잃게되는 2차 하전입자의 에너지의 일부를 말한다(식 5.6).

$$\mu_{en} = \mu_{tr}(1-g) \tag{5.6}$$

앞에서와 같이 질량에너지흡수계수는 μ_{tr}/ρ로 주어진다. 질량에너지흡수계수는 매질의 단위질량당 흡수된 에너지인 선량과 관계된다(8장 참조).

4. 광자의 상호작용 (Photon Interactions)

① 물질과 광자 간의 상호작용은 주로 간섭성산란, 광전효과, 콤프턴효과, 쌍생성, 광붕괴 이렇게 5가지 형태로 나타난다.

4.1. 간섭성산란

① 간섭성산란 상호작용(고전산란 또는 레일리산란이라고도 한다.)은 궤도전자를 진동하게 하는 광자로 이뤄진다. 진동하는 전자는 입사 광자와 같은 주파수의 에너지를 재방출한다(그림 5A.3).

② 간섭성산란에 의한 에너지 흡수는 일어나지 않는다. 유일한 효과는 광자가 작은 각도로 산란하는 것이다.

③ 간섭성산란은 높은 원자번호 물질과 낮은 에너지 광자간의 상호작용일 경우에 잘 일어난다.

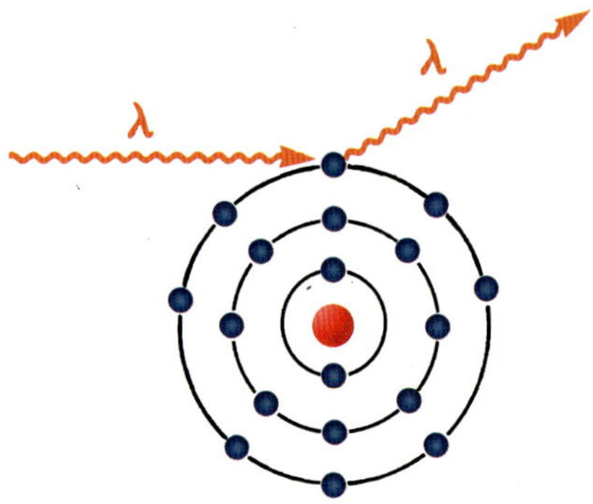

그림 5A.3. 간섭성산란을 보여주는 다이어그램. 산란된 광자는 입사광자와 같은 파장을 갖는다. 에너지는 전이되지 않는다.

4.2. 광전효과

① 광전효과는 광자가 원자에 의해 흡수되어 궤도전자를 방출시키는 현상이다.

② 광전효과 과정에서 광자의 전체에너지 $h\nu$는 우선 원자에 의해 흡수되고 다음으로 궤도전자로 전달된다. 방출된 전자(광전자라고 한다)의 운동에너지는 $h\nu - E_B$이며, E_B는 전자의 결합에너지이다. 이러한 형태의 상호작용은 K, L, M, N각 속의 전자에서 일어날 수 있다.

③ 광전자의 방출은 특성엑스선과 오제전자 방출의 원인이 될 수도 있다(그림 5A.4).

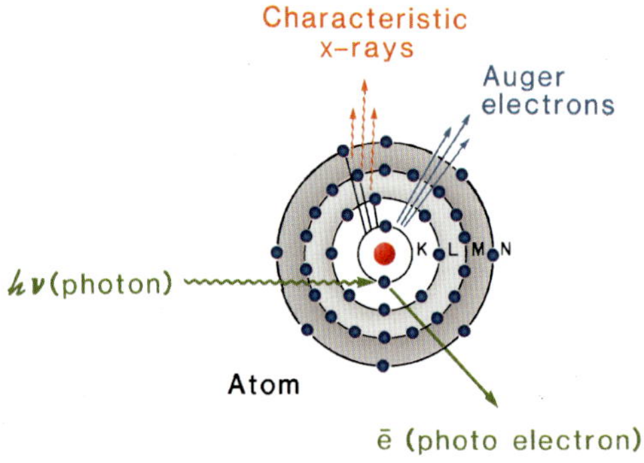

그림 5A.4. 광전효과를 설명하는 그림.

④ 광전자흡수확률은 광자에너지에 의존한다(그림 5A.5에 설명됨).

⑤ 이 그림에서 질량광전감쇠계수(τ/ρ)는 광자에너지의 함수로 그려져 있다. 그림 5A.5로부터 질량광전감쇠계수(τ/ρ)와 광자에너지(E)의 관계를 식 5.7과 같이 나타낼 수 있다.

$$\tau/\rho \propto 1/E^3 \tag{5.7}$$

⑥ 여러 물질에 관한 자료에서 광전흡수는 물질의 원자번호(Z)에 강하게 영향을 받기 때문에 다음의 근사식 5.8과 같이 나타낼 수 있다.

$$\tau/\rho \propto Z^3 \tag{5.8}$$

⑦ 그러므로 광자 감쇠는 E^3에 반비례하고 Z^3에 비례한다.

⑧ 광전효과에 의한 감쇠는 광자에너지가 궤도의 결합에너지와 같을 때 증가한다. 이때 증가된 흡수는 흡수단(absorption edge)이라 한다.

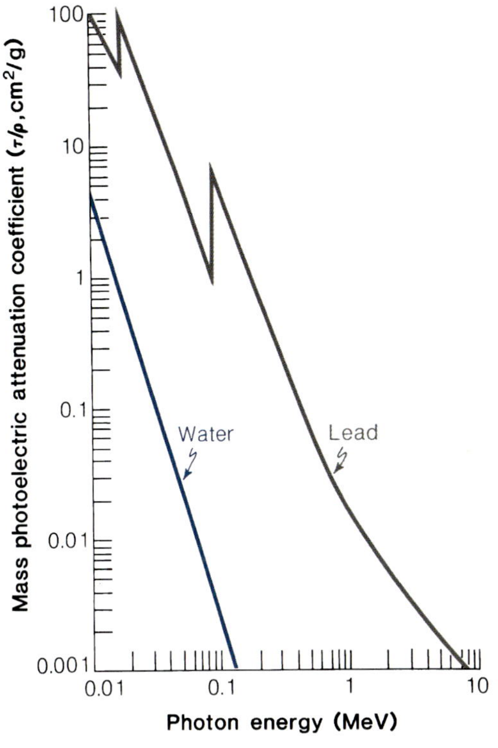

그림 5A.5. 물(Z_{eff} = 7.42)과 납(Z = 82)의 광자에너지에 따라 나타나는 질량광전감쇠계수(τ/ρ)의 곡선.
(Data from Grodstein GW. X-ray attenuation coefficients from 10 keV to 100 MeV, pub No.583.Washington, DC: US. Bureau of Standards 1957.)

4.3. 콤프턴효과

① 콤프턴 상호작용은 광자와 "자유" 전자 사이의 충돌이다. 여기서 자유라는 용어는 전자의 결합에너지가 충돌을 하는 광자에너지보다 훨씬 작다는 것을 의미한다.

② 콤프턴 상호작용에서 전자는 광자로부터 에너지의 일부를 받아 θ각도로 방출된다. 충돌한 광자는 에너지가 줄어들며 φ각도로 산란된다(그림 5A.6).

③ 콤프턴 충돌과정에서 전자, 산란된 광자의 산란각도와 에너지는 기본 물리학 법칙을 적용하여 예측할 수 있다. 예: 에너지와 운동량 보존의 법칙.

④ 물에서 콤프턴 상호작용이 일어날 가능성은 광자에너지가 10~150 keV일 때 증가한다. 에너지가 더 증가할 경우 그 가능성은 감소한다. 하지만 방사선치료에 주로 사용되는 30 keV~24 MeV일 때에 콤프턴효과가 두드러지게 나타난다.

⑤ 콤프턴 상호작용이 발생할 가능성은 원자번호와는 거의 상관없고 전자밀도(cm^3 당 전자의 수)와 관계가 있다.

⑥ 90° 로 산란된 광자의 최대에너지는 0.511 MeV, 180° 일 때는 0.255 MeV이다.

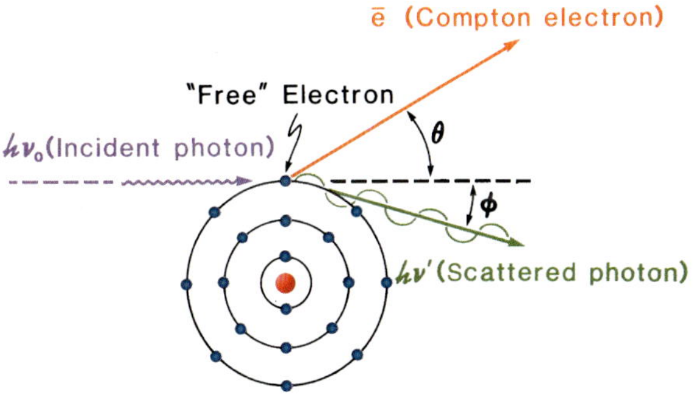

그림 5A.6. 콤프턴효과를 설명하는 그림.

4.4. 쌍생성

① 쌍생성은 높은 에너지 광자와 원자핵의 전자기장 사이의 상호작용으로 일어난다. 광자의 모든 에너지는 한 쌍의 전자와 양전자를 생성하는데 사용되고 그 운동에너지로도 사용된다(그림 5A.7).

② 쌍생성작용의 문턱에너지는 1.02 MeV이다. 문턱에너지는 한 쌍의 전자와 양전자를 생성하는데 충분한 에너지를 말한다.

③ 쌍생성은 입사하는 광자의 에너지가 문턱에너지인 1.02 MeV를 얼마나 초과하는가에 비례한다. 그 확률은 4 MeV 에너지에서 6%부터 7 MeV 에너지에서 20%까지 증가한다.

④ 쌍생성계수는 원자당 Z^2, 전자당 Z, 그램당 Z에 따라 증가한다.

⑤ 쌍생성 과정의 역은 전자-양전자 소멸로 반대 방향으로 방출되는 0.511 MeV를 가진 두 광자를 발생시킨다(그림 5A.8).

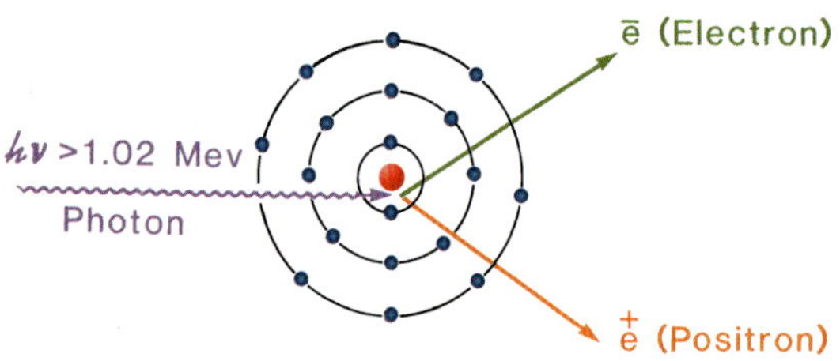

그림 5A.7. 쌍생성을 설명하는 그림.

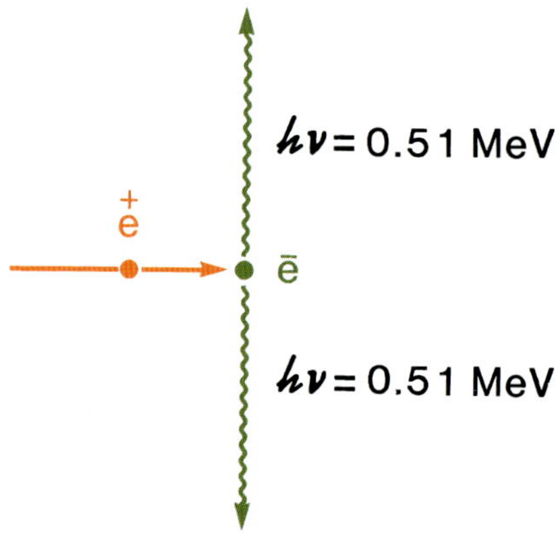

그림 5A.8. 소멸방사선의 생성원리를 설명하는 그림.

4.5. 광붕괴(photodisintegration)

① 광붕괴는 광자가 원자핵 반응을 일으키는 것이다. 대부분의 광붕괴는 중성자방출을 일으킨다. 이 과정은 오직 높은 광자 에너지일 때만 중요한데 치료용 방사선에너지가 10 MV이상에서는 중성자오염의 원인이 된다.

5. 광자상호작용의 상대적 중요성 (Relative Importance of Photon Interactions)

① 표 5A.1은 물에서 광전효과, 콤프턴 그리고 쌍생성 상호작용의 상대적인 중요성을 입사 광자에너지 함수로 나타내고 있다.

② 표 5A.1의 1열에 열거된 광자에너지는 MeV로 나타냈는데, 이것은 이 자료에 나오는 에너지는 단일광자에너지라는 것을 의미한다. 일반적으로 MV로 나타내는 엑스선의 에너지는 평균에너지의 약 3배를 해주면 되며, 이것을 이 자료에 적용할 수 있다(예를 들면 6 MV 선형가속기의 엑스선의 평균에너지는 2 MeV이다).

③ 표 5A.1의 자료로부터 대략적인 일반화를 나타낼 수 있다.

- 광전효과는 75 kV 미만의 광자에너지에서 우세하다.
- 콤프턴효과는 75 kV~70 MV의 광자에너지에서 우세하다.
- 쌍생성은 70 MV초과의 광자에너지에서 우세하다.

④ 모든 임상에서 사용되는 메가볼트 광자선에너지 범위에서 물과 연조직에서 지배적으로 상호작용하는 것은 콤프턴효과이다.

⑤ 쌍생성 상호작용의 문턱에너지는 1.02 MeV이지만 임상 선속에서 기여정도는 상대적으로 작다(10 MV에서는 ~5%, 25 MV에서는 ~20%).

표 5A.1 Relative Importance of Photoelectric (τ), Compton (σ), and Pair Production (Π) Processes in Water

	Relative Number of Interactions (%)		
Photon Energy (MeV)	τ	σ	Π
0.01	95	5	0
0.026	50	50	0
0.060	7	93	0
0.150	0	100	0
4.00	0	94	6
10.00	0	77	23
24.00	0	50	50
100.00	0	16	84

Data from Johns He, Cunningham JR. *The Physics of Radiology*. 3rd edition. Springfield, IL: Charles C Thomas.

강의

5B

입자의 상호작용

주제개요

다음 주제들이 이 강의에서 논의된다.

- 하전입자의 상호작용
  - 전자
  - 양성자
  - 중이온
- 저지능
- 브래그봉우리
- 중성자의 상호작용

1. 하전입자의 상호작용 (Charged Particle Interactions)

① 하전입자는 질량에 따라 경입자 또는 중입자로 분류한다.

② 전자와 양전자는 매우 작은 질량(양성자 질량의 1/1,840) 때문에 경입자(light particle)라고 한다.

③ 정지질량이 전자의 정지질량보다 큰 하전입자는 중입자(heavy particle)라고 한다. 예: 양성자, 중간자, 알파입자, 원자핵.

④ 모든 하전입자는 전하, 질량, 속도에 따라 다음과 같은 상호작용을 한다.

1) 원자전자와의 비탄성충돌: 이 과정은 원자의 이온화와 여기를 일으킨다. 낮은 원자번호 물질(예: 공기, 물, 조직)에서 하전입자가 에너지를 손실할 때 가장 지배적으로 일어나는 과정이다.

- 이온화는 궤도전자로의 에너지 전달이 결합에너지를 초과하여 일어난다. 에너지를 받은 전자는 원자로부터 벗어나고, 그래서 이온 한 쌍이 생성된다(남은 원자는 양이온이 되고 튀어나온 전자를 얻은 다른 원자는 음이온이 된다).
- 2차 이온화는 튀어나온 전자가 또 다른 원자를 이온화 또는 여기시킬 정도의 충분히 높은 운동에너지를 얻을 때 가능하다. 이렇게 높은 에너지를 가지는 전자를 2차 전자 또는 δ선이라고 부른다.
- 여기현상에서는 궤도전자로의 에너지 전달이 결합에너지를 초과하지 않는다. 이 경우 전자는 높은 에너지준위로 올라가고 그 후에는 낮은 에너지준위로 돌아가면서 엑스선 형태로 에너지를 방출한다.
- 각각의 전리/여기사건에서 입자방사선의 운동에너지 손실정도는 전리가 일어나는 매질의 구성, 하전입자의 에너지와 종류에 의존한다. 예: 건조한 공기에서의 이온 한 쌍을 만드는 데 필요한 평균에너지(입자의 입장에서 보았을 때 잃어버린 에너지)는 대략적으로 전자에 대해서는 34 eV 그리고 알파입자에 대해서는 35 eV이다(입자에너지의 작은 변화는 무시한다).
- 이온화와 여기 둘 다 분자결합의 파괴를 일으킨다. 흡수물질이 몸 조직이라면, 에너지는 세포에 저장되고, 재생 능력을

파괴한다. 그러나 대부분의 흡수에너지는 열로 바뀌고 생물학적 효과를 주지 않는다.

2) 원자핵과의 비탄성충돌: 이 과정은 제동복사를 일으킨다(3장에서 논의되었다). 이 반응에서 입자 운동에너지의 일부는 엑스선으로 바뀐다. 이 과정은 중입자보다 전자에서 더 중요하다.

3) 원자핵과의 탄성충돌: 입자는 현저한 에너지 손실없이 원자핵과 쿨롱산란을 겪는다.

- 원자핵과의 탄성충돌은 하전입자의 쿨롱산란에서 중요한 원인이 된다.
- 전자선과 비교하면 중입자선은 작은 산란 각도를 가지기 때문에 고밀도의 물질을 이동할 때 더 민감한 측면분포를 갖는다.

4) 원자전자와의 탄성충돌: 입자는 전자와 눈에 띄는 에너지 손실없이 쿨롱산란을 겪는다.

5) 핵반응: 쿨롱힘에 의한 상호작용 이외에도 중입자는 원자핵반응을 일으킬 수 있는데(2장에서 논의되었다) 그 결과로 방사성핵종이 생산된다. 예: 조직을 지나가는 양성자선은 수명이 짧고 양전자를 방출하는 방사성동위원소 ^{11}C, ^{13}N, ^{15}O(양전자 방사체)를 생산할 수 있다.

2. 저지능 (Stopping Power)

① 물질에서 단위이동거리당 입자에너지 손실의 평균비율을 저지능이라 한다. 선저지능(dE/dx)은 MeV/cm 단위로 측정된다.

② 저지능은 입자의 선에너지전달(linear energy transfer, LET)과 관련 있다. LET는 물질(δ선에 의해 빠져나간 에너지는 빼고)에 전달된 에너지이고 주로 물에서 keV/μm로 표현된다. 이러한 저지능과 LET는 물질에서의 선량분포와 방사선의 생물학적 효과와 관련이 있다.

③ 이온화와 여기(충돌의 저지능)로 인한 하전입자의 에너지 손실율은 물질의 전자밀도(단위 부피당 전자)와 입자전하의 제곱 그리고 입자속도의 역제곱에 비례하다.

④ 입자가 연속적으로 에너지를 잃으면 입자속도는 줄어들고 이동거리당 에너지 손실 비율은 증가한다. 입자속도가 0에 근접할수록 에너지 손실 비율은 최대가 된다.

⑤ 흡수선량(단위질량당 흡수된 에너지)은 에너지 손실이 커질수록 증가한다. 입자의 비정의 끝부분에서 선량 분포의 급격한 증가 또는 최대치를 브래그봉우리(Bragg peak)라고 부른다(그림 5B.1).

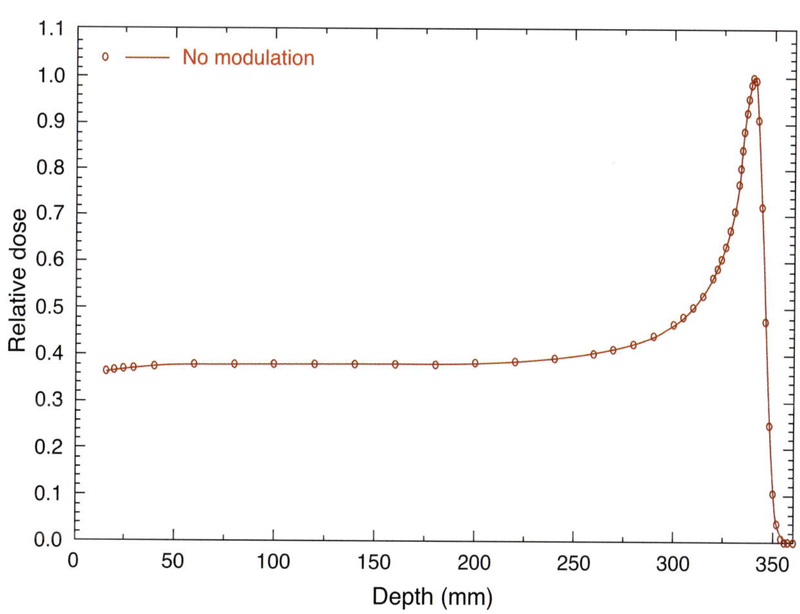

그림 5B.1. 중심축에서의 깊이에 따라 좁은 브래그봉우리를 나타내는 250 MeV 양성자선 선량 분포. (Data from synchrotron at Loma Linda University, CA. From Miller DW. A review of proton beam radiation therapy. Med Phys. 1995;22:1943–1954. Reproduced with permission)

⑥ 모든 중입자는 비정 끝에서 브래그봉우리를 나타낸다.

⑦ 브래그봉우리는 전자선에서는 측정되지 않는다. 전자는 매우 가벼운 입자로 중입자에 비해 아주 많은 산란을 하기 때문이다. 전자의 속도가 떨어지는 동안 진행 방향은 다양해지기 때문에 브래그봉우리가 나타나지 않는다.

⑧ 방사저지능(radiative stopping power)에 의한 에너지 손실 비율은 입자의 운동에너지와 물질의 원자번호가 커질수록 증가한다. 이전에도 언급했듯이 제동복사는 중입자보다 전자에서 더 중요하다.

3. 중성자의 상호작용 (Neutron Interactions)

① 물질 내에서 중성자의 상호작용은 다음과 같은 형태로 분류된다.

a) 핵과의 탄성충돌 b) 핵과의 비탄성충돌 c) 중성자 포획

a) 핵과의 탄성충돌: 핵과의 탄성충돌은 충돌하는 입자들의 총 운동에너지가 충돌 전후로 같을 때이다.

- 중성자와 핵간 탄성충돌은 당구공이 충돌하는 것과 비슷하며, 중성자의 운동에너지는 충돌 후에 재분배된다.
- 정지된 핵으로 옮겨지는 운동에너지는 핵질량이나 질량수에 따라 달라진다.
- 운동에너지의 최대 전달은 원래 궤도를 따라 "정면충돌"일 때 일어날 것이다. 에너지 보존과 운동량 보존 법칙을 적용해보면, 정면충돌로 인해 아래의 식 5.9가 나오게 된다.

$$E_f = E_i\left(\frac{M-m}{M+m}\right)^2 \tag{5.9}$$

여기서

E_f = 마지막(산란된) 중성자의 운동에너지

E_i = 입사 중성자의 운동에너지

M = 목표핵의 질량

m = 중성자의 질량

- 정면충돌을 통해 질량수가 A인 원자핵에 전달된 원래 운동에너지의 비율(ΔE)은 식 5.10과 같다.

$$\Delta E = \frac{4A}{(1+A)^2} \tag{5.10}$$

여기서 $\Delta E = (E_i - E_f)/E_i$

- 위의 수식을 통해 우리는 $A = 1$인 수소 핵에 대해 최대치인 1.00을 얻을 수 있다. 따라서 수소핵과 "정면" 충돌하는 중성자의 모든 운동에너지는 충돌한 양성자로 전달된다.
- 이런 에너지 전환은 무거운 핵인 경우에는 비효율적이다.
- 같은 이유로 고속 중성자의 가장 효율적인 흡수체는 물, 파라핀 왁스, 폴리에틸렌 또는 다른 플라스틱 같은 수소 물질들이다. 엑스선 흡수체로 아주 좋은 납은 중성자에 대해서는 좋은 차폐물이 되지 못한다.
- 높은 에너지의 중성자선으로부터 조직 속에 축적된 선량은 주로 충돌된 양성자(recoil proton)에 의해 발생한다.
- 높은 수소 함유 때문에 중성자선에 노출된 지방에서 흡수된 선량은 근육에서보다 약 20% 높다.

b) 핵과의 비탄성충돌: 이 과정에서 중성자가 핵과 충돌하고 흡수가 되고 합성핵을 만든다. 합성핵은 여기상태가 되고 그 다음에 중성자와 감마선 광자가 방출되는 하방천이를 한다. 이런 반응은 (n, nγ)로 쓰이고, 일반적으로 식 5.11과 같이 나타낸다.

$$^{A}_{Z}X + ^{1}_{0}\text{n} \rightarrow ^{A+1}_{Z}X^{*} \rightarrow ^{A}_{Z}X + ^{1}_{0}\text{n} + \gamma \tag{5.11}$$

그 대신 합성핵이 하전입자를 방출함으로써 하방천이가 일어날 수도 있다(양성자나 알파 입자). 이러한 경우의 핵반응은 (n, p)와 (n, α)로 표기된다.

- 비탄성충돌은 일반적으로 고에너지 중성자와 중원자핵(heavy nuclei)이 상호작용할 때 이루어진다.
- 연조직에서 중성자로부터 만들어지는 핵붕괴는 그 결과로 중입자, 중성자, γ선을 방출하는데 이들에 의해 높은 에너지의 중성자 환자치료에서 조직선량의 약 30%가 발생된다.

c) 중성자포획: 이것은 제일 흔한 중성자포획반응이고, (n, γ)로 표기된다. 합성핵은 여기상태가 되고 γ선 광자가 방출되자마자 정상상태로 돌아온다. 여기서 방출된 감마선을 포획감마선이라 부른다. 예:

$$^{59}_{27}\text{Co} + ^{1}_{0}\text{n} \rightarrow ^{60}_{27}\text{Co} + \gamma \tag{5.12}$$

중성자포획반응에서 ^{60}Co핵은 여전히 여기상태이며, β입자와 두개의 γ선 광자(1.17, 1.33 MeV)를 방출함으로써 안정적인 ^{60}Ni로 붕괴 된다(반감기 = 5.26년).

- 중성자포획 확률은 속도에 반비례한다. 중성자가 느릴수록 목표핵 근처에서 더 많은 시간을 보낸다. 그러므로 포획 확률이 더 높아진다.
- 열중성자들은 평균적으로 0.025 eV정도의 에너지를 갖고 있는데(20℃에서 주변과 열적 평형인 경우) 고속 중성자보다 포획 확률이 더 높다. 고에너지(예: 10 MeV 또는 그 이상)에서는 중성자 포획의 확률은 낮긴 하지만 0은 아니다.
- **분열(fission):** 중성자들은 무거운 핵에서 분열을 유발할 수 있다. 납 이하의 원자번호를 가지는 가벼운 원소들에 대하여 분열 단면적(cross section)을 무시할 수 있다. 자세한 분열에 대한 논의는 강의 2B에 있다.

제 5 장 복습문제

다항식 선택법에서 하나 이상의 정답이 있을 수 있음.

1. 광전효과의 단면적(cross section)은 광자의 에너지 E, 물질의 원자번호 Z와 어떤 관계가 있는가?

a) $1/E^3$ b) $1/E$

c) Z^3 d) $1/Z$

2. 10 MeV의 광자와 전자가 콤프턴 충돌을 할 때, 직각으로 산란된 광자의 에너지는 대략 얼마인가?

a) 5 MeV

b) 0.5 MeV

c) 0.25 MeV

d) 0.025 MeV

3. 쌍생성 현상이 일어나기 위한 문턱에너지는 얼마인가?

a) 0.511 MeV

b) 1.022 MeV

c) 2.044 MeV

d) 4.088 MeV

4. 다음 중 광자의 에너지와 가장 지배적인 상호작용을 옳게 나타낸 것은?

a) 10 keV → 간섭성산란(rayleigh scattering)

b) 150 keV → 광전효과

c) 1.25 MeV(^{60}Co 감마선) → 콤프턴효과

d) 10 MeV → 콤프턴효과

5. 14 MeV의 중성자와 수소원자가 정면충돌하였다. 충돌 후 되튐(recoil)된 양성자가 갖는 에너지는 얼마인가?

a) 14 MeV

b) 7 MeV

c) 1.022 MeV

d) 0.511 MeV

6. 전자와 비교하여 양성자는 ?

a) 작은 각도로 산란한다.

b) 단위 길이당 더 많은 제동복사를 발생시킨다.

c) 더 높은 LET를 갖는 다.

d) 조사면 가장자리(field edge)에서 더 가파른 측면 선량(lateral dose) 분포를 갖는다.

7. 30° 의 콤프턴산란 후 광자가 가질 수 있는 최대에너지는?

a) 512 keV

b) 256 keV

c) 3.8 MeV

d) 4.3 MeV

e) 최대 에너지는 존재하지 않는다.

8. 물에서 10 keV의 광자에 의해 가장 일어날 것 같은 상호작용은 무엇인가?

a) 광전효과

b) 콤프턴효과

c) 쌍생성

d) 간섭성산란(rayleigh scattering)

e) 상기 어떤 상호작용도 일어나지 않음.

9. 다음 중 옳은 것을 고르시오.

a) 하나의 광자쌍을 만드는 데 필요한 최소에너지는 511 keV이다.

b) ^{60}Co 방사선의 질량감쇠계수는 납에서보다 물에서 더 크다.

c) 에너지와 상관없이 에너지흡수계수 μ_{en}는 감쇠계수 μ보다 항상 작다.

d) 광전효과는 오제전자(auger electron)를 발생시킬 수 있다.

e) 위 내용은 모두 틀린 내용이다.

10. 2 MeV 또는 그 이상의 에너지를 갖는 하전입자에 대해 물속에서의 저지능은 S_E로 일정하다고 한다. 만약 이 입자의 에너지가 절반이 될 때 알루미늄에서의 저지능은 얼마인가?

a) $0.09 \times S_E$

b) $0.18 \times S_E$

c) $1.3 \times S_E$

d) $2.7 \times S_E$

e) $5.4 \times S_E$

11. 2 MeV의 중성자가 ^{11}B과 정면충돌하였을 때 ^{11}B에 전달된 에너지는 중성자의 초기에너지의 몇 % 인가?

a) 8

b) 15

c) 31

d) 100

12. 납(A = 207)의 핵과 중성자가 정면충돌하였을 때 납에 전달된 중성자의 초기에너지의 비율은 얼마인가?

a) 0.01

b) 0.02

c) 0.1

d) 0.2

e) $\Delta E = 1$

13. 고에너지 양전자가 물질 속을 지나가면서 일으키는 반응을 고르시오.

a) 이온화 및 여기

b) 제동복사

c) 쿨롱산란

d) 콤프턴산란

e) 소멸

14. 흡수체의 두께가 1 g/cm²일 때 콤프턴효과에 의한 광자선의 감쇠(attenuation)는?

a) 그램당 전자수에 의존한다.

b) 뼈에서보다 연조직에서 더 크다.

c) 물에서보다 공기에서 더 크다.

d) 납에서보다 수소에서 더 크다.

15. 콤프턴효과에 대해 다음 중 옳은 것은?

a) 전자는 0에서부터 입사하는 광자의 에너지까지 어떤 에너지도 받을 수 있다.

b) 산란된 광자의 파장은 입사광자의 파장보다 작다.

c) 입사광자가 방향은 바뀌지만 에너지는 잃지 않는 다.

d) 입사광자가 180도로 산란될 때 가장 많은 에너지가 전자에 전달된다.

16. 10 MeV의 광자가 쌍생성 상호작용을 한다. 생성된 입자의 운동에너지는 어떻게 되는가? (단, 운동에너지는 생성된 입자에 의해 균등하게 분배된다)

a) 4.49 MeV

b) 5.51 MeV

c) 8.98 MeV

d) 입자들에게 동일한 에너지가 주어지지만 단일값이 아니고 스펙트럼으로 존재한다.

CHAPTER

제 6 장

이온화방사선의 측정

강의

6A

조사선량의 측정

주제개요

다음 주제들이 이 강의에서 논의된다.

▶ 조사선량
▶ 전자평형
▶ 자유공기이온함
▶ 지두형이온함
▶ 이온함의 조사선량교정
▶ 조사선량측정

1. 조사선량 (Exposure)

① 정의: 국제방사선단위측정위원회(International Commission on Radiation Units and Measurements, ICRU)는 조사선량(X)을 dQ를 dm으로 나누었을 때의 몫이라고 정의한다. dQ는 광자에 의해 공기 중에서 만들어진 모든 전자(음전자와 양전자)가 질량 dm의 공기에서 완전히 멈출 때까지 만들어낸 이온중 양이온 또는 음이온중 한 종류의 이온으로 만들어진 전하의 절대값이다(식 6.1).

$$X = \frac{\mathrm{d}Q}{\mathrm{d}m} \tag{6.1}$$

② 단위: 조사선량의 국제단위(SI)는 킬로그램(kg)당 쿨롱(C)이다(C/kg). 특수 단위로 렌트겐(roentgent, R)을 사용한다(식 6.2).

$$1\mathrm{R} = 2.58 \times 10^{-4}\ \mathrm{C/kg\ air} \tag{6.2}$$

③ 조사선량의 정의는 "광자에 의해 공기중에서 생성된 모든 전자(음전자와 양전자)가 질량 dm의 공기에서 완전히 멈추었을 때"라는 것을 주목해야 한다. 실질적으로 말하면, 이온이 수집되는 일정한 부피의 공기에서 전자평형이 존재해야만 조사선량의 조건이 만족되는 것이다.

④ 조사선량은 엑스선과 감마선에만 적용되고 공기에서의 전리 측정만 해당된다는 것을 주목해야 한다.

2. 전자평형 (Electronic Equilibrium)

전자평형의 원리는 그림 6A.1에 나타나 있다. 이온수집부피는 수집전극으로 둘러싸인 부분으로 어둡게 나타나 있다. 조사선량의 정의에 따르면, 정의된 수집부피에서 광자에 의해 공기에서 생성된 전자는 그 에너지를 그 부피 안에서 전리에 모두 써

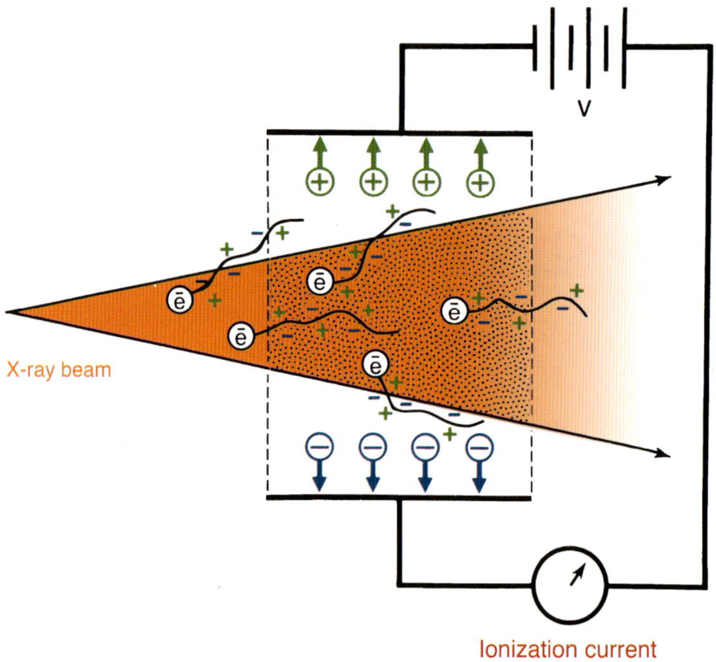

그림 6A.1. 자유공기이온함에서의 전자평형을 나타낸 그림.

야 하며 이때 발생된 총 이온(양 또는 음이온) 수가 측정되어야 한다. 그러나 정의된 수집부피에서 생성된 일부 전자는 이온수집 바깥부분에서 에너지를 소비하기 때문에 수집전극에서 측정되지 않는다. 반대로 정의된 부피 바깥영역에서 생긴 전자가 이온 수집부피로 들어와 그곳에서 전리를 시키는 경우도 있다. 만약에 수집영역 바깥으로 잃어버린 이온들의 수와 수집영역으로 들어온 이온들의 수가 같아진다면 전자평형의 상태가 일어난다. 이러한 상태에서 조사선량의 정의가 만족되며 이것이 자유공기이온함의 원리이다.

3. 자유공기이온함 (Free-air Ionization Chamber)

① 자유공기이온함은 조사선량 측정에 대한 절대이온함이다. 이는 다른 이온함이나 표준에 대해 교정할 필요가 없다. 자유

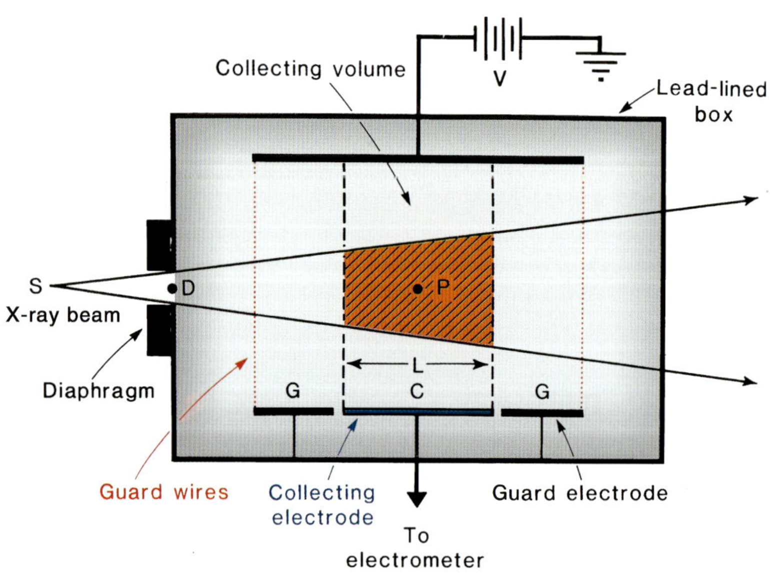

그림 6A.2. 자유공기이온함의 개략도.

공기이온함은 그림 6A.2에 묘사되어 있다.

② 고에너지의 엑스선에 대한 자유공기이온함의 디자인에는 한계가 있다. 왜냐하면 광자에 의해 발생된 전자의 비정이 광자의 에너지의 증가에 따라 증가하고 특정 에너지를 넘어가게 되면 수집부위에서의 전자평형이 유지될 수 없기 때문이다. 광자선의 에너지에서 조사선량을 정확히 측정할 수 없는 상한이 존재한다. 이 한계는 대략 3 MeV 정도이다.

③ 자유공기이온함은 일상적으로 사용하기에 너무 정교하고 부피가 크다. 이것의 주요 기능은 낮은 에너지에서 사용되는 지두형이온함과 같이 일선 현장에서 사용하는 측정장비를 교정하는 표준기관에 있다.

4. 지두형이온함 (Thimble Chambers)

① 원리: 전자평형에 필요한 공기의 부피는 압력을 가함으로써 그 부피를 줄일 수 있다. 전자평형에 필요한 공기의 부피를 작은 공기공동과 공기등가 벽으로 대체할 수 있으며 이 공동에서 전자평형이 유지된다. 지두형이온함의 이러한 원리가 그림 6A.3에 그려져 있다.

② 지두형이온함의 벽 두께는 벽에서 발생한 전자의 최대 비정보다 같거나 커야한다. 만약 벽이 충분히 두껍지 않으면 문제의 방사선에 대해 전자평형을 제공하기 위해 꼭 맞는 선량증가두겁(buildup cap)이 필요하다.

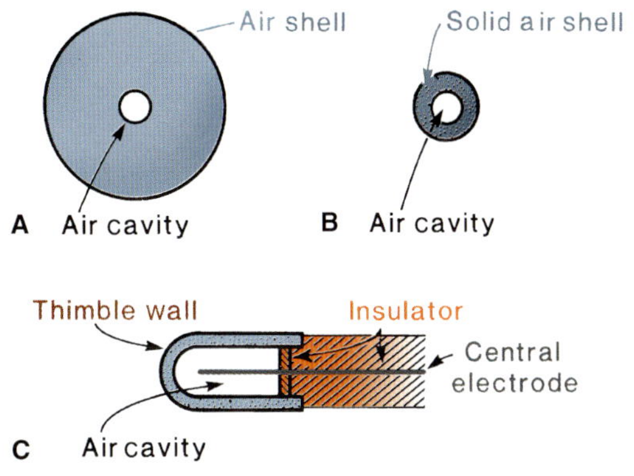

그림 6A.3. 지두형이온함의 개략도. A. 공기껍질과 공기공동. B. 고체 공기 껍질과 공기 공동. C. 지두형이온함.

③ 지두(thimble): 그림 6.3C는 전형적인 지두형이온함을 보여주고 있다. 벽이 바느질의 지두처럼 생겨서 이름이 지두형이온함이 되었다. 지두형이온함의 안쪽 벽면은 특별한 물질로 입혀놓아 전기적으로 전도가 될 수 있도록 만들어져 있다. 이것이 한 개의 전극이 되고 다른 전극은 흑연이나 알루미늄 같이 낮은 원자번호 물질로 된 막대모양의 전극으로 지두의 가운데 부분에 매달려 있고 전기적으로는 지두와 절연되어 있다. 공기공동에서 생성된 이온들을 두 개의 전극 사이에서 수집하기 위해 적당한 전압을 가한다.

- 벽의 구성: 이상적으로 지두의 벽이 공기와 같은 반응을 하기 위해서는 벽의 물질이 공기와 동등한 것이어야 한다. 즉, 벽의 물질은 공기의 원자번호와 같아야 한다. 하지만 정확한 등가의 원자번호를 벽의 물질로 사용한다는 것은 가능하지도 않고 또 필수적이지도 않다. 그 이유는 지두형이온함이 2차 이온함이기 때문에 방사선을 측정하는 표준 이온함에 대해서 교정해주면 되고 원자번호의 조그만 차이에 의해서 생기는 오차는 교정인수를 통해서 보정해 주면 되기 때문이다.
- 이온함의 벽물질로 사용되는 것은 주로 흑연, 베이클라이트(Bakelite), 베이클라이트와 흑연의 혼합물, 안쪽면이 흑연으로 이루어진 플라스틱 등이다.
- 공동부피: 공기가 함유되어 있는 이온함의 공동(cavity) 부피가 측정에 사용된 부피이다. 지두형이온함의 공동은 주로 공기를 포함하고 있으며 이온함의 옆 부분에 있는 작은 구멍을 통해 외부의 공기와 통하게 된다. 이러한 이온함으로 측정이 진행되는 동안 공동 내부의 온도는 주변 매질과 같아야 하며 공기의 압력은 주변 기압과 같아야 한다.
- 공기공동에서 발생한 전리는 공동 안에 있는 공기와 광자선의 상호작용이 아니라 공동을 지나가는 전자에 의해 생긴다. 이러한 전자는 광자와 이온함의 벽, 선량증가두겁 또는 이온함을 둘러싸고 있는 매질(예: 이온함이 물팬톰 안에 있을 경우 물이 해당됨)과 상호작용해서 생긴 것이다.

5. 이온함교정 (Chamber Calibration)

① 이온함에서 측정된 전하량의 크기는 공동에 있는 공기질량의 양에 의해 정해진다. 만약 Q가 평형상태에서 측정된 전하량이고 v 가 공동의 부피라고 하면 조사선량 X 는 다음과 같이 주어진다. $X= Q/\rho_{air}v$, 여기서 ρ_{air}는 공기의 밀도를 나타낸다. 그러나 지두형이온함은 부피를 정확하게 측정하기 힘들다는 단점이 있다. 그러므로 지두형이온함은 반드시 표준교정

장치(standard instrument)에 대해 교정되어야 한다. 지두형이온함은 2차측정기(secondary instrument)이다.

② 실제적으로 지두형이온함은 수백 kV까지의 엑스선에 대해 자유공기이온함을 이용하여 교정된다. 더 높은 에너지(^{60}Co 감마선의 에너지까지)에서 지두형이온함은 표준공동이온함(standard cavity chamber, 예를 들어 거의 공기와 등가의 벽을 가지고 그 부피를 정확히 아는 구형이온함(spherical chamber))으로 교정된다. 어떠한 경우에도 지두형이온함을 조사선량으로 교정하기 때문에 이온함의 공동부피를 정확히 알아야 할 필요는 없다(8장 참고).

③ 교정인수를 이온함 측정에 적용할 때(공동 공기의 온도와 압력의 변화에 대한 보정) 측정값을 자유공기(이온함이 없는 상태)에서의 진정한 조사선량으로 변환한다. 따라서 구한 조사선량 값은 감쇠나 이온함의 교란 영향을 받지 않는다.

6. 이온함의 특성 (Chamber Characteristics)

① 이온함의 민감도(chamber sensitivity): 민감도는 1 렌트겐당 측정된 전하량으로 정의된다. 민감도는 공기공동의 부피와 직접적으로 비례한다. 예를 들어 작은 양의 엑스선의 측정에 사용되는 큐티 파이(Cutie Pie) 서베이미터(600 mL의 부피)의 민감도는 치료에 사용되는 방사선(beam) 측정에 사용되는 파머형이온함(0.6 mL까지의 부피)의 민감도보다 약 1,000배 정도 크다.

② 줄기누설(stem leakage): 이온함은 민감 부피 대신 측정영역 밖에서 만들어진 전리를 측정하게 되는(조준면 밖의 전리) 줄기누설이 있는 것으로 알려져 있다. 줄기효과(stem effect)는 이온함의 기둥부분이나 케이블에서 발생하는 전리에서 기인한 신호가 측정값에 포함되는 것이다. 줄기누설은 이온함의 디자인, 방사선의 선질, 그리고 방사선의 조사(irradiation) 상태(예를 들면 방사선에 노출되어 있는 줄기나 케이블의 크기)에 의해 영향을 받는다.

③ 바이어스전압(bias voltage): 이온함의 두 전극 사이의 전압차를 바이어스전압이라고 한다.

- 바이어스전압이 0부터 증가하면서 처음의 전리전류는 거의 선형으로 증가하다가 나중에는 천천히 증가하게 된다. 곡선은 주어진 조사선량율(exposure rate)에 의해 포화값에 도달하게 된다(그림 6A.4).
- 전압에 따른 전리전류의 증가는 낮은 바이어스 전압에서의 불완전한 이온수집 때문에 발생한다. 음과 양의 이온은 전기장에 의해 빠르게 분리되지 않는 이상 재결합하려는 경향이 있다. 이러한 재결합은 장의 세기(V/cm)를 증가시킴으로써 줄일 수 있다.
- 이온함은 작은 전압의 변화가 전리전류에 영향을 미치지 않게 하기 위해 포화영역의 전압에서 이온함을 사용해야 한다.

④ 극성효과: 만약 주어진 방사선조사(radiation exposure)에서 수집전압의 극성이 바뀌었을 때 이온함의 전리전류의 크기가 바뀐다면 이 이온함은 극성효과가 있다고 말한다.

- 포화상태에서 작동되는 이온함에서 극성효과의 주된 원인은 다음과 같다.
  - → 고에너지의 광자로부터 추출된 콤프턴 전자와 같은 고에너지 전자는 가스(공동 속의 공기)전리와 상관없는 전류를 발생시킨다(콤프턴 전류라고도 부른다).
  - → 측정영역(공기공동) 밖에서 수집된 이온함 외부(extracamera) 전류(예: 줄기, 케이블, 부적절하게 차폐된 컬렉터 회로 접점)
- 극성효과는 이온함의 모양, 방사선의 에너지와 종류, 바이어스전압, 그리고 조사조건에 의해 결정된다.
- 극성효과로 인해 생기는 오차는 이온함의 극성을 바꾸는 것으로 최소화할 수 있지만 완전히 제거할 수는 없다. 다만, 극성을 바꾸고 수집전류의 평균값을 취하는 것으로 극성효과를 보정할 수 있다.
- 이상적인 경우 방사선의 선질에 관계없이 양전압과 음전압에서 측정되는 전리전류의 차이는 0.5%보다 작아야 한다.

⑤ 이온수집의 효율성: 이온수집 효율성은 생성된 이온 수에 대한 수집된 이온 수의 비이다.

- 이상적으로는 생성된 모든 이온은 재결합되기 전에 수집되어야 한다. 즉 이온함의 전압이 재결합으로 인한 손실을 최소화시키기 위해 충분히 높아야 한다. 이 말은 바이어스전압이 포화영역에 있어야 한다는 것이다(그림 6A.4 참조).
- 이온함의 모양과 전리 강도에 따라서 재결합으로 인한 전리 손실이 있을 수 있다.
- 전리에 의한 전하량이 많은 펄스방사선(pulsed beam)의 경우에 바이어스전압이 포화 영역에 있더라도 재결합으로 인한 상당한 전하의 손실이 일어나게 된다. 이러한 상태에서는 재결합손실을 수용하고 이러한 손실에 대한 보정을 해주어야 한다.

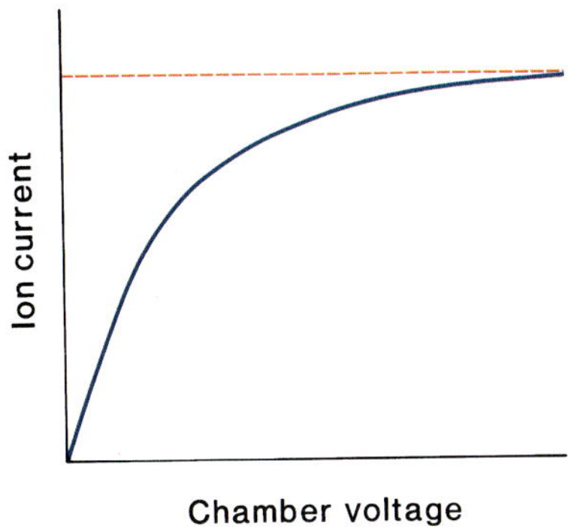

그림 6A.4. 이온함에 대한 포화곡선.

- 선택한 바이어스전압 V_1에서 이온재결합보정(P_{ion})을 결정하는 한 가지 방법(the half-voltage method)은 또 다른 바이어스전압 $V_2(V_2 = V_1/2)$에서 전리를 측정하는 것이다. 각각의 전압에서 측정된 전하량의 비(Q_1/Q_2)가 P_{ion}과 관련이 있다(그림 6A.5 참조).

⑥ 온도와 압력 보정($P_{T,P}$): 이온함이 대기압에 노출되면 이온함의 반응은 공동(cavity)에 있는 공기의 온도와 압력에 의해 영향을 받게 된다.

- 미국에서는 표준기술연구소(National Institute of Standards and Technology, NIST)와 공인선량교정연구소(Accredited Dose Calibration Laboratories, ADCL)들이 온도 T_0 =22℃와 압력 P_0 = 760 mmHg 혹은 101.33 kPa의 환경에서 이온함의 교정인수를 제공한다. 온도와 압력의 보정 $P_{T,P}$는 식 6.3, 6.4와 같이 주어진다.

$$P_{T,P} = \left(\frac{760}{P}\right)\left(\frac{273.2+T}{273.2+22.0}\right) \text{ [압력이 mmHg 단위인 경우]} \quad (6.3)$$

또는

$$P_{T,P} = \left(\frac{101.33}{P}\right)\left(\frac{273.2+T}{273.2+22.0}\right) \text{ [압력이 kPa 단위인 경우]} \quad (6.4)$$

주의: 위의 식에서 온도는 섭씨온도에 273.2를 더한 절대온도(켈빈 단위)로 측정되어야 한다.

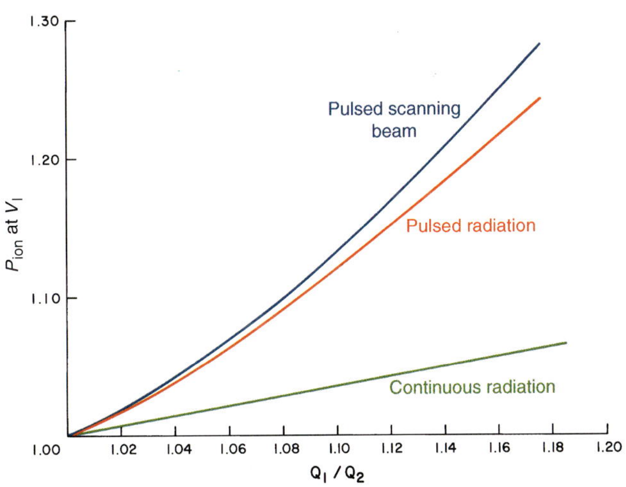

그림 6A.5. 연속방사선(^{60}Co, 반 데 그라프), 펄스방사선(가속기에서 생산된 엑스선과 전자선), 펄스 주사선에 대한 이온재결합 보정계수(P_{ion}). 이 자료는 $V_1 = 2V_2$일 때 적용된다(출처: AAPM. 고에너지의 광자와 전자선으로 생긴 흡수선량의 결정에 대한 프로토콜).

7. 조사선량측정 (Exporsure Measurement)

자유공기에서 렌트겐(R) 단위로 측정되는 조사선량(X)은 식 6.5와 같다.

$$X = M \cdot N_{\mathrm{X}} \cdot P_{\mathrm{T.P}} \cdot P_{\mathrm{ST}} \cdot P_{\mathrm{ion}} \tag{6.5}$$

여기서 M 은 전자평형 상태에서 극성효과에 대한 보정이 된 상태로 측정된 값(쿨롱)이고 N_x는 주어진 선질에서 이온함의 조사선량교정인수(R/coulomb)이고 $P_{T,P}$는 온도와 압력 보정, P_{ST}는 줄기누설보정, P_{ion}은 이온재결합보정계수이다.

- 조사선량 X는 이온함이 없을 때 측정점에서 공기에서 예상되는 조사선량을 나타내고 있다. 다시 말하면 이온함과 방사선의 상호작용에 의한 어떠한 교정계수도 N_x에 포함되어 있다.
- 표층(superficial) 관용전압 엑스선 치료와 같은 저에너지 방사선의 경우, 지두형이온함은 선량증가두겁 없이 교정하고 사용한다. ^{60}Co 감마선처럼 고에너지의 경우에는 이온함 벽이 전자평형을 이룰만큼 충분히 두껍지 않다면 루사이트 선량증가두겁같은 것이 사용된다.
- 위의 조사선량 측정은 이온함의 중심축을 방사선의 방향과 수직으로 배치하여 측정한다(이온함 교정에서 사용되는 방식도 이와 비슷하다). 이온함을 이용하여 팬톰에서의 흡수선량을 측정하는 것은 8장에서 다룰 것이다.

강의

6B

이온함과 전위계

주제개요

다음 주제들이 이 강의에서 논의된다.

- ▶ 파머형이온함
- ▶ 지두형이온함
- ▶ 평행평판형이온함
- ▶ 전위계

1. 파머형이온함 (Farmer-type Chambers)

원래의 파머(farmer)이온함은 FT Farmer에 의해 1955년에 소개되었다. Aird와 Farmer에 의해 개조된 파머형이온함은 그림 6B.1에 나타난다.

개조된 파머형이온함은 원래 파머이온함과 비슷하게 만들어졌지만 벽물질의 구성과 중심전극 부분이 다르다.

① 파머형이온함은 치료방사선 빔의 교정을 위한 이온함으로 가장 널리 이용된다.

② 오늘날 다양한 종류의 파머형이온함이 시판되고 있다. 이들의 전체적인 모양은 비슷하지만 제작기술과 재료에서 현저히 차이가 난다(예: PTW, Capintec, NEL, Exradin).

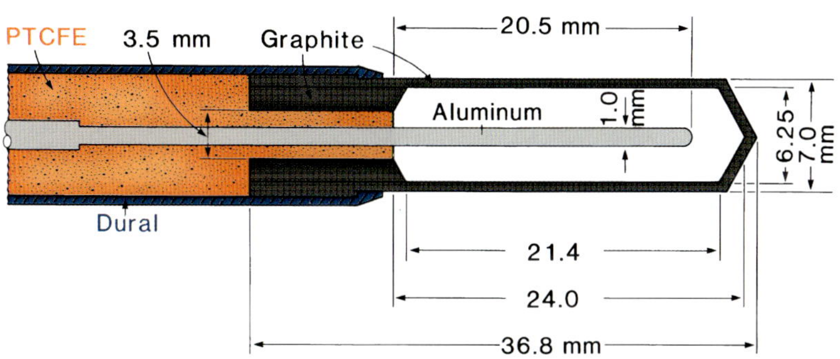

그림 6B.1. 파머 흑연/알루미늄 이온함. 명목상의 공기 부피(0.6 mL).

1.1. 구성요소와 특성

① 이온함벽: 이온함벽의 물질은 흑연이나 PMMA(아크릴), 나일론, AE(air-equivalent, 공기등가)플라스틱, TE(tissue-equivalent, 조직등가)플라스틱이다.

- 플라스틱의 경우, 벽의 내표면은 흑연으로 얇게 칠해진 전도체로 되어 있다.
- 파머형이온함의 벽 두께는 만드는 방법과 모델에 따라 달라진다. 대략적인 범위는 0.04~0.09 g/cm^{2}이다.

② 외부전극: 이온함의 벽(전도체물질로 만들어졌을 경우)이나 또는 전도체 물질로 칠해진 이온함벽의 내표면이 외부전극이 된다.

③ 중심전극: 중심전극은 1 mm 직경의 가는 알루미늄 막대로 구성되어 있다. 이 중심전극은 전하 측정도구인 전위계에 전리전류를 전달해주는 수집전극이다.

④ 보호전극(guard electrode): 보호전극은 이온함에서 줄기(stem)에 있는 중심전극을 둘러싸고 있는 절연체를 원통형으로 감싸고 있는 전극이다. 두 번째 절연체가 외부 전극과 보호전극을 분리하기 위해 보호전극을 감싸고 있다. 보호전극은 중심전극과 같은 전압으로 유지된다. 보호와 중심전극의 전압차가 없기 때문에 누설된 전하는 중심전극으로 흘러들어가지 않는다.

- 보호전극의 기능은 수집전극으로의 모든 외래 전하가 누설되는 것을 감소시키는 것이다.

⑤ 이온함(또는 공동) 부피: 이온함이 바깥공기와 통하기 때문에 공동(cavity) 부피는 그 공동에 있는 공기의 질량과 이온함의 민감도(sensitivity, 단위조사선량당 측정된 전하량)를 결정한다.

⑥ 에너지의존도:

- 일반적으로 이온함의 에너지의존도(조사선량의 에너지에 따른 변화)는 벽을 구성하는 물질과 두께와 관련이 있다.
- Aird와 Farmer에 의해 만들어진 이온함의 에너지반응이 교정인수와 방사선의 반가층의 함수로 그림 6B.2에 나타나 있다. 구리 반가층의 두께가 0.3 mm 이상인 광자선에너지에서는 반응이 거의 일정하고 0.05 mm 이상인 에너지에서는 그 변화가 4% 이내이다.

⑦ 줄기효과(stem effect): 줄기효과는 줄기에 방사선이 조사되거나 케이블에 방사선이 조사되어 추가로 발생된 신호에 의해 일어난다.

- 줄기로부터 발생한 줄기효과는 보호되지 않은 줄기 길이와 직접적으로 관련이 있다.
- 줄기효과(줄기나 케이블에서 발생한)는 방사선의 종류(광자 또는 입자)와 에너지와의 상관관계가 있다.
- 일반적으로 사용하는 파머형이온함에 ^{60}Co 광자선으로 조사하였을 때 줄기효과는 0.1~0.6% 정도이다.

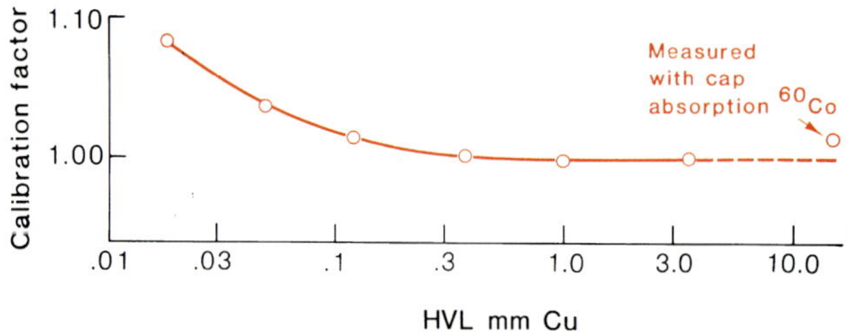

그림 6B.2. 그림 6B.1에서 보여진 이온함에 대한 에너지반응. HVL은 반가층(HVL, half-value layer)을 말한다.

2. 지두형이온함 (Thimble Chambers for Beam Scanning)

이들 이온함들은 빔 데이터 측정시스템에 사용한다. 이 시스템은 전형적으로 두 개의 이온함이 장착된 물팬톰으로 구성되는데, 그 두 이온함 중 하나는 프로브 A, 다른 하나는 모니터 B라고 부른다. 프로브이온함이 여러 지점에서의 선량률을 알기 위해 물탱크에서 일정 범위를 움직일 때 모니터 이온함은 시간에 따라 방사선의 강도를 보기 위해 조사영역(irradiation field)안의 특정한 부분에 고정되어 있다. 프로브와 모니터 반응의 비(A/B)는 프로브가 팬톰에서 움직일 때 기록된다.

① 빔데이터 측정용 이온함의 이상적인 특징은 공간분해능이 뛰어나고 신호대잡음비가 좋은 것이다.

② 좋은 분해능을 갖기 위해서 이온함은 감응부피(sensitive volume)가 작아야 한다. 따라서 공동(cavity)은 직경이 작고 길이가 짧아야 한다. 그러나 감응부피가 너무 작으면 신호대잡음비가 좋지 않게 된다. 따라서 수용할만한 정확성을 제공할 수 있도록 두 특징의 절충이 이루어져야 한다.

③ 빔 스캐닝을 위해 주로 사용되는 이온함(예: PTW, Capintec, Scanditronix-Wellhofer, Exradin)의 공통적인 크기의 감응부피는 0.1~0.3 mL이고, 공동의 직경은 3.5~6 mm, 공동의 직경은 5.5~16 mm이다.

3. 평행평판형이온함 (Parallel-plate Chambers)

평행평판형이온함은 두 개의 납작한 접시모양의 전극이 평행하게 배치되어 있다. 두 전극 사이의 공기 틈은 측정에 사용되는 감응부피이다.

① 평행평판형이온함에는 두 종류가 있다.

A) 부피의 변화가 가능한 외삽형이온함(extrapolation chamber)

B) 일정한 부피의 평행평판형이온함(plane-parallel chamber)

A. 외삽형이온함

그림 6B.3은 1937년에 Failla가 고안한 외삽형이온함의 모습을 나타낸다.

① 이 이온함에서는 상부의 전극 역할을하는 탄소로 칠해진 얇은 호일로 방사선이 입사한다. 하부 혹은 수집=전극은 보호링(guard ring)으로 둘러싸인 작은 동전 모양으로 만들어져 있으며 전위계와 연결되어 있다.

② 두 전극의 간격은 측미나사(micrometer screw)로 정확하게 조절할 수 있다. 두 전극의 간격을 줄여가면서 단위부피당 전리를 측정하고 극간의 간격을 0으로 하는 값을 외삽하여 표면 선량을 얻을 수 있다.

③ 비록 평행평판형이온함처럼 많이 사용하지는 않지만 외삽형이온함은 표면선량이나 팬톰 안에서 흡수선량의 선량증가를 측정할 때 가장 정확하다.

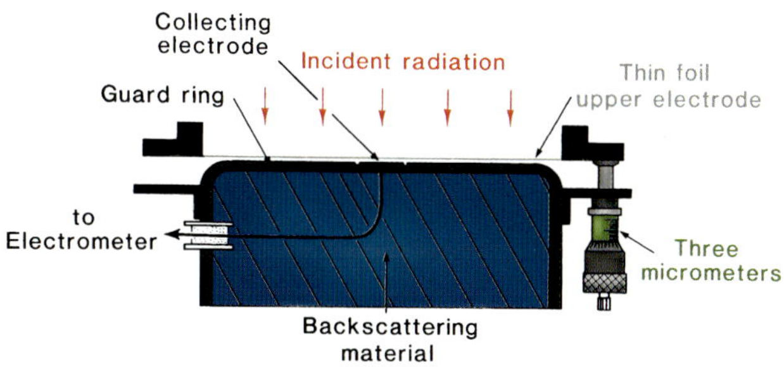

그림 6B.3. Failla에 의해 고안된 외삽형이온함.
Redrawn from Boag JW. Ionization chambers. In: Attix FH, Roesch WC, eds. Radiation Dosimetry. Vol 2. New York: Academic Press; 1969:1, with permission)

B. 평행평판형이온함

그림 6B.4는 Markus 이온함의 예이다.

① 평행평판형이온함은 전극간 간격(~1-2 mm)이 고정되어 있다는 점을 제외하고는 외삽형이온함과 비슷하다.

② 얇은 벽(예를 들어 0.01~0.03 mm 두께의 마일러(Mylar) 호일, 폴리스티렌 또는 마이카(mica))은 벽에 의한 감쇠를 줄이고 팬톰(phantom)의 표면 측정을 가능하게 한다.

③ 평행평판형이온함 윗부분에 팬톰물질을 더함으로써 골무형이온함처럼 큰 직경으로 인해 측정이 불가능했던 얕은 깊이에

서 깊이에 따른 선량변화를 측정할 수 있다.

④ 일반적으로 사용되는 이온함 중에서 평행평판형이온함은 팬톰의 표면이나 깊이에 따라 선량이 급증하는 선량증가 영역에서의 선량을 측정하는데 매우 유리하다.

⑤ 이온함의 옆부분이나 뒤쪽으로부터 오는 산란선이 측정에 오차를 주는 것을 방지하기 위해 보호링의 너비가 충분히 커야 한다.

⑥ 주로 이용되는 평행평판형이온함(PTW Markus, Memorial, Capintec, Pitman)은 용도와 요구되는 정확도에 따라 감응부피(sensitive volume), 전극 위치, 방사선이 입사되는 부분의 벽 두께, 보호링의 너비 등이 다양하다. 예를 들어 최신 Markus 이온함은 통풍이 되는 0.02 mL의 측정부피, 1 mm의 전극 간격, 0.03 mm 두께의 흑연으로 칠해진 폴리에틸렌 막, 두께 2 mm의 보호링, 아크릴로 칠해진 흑연으로 된 직경 5.4 mm의 하부 수집전극으로 구성되어 있다. 이 함은 0.87 mm 두께의 아크릴 덮개를 사용하면 방수가 된다.

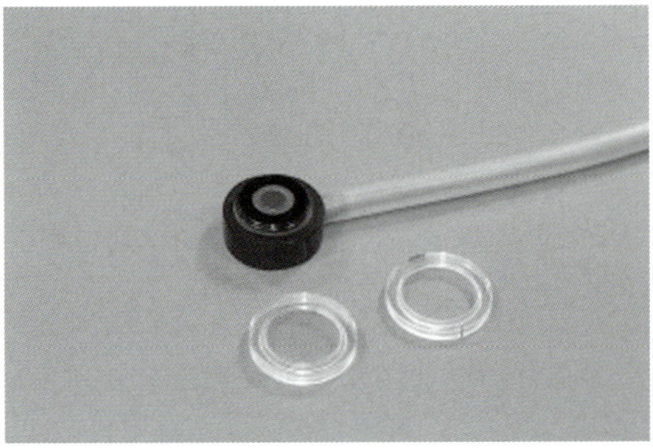

그림 6B.4. 0.02 cm^3 최신 Markus 이온함의 사진.

4. 전위계 (Electrometers)

전위계는 전하를 측정하는 장치이다. 이온함에서 측정되는 전리전류나 전하가 매우 작기 때문에 정확한 측정을 위한 특별한 전위계가 고안되었다. 이온함 선량측정에 대하여 가장 많이 이용되는 전위계는 네거티브피드백 연산증폭기(negative feed-back operational amplfiers, OP-AMP)이다.

4.1. 네거티브피드백 연산증폭기

그림 6B.5는 전리 측정에 사용되는 세가지 방식(누적방식(integrate mode), 선량률방식(rate mode), 직독선량계방식(direct-reading dosimeter mode))의 모습을 보여주고 있다. 연산증폭기는 두 개의 입력점이 있는 삼각형으로 그려져 있다. 네거티브피드백은 콘덴서나 저항을 피드백입력단자(변환단자, inverting terminal)와 출력단자 사이에 연결함으로써 얻을 수 있다[여기서 네거티브피드백의 의미는 출력의 일부분 또는 전체출력이 전환된 입력단자로 되먹임 되는 것을 의미한다].

① 연산증폭기는 매우 높은 개방루프이득(open-loop gain, $>10^4$)을 가지고 있고 매우 높은 입력 임피던스(impedance)를 가진다($>10^{12}\Omega$).

② 네거티브피드백에서는 다음과 같은 현상이 일어난다.

- 증폭기로 흐르는 전류는 없다. 전류는피드백회로를 통해 흐르게 된다.
- 출력전압은 개방루프이득과 상관없이피드백요소에 의해 결정된다.
- 증폭기의 양의 입력과 음의 입력 사이의 전압(에러전압)은 매우 낮은 상태(<100 mV)로 유지되고 그 결과 증폭기로 흐르는 전류(offset current라고 불림)는 매우 낮아진다.
- 회로의 이득은 되먹임요소에 의해 정확하게 조절될 수 있다.

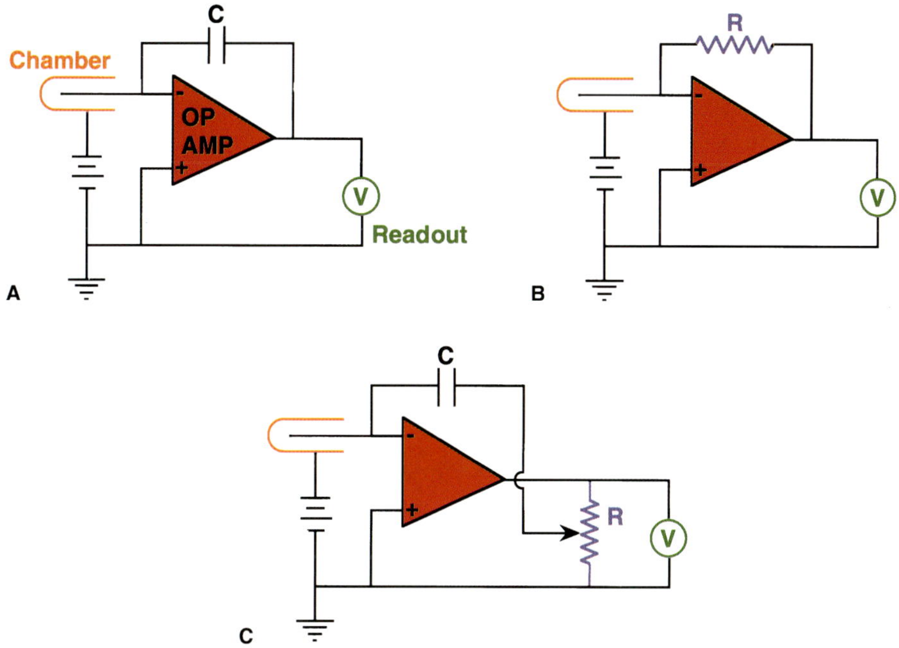

그림 6B.5. 네거티브피드백 연산증폭기(negative feedback operational amplfiers, OP-AMP)에 연결된 이온함의 개요도. A. 누적방식, B. 선량률방식, C. 직독선량계방식.

③ 누적방식(integrate mode): 이 회로에서는 이온함에서 발생된 전리 전하가 되먹임요소인 콘덴서 C에 저장된다(그림 6B.5 참조). 콘덴서 C에서의 전압은 전압계 V로 측정한다. 축적된 전하 Q는 다음과 같은 식 6.6의 관계를 갖는다.

$$Q = CV \tag{6.6}$$

여기서 Q는 쿨롱 단위의 전하이고 C는 패러드(farad) 단위의 정전용량, V는 볼트 단위의 전압이다.

- 이러한 피드백 회로에서 전위계의 반응은 증폭기의 이득(gain)과는 무관하다.
- 정확도는 되먹임 요소와 판독장치(전압계)에 전적으로 의존한다.
- 증폭기의 매우 낮은 offset전류는 전환된 전하(transferred charge)에 영향을 주지 않는다.
- 증폭기의 매우 높은 입력 임피던스(impedance)는 짧은 시간동안 전하가 빠져나가는 것을 막는다.

④ 선량률방식(rate mode): 위와 같은 배열(그림 6B.5A)의 이온함에서 생긴 전리전류 I는 되먹임 저항 R에 흐른다. 출력전압은 식 6.7과 같이 주어진다.

$$V = RI \tag{6.7}$$

여기서 V는 볼트, R은 옴, I는 암페어이다.

- 출력전압은 입력 전류로 측정된다.
- 증폭기의 매우 낮은 offset전류는 입력 전류 I에 거의 영향을 미치지 않는다.

⑤ 직독선량계방식(direct-exposure reading mode): 전압 분할장치에 의해 다양한 출력전압이 입력측에 되먹임이 되면(그림 6B.5C), 전위계는 주어진 이온함과 방사선의 선질에 대해 직독선량계(R 또는 R/min) 장치로 바뀐다.

제 6 장 복습문제

다항식 선택법에서 하나 이상의 정답이 있을 수 있음.

1. 자유공기이온함의 지름이 10 mm이고 전극 간의 거리가 90 mm, 수집길이(collection length)가 70 mm일 때, 수집 영역 공기의 질량은 어떻게 되는가? (단, 선의 확산(divergence)은 무시하고 ρ_{air} = 1.293 kg/m³이다)

a) 7 ㎍

b) 10 ㎍

c) 7 ㎎

d) 8 ㎎

e) 10 ㎎

2. 밀봉된 이온함의 크기가 밀봉되지 않은 이온함에 비해 모든 방향(dimension)으로 그 치수가 2배이다. 만약 밀봉된 이온함의 내부 압력이 3 atm이라면 이 이온함의 민감도(sensitivity)는 밀봉되지 않은 이온함에 비해서 얼마인가?

a) 1/24

b) 1/6

c) 같다.

d) 6

e) 24

3. 펄스로 된 이온빔에 대해 이온재결합보정인수 P_{ion}은 다음과 같이 나타낼 수 있다.

$$P_{\text{ion}} = \left[\left(1 - \frac{V_H}{V_L}\right) \bigg/ \left(\frac{M_H}{M_L} - \frac{V_H}{V_L}\right)\right]$$

여기서 M_H, M_L은 전압이 V_H와 V_L에 걸렸을 때의 측정치이다. 만약 전압이 2배가 되었을 때 M_H가 M_L보다 1% 크다면 P_{ion}의 값은 얼마인가?

a) 0.98 b) 0.99 c) 1.00 d) 1.01 e) 1.02

4. 교정된 이온함에서 압력이 745 mmHg이고 온도가 25℃일 때 온도 압력 보정인수의 값은 얼마인가?

a) 0.970

b) 0.990

c) 1.000

d) 1.010

e) 1.031

5. 25 keV 단일에너지의 광자가 1.205 kg/m³의 밀도를 갖고 있는 공기와 3 × 10⁴ atoms/mm³의 비율로 광전효과를 일으킨다. 대전입자평형상태(charged particle equilibrium)이고 W/e = 33.97 J/C일 때, 조사선량 X는 얼마인가? (여기서 공기의 결합에너지는 0.5 keV이다.)

a) 40 C/kg

b) 2.9×10^{-3} C/kg

c) 1.8×10^{-6} R

d) 53 C/kg

e) 7.8×10^{-4} C/kg

6. 3600 feet 올라갔을 때 대략적인 평균압력은 mmHg로 나타낼 때 어떻게 되는가? (단, 1000 feet당 1 인치의 Hg가 내려간다고 가정하시오.)

a) 668.6

b) 724.0

c) 754.6

d) 756.4

7. 760 mmHg와 22℃에서 교정된 교정인수를 갖고 있는 이온함을 위의 6번의 경우에 사용할 때 만약 압력은 6번 경우와 같고 온도는 24℃이면 온도압력보정인수는 얼마인가?

a) 1.012

b) 1.022

c) 1.057

d) 1.145

8. 위의 문제에서 만약 압력을 760 mmHg로 잘못 읽어서 측정했다면 백분율 오차는 얼마인가?

a) 0.05 b) 0.10 c) 4.9 d) 13.7 e) 14.5

9. 위의 문제에서 계산에서의 실수는 다음 중 어떤 상황을 야기하는가?

a) 환자가 받는 방사선량이 심각하게 줄어든다.

b) 환자가 받는 방사선량이 심각하게 늘어난다.

c) 환자가 받는 방사선량이 줄어들기는 하지만 심각한 정도는 아니다.

d) 환자가 받는 방사선량이 늘어나기는 하지만 심각한 정도는 아니다.

10. 지두형이온함의 측정부피는 0.6×10^{-6} m^3이다. 만약 공기의 밀도가 1.205 kg/m^3이고 조사량이 100 R이면 수집된 전하량은 얼마인가? (여기서 전자평형이 성립하고 공기등가 벽이 사용됐으며 벽에 의한 감쇠량, 줄기효과, 이온 재결합도 없다고 가정한다.)

a) 1.44×10^{-8} C

b) 1.87×10^{-8} C

c) 2.91×10^{-8} C

d) 3.12×10^{-8} C

11. 위의 문제에서 압력이 760 mmHg이고 온도가 22℃일 때 이온함 교정인수는 뢴트겐/쿨롱 단위로 얼마인가?

a) 3.21×10^9 R/C

b) 3.43×10^9 R/C

c) 5.34×10^9 R/C

d) 5.79×10^9 R/C

12. 이온함의 극성효과에 대한 설명으로 옳은 것은?

a) 양이온이 음이온보다 무거워서 생긴다.

b) 공기공동 이온화와 무관한 콤프턴 전류에 의해 발생할 수 있다.

c) 일반적으로 광자선보다 전자선에서 그 효과가 크다.

d) 양/음 극성에서 측정한 값의 평균값을 이용하여 교정할 수 있다.

13. 이온수집효율은?

a) 음전하보다 양전하가 더 크다.

b) 같은 출력(dose/minute)에서 일반적으로 연속방사선(continuous radiation)보다 펄스방사선(pulsed radiation)에서 더 작다.

c) 포화바이어스전압(saturation bias voltage)에서 언제나 100%이다.

d) 공기의 온도와 압력에 의존한다.

14. 전위계(electrometer)에서 사용되는 네거티브피드백연산증폭기(negative-feedback operational amplifier)는?

a) 이온 전류를 1,000배 이상 증폭시킨다.

b) 높은 개방루프이득(gain)을 갖는 다. (> 10^4)

c) 높은 입력 임피던스를 갖는 다. (> $10^{12}\ \Omega$)

d) 증폭기를 통하여 이온전류가 임피던스 없이(unimpeded) 흐르게 한다.

15. 보호전극은?

a) 파머형이온함에서 보호 전극은 고전압 수집전극에서 누설전류를 방지한다.

b) 평행평판형이온함에서 보호링(guard ring)은 이온함이 방수가 되게 한다.

c) 보호링전극은 이온수집부피를 좀 더 잘 정의해 준다.

d) 보호전극은 극성효과를 줄여준다.

CHAPTER

제 7 장

엑스선 선질

강의

7

엑스선 선질의 측정 및 규격

주제개요

다음 주제들이 이 강의에서 논의된다.

- ▶ 엑스선 선질의 변수
  - 반가층
  - 최고전압
  - 평균에너지
  - 유효에너지
  - 에너지 스펙트럼
  - 깊이선량분포
- ▶ 에너지 스펙트럼의 측정
- ▶ 임상에서의 선질

1. 엑스선 선질의 변수 (Parameters of X-ray Beam Quality)

엑스선 선질을 설명하기 위한 이상적인 방법은 스펙트럼 분포를 명시하는 것, 즉 각각 에너지 간격 내의 에너지 밀도를 나타내는 것이다. 하지만 스펙트럼 분포는 측정하기 어렵고, 대체로 이렇게 완벽하게 명시한 선질은 필요하지 않다. 다음의 선질 인자들이 임상에서 필요성에 따라 각각 사용된다.

1.1. 반가층(HVL)

엑스선의 생물학적 효과는 선질에 크게 예민하지 않기 때문에 방사선치료에서는 선질을 자세히 명시하는 에너지 스펙트럼보다는 환자에 대한 빔 투과력에 더 많은 관심을 갖는다. 그래서 선질에 대해 불완전하지만 단순한 설명, 즉 반가층이 자주 쓰인다.

① 반가층(HVL)은 빔의 강도가 초기 값의 반이 되는데 필요한 흡수체의 두께이다(식 7.1).

② 엑스선의 반가층은 최고전압(peak voltage)과 여과(filtration)에 따른 함수, 즉 에너지 스펙트럼에 의해 결정된다.

③ 빔의 반가층은 아래 식과 같이 선감쇠계수(μ)와 관계가 있다.

$$\text{HVL} = \frac{0.693}{\mu} \tag{7.1}$$

④ 감쇠계수와 마찬가지로 반가층은 1차선(산란된 광자는 제외된)에 관한 정보이다.

⑤ 반가층은 좁은 빔(narrow beam) 또는 산란된 광자는 제외된 '좋은 배치(good geometry)' 조건에서 측정된다. 좋은 배치 조건은 좁은 선속을 이용하고 선질 전달 측정시 흡수체와 검출기 사이의 거리를 크게 할 때 만들어 낼 수 있다.

⑥ 임상에서 사용되는 엑스선에 대한 반가층은 선속 에너지에 따라 알루미늄, 구리, 납과 같은 다양한 흡수체로 측정된다.

- 진단 또는 표층(superficial)치료 엑스선 → 알루미늄 반가층
- 관용전압(orthovoltage) 치료 엑스선 → 구리 반가층
- 메가볼트(MV) 엑스선 또는 감마선 → 납 반가층

⑦ 진단 또는 표층치료의 반가층은 알루미늄 필터의 두께를 다르게 하여 변조할 수 있다. 관용전압 엑스선 치료의 경우 여과판은 주로 두께가 0.25 mm~수 mm인 얇은 구리 평판여과기를 사용한다.

⑧ 관용전압 엑스선 치료 선속에 대한 반가층을 토레우스(thoreaus)여과판과 같은 특수한 여과판을 이용하여 최적화할 수 있다. 최적화란 출력의 감속을 최소화시키면서 반가층을 증가시키는 것이다. 토레우스여과판과 같은 복합 여과판을 사용하여 최적화를 만들어 낼 수 있다.

⑨ 토레우스여과판은 주석, 구리, 알루미늄 이렇게 3개의 여과판으로 구성된다. 예를 들어 토레우스 I 여과판은 0.2 mm Sn + 0.25 mm Cu + 1 mm Al으로 구성된다.

⑩ 관용전압 엑스선 치료 선속에서의 반가층을 최적화하기 위한 토레우스여과판 원리는 그림 7.1에 설명되어 있다.

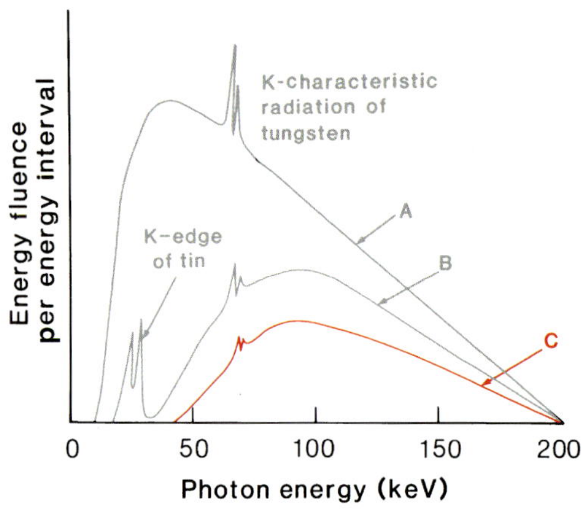

그림 7.1. 다양한 여과판(filter)에 따른 엑스선스펙트럼 분포 변화를 보여주는 개략적인 그래프. 곡선 A는 Al, B는 Sn + Al, C는 Sn + Cu + Al이다.

그림 7.1은 다음과 같은 것을 보여준다.

- 주석은 텅스텐 표적에서 생성된 K-특성방사선을 우선적으로 줄인다.
- 구리는 주석을 통과하여 나온 K-특성방사선을 우선적으로 거른다.
- 알루미늄은 구리를 통과하여 나온 K-특성방사선을 효과적으로 흡수한다.

⑪ 복합 여과판은 가장 높은 원자번호 물질을 엑스선 표적에 가까이 두는 순서로 배열하는 것이 중요하다. 그러므로 토레우스 여과판에서 주석은 엑스선관을 향해, 알루미늄은 환자를 향해 그리고 구리는 주석과 알루미늄 사이에 배치한다.

1.2. 최고전압(peak voltage(kV_p 혹은 MV))

엑스선의 최대에너지는 표적에 부딪히는 전자의 운동에너지에 따라 결정된다.

① 진단 또는 심부치료 엑스선 장치에서, keV로 나타낸 최대 광자에너지를 kV_p라고 할 수 있다.

② 선형가속기와 같은 것에 의해 생성되는 메가볼트(MV) 빔에서 최대 광자 에너지는 표적에 부딪힌 전자의 에너지에 따라 결정된다. 그러나 최대 광자에너지는 엑스선관에서 적용되는 전압에 의해 생성되는 빔처럼 MV로 표시된다.

- 최고전압은 엑스선관에서 직접(전압분배기, 구간격법) 또는 간접(형광법, 감쇠법, Ardran-Crooks 카세트 같은 투과도계)적인 방법으로 측정할 수 있다.
- 메가볼트 엑스선의 최대에너지는 신틸레이션 분광계 또는 광방사화박(광방사화비 방법)으로 측정한다. 그러나 가장 흔

히 사용되는 방법은 문헌 등에서 제공된 자료와 물에서의 깊이선량백분률 분포를 비교하는 방법이다.

1.3. 평균에너지

엑스선의 스펙트럼 분포는 에너지에 대한 광자플루언스(fluence)나 에너지플루언스의 분포로 간주된다. 플루언스에 기초를 둔 평균에너지의 계산은 식 7.2와 같다.

$$\bar{E} = \frac{\int_0^{E_{max}} \Phi_E \cdot E \cdot dE}{\int_0^{E_{max}} \Phi_E \cdot dE} \tag{7.2}$$

여기서 $\Phi_E = \dfrac{d\Phi(E)}{dE}$ 이다.

이와 유사하게 에너지 플루언스 분포에 기초를 둔 평균에너지의 계산은 식 7.3과 같다.

$$\bar{E} = \frac{\int_0^{E_{max}} \Psi_E \cdot E \cdot dE}{\int_0^{E_{max}} \Psi_E \cdot dE} \tag{7.3}$$

그러나 위의 두 식은 $\Phi_E \neq \Psi_E$ 때문에 평균에너지 값이 다르게 계산된다. 그래서 평균에너지 계산에 이용되는 분포형태를 규정하는 것이 중요하다. 이러한 평균에너지 인자는 빔 에너지에 대한 검출기 응답의 계산과 같은 선량측정에 유용하다.

1.4. 유효에너지

엑스선은 에너지의 관점에서 불균질하기 때문에 때로는 엑스선 선속의 질을 유효에너지로 표시하는 것이 편리하다.

① 유효(또는 등가)에너지는 주어진 방사선과 같은 비율로 감쇠하는 단일에너지빔에서 광자선의 에너지이다.

② 엑스선 빔의 유효에너지는 주어진빔과 동일한 선감쇠계수(μ) 또는 같은 HVL을 지닌 단일에너지 광자선의 에너지라고 정의할 수 있다.

③ 그림 7.2는 표층 및 심부치료용 전압 범위 내에 엑스선 빔에 관한 유효에너지와 반가층 간의 관계를 보여준다.

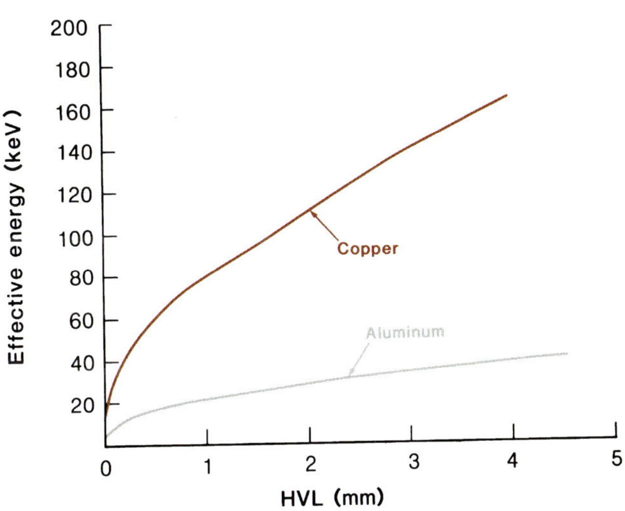

그림 7.2. 반가층에 의한 유효에너지의 곡선. 단일에너지 광자선의 감쇠계수를 이용하여 계산한 자료.

④ 여과가 많이된 엑스선에서 유효 또는 평균에너지는 대략 최고에너지의 1/3이다. 예: 선형가속기로부터 나온 6 MV 엑스선 은 대략 2 MeV의 평균에너지를 갖는다.

1.5. 에너지 스펙트럼

반가층은 치료용방사선의 특징을 나타내는 유용한 인자이지만, 이는 근사값일 뿐이고 광자에너지 분포 스펙트럼에 민감한 시스템에서는 사용될 수 없다. 다음은 그 예이다.

① 서로 다른 광자의 에너지에 따라 큰 변화를 보이는 방사선검출기(예: 필름, 다이오드)들이나 심지어는 이온함조차 거의 다 에너지에 의존적이다. 이러한 경우에 스펙트럼의 분포가 선질의 변수와 관계있다.

② 이러한 작업이나 또 다른 시험작업(예: 빔 모델링)에서 광자의 스펙트럼을 정하는 것이 매우 중요하다.

③ 엑스선의 에너지 스펙트럼을 계산하여 구하거나(전산모사) 측정할 수 있다(신틸레이션 분광분석).

④ 신틸레이션 분광계는 크리스탈이나 인광체(phosphor)로 구성되어 있으며, 주로 요오드화나트륨(NaI, sodium iodide)이 광전자증배관에 부착되어 있다(그림 7.3).

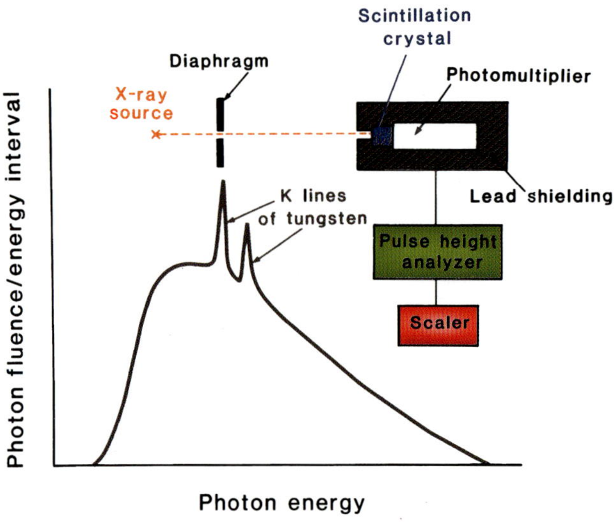

그림 7.3. 신틸레이션 분광계로 측정한 엑스선의 에너지 스펙트럼.

⑤ 분광분석의 원리는 아래와 같다.

엑스선 광자가 인광체 물질에 들어옴 ➤ 추출된 전자에 의해 생긴 여기와 전리가 섬광(가시광선이나 자외선영역의 빛 광사생성)을 만듦 ➤ 광선사증배관에 있는 광음극(photocathode)에 의해 섬광이 감지됨 ➤ 저에너지 광전자가 방출됨 ➤ 광전자증배관의 다이노드에 의해 전자의 수집과 증폭(수백만 배)이 일어남 ➤ 크리스탈로 들어오는 엑스선 광자의 에너지에 비례하는 출력펄스가 발생함 ➤ 파고분석기(multichannel analyzer)에 의해 펄스의 크기가 다른 것들이 분별됨 ➤ 각 파고분석기는 각각의 입력 광자의 에너지에 맞는 펄스를 축적함 ➤ 광자의 에너지에 따른 에너지 간격당 광자의 흐름의 스펙트럼이 나오게 됨(그림 7.3).

2. 임상에서의 선질 (Specification of Clinical Beam Quality)

임상에서의 광자선의 선질은 빔의 투과되는 능력과 관계되는 인자들로 표현된다. 예를 들면 반가층, kV_p 또는 MV, 물의 특정한 깊이에서의 깊이선량백분율(PDD) 또는 기준 상태에서의 깊이선량(depth dose)의 비와 같은 것들이다. 다음은 임상에서 사용되는 광자선의 선질을 명시 중 가장 많이 사용하거나 추천되는 인자들이다.

① 표층 또는 관용전압 엑스선 감마선: 반가층과 kV_p 둘 다 사용 가능하지만 주로 반가층만 사용하는 것을 선호(ICRU 보고서 10b, 1964에 의해 권장됨)

② 감마선 : 감마선의 에너지 또는 원래의 핵종. 예: ^{60}Co감마선으로부터 방출되는 감마선의 선질은 1.17 MeV와 1.33 MeV(평균 1.25 MeV) 또는 단순히 ^{60}Co감마선이라는 단어로 표현된다.

③ 메가볼트(MV) 엑스선: MV(광자의 최대에너지 또는 표적에 충돌하는 전자의 운동에너지) 엑스선이 다양한 에너지로 구성된 스펙트럼을 갖고 있기 때문에(제동복사 스펙트럼), 엑스선관에 적용된 전압에 의해 엑스선이 발생하는 것처럼 최대에너지는 MV로 표시된다.

제 7 장 복습문제

다항식 선택법에서 하나 이상의 정답이 있을 수 있음.

다음의 표는 엑스선의 강도(intensity)와 알루미늄 여과판의 두께와의 관계이다. 이 표를 이용하여 문제 1에서 3번을 푸시오.

Filter Thickness [mm]	Reading/Unit Time [nC]
0	100
1.0	67.0
2.0	54.9
3.0	48.0
5.0	40.1
10.0	31.0
15.0	26.5
17.0	25.3
18.0	24.7
20.0	23.7

1. 이 엑스선의 첫번째 반가층(HVL)은 무엇인가?

a) 1.7 mm Cu

b) 2.0 mm Al

c) 2.7 mm Al

d) 0.5 mm Al

e) 0.5 mm Cu

2. 이 엑스선에 대해 알루미늄에서의 선감쇠계수(attenuation coefficient) μ는 얼마인가?

a) 0.26 mm^{-1}

b) 0.35 mm^{-1}

c) 0.41 mm^{-1}

d) 1.4 mm^{-1}

e) 2.0 mm^{-1}

3. 이질성(homogeneity) 계수의 정의는 첫번째 반가층을 두번째 반가층으로 나눈 값이다. 이 빔에 대한 이질성계수는 얼마인가?

a) 0.15 b) 0.18 c) 1 d) 5.6 e) 6.5

4. 광자선의 최고에너지(peak enegry)가 동일한 아래 3개의 광자선에서 반가층이 가장 큰 엑스선은 무엇인가?

1) 여과판(filter) 없이 생성된 엑스선

2) 2.0 mm Al의 여과판을 통해 나온 엑스선

3) 단일에너지 엑스선

a) 여과판없는 엑스선

b) 여과된 엑스선

c) 단일에너지 엑스선

d) 위 엑스선이 다 똑같다.

e) 주어진 정보가 충분하지 않다.

5. 메가볼트(MV) 광자선의 선질은 20 cm 깊이와 10 cm 깊이에서의 흡수선량의 비로도 나타낼 수 있다. 만약 6 MV 광자선의 흡수선량의 비가 0.68이라면 이 광자선의 감쇠계수는 대략 얼마인가? 단, 산란선은 무시한다.

a) 0.029 cm^{-1}

b) 0.039 cm^{-1}

c) 0.049 cm^{-1}

d) 0.059 cm^{-1}

e) 0.069 cm^{-1}

6. 반가층은 "좋은배치(good geometry)" 조건에서 측정되어야 하는 데 여기서 "좋은 배치"이란?

a) 산란선이 없는 좁은 선속(narrow beam)

b) 산란선이 있는 넓은 선속(broad beam)

c) 산란선을 피하기 위해 흡수체에서 멀리 떨어져 위치한 검출기(detector).

d) 충분한 산란선을 제공하기 위해 충분한 깊이에 팬톰에 삽입된 이온함.

7. 관용전압 엑스선 치료용 토레우스여과판(thoreaus filter)은 ?

a) 알루미늄이 환자쪽으로 향해야 한다.

b) 주석이 환자쪽으로 향해야 한다.

c) 구리가 환자쪽으로 향해야 한다.

d) 납은 엑스선관쪽으로 향해야 한다.

8. 만약에 엑스선관의 고압단자(high tension leads)에 접근이 가능하다면 다음 중 어떤 장비를 이용해서 최고전압(kV_p)을 측정할 수 있는가?

a) 투과도계(penetrameter)

b) 전압분배기(voltage divider)

c) 구간격기구(sphere-gap apparatus)

d) 위스콘신 검사 카세트(wisconsin test cassette)

9. 6 MV 엑스선의 반가층이 13.3 mm 납일 때 이 빔은? (힌트: 교과서 부록 A-7를 참조하시오)

a) 질량감쇠계수는 4.59×10^{-3} m^2kg^{-1}이다.

b) 납에서의 질량에너지흡수계수는 물에서와 같다.

c) 질량감쇠계수는 질량에너지흡수계수보다 크다.

d) 유효에너지는 약 2 MeV이다.

10. 메가볼트(MV) 빔에서 최고광자에너지(peak photon energy)**를 결정할 수 있는 방법은?**

a) 납을 이용한 반가층의 측정

b) 기존의 데이터와 깊이선량분포(depth dose distribution)의 비교

c) 전압분배기(Voltage divider)를 이용하여 MV_p를 측정

d) 광방사화비(Photoactivation ratio)를 구함

CHAPTER

제 8 장

흡수선량 측정

강의

8A

선량측정 개념

주제개요

다음 주제들이 이 강의에서 논의된다.

- ▶ 흡수선량
- ▶ 커마, 조사선량과 흡수선량
- ▶ 브래그-그레이 공동이론
- ▶ 선량교정 절차서
- ▶ 방사성선원에 대한 조사선량률상수

1. 흡수선량 (Absorbed Dose)

① 흡수선량 (혹은 간단히 선량)이라는 물리량은 임의의 매질의 단위 질량당 흡수된 에너지로 정의한다. 수학적으로 선량은 $\frac{d\bar{E}}{dm}$ 이고, 여기서 $d\bar{E}$ 는 이온화방사선에 의해 질량 dm의 물질에 부여된 평균에너지이다.

② 선량의 옛 단위는 라드(rad, 방사선흡수선량에 대한 머리글자이다)이고, 흡수물질의 그램(g)당 100 에르그(erg)의 에너지의 흡수를 나타낸다(식 8.1).

$$1\ \text{rad} = 100\ \text{ergs/g} = 10^{-2}\ \text{J/kg} \tag{8.1}$$

흡수선량에 대한 SI 단위는 그레이(gray, Gy)이고 식 8.2와 같이 정의한다.

$$1\ \text{Gy} = 1\ \text{J/kg} \tag{8.2}$$

따라서 그레이(Gy), 센티그레이(cGy)와 라드(rad)와의 관계는 식 8.3과 같이 나타낼 수 있고

$$1\ \text{Gy} = 100\ \text{rad} = 100\ \text{cGy} \tag{8.3}$$

혹은 식 8.4과 같이 나타낼 수 있다.

$$1\ \text{rad} = 10^{-2}\ \text{Gy} = 1\ \text{cGy} \tag{8.4}$$

2. 커마, 조사선량과 흡수선량 (Kerma, Exposure, and Absorbed Dose)

2.1. 커마(kerma)

커마는 물리량으로서 단위 질량당 매질 내에 방출된 운동에너지이다. 수학적으로는 dE_{tr}를 dm으로 나눈 값이다. 여기서

dE_{tr}란 매질의 질량 dm 내에서 비대전입자(광자)에 의해 자유롭게 된 모든 대전입자(전자와 양전자)들의 초기 운동에너지의 합이다.

커마의 단위는 선량의 단위와 같은 J/kg이다.

① 커마는 충돌커마(K^{col})와 방사커마(K^{rad})로 나눌 수 있다. 수학적으로는 식 8.5, 8.6, 8.7과 같이 나타낸다.

$$K = K^{col} + K^{rad} \tag{8.5}$$

여기서

$$K^{col} = \Psi\left(\frac{\bar{\mu}_{en}}{\rho}\right) \tag{8.6}$$

그리고

$$K^{rad} = \Psi\left(\frac{\bar{\mu}_{en}}{\rho}\right) \times \left(\frac{\bar{g}}{1-\bar{g}}\right) \tag{8.7}$$

여기서 Ψ는 광자에너지플루언스이고, $\frac{\bar{\mu}_{en}}{\rho}$ 는 평균질량에너지흡수계수, $\bar{g}$ 는 방사화(제동복사)과정으로 잃은 전자에너지의 평균 분율이다.

2.2. 조사선량과 커마

조사선량은 공기 중에서 충돌커마의 이온화의 등가량이다. 수학적으로는 식 8.8과 같다.

$$X = (K^{col})_{air} \times \left(\frac{e}{\overline{W}}\right) \tag{8.8}$$

여기서 $\overline{W}$는 건조공기에서 한 개의 이온쌍을 생성하는데 필요한 평균에너지이고, e는 전자의 전하량이다. $\overline{W}$는 모든 전자에너지에 대해 거의 일정하고, 한 개의 이온쌍당 33.97 eV이다. 건조공기에서 단위 이온화전하량당 흡수에너지는 $\frac{\overline{W}}{e}$ = 33.97 J/C이다.

2.3. 흡수선량과 커마

고에너지 광자선(MV)이 매질에 입사할 때 흡수선량과 커마와의 관계는 그림 8A.1에서 설명되어 있다. 광자선으로부터 매질 내로 흡수되는 흡수선량은 식 8.9와 같이 커마와 관계가 있다.

$$D = \beta \cdot K^{col} \tag{8.9}$$

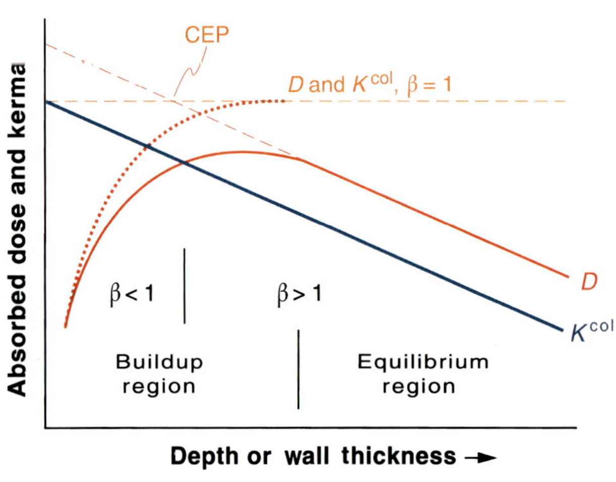

그림 8A.1. 메가볼트(MV) 광자선에 대한 흡수선량(D)과 충돌커마(K^{col})간의 관계. β는 흡수선량대 충돌커마와의 비율이다. CEP로 표시된 점은 전자발생중심이다.
(출처: Loevinger R. A formalism for calculation of absorbed dose to a medium from photon and electron beams. Med Phys. 1981;8:1, with permission.)

여기서 D는 흡수선량이고, β는 주어진 지점에서 흡수선량과 충돌커마의 비율이다.

① 여기서 커마는 표면에서 최대이며 깊이에 따라 감소하고, 선량은 처음에는 최대값까지 증가하다가 커마와 같은 비율로 감소한다.

② $\beta < 1$, 초기 선량증가영역

③ $\beta = 1$, 선량과 충돌커마가 동일한 영역(전자평형)

④ $\beta > 1$, 선량이 충돌커마를 초과하는 영역(과도전자평형)

2.3.1. 공기흡수선량

전자평형상태(CPE)에서 공기흡수선량은 식 8.10과 같다.

$$D_{\text{air}} = (K^{\text{col}})_{\text{air}} = X \times \frac{\bar{W}}{e} \tag{8.10}$$

조사선량이 뢴트겐(R) 단위로 주어진다면 공기흡수선량은 cGy 단위로 식 8.11과 같다.

$$D_{\text{air}}(\text{cGy}) = 0.876\ X\,(\text{R}) \tag{8.11}$$

① 공기에 대한 R/rad 변환계수는 0.876이다. 다시 말하면 1R = 0.876 cGy이다.

2.3.2. 임의의 매질에 대한 흡수선량

전자평형상태(CPE)에서 임의의 매질에 대한 R/rad 변환계수(f_{med})는 식 8.12와 같다.

$$f_{\text{med}} = 0.876\frac{(\bar{\mu}_{\text{en}}/\rho)_{\text{med}}}{(\bar{\mu}_{\text{en}}/\rho)_{\text{air}}} \tag{8.12}$$

① f_{med}는 매질의 구성 성분과 빔에너지에 의존한다. 예를 들면 20 keV 엑스선의 경우 cGy/R은 공기 중에서 0.876이고 물에서 0.892이고, 뼈에서 4.07이다. 그러나 ^{60}Co 감마선에서는 cGy/R은 공기 중에서 0.876, 물에서 0.971, 뼈에서 0.96이다.

2.4. 조사선량으로부터 매질내 흡수선량 계산

"자유공기" 중에서 측정된 조사선량은 측정지점에서 전자평형상태가 유지될 경우 그 지점에서 임의의 매질에 대한 흡수선량으로 변환될 수 있다. 예를 들면 자유공간에서 선량($D_{\text{f.s}}$)(자유공기 중에 위치한 등가두께의 미소한 조직질량에 대한 흡수선량)은 자유공기 중에서 조사선량을 이용하여 식 8.13과 같이 계산할 수 있다.

$$D_{f.s.} = X \cdot f_{tissue} \cdot A_{eq} \tag{8.13}$$

여기서 A_{eq}는 작은 등가조직질량의 중심에서의 에너지 플루언스 대 동일한 지점에서 자유공기 중의 에너지 플루언스의 비를 나타내는 투과계수이다.

마찬가지로 임의의 매질에서 조사선량 측정(예: 이온함 공동 중심에서의 조사선량)은 측정점에서 매질에 대한 선량(공동이 없을 시)으로 변환될 수 있다(식 8.14).

$$D_{\text{med}} = X \cdot f_{\text{med}} \cdot A_{\text{m}} \tag{8.14}$$

A_{m}은 이온함 공동이 매질로 대치될 때 점 P에서의 광자에너지 플루언스에 대한 투과계수이다.

① 위 두 수식은 과거에 공기 중에서나 물과 같은 임의의 매질에서 저에너지 광자선(^{60}Co까지의)을 교정하기 위해 사용했다. 그러나 미국의학물리학회(AAPM) TG-51 혹은 국제원자력기구(IAEA) TRS-398과 같은 현재의 교정 절차서에서는 임상에서 사용하는 것을 권고하고 있다.

3. 브래그-그레이 공동이론 (Bragg-Gray Cavity Theory)

① 브래그-그레이(B-G) 공동이론의 원리는 매질 속에 삽입된 기체로 가득 찬 공동 내에서 생성된 이온화가 공동 주위를 둘러싸고 있는 매질에 흡수된 에너지와 관계가 있다는 것이다. 그림 8A.2는 매질 내 삽입된 공기 공동을 보여주고 있다.

② 매질내 삽입된 공동은 영향을 미칠 수도 있는데, 공동의 크기가 공동이 없는 경우에 전자수 혹은 전자분포에 영향을 미치지 않을 만큼 작다면, 식 8.15 (B-G 이론에 대한 스펜서-아틱스 공식)가 적용된다.

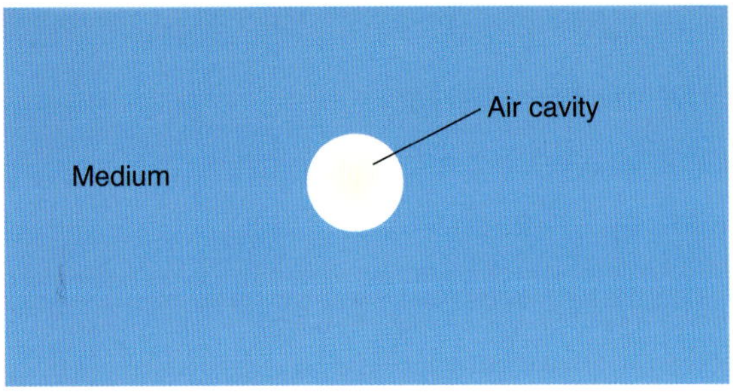

그림 8A.2. 매질 내에 놓인 공기공동에 대한 그림.

$$D_{\text{med}} = J_g \cdot \frac{\overline{W}}{e} \cdot \left(\frac{\overline{L}}{\rho}\right)_g^{\text{med}} \tag{8.15}$$

여기서 D_{med}는 공동이 없을 때의 매질내 흡수선량이고, J_g는 공동 기체의 단위 질량당 생성된 한쪽 부호의 이온전하량이고, $(\overline{L}/\rho)_g^{med}$ 는 공동을 지나는 전자들에 대한 매질 대 공기의 가중평균제한질량저지능비이다. $J_g\left(\frac{\overline{W}}{e}\right)$ 는 공동기체의 단위질량당 흡수된 에너지이다.

③ 뢴트겐(R) 단위로 조사선량은 3 MeV(실제적으로 ^{60}Co 감마선 이상)이상의 광자선 에너지에서는 정확하게 측정할 수 없지만 브래그-그레이 공동이론은 흡수선량 측정에 있어 이온화 방사선의 종류 또는 에너지에 따른 제한이 없다.

3.1. 브래그-그레이(Bragg-Gray) 공동으로서의 이온함

매질(예: 물) 속에 놓인 이온함은 브래그-그레이 공동으로 간주할 수 있다. 이온함 공동의 크기가 한정되어 있기 때문에 B-G 이론의 스펜서-아틱스 공식을 적용하지만 이온함 공동과 이온함 벽 물질이 주위 매질과 같지 않기때문에 발생하는 전자 플루언스의 교란을 추가적으로 보정한다.

이온함 공동이 공기라면 식 8.16이 적용된다.

$$D_{\text{med}} = D_{\text{air}} \cdot \left(\frac{\overline{L}}{\rho}\right)_{\text{air}}^{\text{med}} \cdot P_{\text{repl}} \cdot P_{\text{wall}} \tag{8.16}$$

여기서 D_{air}는 공동 공기에 대한 흡수선량이고, P_{repl}는 점 P에서 매질내 공동의 삽입으로 인한 전자와 광자 플루언스의 교란을 보정하는 이온함 대체보정인수, P_{wall}는 매질과 다른 이온함 벽 물질로 인한 교란을 고려하는 인수이다. 위 식은 TG-21 교정 절차서의 기본 수식이다.

① 최근 선량교정 절차서(TG-21, TG-51과 IAEA TRS-398)에서는 물팬톰내 이온함으로 측정한 이온전하량을 이온함이 없을 때의 물 흡수선량으로 변환하기 위하여 다양하게 보정하여 B-G 공동이론을 사용한다.

4. 선량교정 절차서 (Dose Calibration Protocols)

4.1. 미국의학물리학회(AAPM) TG-21

미국의학물리학회 교정 절차서 TG-21(1983년 발표)은 미국의학물리학회 TG-51 절차서로 대체되었다.

① TG-21은 공기커마 혹은 N_x(^{60}Co 감마선에 대한 조사선량교정인수)로 정의된 이온함 교정인수가 필요하다. N_{gas}(단위 이온전하당 공동 공기의 선량)는 N_x와 이온함과 관련된 인수들로부터 계산한다.

② 이 절차서에서 광자선과 전자선의 교정에 대한 기본 수식은 각각 식 8.57와 8.66(교과서 4판 참조)로 주어진다.

4.2. 미국의학물리학회(AAPM) TG-51

① TG-51과 TG-21 사이의 주된 차이는 TG-51의 경우에는 물 흡수선량, TG-21의 경우에는 공기커마 혹은 조사선량교정인수에 기초를 둔다는 것이다.

② TG-51 절차서에서 교정기관(미국 표준기술연구소, NIST) 혹은 인준된 미국 공인선량교정연구소(ADCL)로부터 제공받은 이온함 교정인수($N_{D,w}$)는 기준 조건하에서 측정된 물에 대한 ^{60}Co 감마선 흡수선량이다.

③ 물 흡수선량 교정을 위한 기본적인 TG-51 수식은 식 8.17과 같다.

$$D_w^Q = M k_Q N_{D,w}^{^{60}Co} \quad (8.17)$$

④ D_w^Q는 선질 Q에서 기준 측정점에서의 물 흡수선량이다. M은 이온 재결합, 온도와 기압, 전기계 교정과 이온함 극성효과에 대해 완전히 보정한 전기계 지시값이다. k_Q는 ^{60}Co 감마선에 대한 물 흡수선량교정인수를 임의의 선질 Q에 대한 교정인수로 변환하는 선질변환계수이다. $N_{D,w}^{^{60}Co}$는 기준 조건하의 ^{60}Co 감마선에서 이온함에 대한 물 흡수선량교정인수이다.

⑤ $N_{D,w}^{^{60}Co}$에 대한 NIST 1차 표준은 현재 열량계를 이용한 절대선량측정에 토대를 두고 있다. NIST에 공인선량교정연구소(ADCL)에서 소급성이 있는 기준 조건을 제공하기 위해 전달 이온함을 사용한다.

⑥ 광자선 교정을 위한 선질은 물 속 깊이 10 cm, 선원피부거리(SSD) 100 cm에서 조사면의 크기 10×10 cm에 대한 빔의 광자성분에 대한 깊이선량백분율(%dd(10)$_x$)로 규정한다.

⑦ 전자선 교정을 위한 선질은 넓은 조사면의 크기 10×10 cm (R_{50}>8.5 cm인 경우, ≥ 20×20 cm^2)에 대한 물 속 50% 선량깊이(R_{50})으로 규정한다.

⑧ 광자선의 교정은 물 속 깊이 10 cm에서 수행한다. 또한 측정된 선량을 깊이선량백분율 혹은 최대조직선량비(TMR)를 사용하여 최대선량 기준깊이(d_{max})에서의 선량으로 변환할 수 있다. 가속기에서 민감도를 선원피부거리 100 cm(SSD 교정) 혹은 선원축거리(SAD) 100 cm(SAD 교정)에서 조사면 크기 10×10 cm에 대하여 1에 가깝게 되도록 D_{max}/MU 값을 조정한다.

⑨ 전자선의 교정은 $d_{ref} = 0.6\,R_{50} - 0.1$로 주어진 기준깊이 d_{ref}에서 수행한다. 그리고 d_{ref}에서 깊이선량백분율을 사용하여 d_{max}에서의 흡수선량으로 변환한다. 교정은 조사면의 크기 10×10 cm에 대하여 D_{max}/MU값이 1과 동일하게 설정한다.

⑩ 측정선량에 있어 TG-21과 TG-51 사이의 차이는 광자선의 경우 2% 미만이고, 전자선의 경우 5% 정도로 나타난다.

4.3. 국제원자력기구(IAEA) TRS-398

① 미국의학물리학회 TG-51과 국제원자력기구 TRS-398 사이에 사소한 차이가 있다. 두 절차서 사이의 주된 차이점은 TRS-398에서는 선질인자 k_Q로 %dd(10)$_x$ 대신 TPR$_{20,10}$을 사용한다는 것이다. TPR$_{20,10}$는 동일한 선원이온함거리(SCD) 100 cm에서 20 cm 깊이에서의 이온화량과 10 cm 깊이에서의 이온화량의 비로 결정된다.

② 메가볼트 광자선과 전자선의 교정에 대한 기본 수식은 표기를 제외하고 TG-51과 같다.

③ IAEA TRS-398에 대한 흡수선량 교정의 정확성은 미국의학물리학회 TG-51에 대한 정확성과 비슷하다.

5. 방사성선원에 대한 조사선량률상수 (Exposure Rate Constant for Radioactive Sources)

① 조사선량률상수는 단위 길이에서 점 방사성선원과 단위 방사능 세기로부터의 조사선량률로 정의한다. 특수단위는 Rm^{2}h^{-1}Ci^{-1}이고 방사능의 세기가 1 Ci인 점 선원으로부터 1 m 떨어진 거리에서의 시간당 조사선량을 나타낸다.

② 방사성선원은 모두 고유한 조사선량률상수를 가진다. 이것은 붕괴도식에서 방출된 광자에너지, 공기 중 에너지흡수계수, 각 에너지의 붕괴당 광자의 수에 의존한다.

③ 조사선량률상수(Γ_δ)는 식 8.18과 같다.

$$\Gamma_\delta = 193.8\sum_{i}^{N} f_i E_i \left(\frac{\mu_{en}}{\rho}\right)_{air,i} \text{R m}^2\ \text{h}^{-1}\ \text{Ci}^{-1} \tag{8.18}$$

여기서 δ는 방출된 최소 광자에너지에 대한 적절한 문턱에너지이고, f_i는 광자에너지 E_i의 붕괴당 방출된 광자의 수이고, $\left(\frac{\mu_{en}}{\rho}\right)_{air,i}$ 는 광자에너지 E_i에 대한 질량에너지흡수계수이다. 이 식에서 에너지 E_i의 단위는 MeV이고, $\left(\frac{\mu_{en}}{\rho}\right)_{air,i}$ 는 m^2/kg 이다.

④ 조사선량률상수는 점 선원이 공기 중에 위치해 있다고 가정한다. 이 상수에는 선원의 여과(언급하지 않는 한), 선원의 디자인, 매질 내에서 광자 플루언스의 감쇠 혹은 산란의 영향은 포함되어 있지 않다. 또한 조사선량률상수는 광자플루언스(혹은 조사선량률)는 거리역자승법칙에 부합될 수 있도록 거리에 따라 엄격하게 변화한다는 것을 가정한다.

강의
8B

선량계

주제개요

다음 주제들이 이 강의에서 논의된다.

- ▶ 절대선량계
  - 열량계
  - 화학선량계
- ▶ 2차선량계
  - 열형광선량계
  - 실리콘다이오드
  - 방사선사진필름
  - 방사크롬필름

1. 절대선량계 (Absolute Dosimeters)

① 절대선량계란 다른 검출기에 대한 기준없이 1차 원리만으로 선량을 결정한다는 의미이다.

② 알려진 체적에 대해 특별히 설계된 자유공기이온함(예를 들면 NIST에서), 열량계, 화학선량계(Fricke)등이 있으며 이러한 절대선량계들은 1차 표준이라고 불린다.

1.1. 열량계

열량계는 적은 양의 에너지가 화학적 변화의 형태로 나타나는 반면 방사선으로부터 매질 내로 흡수된 에너지는 궁극적으로 열로 나타난다는 원리에 기초한다. 이것이 정확하게 측정되었다면 단위 질량당 흡수된 에너지 혹은 흡수선량과 관련있는 흡수 매질의 온도가 조금 상승하게 된다. 화학적 변화(열 결손)로 인한 열변화(양 혹은 음)를 무시한다면 선량 1 그레이(Gy)의 흡수로 인한 물 온도의 상승을 식 8.19과 같이 계산할 수 있다.

$$1\,\text{Gy} = 1\ \text{J kg}^{-1} = \frac{1}{4.18}\,\text{cal kg}^{-1} \tag{8.19}$$

여기서 4.18은 열의 일 당량이다(에너지 4.18 주울(J)은 열 1 칼로리(cal)와 같다). 물의 비열이 1cal/g/℃ 혹은 10^3cal/kg/℃이기 때문에 1 Gy에 의한 온도 상승(ΔT)은 식 8.20과 같다.

$$\begin{aligned}\Delta T &= \frac{1}{4.18}(\text{cal kg}^{-1})\cdot\frac{1}{10^3}(\text{kg cal}^{-1}\,{}^\circ\text{C}) \\ &= 2.39\times10^{-4}\,{}^\circ\text{C}\end{aligned} \tag{8.20}$$

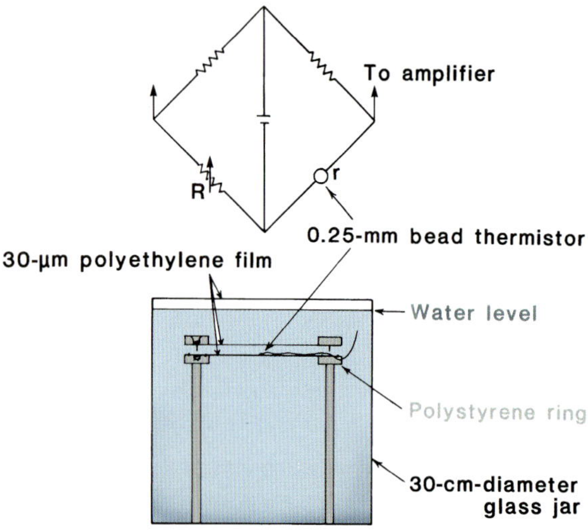

그림 8B.1. Domen 열량계에 대한 도식. (Redrawn from Domen SR. Absorbed dose water calorimeter. Med Phys. 1980;7:157.)

③ 작은 온도 상승을 측정하기 위해서 써미스터를 가장 널리 사용하고 있다.

④ 써미스터는 온도의 변화가 작아도 전기저항 값의 변화가 크게(대략 1 ℃당 5%) 나타나는 반도체이다.

⑤ 저항값의 변화는 휘스톤 브리지라 불리는 장치로 측정한다. 온도 상승과 선량은 서로 상관관계가 있다.

⑥ Domen 열량계(그림 8B.1)는 물속에서 0.5 % 정밀성을 가지며 분당 약 4 Gy의 선량율을 측정한다.

1.2. 화학선량계(Fricke)

이 선량계는 1 mmol/L 황산제1철(혹은 황산제1철 암모늄), 1 mmol/L 염화나트륨(NaCl) 그리고 0.4 mmol/L 황산으로 구성되어 있다. 용액내 염화나트륨이 있는 이유는 필요한 예방조치를 모두 취했음에도 불구하고 존재하는 유기적 불순물들의 영향을 없애기 위해서이다. 이 용액은 조사되면 제일철이온(Fe^{2+})이 방사선에 의해 산화되어 제이철이온(Fe^{3+})으로 된다. 제이철이온 농도는 선량측정 용액의 분광측광법(spectrophotometry)에 의해 결정되는데, 이것은 파장이 224~304 nm 사이인 자외선에서 최고의 흡수값을 보인다.

① *G* 값은 흡수된 에너지 100 eV당 생성된 분자수로 정의된 방사선 화학수율이다. 따라서 주어진 광자선에 대해 제이철이온 수율을 측정한다면 *G* 값을 알고 있을 때 흡수된 에너지를 계산할 수 있다.

② *G* 값은 ^{137}Cs 감마선에너지에서부터 30 MeV까지 광자선에너지에 대해 15.5~15.7/100 eV의 값을 갖는다. 0.4 mol/L H_2SO_4 선량계용액에서 대해 1~30 MeV 에너지 범위의 전자선의 상수 *G* 값은 15.7 ± 0.6/100 eV가 권장된다.

2. 2차선량계 (Secondary Dosimeters)

2차선량계는 1차선량계에 대한 교정이 필요하다. 예: 지두형이온함과 평행평판형이온함(강의 6B에서 논의됨).

열형광선량계(TLD), 다이오드와 필름은 2차선량계이나 주로 상대적인 선량측정을 위해 사용된다. 이들은 교정받은 이온함을 이용하여 교정이 필요하고, 에너지 의존성과 선량반응 특성에 영향을 미칠 수 있는 그 외 다른 조건들에 대한 추가적인 보정이 필요할 수 있다.

2.1. 열형광선량계

가장 일반적으로 사용되고 있는 열형광선량계는 소량의 불순물(마그네슘, Mg)을 함유한 플루오르화 리튬(LiF)으로 이루어져 있다. 열형광선량계는 특수한 선량측정 상황에서 사용할 수 있도록 다양한 형태와 크기로 이용할 수 있다(예를 들면 가루 형태의 캡슐, 압축된 로드 혹은 칩. 테프론 혹은 실리콘 디스크에 삽입된 결정체 등으로 사용할 수 있다). 열형광선량계는 선량-반응 곡선에 관하여 적당히 열처리와 재교정을 한다면 재사용할 수 있다.

① 열형광선량계 인광물질의 밀도는 2.6 g/cm³이고, 유효원자번호는 약 8.2(근육 7.6, 물 7.5의 유효원자번호(Z)와 비교됨)이다. 그러나 대부분 실제 선량측정 시 열형광선량계는 조직등가라 가정한다.

② 열형광선량계 반응은 임상에서 사용되는 메가볼트에너지 범위의 광자선과 전자선에서 거의 에너지에 독립적이다. 그러나 선량계의 형태나 크기가 특정 빔과 조사조건에 플루언스 교란을 일으켜 정확도에 영향을 미칠 수 있다.

③ 방사선 조사 후 열형광(TL)의 바램(퇴색)은 12 주 동안 약 5%이하로 나타난다. 그래서 조사된 샘플을 느긋하게 판독할 수 있다.

④ 선량을 측정하기 위한 유용한 열형광선량계 선량범위는 대략 10^{-5} Gy에서 10^{3} Gy이다.

⑤ 열형광선량계는 2차 선량계이기 때문에 선량반응곡선을 결정하기 위하여 교정된 선량계를 이용하여 교정해야 한다. 실제 선량반응곡선이 그림 8B.2에 나타나 있다.

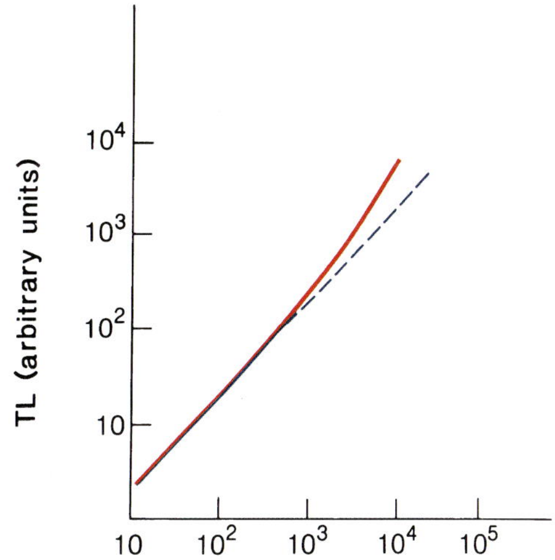

그림 8B.2. TLD-100 가루에 대한 열형광(TL) 대 흡수선량곡선의 도식적인 실례.

⑥ 선량반응곡선은 일반적으로 약 10 Gy까지 선형적인 특성을 보이나 그 이상에서는 초-선형성을 나타낸다.

⑦ 세심한 주의와 품질관리를 통해 열형광선량계를 사용할 때 약 3%의 정확도를 얻을 수 있다.

⑧ 열형광선량계 물질은 다양한 모양과 크기로 사용할 수 있기 때문에 선량증가영역이나 근접치료선원 주위에서 선량분포를 측정하거나 개인용 피폭선량계와 같은 특별한 선량을 측정하는데 사용될 수 있다.

2.2. 실리콘다이오드

그림 8B.3은 동축케이블에 연결되고 에폭시 용기 물질 내에 넣어져 있는 실리콘 피엔(p-n)접합다이오드로 구성된 방사선 다이오드 선량계를 도식적으로 보여주고 있다. 이 구조는 검출기의 긴 축에 수직으로 입사하는 방사선을 위한 의도로 설계된 것이다. 비록 수집 혹은 민감체적(공핍영역)은 정확하게 알지 못하지만 0.2~0.3 mm³ 정도이다. 다이오드는 선량증가물질 내 다이오드를 넣어서 전자 선량증가가 제공되지 않는 경우가 아닌이상 검출기의 앞 표면으로부터 0.5 mm의 깊이에 위치한다.

그림 8B.4는 방사선에 의해 유도된 전류를 측정하기 위해 궤환 루프를 가진 연산증폭기에 연결된 다이오드를 보여주고 있다. 여기에서는 역전압이 인가되지 않았다.

① p-n접합다이오드는 n형 물질로 도핑된 p형 실리콘 디스크의 일부로 설계되어 있다. n영역이 과잉의 전자가 있는 반면에 다이오드의 p영역은 전자가 결핍(혹은 정공을 포함하고 있음)되어 있다.

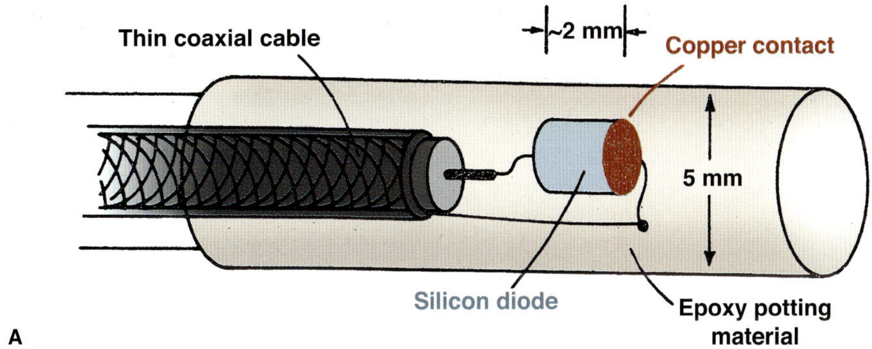

그림 8B.3. A. 실리콘 p-n접합다이오드를 보여주는 도식.
(출처: Attix FH. Introduction to Radiological Physics and Radiation Dosimetry. New York: John Wiley & Sons; 1986.)

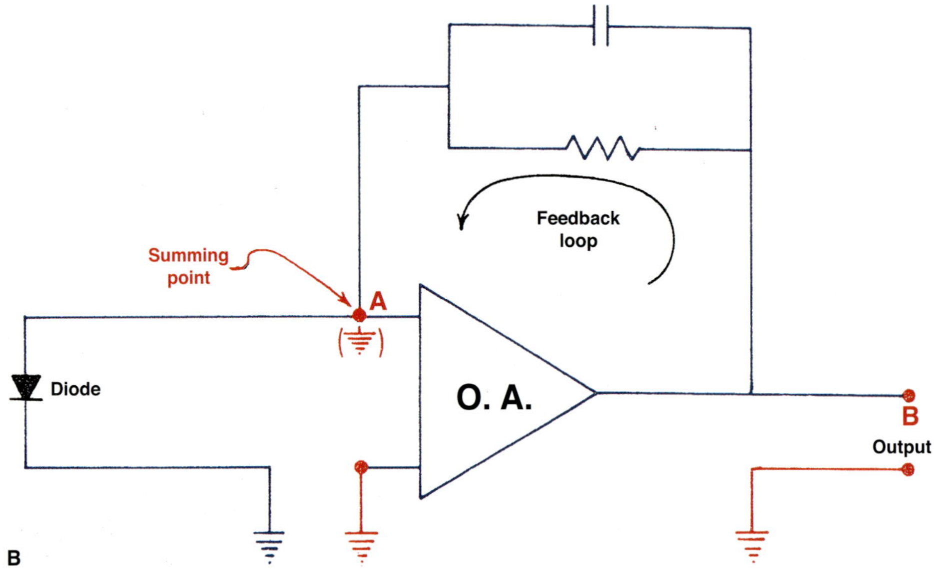

그림 8B.4. B. 피드백루프와 연산증폭기를 사용한 기본적인 전기회로 도식.
(출처: Gager LD, Wright AE, Almond PR. Silicon diode detectors used in radiobiological physics measurements. Part I: development of an energy compensating shield. Med Phys. 1977;4:494-498.)

② 경계영역에서 공핍층이라고 불리는 p형과 n형 사이의 작은 영역은 평형이 이루어질 때까지 n영역에서 전자와 p영역에서 양공이 접합 영역 쪽으로 초기에 확산하기 때문에 생성된다. 공핍층은 전기장을 발생시키고, 이것은 일단 전자평형이 이루어지면 주요한 운반자들의 확산을 더욱 가로막는다.

③ 다이오드가 방사선에 조사되면 공핍층 영역 내에 전자-양공 쌍이 생성된다. 이들 쌍은 공핍층 영역내 기존에 존재하던 전기장에 의해 즉시 분리되고 움직인다. 이것이 방사선에 의하여 유도된 전류를 발생시킨다.

④ 전자전류 흐름의 방향은 전통적인 전류 흐름의 방향과 반대인 n 영역(쪽)에서 p 영역(쪽)으로 흐른다.

⑤ 실리콘 p-n접합다이오드는 전자선의 상대적인 선량측정, 출력선량 연속성(일관성)점검과 생체내 환자 선량 감시에 적합하다.

⑥ 다이오드는 민감도가 더 크고 즉각적으로 반응하며 크기가 작고 견고한데, 이는 일부 상황에서 이온함을 사용하는 것보다 특별한 장점을 제공한다.

⑦ 선량계는 주로 방향의존성, 열효과, 광자선에서의 에너지 의존성, 장기간의 사용에 따른 방사선에 의한 손상 등의 제약이 있다. 오늘날의 다이오드는 이러한 영향을 최소화했다.

⑧ 이온함과 달리 다이오드는 이온을 수집하기 위해 고전압 바이어스를 필요로 하지 않는다.

2.3. 방사선사진필름

방사선사진필름은 매우 작은 취화은 결정을 포함하고 있는 감광유제로 도포된 투명한 필름 베이스(셀룰로즈 아세테이트 혹은 폴리에스터 레진)로 구성되어 있다. 필름이 전리방사선 혹은 가시광선에 피폭될 때 잠상을 형성하기 위해서 피폭된 결정 내에서 화학적 변화가 일어난다. 필름이 현상될 때, 영향을 받은 결정들은 작은 금속성 은 알갱이로 환원된다. 그리고 필름이 정착된다. 영향을 받지 않은 알갱이들은 정착액에 의해 제거되고, 알갱이가 있던 위치에 투명한 필름 상태로 남는다. 정착액에 영향을 받지 않는 금속성 은이 필름을 흑화시킨다. 그래서 필름 면적의 흑화 정도는 부여된 자유 은의 양에 의존하고 그 결과 흡수된 방사선 에너지에 의존한다.

① 필름의 흑화도는 농도계로 흡광도를 결정하여 측정한다. 이 측정 도구는 광(빛) 선원, 빛이 쏘아지는 얇은 개구부와 필름을 투과한 광의 세기를 측정하기 위한 광 검출기로 구성되어 있다.

② 흡광도(optical density, OD)는 식 8.21과 같이 정의한다.

$$\mathrm{OD} = \log \frac{I_0}{I_t} \tag{8.21}$$

여기서 I_0는 필름이 없을 때 수집된 광량(빛의 양)이고, I_t는 필름을 투과한 광량이다.

③ 필름의 감광도는 유제 알갱이(취화은 결정)의 크기, 방사선 에너지의 종류에 의존한다.

④ Kodak XV-2나 RPM-2와 같은 저감도 필름(작은 입자 크기)은 감광곡선이 교정된 이온함과 비교해서 사전에 결정되어 있다면 상대적인 선량측정에 적당하다. 그림 8B.5는 널리 사용되고 있는 두 종류의 선량측정용 필름에 대한 특성곡선의 실례를 보여주고 있다.

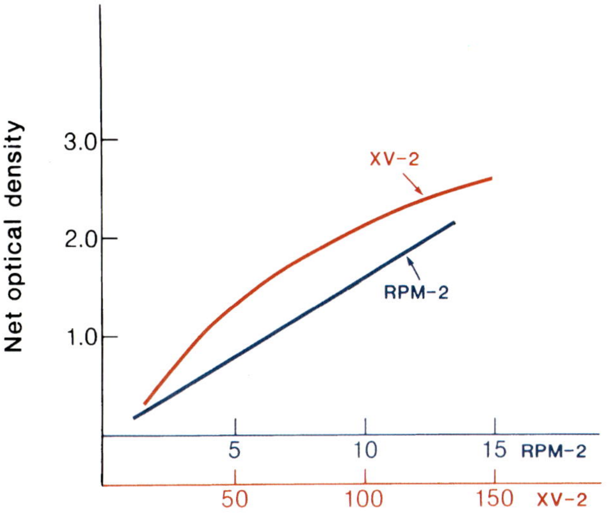

그림 8B.5. Kodak XV-2 필름과 Kodak RPM-2(M 형) 필름에 대한 감광곡선.

⑤ 현상처리 조건은 표준화되어야 한다. 인공음영(허상, artifact)을 피하기 위해 필름과 필름 봉투 사이의 기포를 제거하여야 한다.

⑥ 필름은 전자선의 상대적인 선량측정에 적당하다(거의 에너지 의존성을 보이지 않음).

⑦ 그러나 광자선에서는 에너지 의존성을 보이며 조사문 영상, 그리고 조사면의 일치, 등중심의 정확성, 조사면 편평도 등을 점검하는 것과 같은 품질관리 과정에 주로 사용한다.

⑧ 선량분포를 측정할 때에는 광자에너지 의존성을 고려해야 한다.

2.4. 방사크롬필름

방사크롬필름(radiochromic film)은 방사선에 민감한 아주 얇은(두께 7~23 ㎛) 무색의 건염염료가 두께 100 ㎛의 마일러 베이스 위에 접착되어 있다. 또한 두 장의 폴리에스터 베이스 조각 사이에 샌드위치처럼 삽입된 방사선에 민감한 얇은 염색 층 등의 변형이 있다.

① 조사되지 않은 필름은 무색이고, 이온화방사선에 의해 유도된 중합과정의 결과로 푸른 색조로 변화한다.

② 이러한 색깔을 드러나게 하거나 혹은 안정화하는데 물리적, 화학적 혹은 열적 처리과정은 필요하지 않다.

③ 보통 좁은 분광학적인 파장(보통 610~670 nm)을 사용해서 분광계로 색깔이 변색되는 정도를 측정한다.

④ 또한 상업적으로 판매되고 있는 레이저 스캐너와 전하결합장치 마이크로 밀도계 카메라도 이 필름을 스캔하기 위해 사용할 수 있다. 측정된 값은 방사선사진용 필름에 대해 위 수식에서 정의된 것처럼 광학밀도계로 나타낸다.

⑤ 방사크롬필름은 유효원자번호가 6.0~6.5로 거의 조직등가이다.

⑥ 방사선조사 후의 색은 대략 24 시간 후 안정화된다.

⑦ 에너지 의존성은 활로겐화은(염화은, 방사선사진용) 필름보다 훨씬 적다.

⑧ 방사크롬필름은 가시광선에 민감하지 않지만 자외선과 온도에는 약간 민감하다. 이들 필름은 선량측정을 할 때의 온도 및 습도와 차이가 적은 건조하고 어두운 환경에 보관해야 한다.

⑨ 방사크롬필름은 자외선에 민감하기 때문에 형광빛 혹은 햇빛에 노출되어서는 안 된다.

⑩ 방사크롬필름은 선량측정을 위해 사용되기 전에 교정해야 한다. 감광곡선은 필름의 반응이 선량증가에 따라 수평을 보이는 어느 선량 수준까지는 선형적인 관계를 보인다(그림 8B.6 참조).

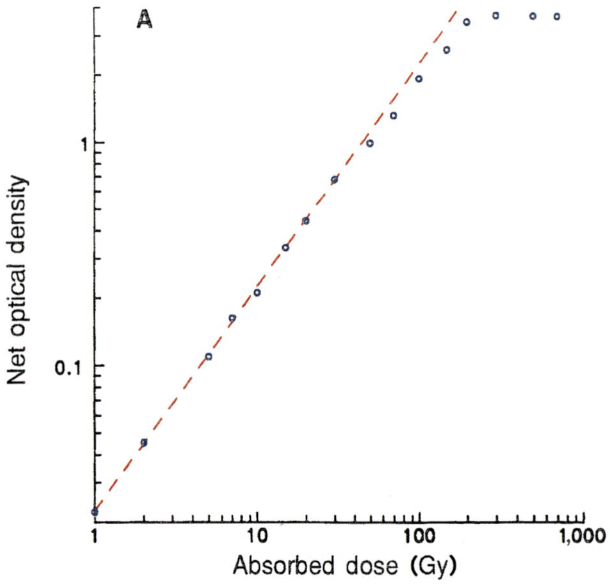

그림 8B.6. MD 55-2 방사크롬필름에 대한 선량의 함수로써 순 흡광도 곡선.
(출처:AAPM. Radiochromic film dosimetry: recommendations of AAPM Radiation Therapy Committee Task Group 55. Med Phys. 1998;25:3093-2115.)

⑪ 선량측정을 위해 가장 일반적으로 사용되는 시판중인 방사크롬필름은 방사크롬 EBT 필름(ISP, Wayne, NJ)과 방사크롬 MD 55-2(ISP 혹은 Nuclear Associates, Carle Place, NY)가 있다.

⑫ HD-810 필름은 주로 50~2,500 Gy의 선량범위에서 사용하고 있는 반면에 MD-55-2는 3~100 Gy의 선량범위에서 유용하게 사용한다. EBT 필름은 선량범위 1~800 cGy에서 유용하다.

⑬ 방사크롬 필름 선량계의 주요 장점은 다음과 같다.

- 조직등가
- 고 공간분해능
- 넓은 선량반응(최대와 최소) 영역(10^{-2} – 10^{6} Gy)
- 비교적 적은 스펙트럼 민감도의 변화(혹은 에너지 의존성)
- 가시광선에 민감하지 않음
- 화학적 처리 불필요

제 8 장 복습문제

다항식 선택법에서 하나 이상의 정답이 있을 수 있음.

1. 선량이 어떤 체적의 조직에 전달된다. 조직 1 g에 대한 선량이 2 Gy이라면 조직 5 g에 대한 선량은 얼마인가?

a) 0.4 Gy

b) 1 Gy

c) 2 Gy

d) 10 Gy

2. 20 MV 엑스선이 물팬톰에 입사하고 있다. 흡수선량은 ?

a) 표면에서 커마보다 작다.

b) 선량증가영역에서는 커마와 동일하다.

c) 최대선량깊이 이상에서는 커마보다 크다.

d) 모든 깊이에서 커마보다 작다.

3. 다음 설명 중 옳은 것은? ($\overline{W}$는 건조공기에서 1개의 이온쌍을 생성하는데 필요한 평균에너지이다.)

a) 이온쌍당 eV 단위로 $\overline{W}$는 33.97이다.

b) J/C 단위로 $\frac{\overline{W}}{e}$는 33.97이다(e는 전자의 전하량).

c) 관용전압(orthovoltage) 엑스선에서 cGy/R 단위로 공기선량은 0.876이다.

d) ^{60}Co 감마선에서 cGy/R 단위로 공기선량은 0.957이다.

4. 메가볼트(MV) 광자선에서 지두형이온함에 의해 측정된 전리량은 주로 무엇에 의해 생성되는가?

a) 공기공동과의 광자 상호작용

b) 공기공동과의 전자 상호작용

c) 중심전극과의 광자 상호작용

d) 중심전극과의 전자 상호작용

5. 브래그-그레이 공동이론에 의한 주위 매질 대 공동 공기의 선량비는? (공동크기는 극히 작다고 가정한다.)

a) 공동을 지나는 광자들에 대한 매질의 질량흡수계수 대 공기의 질량흡수계수의 비이다.

b) 공동을 지나는 전자들에 대한 매질의 질량저지능 대 공기의 질량저지능의 비이다.

c) 매질 대 공기의 전자밀도의 비이다.

d) 매질에 대한 R/rad 변환계수이다.

6. 다음 검출기와 그 사용이 올바르게 연결된 것은?

a) 파머형이온함 → 표면선량 측정

b) 평행평판형이온함 → 빔 교정

c) 열량계 → 2차 이온함의 교정

d) 방사선사진 → 광자선 선량측정

e) 방사크롬사진 → 근접치료선량 측정

f) 실리콘다이오드 → 즉각적인 환자선량 감시

g) 큐티파이(cutie pie) 서베이미터 → 분실된 근접치료용 선원의 검출

7. **^{60}Co 빔(E = 1.25 MeV)은 물팬톰 내 임의의 점에서 500 J/m^{2}의 에너지 플루언스를 가지고 있다. 이 빔에 대한 K^{col}은 얼마인가?**
   a) 1.25 × 10^{-2} J/Kg
   b) 1.5 J/Kg
   c) 3.2 J/Kg
   d) 4.0 J/Kg
   e) 500 J/Kg

8. **다음 중 방사선 선량계에 대한 설명으로 옳은 것은?**
   a) 방사선사진은 광자선보다 전자선에 대한 상대적인 선량측정에 더 적당하다.
   b) LiF TLD는 선량반응이 포화되는 약 10 Gy까지 선형적인 선량반응을 보인다.
   c) 다이오드는 광자선에 대해 이온함보다 공간분해능과 에너지 의존성이 더 높다.
   d) 방사크롬사진은 자체처리(현상)가 되나 방사선사진이 가지고 있는 것과 동일한 에너지 의존성을 가지고 있다.
   e) 공인선량교정연구소(ADCL)에서 교정받은 이온함은 절대선량계의 본보기이다.

9. **조사된 필름에 입사된 매 100개의 광자 중 단지 1개만이 필름에 흡수되지 않는다면 OD는 얼마인가?**
   a) 0.01
   b) 0.1
   c) 1
   d) 2
   e) 100

10. **다음 중 AAPM TG-51 교정 절차서에 대한 다음 설명 중 맞는 것은?**
   a) 광자선의 선질은 $TPR_{20,10}$으로 규정한다(동일한 선원이온함거리 100 cm에서 깊이 20 cm에서의 전리량과 10 cm 깊이에서의 전리량의 비).
   b) 전자선의 선질은 실비정(R_p)으로 규정한다.
   c) 광자선 교정 측정에 대한 기준깊이는 d_m이다.
   d) 전자선 교정 측정에 대한 기준깊이는 d_m이다.
   e) 규약은 공인선량교정연구소(ADCL)에서 제공된 물 흡수선량교정인수를 사용한다.

11. **6 MV 선형가속기 출력선량 교정에 있어 이온함 내에서 측정된 공기의 단위질량당 전하량(J_g)은 0.35 C/kg이다. 이온함 교란인자들(P_{ion}, P_{wall}, P_{repl})을 무시한다면 매질(물)에 대해 측정된 선량은 얼마인가? [6 MV 광자선에 대한 평균제한저지능비 $(\bar{L}/\rho)_{air}^{med}$ 는 1.127라고 가정한다.]**
   a) 37.9 cGy
   b) 39.5 cGy
   c) 12.9 cGy
   d) 13.4 cGy

12. **1 MeV 광자선이 알루미늄 슬라브에 입사할 경우 질량에너지흡수계수는 0.0270 cm^2/g이고, 질량에너지전달계수는 0.0271 cm^2/g이다. 제동복사선으로 방출된 슬라브내 전자들에게 전달된 에너지는 초기에너지의 몇 % 인가?**
   a) 4%
   b) 0.04%
   c) 0.4%
   d) 40%

13. ^{137}Cs 선원(E_γ = 0.662 MeV)은 공기 중 선원으로부터 떨어진 임의의 한 점에서 광자플루언스율이 6.25 × 10^7 m^{-2}s^{-1} 이다. 공기 중 그 점에서의 선량율을 계산하시오.

a) 7.1 Gy/h

b) 0.71 Gy/h

c) 7.1 mGy/h

d) 0.071 mGy/h

14. 연조직과 비교해서 뼈의 선량은 얼마인가(광자에너지플루언스가 동일하다고 가정함)?

a) 90 kV$_p$ 엑스선에 의해 조사될 때보다 4 배 이상 크다.

b) ^{60}Co 감마선에 의해 조사될 때보다 작다.

c) 20 MV 엑스선에 의해 조사될 때보다 작다.

d) 40 MV 엑스선에 의해 조사될 때보다 크다.

15. 방사성선원의 조사선량율상수는 무엇에 의존하는가?

a) 방출된 광자에너지

b) 방사성선원의 반감기

c) 선원의 방사능 세기

d) 공기 중 방출된 광자의 에너지흡수계수

e) 방출된 광자에너지 플루언스

CHAPTER

제 9 장

선량분포와 산란분석

강의

9

깊이선량과 조직공기선량비

주제개요

다음 주제들이 이 강의에서 논의된다.

- 선량측정용 팬톰
- 광자선의 깊이선량분포
  - 깊이선량백분율
  - 공기조직선량비
  - 공기산란선량비
- 부정형조사면 선량측정-클락슨 기법
- 회전치료의 선량계산

1. 선량측정용 팬톰 (Dosimetry Phantoms)

① 이상적으로는 조직과 물 등가인 매질의 경우 유효원자번호, 그램당 전자수, 질량밀도가 동일하여야 한다.

② 임상에서 사용되는 메가볼트 광자선에 대한 가장 주된 상호작용은 콤프턴효과이므로 이런 광자선에 대해 필요한 조건은 물과 동일한 전자밀도(입방센티미터당 전자수)를 가지는 팬톰이다.

③ 매질의 전자밀도(ρ_e)는 매질의 질량밀도(ρ_m)와 구성성분으로부터 식 9.1과 같이 계산할 수 있다.

$$\rho_e = \rho_m \times N_A \times \left(\frac{Z}{A}\right) \tag{9.1}$$

여기서

$$\frac{Z}{A} = \sum_i a_i \times \left(\frac{Z_i}{A_i}\right) \tag{9.2}$$

N_A는 아보가드로 상수이고, a_i는 원자번호 Z_i와 원자량 A_i인 원소의 i번째 원소의 무게 비율이다.

④ 가장 일반적으로 사용되는 선량측정 팬톰과 물에 상대적인 전자밀도는 다음과 같다.

물	1
폴리스티렌	~1.02
아크릴	~1.15
고체 물	~1.00

2. 광자선의 깊이선량분포 (Depth Dose Distribution in Photon Beams)

광자선이 환자(혹은 팬톰)에 입사할 때 환자내 흡수선량은 깊이에 따라 변화한다. 이 변화는 광자선에너지, 깊이, 조사면 크기, 선원으로부터의 거리, 빔 콜리메이터 시스템 등과 같은 많은 조건들과 관련이 있다. 그래서 환자내 선량계산을 할 때에는 이들 인자들과 깊이선량분포에 영향을 주는 그 밖의 인자들을 고려한다. 이러한 목적을 위해 많은 선량측정관련 물리량이 정의되어 오고 있으며, 이들 중 주요한 인자는 깊이선량백분율(PDD), 공기조직선량비(TAR), 팬톰조직선량비(TPR)와 최대조직선량비(TMR)이다.

2.1. 깊이선량백분율(PDD)

광자선의 중심축을 따라 임의 깊이에서의 흡수선량과 고정된 기준깊이 *d*에서의 흡수선량의 비를 백분율로 정의한다(그림 9.1).

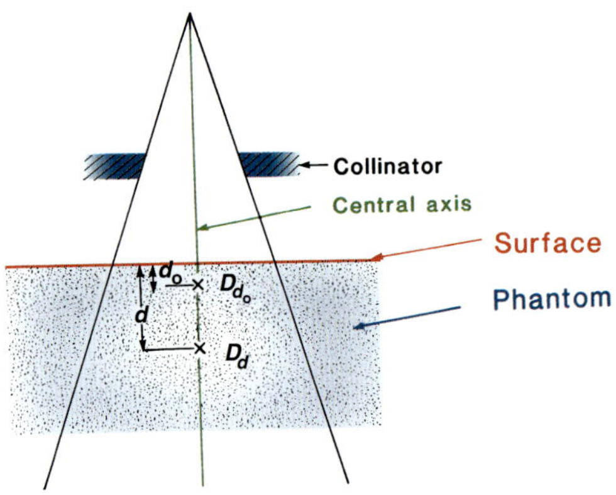

그림 9.1. 깊이선량백분율은 $(D_d/D_{d0})\times 100$이다. 여기서 d는 임의의 깊이이고 d_0는 최대선량기준깊이이다.

수학적으로 깊이선량백분율(P)은 식 9.3과 같다.

$$P = \frac{D_d}{D_{d_0}} \times 100 \tag{9.3}$$

① 실제 임상에서는 기준깊이 *d*로 최대선량기준깊이(혹은 최고 선량)가 되는 지점을 선택한다.

② 최대선량기준깊이는 조사면이 작을 경우(예: 5 × 5 cm 혹은 그 미만) 중심축 상에서 측정한다.

③ 최대선량기준깊이는 조사면의 크기가 증가함에 따라 약간 감소하기 때문에 기준깊이 *d*는 조사면의 크기에 무관하게 주어진 에너지 빔에 대해 일정하게 설정한다.

④ 깊이와 광자선에너지에 따른 깊이선량백분율의 변화를 그림 9.2에서 볼 수 있다.

⑤ 깊이선량백분율의 특성들은 아래와 같이 요약된다.

- 초기의 선량증가영역을 지나 깊이선량백분율은 깊이가 깊어질수록 지수함수적으로 감소한다.
- 최대선량깊이는 광자선에너지 증가에 따라 증가한다.
- 광자선에너지가 크면 클수록 최대선량깊이 이후에 깊이선량곡선이 더 적은 비율로 하강한다.
- 깊이선량백분율은 다음 두 개의 선량 구성요소로 되어 있다.
  a) 상호작용없이 상층 매질을 가로지른 1차광자에 의한 1차선량, b) 산란된 광자에 의한 산란선량
- 깊이선량백분율은 조사면이 넓을수록 증가하는데, 이는 조사면이 넓어지면 그에 따른 산란선량성분이 증가하기 때문이다.
- 1차선량 성분은 조사면 크기와 조사면의 크기와 무관하다(측방으로 산란된 2차 전자들의 비정 이상인 경우).
- 조사면의 크기뿐만 아니라 모양(예: 정사각형, 직사각형, 혹은 부정형)에 따라 산란성분 기여가 변화하기 때문에 깊이

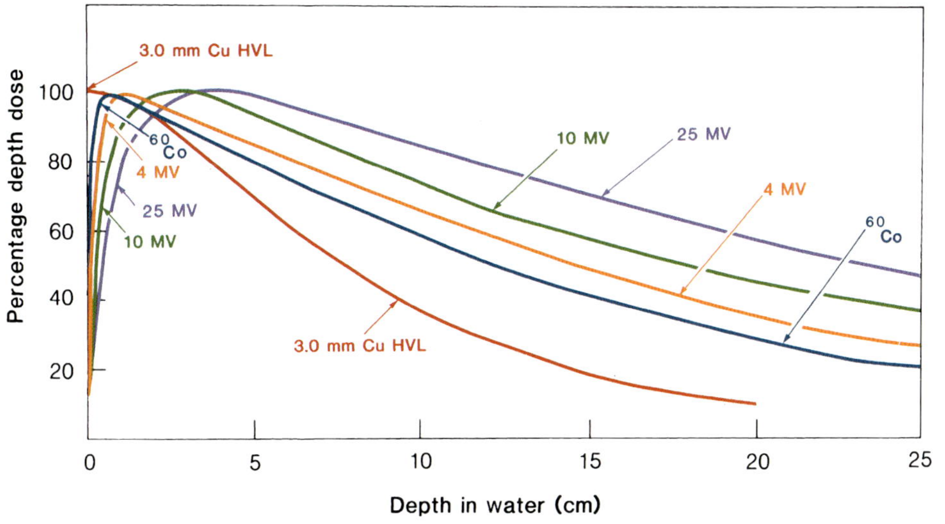

그림 9.2. 여러가지 광자선에너지에 대한 중심축 깊이선량분포. 조사면의 크기는 10 x 10 cm이고, SSD = 50 cm인 3.0 mm Cu 반가층(HVL)을 제외하고 모든 광자선에 대해서 선원피부거리(SSD)는 100 cm이다.
(Data from Hospital Physicists' Association. Central axis depth dose data for use in radiotherapy. Br J Radiol. 1978; [suppl 110]; and the Appendix)

선량백분율에 영향을 미친다.

- 조사면 크기 증가로 인한 깊이선량백분율 증가량은 선질에 의존한다. 깊이선량백분율의 조사면 크기 의존성은 고에너지 광자선보다는 저에너지 광자선에서 더 현저하게 나타난다.

⑥ 등가조사면: 직각사각형 조사면은 중심축 깊이선량분포에 대해서 등가 정사각형 혹은 원형으로 근사화할 수 있다. 계산된 등가 정사각형과 원형에 대한 표는 발표된 문헌에서 활용할 수 있다(예: 교과서 표 9.2).

- 또한 대략적인 등가 조사면에 대해 경험에 근거한 간단한 규칙이 개발되었다.
  이 규칙에 의하면 직각사각형은 같은 둘레면적비(A/P)를 가지는 정사각형과 등가이다.
- 식 9.4, 9.5는 등가 조사면 인자를 빠르게 계산하는데 유용하다.
  직사각형 조사면에 대한 식은 다음과 같다.

$$A/P = \frac{a \times b}{2(a+b)} \tag{9.4}$$

여기서 a는 조사면 폭이고, b는 조사면 길이이다.
정사각형 조사면의 경우 $a = b$이기 때문에 아래 식을 이용한다.

$$A/P = \frac{a}{4} \tag{9.5}$$

여기서 a는 정사각형의 한 변의 크기이다.
위 수식에서 직각사각형의 등가정사각형의 한 변의 크기는 $4 \times A/P$이다.
예를 들면 조사면의 크기 10×15 cm는 둘레면적비가 3이다. 등가 정사각형은 대략 12×12 cm이다.

- 등가원형 조사면의 반경은 식 9.6으로부터 구할 수 있다.

$$r = \frac{4}{\sqrt{\pi}} \cdot A/P \tag{9.6}$$

위 식은 등가원형이 등가 정사각형과 같은 면적을 가진다고 가정함으로써 유도된다.

⑦ 선원피부거리(SDD) 의존성

- 깊이선량백분율(PDD)은 거리역자승법칙의 영향 때문에 기준깊이 d_0보다 깊은 모든 깊이에 대하여 선원피부거리가 커질수록 증가한다.
- 비록 임의의 지점에서 실제 선량율은 선원으로부터 떨어진 거리가 증가함에 따라 감소하지만 깊이선량백분율(기준 깊이 d_0인 기준점에 대한 상대적인 선량)은 d_0보다 큰 깊이에 대해서 선원피부거리에 따라 증가한다.
- 표준 선원피부거리(예: 100 cm)에 대한 깊이선량백분율은 메이너드 F(mayneord F) 인수로 알려진 대략적인 인자에 깊이선량백분율를 곱하여 다른 깊이선량백분율로 변환할 수 있다.
- 메이너드 F 인수는 산란의 변화를 고려하지 않고 선원피부거리가 변함에 따라 거리역자승법칙을 엄격하게 적용하는 것에 기초하고 있다.
- 메이너드 F 인수는 식 9.7과 같다.

$$F = \left(\frac{f_2 + d_m}{f_1 + d_m}\right)^2 \cdot \left(\frac{f_1 + d}{f_2 + d}\right)^2 \tag{9.7}$$

여기서 f_1은 깊이선량백분율을 알고 있는 경우의 선원피부거리이고 f_2는 깊이선량백분율을 계산해야 할 선원피부거리, d_m은 최대선량기준깊이, d는 주어진 깊이이다. 깊이 d에 투영된 조사면 크기는 두 선원피부거리에서 모두 동일하게 유지된다. 기하학적인 도식이 그림 9.3에 설명되어 있다.

- F 인자는 $f_2 > f_1$인 경우 1보다 크고, $f_2 < f_1$인 경우 1보다 작은 것으로 나타난다. 그래서 깊이선량백분율은 선원피부거리가 증가함에 따라 증가한다.
- 메이너드 F 인수 방법은 조사면이 작을 경우 산란이 가장 적게 일어나기 때문에 상당히 잘 적용된다. 그러나 저에너지, 큰 조사면, 큰 깊이와 큰 선원피부거리 변화와 같은 극단적인 조건에서는 상당한 오차를 일으킬 수 있다.
- 일반적으로 메이너드 F 인수는 선원피부거리의 증가에 따른 깊이선량백분율의 증가를 과대하게 평가한다.

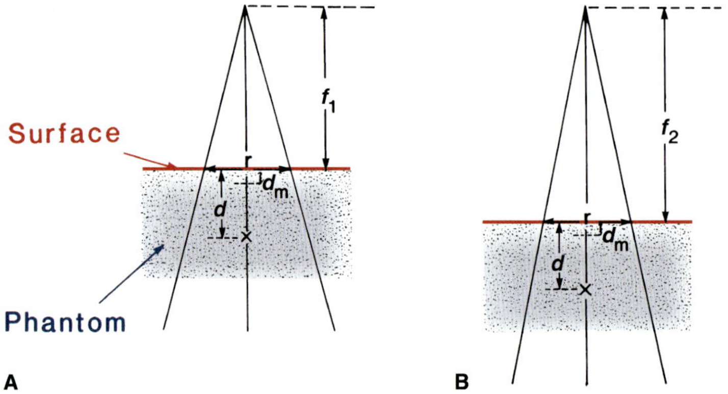

그림 9.3. 깊이선량백분율이 선원피부거리(SSD)에 따른 변화.
조사조건 (A)는 SSD = f_1이고, 조건(B)는 SSD = f_2이다. 두 조건에 대해서 팬톰 표면에서 조사면의 크기 r과 깊이 d는 같다.

2.2. 공기조직선량비(TAR)

공기조직선량비(TAR)는 팬톰 내 주어진 지점에서의 선량(D_d) 대 자유공간 내 같은 지점에서의 선량비(D_{fs})로 정의한다.

① "자유공간내 선량"은 자유공기 내에 위치한 조직등가질량의 중심에서의 선량을 의미한다(즉, 중심에서 전자평형상태를 제공할 수 있는 만큼의 충분한 반경 크기의 구형조직질량). 그림 9.4에 설명이 나타나 있다.

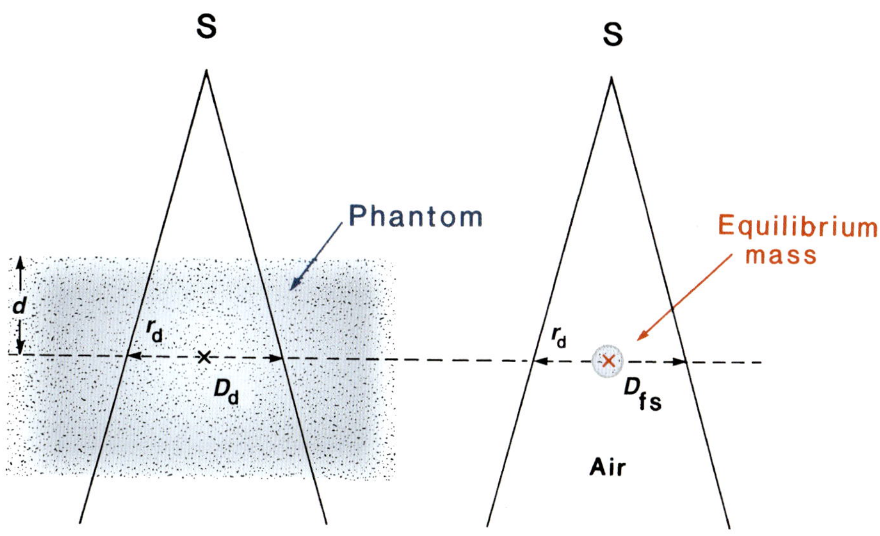

그림 9.4. 공기조직선량비(TAR)에 대한 정의 설명. $TAR(d, r_d) = D_d/D_{fs}$

② 주어진 선질에 대해서 공기조직선량비는 식 9.8의 깊이 d와 그 깊이에서 조사면의 크기 r_d에 의존한다.

$$\text{TAR}(d, r_d) = \frac{D_d}{D_{fs}} \tag{9.8}$$

③ 공기조직선량비는 깊이, 빔 에너지, 조사면의 크기와 조사면 모양에 의존한다.

④ 공기조직선량비는 선원피부거리와 관계가 거의 없다.

⑤ 전통적으로 저에너지 빔 및 등중심 빔 기하학(SAD 기법)과 관련된 선량계산에 공기조직선량비를 사용하고 있다(예: 회전치료 혹은 고정 SAD 기법). 현재 선량계산에 대한 방법은 팬톰조직선량비(TPR) 혹은 최대조직선량비(TPS)를 사용한다. TPR이나 TPS는 빔 에너지에 대한 제한이 없고, 공기 중에서보다는 팬톰내 선량측정과 관련이 있다.

2.2.1. 후방산란선량비율(BSF)

후방산란선량비율(BSF) 혹은 최대산란비율(PSF)은 공기조직선량비의 특별한 경우이다(식 9.9). 이것은 빔 중심축상 최대선량 기준깊이에서의 공기조직선량비이다. 수학적으로

$$\text{BSF} = \frac{D_{max}}{D_{fs}} \tag{9.9}$$

또는

$$\text{BSF} = \text{TAR}(d_\text{m}, r_{d_\text{m}}) \tag{9.10}$$

여기서 r_{dm}는 최대선량기준깊이 d_m에서의 조사면 크기이다.

① 후방산란선량비율은 관용전압 엑스선치료용 에너지 범위의 광자선에 대한 실질적인 계수이다(가장 높은 값은 대략 0.6 mm Cu HVL의 광자선이고, 조사면 크기에 따라 1.2~1.24(혹은 20%~40%)가 된다). 후방산란선량비율은 ^{60}Co감마선에 대해 수 %까지 감소하고 고에너지 엑스선에 대해 1(0%)에 근접한다.

② 공기조직선량비와 같이 후방산란선량비율은 선량계산 수식체계(10장에서 논의)에서 변수로서 여전히 사용하고 있는 몇몇 기관을 제외하고는 메가볼트 광자선의 선량측정에 더 이상 사용하지 않는다.

- 공기조직선량비와 깊이선량백분율간의 관계식: 공기조직선량비와 깊이선량백분율은 서로 식 9.11의 상호관계가 있다.

$$P(d, r, f) = \text{TAR}(d, r_\text{d}) \times \frac{1}{\text{BSF}(r)} \times \left(\frac{f + d_\text{m}}{f + d}\right)^2 \times 100 \tag{9.11}$$

여기서 $P(d, r, f)$는 표면에서 조사면의 크기 r과 선원피부거리에 대한 깊이 d에서 깊이선량백분율이다. $TAR(d, r_\text{d})$는 깊이 d에서 투영된 조사면 크기 r_d의 공기조직선량비이다.

2.3. 공기산란선량비(SAR)

공기산란선량비(SAR)는 공기조직선량비의 선량성분이다. 이것은 부정형조사면 선량측정(클락슨 기법)에 유용한 개념이다. 공기산란선량비는 팬톰내 주어진 지점에서의 산란선량 대 자유공간 안의 같은 지점에서의 선량의 비로 정의할 수 있다.

① 공기산란선량비를 수학적으로 나타내면 주어진 조사면에 대한 공기조직선량비와 0 × 0 조사면(산란방사선을 포함하고 있지 않은 소조사면을 나타냄)에 대한 공기조직선량비의 차이이다(식 9.12).

$$\text{SAR}(d, r_\text{d}) = \text{TAR}(d, r_\text{d}) - \text{TAR}(d, 0) \tag{9.12}$$

여기서 TAR(d, 0)는 0 × 0 조사면에 대한 공기조직선량비(공기조직선량비의 1차 성분)이다.

② 공기조직선량비와 마찬가지로 공기산란선량비를 ^{60}Co 혹은 저에너지 광자선에 대해서 사용할 수 있다. 더 보편적으로 사용되는 물리량은 SPR(팬톰조직선량비의 산란성분) 혹은 SMR(최대조직선량비의 산란성분)이다(10장에서 논의).

3. 부정형조사면 선량측정 – 클락슨 기법 (Dosimetry of Irregular Fields – Clarkson Technique)

클락슨(Clarkson) 기법은 조사면의 크기와 모양에 의존하는 선량의 산란성분을 조사면의 크기와 모양에 무관한 1차선량 성분과 분리해서 계산할 수 있다는 원리에 토대를 두고 있다. 특별한 물리량인 공기산란선량비는 산란선량 계산에 사용된다.

① 클락슨 기법에서는 그림 9.5에서 도식적으로 설명한대로 일정한 각도 간격(예를 들면, $\Delta\theta = 10^\circ$)으로 계산점에서 조사면 경계까지 반경들을 그려서 조사면 단면적을 기본 섹터로 나눈다.

② 섹터들에 대한 공기산란선량비 값은 계산점에서 부정형조사면에 대한 평균공기산란선량비($\overline{\text{SAR}}$)를 합한 것이다. 그리고 계산된 $\overline{\text{SAR}}$을 식 9.13을 이용하여 $\overline{\text{TAR}}$로 변환한다.

$$\overline{\text{TAR}} = \text{TAR}(0) + \overline{\text{SAR}} \tag{9.13}$$

여기서 TAR(0)는 조사면의 크기 0 × 0에 대한 공기조직선량비(TAR)이고 식 9.14와 같다.

$$\text{TAR}(0) = e^{-\bar{\mu}(d - d_m)} \tag{9.14}$$

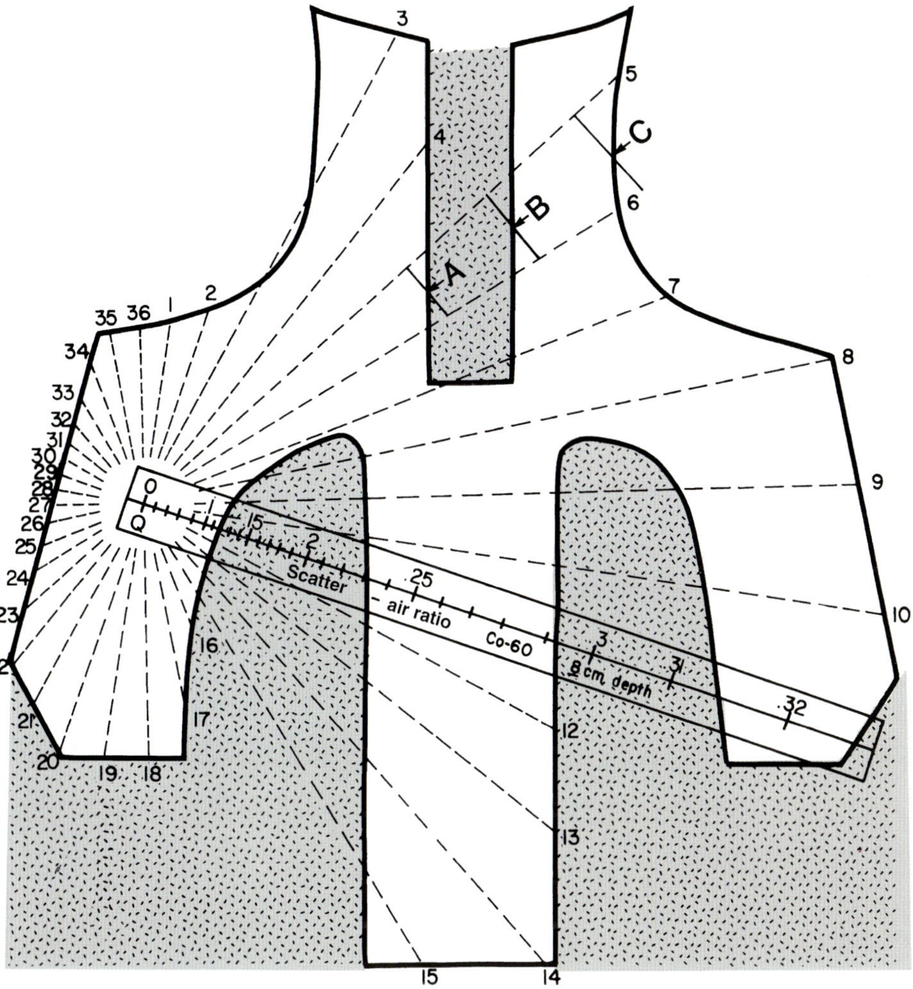

그림 9.5. 선축에 수직인 면과 지정된 깊이에서 맨틀 조사면에 대한 외곽선. 계산점 Q점으로부터 반경을 그린다. 섹터의 각도는 10° 이다.
(Redrawn from American Association of Physicist in Medicine. Dosimetry workshop: Hodgkin's disease. Chicago, IL, MD Anderson Hospital, Houston, TX. Radiological Physics Center, 1970.)

여기서 $\bar{\mu}$ 는 1차 빔에 대한 평균선형감쇠계수이고, d는 계산점의 깊이이다. $\overline{\mathrm{TAR}}$ 는 필요하다면 선원피부거리 기법을 위해 깊이선량백분율로 변환될 수 있다.

③ 공기산란선량비는 전통적으로 ^{60}Co감마선에 대해서 사용되어 왔다. 코발트 혹은 고에너지 빔의 경우 물리량 SPR 혹은 SMR이 클락슨 적분기법에 더 적당하다.

4. 회전치료의 선량계산 (Dose Calculation in Rotation Therapy)

회전치료에서 깊이선량 계산은 회전중심점에서 평균공기조직선량비를 결정하는 것과 관련이 있다. 방사선 회전축을 포함하고 있는 평면에서 환자의 신체윤곽을 그린다. 회전중심점은 신체윤곽 내(보통 종양의 중심 혹은 종양을 초과하여 수 cm 주변)에 위치하고, 일정 각도(예:20°)마다 회전중심점으로부터 반경을 그린다(그림 9.6).

각 반경은 회전중심에서 주어진 빔 에너지와 조사면의 크기에 대한 깊이를 말한다. 여기서 공기조직선량비 표에서 각 깊이에 따른 공기조직선량비를 구할 수 있다. 그리고 모든 공기조직선량비를 합하고 평균을 내어 $\overline{\mathrm{TAR}}$ 를 구한다.

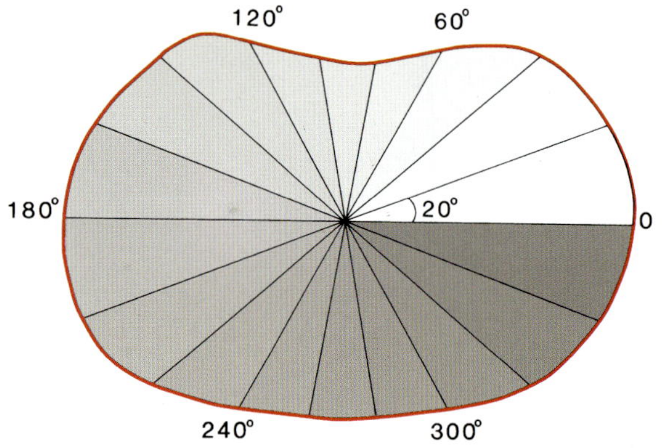

그림 9.6. 회전중심축으로부터 20° 간격으로 반경을 그려 넣은 환자의 체윤곽선. 각 반경의 길이는 공기조직선량비(TAR)가 회전중심점에서 조사면의 크기에 대해서 결정되는 깊이를 나타낸다(교과서 참조).

① 광자선에너지가 ^{60}Co 감마선보다 큰 경우, 선량 계산을 할 때 선량학적인 물리량으로 공기조직선량비 대신 팬톰조직선량비를 사용한다.

제 9 장 복습문제

다항식 선택법에서 하나 이상의 정답이 있을 수 있음.

1. 거의 조직등가인 팬톰의 경우 메가볼트(MV) 광자선에서 깊이선량분포를 측정하기 위하여 다음 중 연조직과 동일한 특성을 가져야 하는 것은?

a) 단위질량당 전자의 수

b) 단위체적당 전자의 수

c) 단위체적당 질량

d) 유효원자번호

2. 선원피부거리와 관계가 거의 없는 물리량은?

a) 공기조직선량비(TAR)

b) 공기산란선량비(SAR)

c) 후방산란선량비율(혹은 최대산란비율)

d) 메이너드 F 인수

3. 다음 선질 중 조사면의 크기 20 × 20 cm에 대하여 가장 큰 후방산란계수를 가지는 것은?

a) 20 keV 광자선

b) 1.8 mm Al HVL 엑스선

c) 0.6 mm Cu HVL 엑스선

d) ^{60}Co 감마선

4. **단일 조사면 크기 10 × 10 cm의 ^{60}Co 감마선을 사용해서 회전중심점(점 Q, 깊이 10 cm)에 180 cGy를 전달할 때 척추(점 P, 깊이 5 cm)의 선량은?(SAD는 80 cm이고, 점 P와 Q에서 공기조직선량비는 각각 0.900과 0.709라고 가정)**

a) 228

b) 252

c) 260

d) 293

5. **위 문제에서 SSD 80 cm에 대해서 깊이선량백분율표를 참조하여 구한 5 cm와 10 cm에서의 깊이선량백분율이 각각 78.0%와 54.8%라면 척추의 선량은 얼마인가?**

a) 228

b) 252

c) 260

d) 293

6. **CT 밀도 팬톰에 대하여 밀도가 높은 삽입물은 다음과 같은 화학적 구성성분을 가지고 있다.**

Element	*Z*	*A*	Chemical Composition
수소	1	1.0	4.45%
탄소	6	12.0	39.11%
질소	7	14.0	0.87%
산소	8	16.0	33.72%
염소	17	35.4	0.05%
칼슘	20	40.1	21.77%

만약 삽입물질의 물리적 밀도가 1.61 g/cm^3 이라면 전자밀도는 얼마인가?

a) 1.61×10^{23} 전자수/cm^3

b) 6.02×10^{23} 전자수/cm^3

c) 4.85×10^{23} 전자수/cm^3

d) 5.06×10^{23} 전자수/cm^3

e) 1.61×10^{23} 전자수/g

7. **둘레면적비(A/P)의 경험적인 근거식을 이용해서 직각사각형 조사면 크기 10 × 20 cm^{2}에 대한 등가 정사각형 한 변의 길이는 얼마인가?**

a) 12.0 cm^2

b) 13.3 cm^2

c) 14.0 cm^2

d) 15.0 cm^2

e) 16.7 cm^2

8. **위 문제에서 등가 원형조사면의 반경은 얼마인가?**

a) 3.8 cm

b) 4.2 cm

c) 6.5 cm

d) 7.5 cm

9. **^{60}Co 정사각형 조사면과 직각사각형 조사면이 동일한 등가면적을 갖는다면 중심축상 깊이선량백분율은 어느 것인가?**

a) 직사각형 조사면이 크다.

b) 정사각형 조사면이 크다.

c) 양 조사면에 대해 동일하다.

d) 조사면 모양에 의존하지 않는다.

10. **6 MV 빔에 대해 SSD 100 cm, 조사면의 크기 10 × 10 cm^{2}일 때 대한 깊이 10 cm에서 깊이선량백분율이 67%이다. 메이너드 F 인수와 기준깊이 d_m = 1.5 cm를 사용해서 SSD 120 cm에서 동일한 조사면 크기와 깊이에 대한 깊이선량 백분율은 얼마인가?**

a) 65.3%

b) 66.1%

c) 67.9%

d) 68.7%

e) 69.6%

11. 다음 설명 중 맞는 것은?

a) 기준깊이보다 깊은 모든 깊이와 조사면에 대하여 메이너드 F 인수는 선원피부거리가 증가하는 경우 항상 1보다 크거나 같다(즉 $f_2 > f_1$).

b) 회전방사선치료의 경우 평균공기조직선량비($\overline{TAR}$)는 회전면적에 대해 평균 반경을 계산하여 구한다.

c) 후방산란선량비율(BSF)은 콜리메이터 턱(jaws)으로부터 모니터이온함으로 산란된 광자와 전자들에 대해서 보정하는 것이다.

d) 최대 후방산란계수는 조사면의 크기에 의존해서 대략 0.6~0.8 mm Cu에서 일어난다.

e) 깊이 d_m에서 공기조직선량비는 후방산란선량비율과 동일하다.

12. ^{60}Co 원격치료기의 자유 공기중 선량이 SSD 80 cm이고, 조사면의 크기 10 × 10 cm^{2}에 대해서 깊이 80.5 cm에서 150 cGy/분이다. 깊이선량백분율이 깊이 8 cm에서 64.7%이라면 SSD 100 cm, 깊이 8 cm에서 조사면의 크기 10 × 10 cm^{2}에 대해 100 cGy를 전달하는데 필요한 시간은 얼마인가?

a) 0.75 분

b) 1.00 분

c) 1.25 분

d) 1.55 분

e) 2.00 분

13. 관용전압 엑스선으로 치료할 때 깊이선량백분율이 증가하는 요인은?

a) 조사면 크기

b) kV_p

c) 관전류 mA

d) 여과

14. 메가볼트 엑스선에서 최대선량깊이는?

a) 조사면의 증가에 따라 증가

b) 선원피부거리 증가에 따라 감소

c) 빔 에너지에 따라 증가

d) 선량율에 따라 증가

CHAPTER

제 10 장

선량학적 계산시스템

강의

10

모니터 단위 계산 공식

주제개요

다음 주제들이 이 강의에서 논의된다.

- 깊이선량부분
  - 일차선량
  - 산란선량
- 선량학적 물리량
  - 콜리메이터산란비율(S_c)
  - 총산란비율($S_{c,p}$)
  - 팬톰조직선량비(TPR)
  - 최대조직선량비(TMR)
- 모니터 단위 계산 공식
  - 등중심조사면과 비등중심조사면
  - 부정형조사면
  - 비대칭조사면
- 부록
  - 콜리메이터산란비율 측정에서 선량증가두겁의 영향

1. 깊이선량부분 (Depth Dose Components)

임의의 물질의 한 점에서의 선량은 일차선량과 산란선량으로 분석될 수 있다. 수학적으로 식 10.1과 같이 표현할 수 있다.

$$D_T = D_p + D_s \tag{10.1}$$

여기에서 D_T는 총선량, D_p는 일차선량, 그리고 D_s는 산란선량이다.

1.1. 일차선량

선량의 일차선량부분은 산란되지 않는 광자에 의한 선량이다.

① 팬톰 내에서의 일차선량은 깊이선량 대 조사면 크기 데이터를 외삽하여 얻은 가상적인 0 × 0 cm² 조사면에서의 선량이다. 실제적으로 이 외삽은 0 × 0 cm² 조사면 크기에서 측방산란전자평형이 일어나야 하는 충분히 작은 조사면인 소조사

면(예: 대부분의 에너지 영역에서 3 × 3 cm^2 에서 5 × 5 cm^2 범위 내의 조사면 크기)에서 적용된다. 측방전자평형이 일어나지 않는 더 작은 조사면에서는 이러한 외삽을 하지 않는다.

② 모든 지점에서 측방전자평형이 존재한다고 가정하는 0 × 0 cm^2 조사면에서의 일차선량의 표시는 측방전자평형의 조건하에서 팬톰 내의 산란선으로부터 일차선을 분리하는데 이용되는 실제적인 개념이다. 엄밀히 말하면 팬톰 내에서 일차선량 또는 산란선량의 측정은 절대적으로 타당한 것은 아니다.

③ 메가볼트(MV)에너지 광자선에서는 팬톰산란이 구분되어 계산될 수 있도록 일차선의 부분으로써 콜리메이터산란을 고려해야 하는 것이 합리적이다. 따라서 우리는 일차 광자에 의한 선량으로서 팬톰 내의 유효일차선량 뿐만 아니라 콜리메이터 시스템에서 발생된 산란선을 측정해야 한다. 팬톰 내에서 유효일차선량은 임의깊이에서 선량에서 팬톰산란에 의한 선량을 뺀 값이다. 다른 방법으로는, 유효선량은 콜리메이터의 열림상태가 일정하게 유지되면서 산란되는 체적이 0으로 줄어들 때 조사면에서 예상되는 깊이선량으로 정의된다.

1.2. 산란선량

팬톰 내에서의 산란선량은 팬톰 내에서 산란된(팬톰산란이라 불린다) 광자로 인해 발생한다.

① 팬톰산란은 팬톰에 조사되는 조사면 크기가 커질수록 증가한다.

② 콜리메이터 산란은 콜리메이터가 더 많이 열릴수록 증가한다. 콜리메이터 산란은 표적, 일차 콜리메이터(고정된 콜리메이터), 평탄여과기, 모니터이온함, 이동식 콜리메이터에서 발생된 산란광자로 인해 발생한다. 콜리메이터 산란에 있어 조사면 크기에 의존적인 요소 중에서 가장 크게 영향을 주는 요인은 평탄여과기이다.

2. 선량학적 물리량 (Dosimetric Quantities)

9장에서 우리는 깊이선량백분율(PDD)과 공기조직선량비(TAR)를 포함한 선량계산 방법들에 대해서 논의했다. 빔 출력은 자유공간에서 조사선량률 또는 선량률로 표현한다. 이러한 함수를 기반으로 한 선량계산 공식은 이러한 변수들 중 일부에 대해 공기 또는 "자유공간"에서 선량 측정을 해야 한다는 문제점이 있다. 예를 들어, 고에너지 빔(즉, 에너지 > ^{60}Co)에서 자유공간에서의 조사선량률 또는 선량률의 관점에서 공기에서의 빔 출력은 정확하게 측정될 수 없다. 따라서 고에너지 선형가속기 엑스선에서는 TAR, 공기산란선량비(SAR), 그리고 후방산란비율을 이용하는 것은 적절하지 않다. 그러나 팬톰조직선량비(TPR)을 기반으로 한 공식은 위와 같은 제한이 없다. 따라서 임의의 에너지의 광자선에서는 TPR이 권고된다. 이 공식의 필수적인 특징은 아래에 설명되어 있다.

2.1. 콜리메이터산란비율

콜리메이터산란비율(S_c)은 공기출력비라 불리는데 임의의 조사면의 동일한 지점에서 공기에서의 출력(광자에너지 플루언스)과 기준 조사면(예: 10 × 10 cm^2)에서의 출력 비율로 정의된다.

① 콜리메이터산란비율(S_c)은 임의 에너지의 빔에서 최대선량 선량증가를 제공할 만큼 충분히 큰 크기의 선량증가두겁(buildup cap)을 이용한 이온함으로 공기 중에서 측정한다. 그림 10.1A에서는 콜리메이터산란비율(S_c)을 결정하기 위한 측정 준비와 데이터의 그림을 보여준다.

② 콜리메이터산란비율(S_c)은 동일한 선량증가두겁과 동일한 빔 기하학적인 조건하에서 공기에서 두 이온함을 측정한 결과의 비율이기 때문에, 선량증가두겁의 감쇠와 산란의 영향(예: 감쇠 또는 산란된 플루언스의 일부)은 상쇄되었다. 따라서 측정된 이온화 비율은 선량증가두겁이 없는 상태에서의 측정 지점에서 나타나는 플루언스와 공기에서의 에너지 플루언스의 비율이다. 부록에서 이것에 대한 수학적 설명이 수록되어 있다.

③ 콜리메이터산란비율(S_c)을 측정할 때, 모든 조사면은 선량증가두겁을 완전히 포함해야만 한다(이 때, 반그림자의 영향이 없어야 한다). 조사면 끝과 선량증가두겁 사이에 측방 여유분은 최소 1 cm가 적절하다.

④ 일반적으로 콜리메이터 산란비율(S_c)는 선원축거리(SAD)에서 측정된다. 그러나 선원축거리(SAD)에서 조사면 크기가 모두 정의되었을 경우, 더 긴 거리에서 측정할 수 있다.

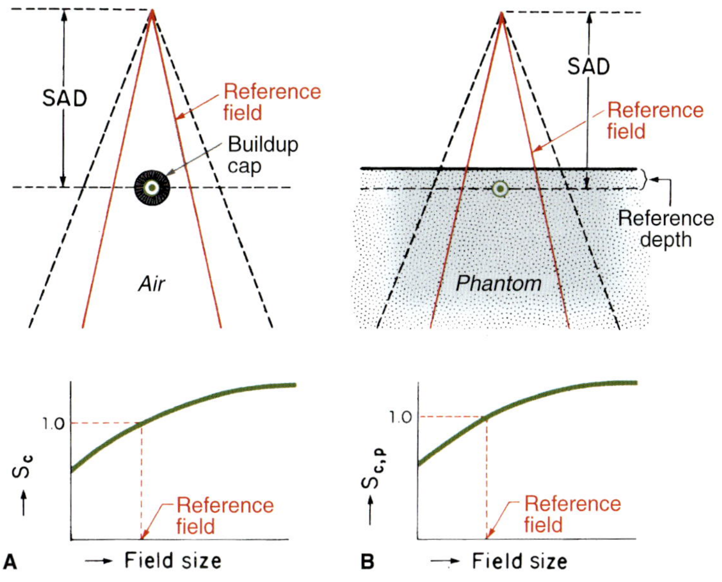

그림 10.1. A, B. S_c와 S_p를 측정하기 위한 배열.
A. 조사면에 대한 S_c를 결정하기 위해 공기에서의 선량증가두겁을 포함하고 있는 이온함. 여기서 선량증가두겁은 기준조사면에 대한 출력을 측정한다. B. 조사면에 대한 $S_{c,p}$를 결정하기 위한 팬톰내 고정된 기준 깊이에서의 측정. SAD=선원축거리
(From Khan FM, Sewchand W, Lee J, et al. Revision of tissue-maximum ratio and scatter maximum ratio and scatter-maximum ratio concepts for ^{60}Co and higher energy x-ray beam. Med Phys. 1980;7:230).

⑤ 조사면이 작을 경우, 가장 작은 조사면이 적절한 여유분을 두고 선량증가두겁을 포함할 수 있도록 SAD보다 더 긴 거리에서 출력을 측정(기준조사면에서의 출력을 포함)한다. 동일한 거리에서 임의의 조사면과 기준조사면에서의 측정을 하기 때문에 거리의 영향 또는 공기의 간섭(공기에 의한 산란광자는 무시한다고 가정)은 상쇄된다.

2.2. 총산란비율

총산란비율($S_{c,\,p}$)은 팬톰 내 기준깊이에서 임의의 조사면에서의 선량률(또는 MU당 선량)을 기준 조사면에서 동일한 지점과 동일한 깊이에서의 선량률로 나눈 값으로 정의된다. $S_{c,\,p}$을 결정하기 위한 측정 기하학과 데이터의 구성은 그림 10.1B에 나타나 있다.

① 총산란비율($S_{c,\,p}$)은 기준깊이에서의 콜리메이터 산란과 팬톰산란을 결합한 비율이다.

2.3. 팬톰산란비율

팬톰산란비율(S_p)은 같은 콜리메이터 열림상태에서(입사에너지플루언스가 같다) 기준 조사면(예: 10 × 10)에서 동일한 지점과 동일한 깊이에서의 선량률과 기준깊이에서 임의의 조사면에서의 선량률(또는 MU당 선량)의 비율로 정의된다(그림 10.2).

① 팬톰산란비율(S_p)은 그림 10.2에서 보여진 기하학적인 구조에서 측정되거나 식 10.2로 나타낸다.

$$s_p(r) = \frac{s_{c,p}(r)}{s_c(r)} \tag{10.2}$$

여기에서 r은 기준깊이에서 정사각형 조사면의 한 측면이다.

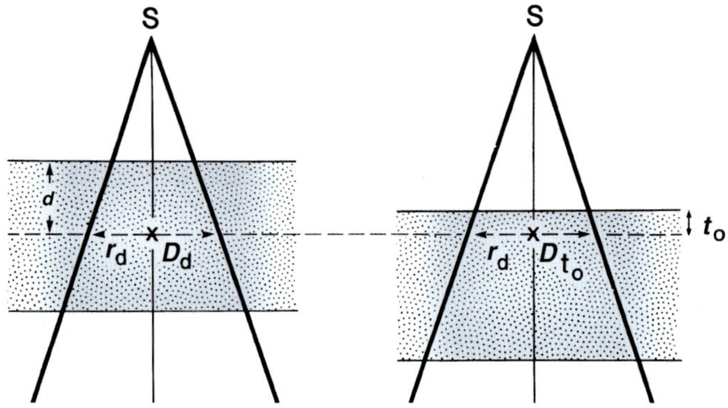

그림 10.2. 팬톰조직선량비(TPR)와 최대조직선량비(TMR)의 정의를 나타내는 그림. $TPR(d, r_d) = (D_d/D_{t_o})$, 여기서 t_o는 기준깊이이다. 만약 t_o가 최대선량기준깊이라면, 그때 $TMR(d, r_d) = TPR(d, r_d)$.

2.4. 팬톰조직선량비(TPR)

팬톰조직선량비(TPR)는 팬톰내 깊이에서 임의의 지점에서의 선량률과 기준깊이에서 같은 지점과 같은 거리에서의 선량률의 비율로서 정의된다.

① TPR은 TAR과 같은 특징을 가진다. 즉 TPR은 에너지, 깊이와 조사면에 의존적이고 선원피부거리(SSD)에 의존하지 않는다.

② 산란선량에 부합하는 선량은 팬톰산란선량비(SPR)라 부른다. 이것은 이전 장에서 논의된 SAR의 사용과 유사하다.

③ TAR보다 TPR의 장점은 TRP가 공기에서보다는 팬톰 내에서의 측정으로 인해서 결정된다는 것이다. 따라서 고에너지 광자선에서 TAR을 측정하는데 따른 제한점을 피한다.

2.5. 기준깊이

위에서 언급된 물리량에서 다음과 같은 경우에 어떠한 기준깊이를 선택할 수 있다.

① 모든 조사면 크기에서 기준깊이가 최대선량깊이와 같거나 긴 경우

② 모든 조사면 크기에서 기준깊이가 고정되어 있는 경우

2.5.1. 최대선량의 기준깊이

① 일반적으로 최대선량깊이는 조사면의 크기에 따른 전자오염의 변화 때문에 조사면의 크기에 의존한다. 그렇기 때문에 최대선량깊이는 전자오염을 무시할 수 있을 만큼 작은 소조사면(3×3 cm^2) 또는 조사면 크기의 함수로 최대선량깊이를 외삽한 0×0 cm^2 조사면 크기에서 결정된다.

② 임의의 에너지 광자선에서 결정된 기준깊이는 모든 조사면의 크기에서 일정하게 같아야 한다. 예를 들어 PDD, TPR, 팬톰산란계수, 선량가속기 교정을 위해 모니터 단위(MU)당 선량이 정해진 기준깊이 등과 같이 기준깊이와 연관된 선량학적인 양들에서 일정하게 같아야 한다.

2.5.2. 10 cm의 기준깊이

① TRP은 전자오염의 문제를 해소할 수 있는 10 cm 깊이에 규격화한다.

② 모든 상대적인 선량학적인 변수들, TPR, PDD, S_p 그리고 모니터 단위(MU)당 교정선량을 보증하는 모니터단위(MU) 계산 공식은 동일한 기준깊이에서 일반화된다.

2.6. 최대조직선량비(TMR)

최대조직선량비(TMR)는 TPR의 특별한 경우로 기준깊이가 최대선량으로 세팅된다 . TMR은 팬톰 내에서 임의의 깊이에서의 선량과 최대선량 기준깊이에서 같은 지점과 같은 거리에서의 선량과의 비율로 정의된다.

① TMR은 TPR과 TAR과 같은 특징을 가진다. 즉 TMR은 에너지, 깊이, 조사면 크기에 의존하고 SSD에는 거의 의존하지 않는다.

② 그림 10.3은 10 MV 엑스선에서의 TMR 데이터를 보여준다.

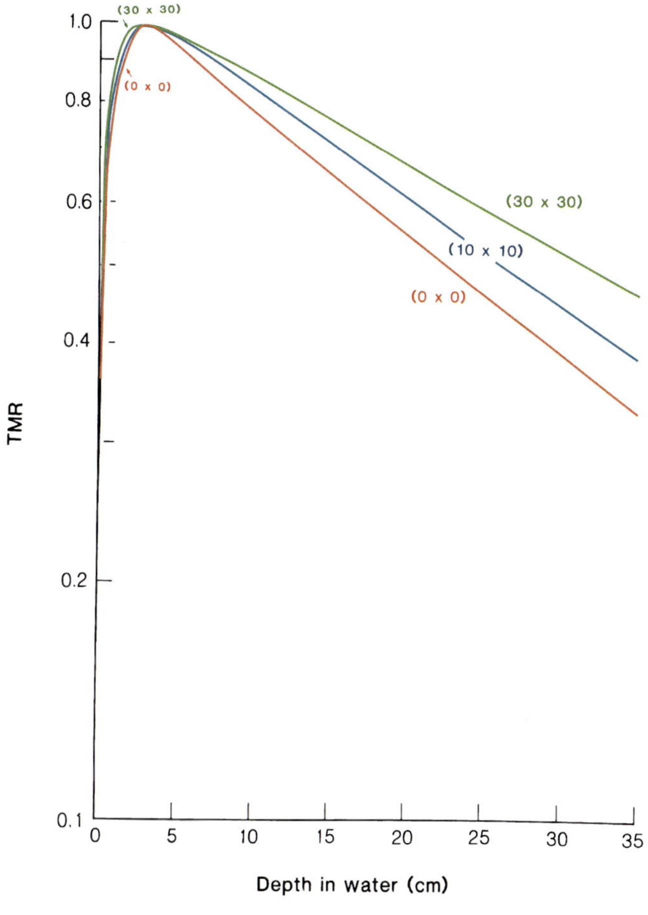

그림 10.3. 조사면 크기의 선택에 따른 깊이의 함수로서 10 MV 엑스선에서의 최대조직선량률비(TMR).

③ 0 × 0 cm^2 조사면 크기에서의 곡선은 일차선량을 나타내고, 산란선의 부족으로 인해 깊이가 깊어질수록 가장 큰 경사도를 보여준다.

④ TMR과 PDD는 서로 밀접한 관계가 있다(식 10.3).

$$TMR(d, r_d) = \left[\frac{P(d, r, f)}{100}\right]\left[\frac{f+d}{f+t_0}\right]^2\left[\frac{S_p+(r_{t_0})}{S_p+r_d}\right] \quad (10.3)$$

여기에서 P는 깊이선량백분율, d는 깊이, t_0는 최대선량의 기준깊이, r은 표면에서의 조사면 크기이다(식 10.4, 10.5).

$$f = \text{SSD},\ r_d = r\left(\frac{f+d}{f}\right) \quad (10.4)$$

$$r_{t_0} = r\left(\frac{f+t_0}{f}\right) \quad (10.5)$$

깊이선량백분율 P는 모든 조사면 크기와 SSD에서 $P(t_0, r, f) = 100$이 될 수 있도록 깊이 t_0에서의 선량에 대한 기준이 된다.

⑤ 직접 TMR을 측정할 수 있지만, 위와 같은 공식을 이용하여 PDD로부터 계산할 수도 있다.

⑥ TMR을 위한 식 10.3은 임의의 기준깊이(d_{ref}) (예: 10 cm)에서 TPR로 일반화 할 수 있다(식 10.6).

$$TPR(d, r_d) = \left[\frac{P_N(d, r, f)}{100}\right]\left[\frac{f+d}{f+d_0}\right]\left[\frac{S_p(r_{d_0})}{S_p(r_d)}\right] \tag{10.6}$$

여기에서 d_0는 기준깊이, P_N은 규격화된 깊이선량백분율이다(식 10.7).

$$r_{d_0} = r \cdot \left(\frac{f+t_0}{f}\right) \tag{10.7}$$

⑦ P_N은 깊이 d에서의 선량률과 표면에서 임의의 조사면 크기 r에서 규격화된 깊이 d_0에서의 선량률의 비율을 백분율로 표현한 것이다.

⑧ 규격화된 PDD(P_N)은 식 10.8을 이용하여 PDD(P) (최대선량 기준깊이, t_0에서 규격화된 것)로부터 계산하여 얻을 수 있다.

$$P_N(d, r, f) = \frac{P(d, r, f)}{P(d_0, r, f)} \times 100 \tag{10.8}$$

3. 모니터 단위 계산 공식 (Monitor Unit Calculation Formalism)

방사선치료 기관들의 방사선치료 방법과 교정 방법은 다양하다. 예를 들어, 다른 기관들에서는 SSD와 SAD 방법을 모두 이용하는 반면, 일부 기관에서는 전적으로 SAD 방법에만 의존한다. 그래서 장비들은 팬톰 내 표준 SSD에 대한 기준깊이에서나(SSD 교정) 또는 등중심점(SAD 교정)에서 교정된다. 대부분의 기관들이 최대선량을 기준깊이로 사용하지만 일부 기관에서는 기준깊이로 10 cm 깊이를 선호한다. 추가적으로 신체의 민감장기나 또는 중요장기를 보호하기 위해 임상조사면을 조형하지 않은 조사면보다 더 많이 사용한다. 따라서 계산 시스템은 일상적으로 사용할 때 허용되는 정확성과 간편성을 가져야 하며 실제에 보편적으로 적용될 수 있어야만 한다.

3.1. 일반적 공식

아래의 일반적인 공식들은 모니터 단위(MU) 계산을 포함한 대부분의 임상에서 적용된다(식 10.9, 식 10.10, 식 10.11, 식 10.12).

3.2. 등중심적조사면

$$\mathrm{MU} = \frac{D}{D_{\mathrm{cal}} \cdot S_c(r_c) \cdot S_p(r_d) \cdot \mathrm{TPR}(d, r_d) \cdot \mathrm{WF}(d, r_d, x) \cdot \mathrm{TF} \cdot \mathrm{OAR}(d, x) \cdot \left[\frac{SCD}{SPD}\right]^2} \tag{10.9}$$

또는

$$\mathrm{MU} = \frac{D}{D_{\mathrm{cal}} \cdot S_c(r_c) \cdot S_p(r_d) \cdot \mathrm{TMR}(d, r_d) \cdot \mathrm{WF}(d, r_d, x) \cdot \mathrm{TF} \cdot \mathrm{OAR}(d, x) \cdot \left[\frac{\mathrm{SCD}}{\mathrm{SPD}}\right]^2} \tag{10.10}$$

3.3. 비등중심적조사면

$$\mathrm{MU} = \frac{D}{D_{\mathrm{cal}} \cdot S_c(r_c) \cdot S_p(r) \cdot \frac{P}{100}(d, r, f) \cdot \mathrm{WF}(d, r_d, x) \cdot \mathrm{TF} \cdot \mathrm{OAR}(d, x) \cdot \left[\frac{\mathrm{SCD}}{f + t_0}\right]^2} \tag{10.11}$$

또는

$$\mathrm{MU} = \frac{D}{D_{\mathrm{cal}} \cdot S_c(r_c) \cdot S_p(r) \cdot \frac{P_N}{100}(d, r, f) \cdot \mathrm{WF}(d, r_d, x) \cdot \mathrm{TF} \cdot \mathrm{OAR}(d, x) \cdot \left[\frac{\mathrm{SCD}}{f + d_0}\right]^2} \tag{10.12}$$

여기에서

D = 관심지점에 전달된 선량

D_{cal} = 기준조건하에서 d_{ref}에서의 MU당 교정선량

$S_c(r_c)$ = 콜리메이터로 정의된 조사면 크기 r_c에서의 콜리메이터산란비율

$S_p(r)$ = 표면에서 조사면 크기 r에서의 d_{ref}에서의 팬톰산란비율

$S_p(r_d)$ = 깊이 d, 조사면 크기 r_d에서의 d_{ref}에서의 팬톰산란비율

WF(d, r_d, x) = 깊이 d, 조사면 크기 r_d, 축이탈 거리 x에서의 쐐기계수

TF = 선반인수 (tray factor)

OAR(d, x) = 깊이 d와 축이탈거리 x에서의 축의선량비

SCD = D_{cal}이 명시되는 선원교정점거리

SPD = D가 전달되는 선원관심점거리

d_0 = TPR과 $\mathrm{PDD_N}$에서의 d_{ref}

t_0 = TMR과 PDD에서의 최대선량의 d_{ref}이다.

① 위의 MU계산 공식은 다음 사항을 가정한다.

- MU당 교정선량 D_{cal}은 기준 조사면 크기와 기준깊이에서 선원교정점거리(SCD)에서 명시된다.
- D_{cal}과 S_p을 위한 d_{ref}는 사용된 값들과 관련된 각각의 선량학적인 물리량(TPR, TMR, PDD 또는 $\mathrm{PDD_N}$)에서 같다.
- 선반인수 TF는 차폐선반을 위한 인수이며, 조사면 크기와 깊이에 영향이 없다.
- 거리역자승법칙은 선원에서 거리에 따른 공기에서의 광자에너지플루언스의 변화에 대해 적용된다.

3.3. 부정형조사면

클락슨기법은 저에너지 광자선에서 SAR를 사용하듯이 SPR를 이용하여 부정형조사면에서의 선량을 계산하기 위해서 사용된다. 깊이 d에서 투영된 임의 형태의 조사면은 관심지점에서 발하는 반지름을 n개의 기본 섹터로 나눈 값이다. SPR의 합인 SPR(d, r_d)을 $\overline{SPR}(d, r_d)$ 를 얻기 위해 수행한다(식 10.13).

$$\overline{\mathrm{SPR}}(d, r_d) = \frac{1}{n}\sum_{i=1}^{n} \mathrm{SPR}(d, r_i) \tag{10.13}$$

여기에서 r_i는 깊이 d와 총 섹터수 n에서 i번째 섹터의 반지름이다($n = 2\pi/\Delta\theta$, 여기서 $\Delta\theta$는 섹터 각도이다). $\overline{TPR}(d, r_d)$은 식 10.14을 이용하여 구할 수 있다:

$$\overline{\mathrm{TPR}}(d, r_d) = [K_p \cdot \mathrm{TPR}(d, 0) + \overline{\mathrm{SPR}}(d, r_d)] \times \frac{S_p(0)}{\overline{S}_p(r_d)} \tag{10.14}$$

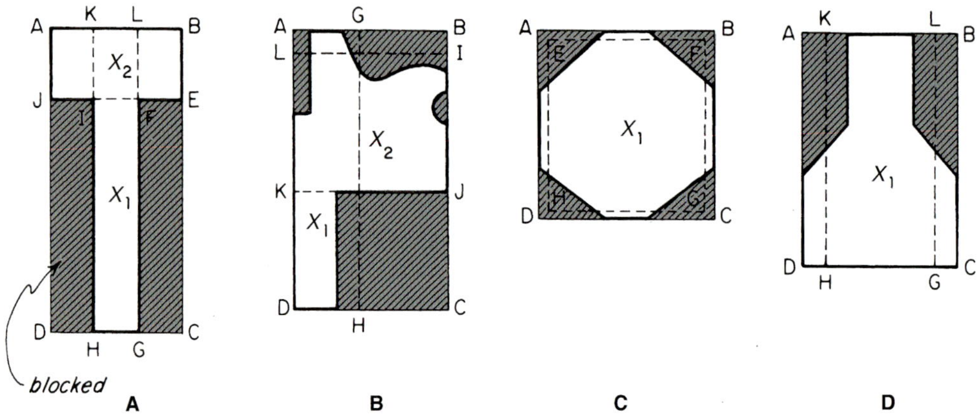

그림 10.4. 부정형조사면의 예. 안심지점에서의 선량계산을 위한 정형화된 사각형을 점선으로 표시하였다. 정형화된 사각형으로 점들을 연결하면, (A) 1: *GHKL*, 2: *ABEJ*. (B) 1: *AGHD*, 2: *LIJK*. (C) 1: *EFGH*, (D) 1: *KLGH*.
(From Levitt SH, Khan FM, Potish RA, eds. Technological Basis of Radiation Therapy: Practical and Clinical Applications. 2nd ed. Philadelphia, PA: LEa & Febiger; 1992: 73)

여기에서 K_p는 일차선에서 관심지점에서의 축외선량비이고 $\bar{S}_p(r_d)$는 부정형조사면에서 평균 S_p이다.

① 클락슨(Clarkson)기법은 부정형조사면에서의 깊이선량분포를 계산하는 일반적인 방법이다. 하지만 일반적인 수동계산에는 실용적이지 않다.

② 합리적인 정확한 계산은 대부분 차폐된 조사면에서 근사적인 방법을 이용하여 수행할 수 있다.

③ 이 방법에서는, 계산 지점에서 멀리 떨어진 곳의 지점을 제외하면서 그 계산 지점을 둘러싸고 있는 조사영역의 대부분을 포함할 수 있도록 그 계산 지점을 포함해서 대략적인 직사각형들을 그린다. 이렇게 함으로써, 만약 이 지역이 작고 계산 지점에서 상대적으로 멀리 떨어져 있다면 차폐된 곳은 직사각형 내에 포함된다. 따라서 만들어진 직사각형을 팬톰이 조사되는 유효 조사면이라 하고 콜리메이터에 의해서 정의된 차폐되지 않은 조사면은 콜리메이터 조사면이라 한다.

④ 일단 유효조사면이 결정되면 위에서 설명한 대로 일반적인 MU 계산을 이용하여 진행된다.

⑤ S_c는 콜리메이터에 의해서 정의된 조사면과 관련이 있는 반면에 S_p, TPR, TMR 또는 PDD와 연관된 선량학적인 함수는 환자에 조사되는 유효조사면과 관련이 있다.

3.4. 비대칭조사면

조사면이 비대칭적으로 콜리메이션될 때, 다음과 같은 변화를 고려해야할 필요가 있다:

① 콜리메이터산란

② 팬톰산란

③ 축외깊이선량분포

- 비대칭조사면의 중심과 중심선속에서 측방으로 x만큼 떨어진 지점에서, 콜리메이터산란비율 S_c는 그 비대칭 조사면에서와 동일한 콜리메이터 열린 상태에서 대칭 조사면에서의 S_c로 근사할 수 있다.
- 만약 계산 지점이 조사면 끝에서 떨어져 있다면(반그림자 영향없음, 팬톰산란은 같은 크기와 형태에서 대칭조사면의 팬톰산란과 동일하다고 가정할 수 있다.
- 적절한 축외선량비 OAR(d, x)가 축외 깊이선량분포 내의 변화를 고려하기 위해 요구된다. 만약 이 축외선량비가 큰 대칭 조사면에서 측정된 선속측방분포로 얻어진 것이라면, 먼 축외 거리에서 콜리메이터된 비대칭조사면에서는 적절하지 않다. 일차 축외선량비 POAR(d, x)가 더 적절하다. 일차 축외선량비는 치료계획시스템을 이용하여 계산하거나 좋은 배치 조건 하에서 다양한 비대칭 조사면과 다양한 흡수체의 두께를 이용하여 측정할 수 있다.

4. 부록

4.1. S_c 측정에서 선량증가두겁의 영향

선량증가두겁이 이온함 위치에서 최대전자 선량증가와 전자오염을 무시할 수 있을 만큼 충분히 긴 직경을 가지고 있다고 가정하자.

Ψ_1과 Ψ_2는 각각 임의의 조사면과 기준조사면에서 측정 지점에서의 공기에서의 에너지플루언스율이 된다. I_1과 I_2는 각각 선량증가두겁을 이용하여 측정된 이온화전류가 된다. f_a는 감쇠된 플루언스의 분율이고, f_s는 선량증가두겁에 의한 산란 때문에 추가되어진 플루언스의 분율이 된다(식 10.15).

$$S_c = \frac{I_1}{I_2} = \frac{\Psi_1(1 - f_a + f_s)}{\Psi_2(1 - f_a + f_s)} = \frac{\Psi_1}{\Psi_2} \tag{10.15}$$

따라서 S_c의 측정에서 선량증가두겁의 감쇠와 산란의 영향은 상쇄된다.

제 10 장 복습문제

다항식 선택법에서 하나 이상의 정답이 있을 수 있음.

1. 콜리메이터 산란비율(S_c)은?

a) S_c는 SSD와 서로 관계가 없다.

b) 두 번째 차폐물을 삽입했을 때 조사면의 크기가 작아지면 S_c도 작아진다.

c) S_c는 콜리메이터가 규정한 조사면 크기가 증가하면 증가한다.

d) S_c는 표준화한 후방산란선량비율과 같다.

2. 팬톰산란비율(S_p)은?

a) SSD와 서로 관계가 없다.

b) 고에너지 광자선의 최대산란비율과 동일하다.

c) 조사면 차폐물의 범위에 의해 결정된다.

d) 고에너지 광자선의 최대선량깊이에서 통합된다.

3. 4 MV 선형가속기를 팬톰내 1 cm의 최대선량기준깊이에서 1 cGy/MU 100cm SSD, 그리고 10 ×10 cm 조사면에 맞춰 교정하였다. 이 선형가속기로 환자에 대하여 100 cm SSD, 깊이 10cm, 15 ×15 cm 조사면으로 100 cGy를 조사할 때 MU 값을 계산하시오. S_c (15 ×15 cm) = 1.02.

a) 141

b) 146

c) 150

d) 154

4. 위 문제에서의 선형가속기의 MU 값을 PDD 대신 TMR을 사용하여 계산하시오.

a) 141

b) 146

c) 150

d) 154

5. 위 3번문제에서 5 cm 깊이에서의 선량은?

a) 124.3 cGy

b) 128.0 cGy

c) 134.5 cGy

d) 141.6 cGy

6. 4번문제에서 5 cm 깊이에서의 선량은?

a) 124.3 cGy

b) 128.0 cGy

c) 134.5 cGy

d) 141.6 cGy

7. 팬톰조직선량비(TPR)는?

a) 최대선량기준깊이가 같을때 TMR과 같다.

b) 콜리메이터 열림(collimator opening)이 같을 때 조사면 차폐와 서로 관계가 없다.

c) TPR의 기준깊이가 10 cm일 때 모든 깊이에서 TMR보다 작다.

d) 모든 깊이에서(PDD/100)보다 작다.

8. 기준깊이에 가장 적게 영향을 받는 변수는?

a) S_c

b) S_p

c) TPR(d, r_d)

d) PDDN(d, r, f)

아래의 선량학적 인자를 사용하여 9번부터 12번까지 문제에 답하시오.

- 6 MV 선형가속기
- 10 × 10 cm², 깊이 = 10 cm, 100 cm SAD일때 D_{cal} = 0.8 cGy/MU
- 출력계수측정: 10 cm

Field Size	S_c	S_{cp}
8 ×8	0.991	0.962
10 ×10	1.000	1.000
12 ×12	1.007	1.028
15 ×15	1.014	1.045

깊이선량백분율 규격화 (SSD =100)

Depth	*8 ×8*	*9 ×9*	*10 ×10*	*11 ×11*	*12 ×12*
1.5	153.6	151.9	150.4	149.5	148.7
5	131.1	130.1	129.3	128.8	128.4
10	100.0	100.0	100.0	100.0	100.0
20	56.4	56.9	57.3	57.7	58.2

9. 5 × 20 cm² 조사면의 팬톰산란비율 값은?

a) 0.991

b) 0.962

c) 1.030

d) 1.035

e) 0.971

10. 10 × 15 cm² 조사면, 깊이 5 cm에서의 팬톰조직선량비(TPR)는?

a) 0.991

b) 1.012

c) 1.176

d) 0.912

e) 1.107

11. 100 cGy의 선량을 12 × 12 cm^2 조사면, d = 5 cm, 100 cm SAD에 조사할 때 MU는?

a) 95

b) 103

c) 109

d) 91

e) 83

12. 100 cGy의 선량을 12 × 12 cm^2 조사면, d = 5 cm, 100 cm SSD에 조사할 때 MU 값은?

a) 114

b) 121

c) 103

d) 97

e) 136

CHAPTER

제 11 장

치료계획 I: 등선량분포

강의

11

등선량분포와 치료계획 평가

주제개요

다음 주제들이 이 강의에서 논의된다.

- 등선량분포와 변수
- 등선량곡선 측정
- 쐐기여과기
- 다중조사면조합
- 쐐기조사면기법
- 치료계획에 대한 ICRU 체적
- 선량지정과 보고
- 치료평가

1. 등선량분포와 변수 (Isodose Distributions and Parameters)

방사선 분야에서 등선량곡선은 동일한 선량의 지점을 통과한 선이다. 등선량곡선은 일반적으로 흡수선량에 따라 일정한 간격으로 그리며 기준점에서 선량에 대한 백분율로 표현한다. 따라서 등선량곡선은 열에 대한 등온선과 기압에 대한 등압선과 같은 방식으로 나타낸다.

1.1. 일반적인 특징

주어진 빔에 대한 등선량차트는 보통 깊이선량백분율의 증가에 따라 그려지는 등선량곡선의 집단으로 되어 있는데, 이는 깊이의 변화를 중심축으로부터 횡축거리 및 깊이의 함수로 나타난다. 이들 곡선의 깊이선량 값은 조사된 매질 내에서 중심축 상에서 고정된 지점이나 기준최대선량 지점에 대해 정규화한다(그림 11.1).

등선량 차트를 검토해 보면 엑스선과 감마선 선량분포의 몇 가지 일반적인 특성을 알 수 있다.

① 방사선 조사면에서의 선량은 중심축으로부터의 측면 거리와 깊이에 따라 변한다.

② 중심축 상에서의 선량 변동은 깊이에 따라 선형적이지 않다. 선량증가의 최대깊이를 넘어서는 선량 변동은 빔 에너지(스펙트럼의 분포)와 조사면 크기(산란 분포)에 의존하는 유효감쇠계수에 의해 좌우되어 거의 지수함적으로 변한다.

③ 측방선량분포의 균일도는 고유한 조사면 편평도(빔을 가로지르는 에너지플루언스의 균일도), 측방산란분포(빔 에너지, 조사면 크기, 깊이에 의한 영향), 반그림자에 좌우된다(그림 11.2).

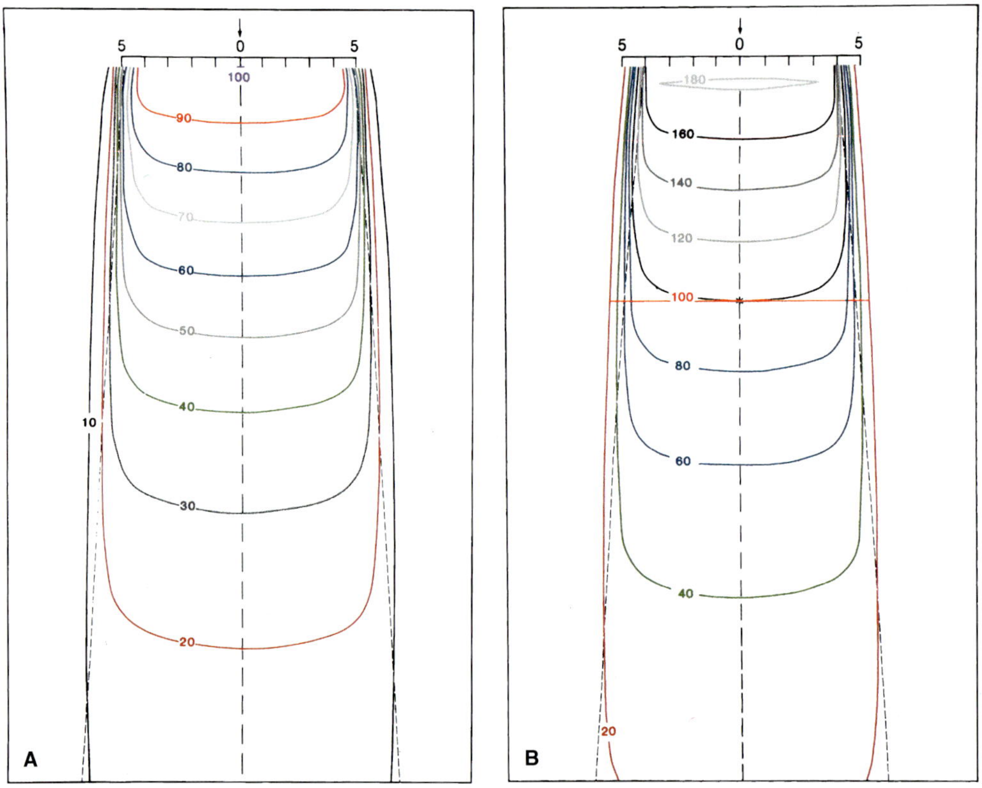

그림 11.1. 등선량차트의 예. A. 선원피부거리(SSD) 형태, ^{60}Co감마선, 표면에서 SSD = 80 cm 표면에서 조사면 크기 10 × 10 cm B. 선원축거리(SAD) 형태, ^{60}Co감마선, SAD = 100 cm, 등중심점 깊이 = 10 cm, 등중심점에서의 조사면 = 10 ×10 cm (Data from University of Minnesota Hospital, Eldorado 8 Cobalt Unit, source size = 2cm.)

④ 일반적으로 어느 깊이에서든 선량은 중심축 상에서 가장 크고 빔의 가장자리를 향하면서 점차로 감소하나 몇몇 선형가속기 엑스선들은 예외적으로 조사면의 둘레 표면 가까이에서 고선량 영역들 또는 "뿔꼴분포"를 보인다. 이 뿔꼴분포들은 편평여과기에 의해 만들어진다. 이는 보통 더 큰 깊이에서 편평한 등선량곡선을 얻기 위해 표면 가까이에서 과잉 보정하도록 편평여과기를 설계하기 때문이다.

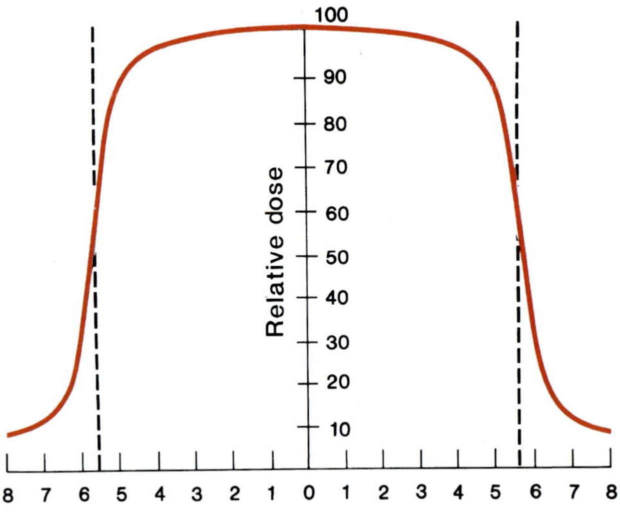

그림 11.2. 조사면에 걸쳐 선량 변동을 보여주는 깊이에서의 측방선량분포. ^{60}Co감마선, 선원피부거리 = 80 cm, 깊이 = 10 cm, 표면에서의 조사면 = 10 × 10 cm. 점선은 10 cm 깊이에서 기하학적 조사면 경계를 나타낸다.

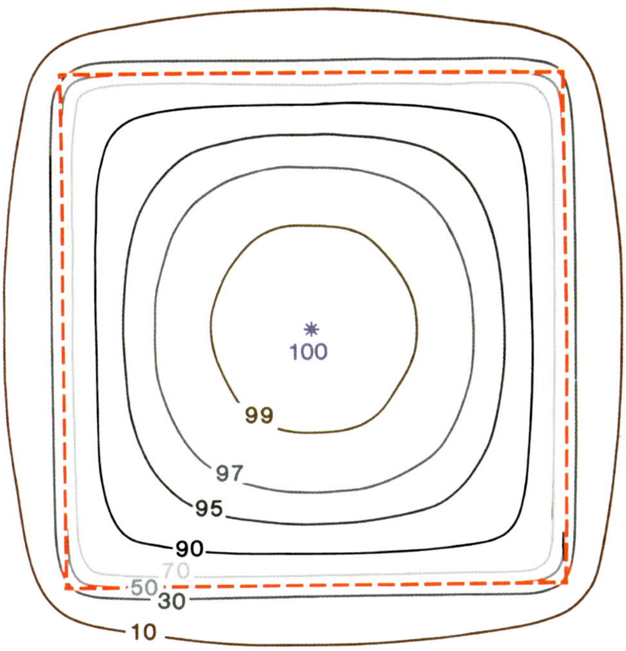

그림 11.3. 빔의 중심축에 대해 수직인 평면에서 횡단면적인 등선량분포. 등선량 값은 조사면의 중심에 대해 100%로 정규화 되었다. 점선은 기하학적 조사면의 경계를 보여준다.

⑤ 조사면의 중심 80% 이내의 등선량곡선의 편평도는 조사면 편평도라고 불리는 변수로 나타낸다. 선형가속기 엑스선의 경우, 에너지(측면산란특성)뿐만 아니라 장비의 머리(head)에 있는 편평여과기에 의해 조사면 편평도가 좌우된다.

⑥ 편평도는 특정깊이(예: 10cm)에서 빔 중심축에 수직인 면에서 팬톰 내에서 측정된 측방선량분포로부터 유도된다(그림 11.3).

⑦ AAPM TG 45에서는 편평도를 선축 횡단면에서 측방선량분포의 반치 최대에서 최대 폭의 중심 80%에 걸친 평균 선량으로부터 편평도를 최대 변동 백분율로 정의하였고 수학적으로 식 11.1과 같다.

$$F = \frac{M - m}{M + m} \times 100\% \qquad (11.1)$$

측방선량분포에서 중심의 80%에서 M과 m은 최대와 최소 선량 값이고, 3%의 선량 변동이 허용될 만한 수준이다.

⑧ 빔 가장자리 근처에, 빔의 감소는 기하학적 반그림자 뿐만 아니라 광자의 측면산란 감소 및 이차 전자의 측면 전송에 의한 것이다. 합성된 효과를 보여주는 이 반그림자를 물리적 반그림자라 부른다.

⑨ 물리적 반그림자 폭은 특정 깊이에서 두 개의 특정한 등선량곡선 사이의 측면 거리로 정의 한다(예: D_{max}의 깊이에서 등선량 곡선 90%와 10% 사이의 측면 거리).

⑩ 기하학적 반그림자 밖에서의 선량과 선량감소의 원인은 다음과 같다.

- 조사면으로부터의 광자의 측면산란
- 조사면으로부터의 이차전자의 측면산란
- 콜리메이터로부터의 누설과 산란
- 장비 머리(선원용기(source housing)라고도 불림) 부분으로부터의 누설과 산란

2. 등선량곡선 측정 (Measurement of Isodose Curves)

① 등선량곡선을 측정할 때에는 에너지와 정밀도가 상대적으로 고른 이온함이 가장 적합하다.

② 팬톰으로는 물을 사용한다. 이온함은 물 속에 잠긴 케이블과 이온함 자체를 덮는 플라스틱 커버를 이용하여 방수가 된다.

③ 등선량 측정에 사용되는 이온함은 빔의 가장자리 또는 쐐기여과기 조사면처럼 선량이 급격히 변하는 범위에서 측정이 가능하도록 작아야 한다. 이온함의 감응체적으로 길이가 15 mm 이하, 내경이 5 mm 이내가 권장된다.

④ 기본적으로 측정 장치는 물탱크와 검출기 A(또는 프로브)와 모니터 B인 두 개의 이온함으로 구성된다. 프로브는 여러 위치에서 전리전류(선량률에 비례한다고 가정함)를 획득하기 위해 물탱크 안에서 움직이도록 설정하고 모니터는 순간적인 빔 강도를 알기 위해 조사면 내의 특정한 위치에 고정한다. 프로브가 팬톰 내에서 이동함에 따라 모니터 검출기의 반응비 (*A/B*)가 기록된다.

⑤ 등선량곡선들은 물팬톰과 같이 제공된 컴퓨터 소프트웨어를 사용하여 일정한 간격의 깊이에서 측정한 측방선량분포로부터 합성한다. 등선량 값은 기준깊이(예: 기준최대선량깊이) 또는 특정한 깊이(예: 10 cm)에 대해 정규화할 수도 있다.

⑥ 사용 전 시험을 할 때 많은 수의 조사면 크기와 치료 조건(예: 민조사면, 쐐기조사면, 비대칭조사면, 중앙 차폐체가 있는 조사면)에 대한 등선량곡선 샘플을 획득한다. 이들 자료는 같은 조건의 치료계획 시스템에서 얻은 선량분포를 검사하기 위한 기준평가 자료로 사용한다.

3. 쐐기여과기 (Wedge Filters)

쐐기여과기에는 물리적 그리고 비물리적, 이렇게 두 종류가 있다.

① 물리적 쐐기여과기는 쐐기 형태의 흡수체로서 쐐기 형태의 얇은 쪽에서 두꺼운 쪽으로 빔의 강도를 점진적으로 감소시킨다. 조사면에 걸친 이런 광자 플루언스 감쇠의 차이는 정상 위치로부터 등선량분포를 기울어지게 만든다. 그림 11.4는 ^{60}Co감마선에 대한 쐐기여과기를 사용한 등선량곡선의 예를 보여준다.

② 비물리적 쐐기여과기는 하나의 콜리메이터 턱(jaw)을 조사면의 끝으로부터 다른 하나 쪽으로 움직임으로써 물리적 쐐기여과기와 유사하게 기울어진 선량분포를 만들어 내는 전기적 여과기이다.

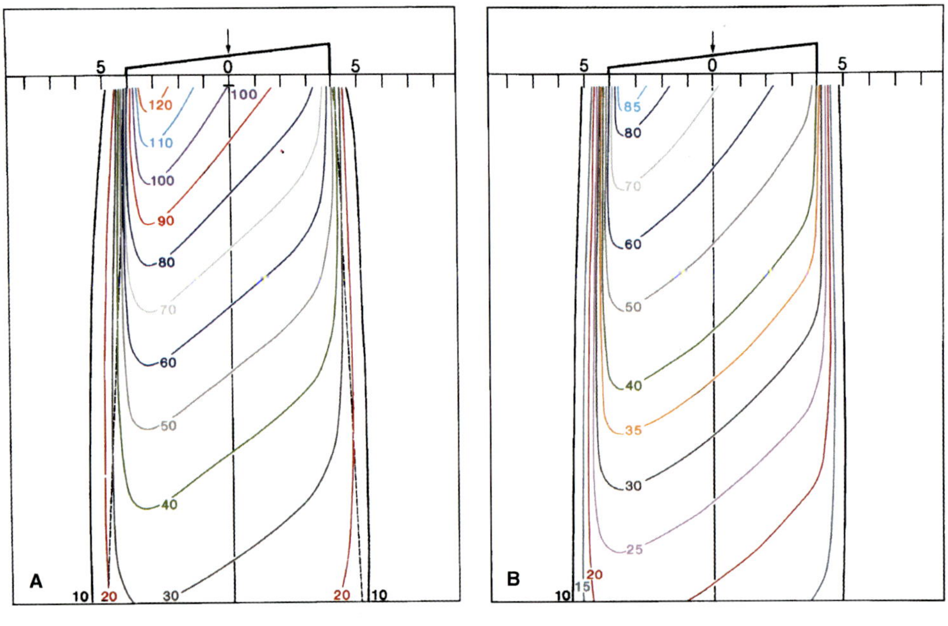

그림 11.4. 쐐기여과기에 대한 등선량곡선. A. D_{max}에 대해 정규화 함 B. 쐐기가 없는 D_{max}에 대해 정규화 함. ^{60}Co, 쐐기여과기 각도 = 45°, 조사면 크기 = 8 × 10 cm, 선원피부거리 = 80 cm.

3.1. 물리적 쐐기여과기

① 물리적 쐐기여과기는 일반적으로 납, 철, 동과 같은 단단한 재질로 만들며 장비의 헤드부분에 삽입할 수 있도록 프레임이나 투명한 플라스틱 선반에 장착된다(그림 11.5).

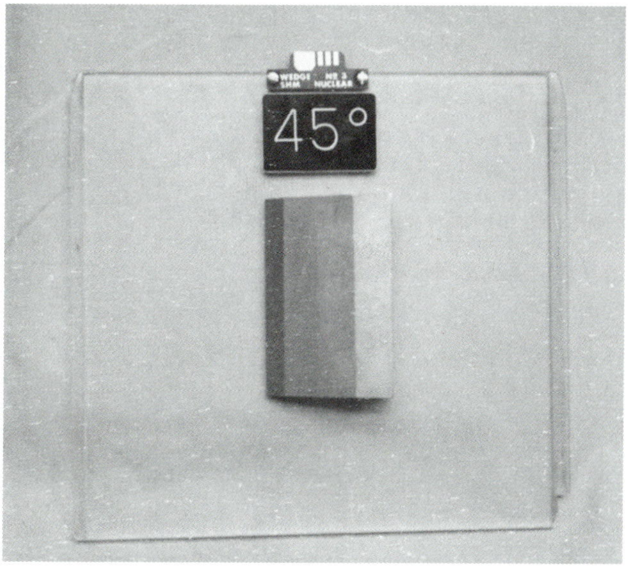

그림 11.5. 4 MV 엑스선 선형가속기에 대한 45° 쐐기여과기의 사진(ATC-400).

② 가속기에서 물리적 쐐기는 등중심으로부터 최소 50 cm는 떨어져야 한다(코발트 장치에서는 일반적으로 이보다 더 적다). 등중심 치료에서 환자 표면에서 쐐기여과기까지의 거리는 선원피부거리에 따라 변한다. 쐐기(또는 이 아래에 있는 블록 선반)가 피부 표면으로부터 충분히 이격되어 흡수체 표면에서 생긴 전자 오염이 메가볼트 광자선의 피부 보호 효과를 없애지 않도록 하는 것이 매우 중요하다. 주먹구구식으로 피부선량을 최대선량(D_{max})의 50% 아래가 되도록 빔에서 모든 흡수체와 피부간에 대략적으로 최소 15 cm를 이격한다(세부사항은 13장).

③ 쐐기등선량각도(쐐기 각도)는 특정한 깊이(예: 10 cm)에서 기울어진 등선량의 각도를 말한다. 이것은 특정한 깊이에서 등선량 곡선과 중심축에 대해 수직인 선 사이의 각도로 정의한다. 가장 일반적으로 쐐기는 약 15°, 30°, 45°, 60°의 쐐기 각도를 제공하도록 설계된다.

④ 쐐기투과율(쐐기계수)은 팬톰의 한 지점에서 쐐기여과기가 있을 때의 선량과 없을 때의 선량의 비율로 정의한다. 이 계수는 대칭적 조사면에서 보통 중심축에서 10 cm 깊이에서 정의된다.

- 쐐기투과율은 전적으로 쐐기 방향에 따른 감쇠 차이로 인한 측면(축 이탈) 거리에 따라 변한다. 쐐기 형태가 아닌 방향에서는 쐐기의 두께나 감쇠가 변하지 않기 때문에 쐐기투과율이 현저하게 변하지 않는다.
- 쐐기투과율은 깊이가 길어질수록, 그리고 조사면의 크기에 따라 미세하게(수 %)증가한다. 이는 깊이가 깊어지면 쐐기여과기에 의해 빔 경화와 광자선 산란이 발생하고, 또한 조사면의 크기에 따라 투과된 빔에서 광자선의 산란이 증가하기 때문이다.
- 쐐기여과기가 선질에 약간의 변화를 가져오지만(예: 빔경화 현상), S_C, S_P, PDD, TPR와 같은 선량학적 함수의 표를 새로 작성해야 할 만큼 변화가 크지는 않다. 이런 물리량들이 MU 계산 공식에 사용하는 개방 빔의 물리량과 같다고 가정한다.

3.2. 비물리적 쐐기여과기

비물리적 쐐기여과기는 대부분의 가속기에서 이용 가능하다.

예: Varian사의 enhanced dynamic wedge, Siemens사의 virtual wedge.

① 비물리적 쐐기여과기의 주요 장점은 환자치료의 자동화이다. 다른 이점은 물리적 쐐기와 비교했을 때 주변선량이 적다는 점이다. 예를 들어, 비물리적 쐐기를 사용한 유방 접선 조사 기법은 반대편 유방에 대한 선량이 적다.

② 단점은 사용 준비 자료 획득 시, 치료계획시스템에 대한 빔 모델링 시, 다양한 조사면 크기와 설정에 대한 MU 계산 시 선량학적 계산이 상당히 복잡하다는 것이다. 결과적으로 비물리적 쐐기여과기에 대한 품질관리 절차에는 좀 더 세심한 주의가 필요하며 바쁜 과에서는 중대한 오류가 날 가능성이 크다.

③ 기본적으로 세기조절장치인 쐐기여과기와 보상체는 세기조절방사선치료 기법(20장에서 기술)에서 설명하겠다.

4. 다중조사면조합 (Multiple Field Combinations)

일문 광자선치료는 종양이 표재적인 경우를 제외하고는 사용 빈도가 낮다. 메가볼트 빔을 사용하는 몇 가지 치료의 예로는 쇄골노드(앞쪽 조사면), 내유림프절(앞쪽 조사면), 척수(뒤쪽 조사면)가 있다. 그러나 대부분의 종양치료의 경우, 종양과 그 주변 정상 조직에 적절한 선량분포를 주기 위해서는 두 개 또는 그 이상의 빔의 조합이 필요하다.

4.1. 대향조사면

한 쌍의 조사면을 치료체적의 양 끝에서 동일한 축을 향하도록 배치한 것이다. 한 쌍의 대향조사면에 의해 축적된 등선량분포를 그림 11.6에서 볼 수 있다.

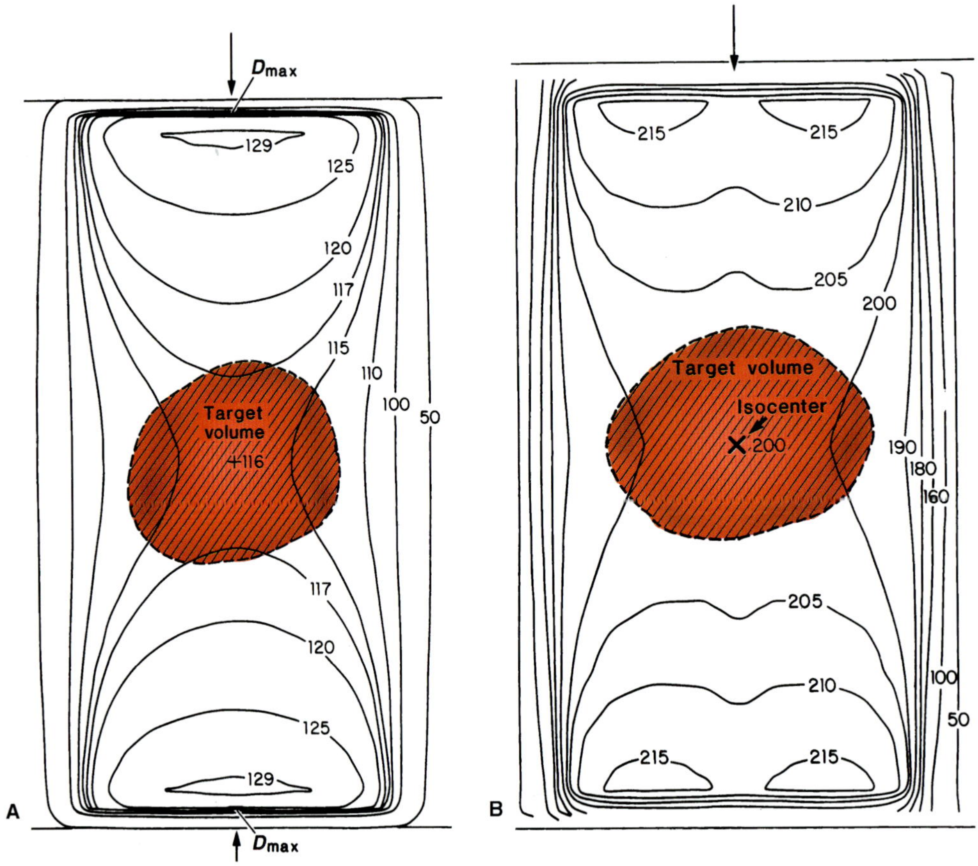

그림 11.6. 한 쌍의 대향조사면에 대한 합성 등선량분포. A. 각 빔은 D_{max}의 깊이에 대해 100으로 가중함 B. 각 빔을 등중심에 대해 100으로 가중한 등중심적 계획.

① 동등하게 가중된 한 쌍의 대향 빔을 사용한 치료는 조직 측면 효과가 일어난다(즉, 중심점보다 표재적 깊이에서의 선량이 큼). 중심점 선량에 대한 최대 주변 선량의 비는 고에너지 방사선보다 저에너지 방사선에서 높다. 이것을 그림 11.7에서 볼 수 있다.

② 조직 측면 효과의 정도는 환자 두께, 빔에너지, 그리고 선의 편평도에 따라 좌우된다(그림 11.8).

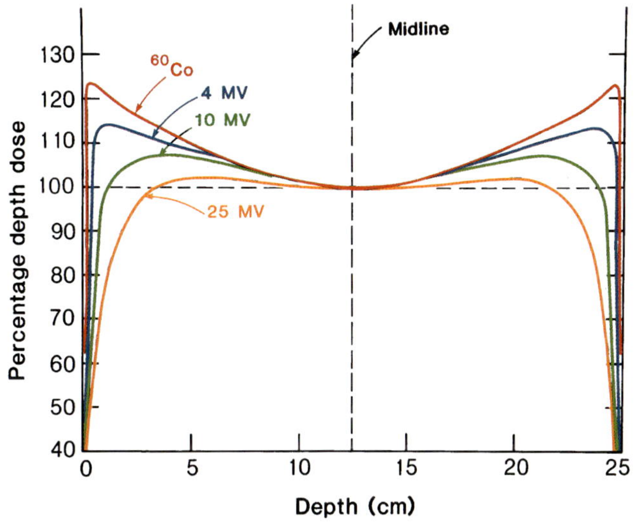

그림 11.7. 중심점 값에 대해 정규화한 대향조사면의 깊이선량곡선. 환자두께 = 25 cm, 조사면 크기 = 10 × 10 cm, 선원피부거리 = 100 cm.

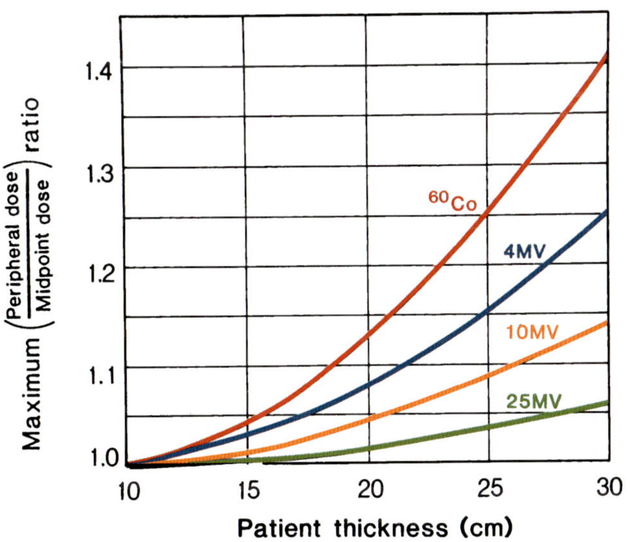

그림 11.8. 여러 방사선의 선질에 대한 환자 두께에 따른 중심점 선량 대 최대 주변 선량의 비율. 대향조사면, 조사면 크기 = 10 × 10 cm, 선원피부거리 = 100 cm.

③ 생물학적으로, 하루에 한 조사면씩 치료하는 것보다 같은 날 모든 조사면으로 치료하는 것이 낫다. 예를 들어, 대향조사면의 경우, 두 개의 조사면으로 치료할 때 높고 낮은 선량을 교대로 받는 것이 총선량은 같지만 중간 선량만으로 치료하는 것보다 정상 조직에 대해 생물학적인 효과가 더 높다고 드러났다. 이런 현상을 가장자리효과(edge effect) 또는 조직측면손상(tissue latteral damage)이라고 부른다.

4.2. 집적선량

특정 치료 기술의 선택에서 가장 중요한 기준은 민감장기에 최소한의 선량을 전달하면서 종양에는 치유선량(sterilizing dose)을 전달하는 것이다. 덧붙여, 환자에게 집적선량을 최소화하는 것이 바람직하다.

① 적분선량은 환자에게 전하는 총 에너지이며 조직의 질량과 이 조직이 받는 선량의 곱으로 주어진다. 집적선량의 단위는 주울(J) 또는 킬로그레이(kg-Gy)이다.

② 동등하게 가중된 대향조사면치료의 경우 빔에너지가 증가하면 집적선량은 감소한다(그림 11.9).

③ 집적선량은 흥미로운 개념이지만 치료결과와 명확하게 연관성이 있지는 않다고 알려져 있다.

④ 치료 계획 평가에 있어서 집적선량을 최소화하는 것이 최우선 기준은 아니지만 특별히 젊거나 소아 환자의 경우 중요하게 고려한다. 정상조직이 받는 집적선량이 증가하면 방사선에 의해 유발되는 2차 악성종양의 위험성이 증가한다.

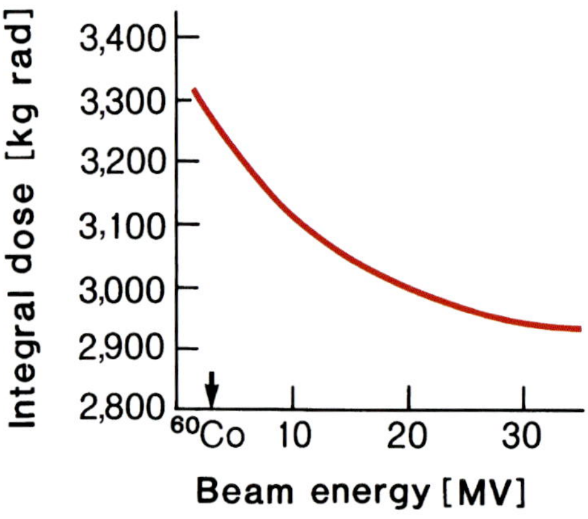

그림 11.9. 25 cm 두께의 환자의 중심점에 1,000 rad(10 Gy)를 전달할 때 광자선에 따른 집적선량. 선원표면거리 100 cm에서 조사면 크기, 10 cm 직경
(Redrawn from Podgorsak EB, Rawlinson JA, Johns HE. X-ray depth doses for linear accelerators in the energy range from 10 to 32 MeV. AmJ Roentgenol. 1975;123:182.)

4.3. 다중고정조사면

종양 체적 내에서 균등한 선량을 이루고 결정장기를 보호하는 것은 치료 계획을 수립하는데 있어서 중요한 고려사항이다. 이러한 목표들을 이루기 위한 몇 가지 유용한 전략들은 다음과 같다.

a) 적절한 크기와 모양의 조사면을 사용함
b) 종양을 향하는 조사면의 개수를 증가시킴
c) 각각의 조사면에 대해 빔 방향을 적절하게 선택함
d) 빔 가중을 조정함(각각의 조사면으로부터 상대적인 선량 기여)
e) 쐐기여과기와 보상체와 같은 빔수정체(beam modifier)를 사용하거나 불균등한 측방선량분포(예: 세기조절)를 전달함
f) 적절한 빔 장치와 에너지를 사용함

4.4. 회전치료

회전치료는 빔이 연속적으로 환자를 따라 돌며 움직이는 등중심적 기법이다. 등중심은 종양의 중심에 두거나(완전한 360도 회전인 경우) 부분적 호에 대해서는 종양 중심 너머의 적절한 거리에 둔다. 후자(종양 중심을 넘어 부분적 호를 그리는 치료)를

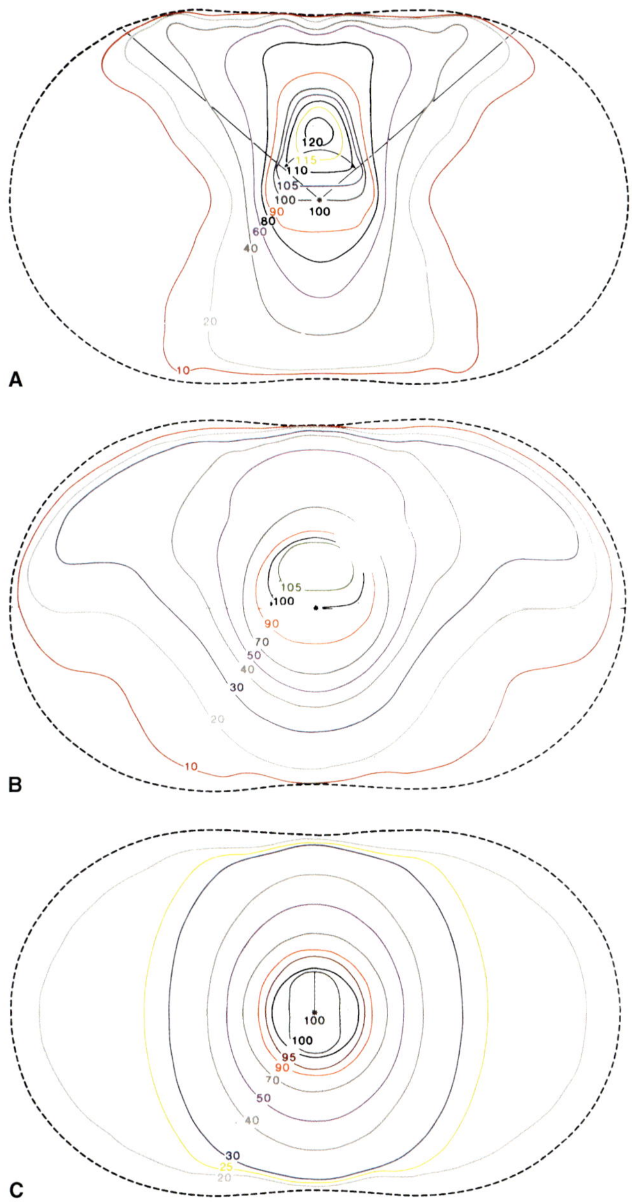

그림 11.10. 회전치료에 대한 등선량분포의 예. A. 호 각도 = 100°. B. 호 각도 = 180°. C. 완전한 360° 회전, 4MV, 등중심에서 조사면크기 = 7 × 12 cm, 선원축거리 = 100 cm.

past pointing이라고 불린다. 그림 11.10은 회전치료를 위한 등선량분포의 세 가지 예를 보여준다.

(A) 100도 호(활꼴)회전 (B) 180도 호(활꼴)회전 그리고 (C) 완전한 360도 회전. 여기서 (A)와 (B)에 past pointing을 사용하였다.

① 회전치료는 크기가 작으면서 깊은 곳에 자리한 종양에 가장 적합하다. 만약 종양이 체표면 단면적의 중심으로부터 반 이상 떨어지지 않았다면 회전치료가 적절한 선택이 될 수 있다.

② 회전치료는 (a) 조사될 체적이 너무 크거나, (b) 외부 표면이 원통형으로부터 현저하게 다르거나, (c) 종양이 표면 신체표면에 비해 중심에서 너무 멀리 떨어져있으면 적절하지 않다.

5. 쐐기조사면기법 (Wedge Field Techniques)

쐐기(물리적 또는 비물리적)는 개별적 조사면의 등선량곡선을 의도적으로 경사지게 만들어 표적 체적에 대해서는 허용될만한 선량 균일도를 만들어 주면서 주변 정상 조직에 주는 선량은 최소화된 선량분포를 만드는데 사용한다.

① 한 쌍의 쐐기기법은 상대적으로 표재적인 종양(대략 0~7 cm 깊이)에 적합하다. 이 기법에서는 표적 체적에 환자와 같은 방향으로 향하는 두 개의 "쐐기" 빔을 조사한다.

- 각 빔에 대해 각각의 각도를 주고 두꺼운 끝부분이 서로에게 인접한 위치에 적절한 쐐기여과기를 삽입하여 아주 균등한 선량분포를 만들 수 있다(그림 11.11).

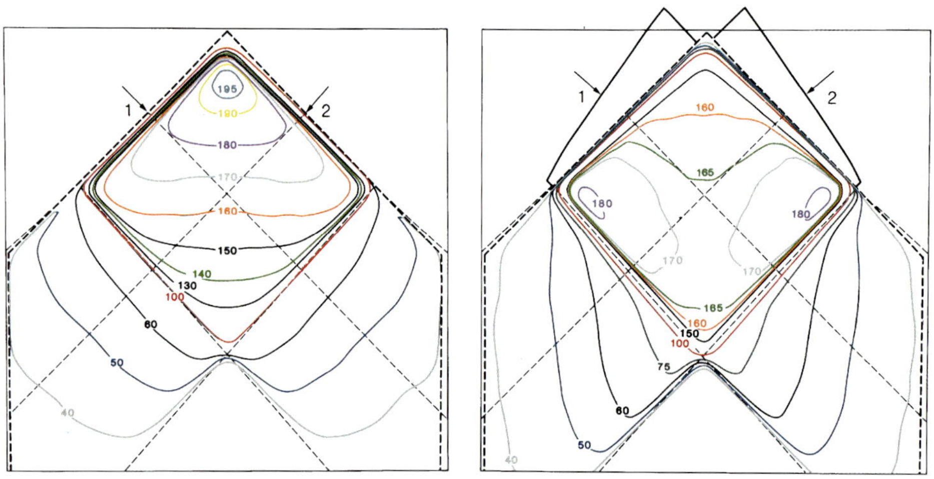

A B

그림 11.11. 두 개의 각도를 갖는 빔에 대한 등선량분포.
A. 쐐기여과기가 없을 때. B. 쐐기여과기가 있을 때.
4 MV, 조사면 크기 = 10 × 10 cm, 선원피부거리 = 100 cm, 쐐기여과기 각도 = 45°, 각 빔을 D_{max} 깊이에 대해 가중함(*등중심적 계획보다 선호함).

- 두 개의 빔이 겹치는 체적 안에 선량이 균질한 영역(오차 수 %이내)이 놓인다. 이러한 부분을 "편평한" 영역이라 부른다.
- 한 쌍의 쐐기여과기를 사용하는 기술은 일반적으로 작은 표재적 종양 치료에 사용하므로 보통 치료 체적 내에 +10%까지의 고선량 영역(hot spot)이 허용된다.
- 이러한 고선량 영역은 쐐기여과기의 얇은쪽 끝 부분 아래서 발생하며 조사면 크기 및 쐐기여과기 각도가 커질수록 크기가 증가한다. 이러한 효과는 얇은 부분에 대해 두꺼운 끝 부분에서 미분감쇠가 일어나는 것과 연관이 있다.
- 편평한 영역에 영향을 주는 세 가지 인자는 깊이에 대해 쐐기각도 θ, 형태에 대해 힌지각도 ϕ, 선량분포에 대해 간격 S이다. 이들 인자들이 그림 11.2에 나타나 있다.
- 편평한 부분에서 가장 균일한 방사선 선량분포를 제공하는 최적의 쐐기각도와 힌지각도 사이의 관계는 식 11.2로 나타낸다.

$$\theta = 90^\circ - \Phi/2 \tag{11.2}$$

이 공식은 그림 11.12에 그려져 있듯이 주어진 힌지각도에 대해 쐐기 각도가 힌지각도의 이등분선에 대해 각각의 조사면으로부터 나온 등선량곡선이 평행해야 한다는 원리에 기초한다.

- 또한 위의 관계는 각각의 선이 편평한 표면에 수직으로 입사하기 때문에 쐐기등선량곡선들은 표면 윤곽에 의해 변경되지 않는다고 가정한다. 그러나 실제 환자에서는 그렇지 않다. 따라서 쐐기각도는 신체표면 모양에 따라 다르게 선택해야 한다. 위의 공식을 시작점으로 사용하고 필요에 따라 주어진 환자의 신체표면에 따라 수정해야 한다.

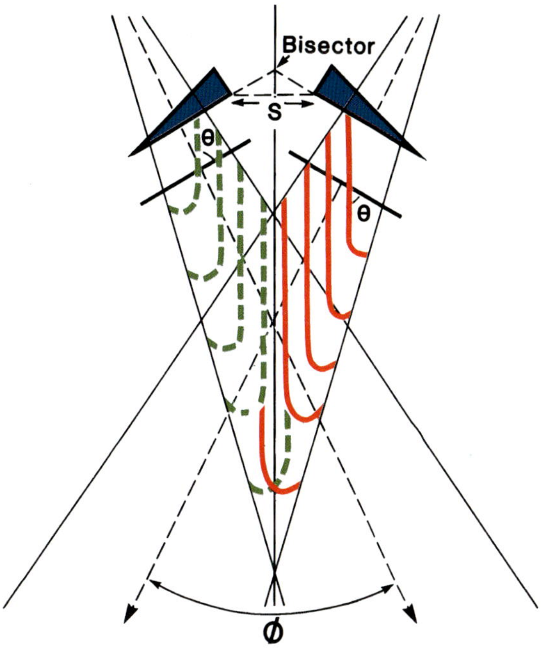

그림 11.12. 쐐기선의 변수.
θ는 쐐기각도, Φ는 힌지각도, S는 간격이다. 각 쐐기조사면에 대한 등선량곡선은 이등분선(bisector)에 대해 평행하다.

5.1. 민조사면과 쐐기조사면의 조합

쐐기여과기는 원래 쌍으로 이용하는 것이 보통이지만 특정 선량분포를 얻기 위해서는 민조사면과 쐐기조사면을 결합하여 사용하기도 한다. 그림 11.13 A와 B에는 이러한 두 개의 설정을 보여준다.

① 현대 방사선치료에서 동일 환자에 대해 흔히 쐐기여과기와 보상체, 조사면 차폐체, 조사면 축소체를 하나 혹은 그 이상 사용하는 복합적인 치료 기법들을 사용한다. 쐐기조사면기법과 같은 복합적 치료는 표준 임상 절차로 적절한 컴퓨터 치료계획 시스템을 사용해야 한다.

6. 치료계획에 대한 국제방사선단위측정위원회 체적 (ICRU Volumes for Treatment Planning)

그림 11.14는 국제방사선단위측정위원회(ICRU)가 치료계획 작성에서 확인할 것을 권고하는 여러체적들의 개략도이다. 이들 체적의 설정은 3차원 영상에 의해 상당히 간편해졌지만 그 개념은 이들의 결정에 이용되는 방법론과는 별개이다.

그림 11.15는 ICRU 체적을 그리는 절차의 도식도이다.

① 육안적종양체적(gross tumor volume, GTV)은 종양의 위치와 육안으로 보여지는 정도의 총체적이다. GTV의 설정은 종양이 눈에 보이거나 만져지거나 영상을 통하여 명백하면 가능하다. 종양이 외과적으로 제거되었다면, 종양층(tumor bed)의 윤곽은 수술 전후의 영상을 검토하여 알 수 있지만, GTV로는 규정될 수 없다.

② 임상표적체적(clinical target volume, CTV)은 존재하거나 종양으로 추정되는 조직으로 이루어진다. 따라서 CTV는 종양의 실제적인 확장이나 위치를 나타낸다. CTV의 설정은 이 체적 밖에는 종양 세포들이 없다고 가정한다. CTV는 치료 목적을 달성하기 위하여 적당한 선량을 받아야 한다.

③ 내부표적체적(internal target volume, ITV). ICRU 보고서는 내부 기준점과 이에 해당하는 좌표 시스템과 연관하여 치료 도중에 내부 장기의 생리학적 움직임, CTV의 크기와 형태, 위치의 변화를 보정하기 위하여 내부여유분(internal margin, IM)을 CTV에 추가할 것을 권고한다. CTV에 여유분을 포함하여 내부표적체적이라 한다.

④ 계획표적체적(planning target volume, PTV). 내부여유분과 CTV 뿐만 아니라 환자 움직임과 설정 불확실성에 의한 설정 여유분을 포함한 체적을 계획표적체적이라 한다. 어떤 방향에서든 CTV 주변 여유분은 반드시 내부 움직임 뿐만 아

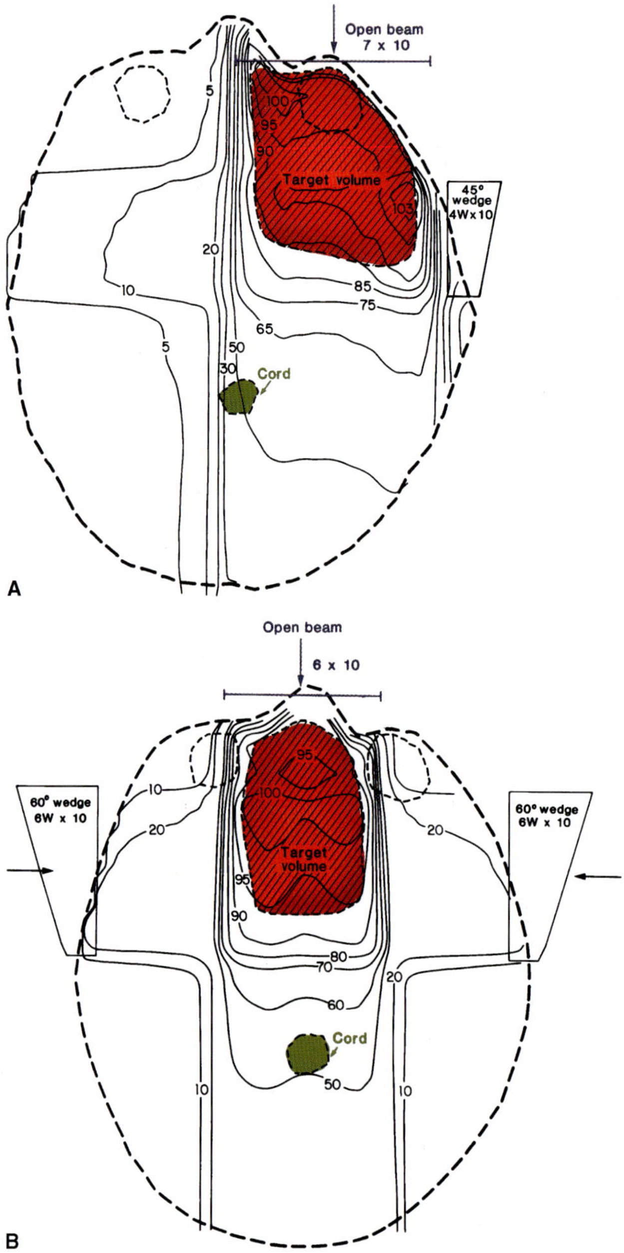

그림 11.13. 민조사면과 쐐기조사면 조합을 사용한 치료계획. A. 등중심점에 대해 전방 민조사면은 100, 측면 쐐기조사면은 15로 가중한 등중심적 치료계획. B. 전방 민조사면과 두 개의 측면 쐐기조사면의 조합. 4 MV 엑스선 ATC-400 선형가속기.

니라 환자 움직임과 설정 불확실성을 보상할 정도로 충분히 커야만 한다.

⑤ 계획손상위험장기체적(planning organ risk volume, PRV). 손상위험장기(OR)는 CTV가 적절한 치료를 필요로 하는 것과 같이 적절한 보호를 필요로 한다. 일단 OR이 설정되면 치료 설정은 물론 내부의 움직임을 보정할 여유분이 추가될 필요가 있다. 따라서 PTV와 유사하게 OR을 효과적으로 보호하기 위한 계획손상위험장기체적을 표시할 필요가 있다.

⑥ 치료체적(treated volume). 치료기법의 한계 때문에 추가적인 여유분이 PTV 주변에 제공되어야 한다. 따라서 최소표적선량은 이러한 여유분을 PTV를 적절하게 포함하도록 등선량 표면에 의해 표현해야 한다. 이 등선량 표면에 의해 둘러싸인 부피를 치료체적(treated volume)이라고 한다. 일반적으로 치료체적은 계획표적체적보다 크고 각각의 치료방법에 따

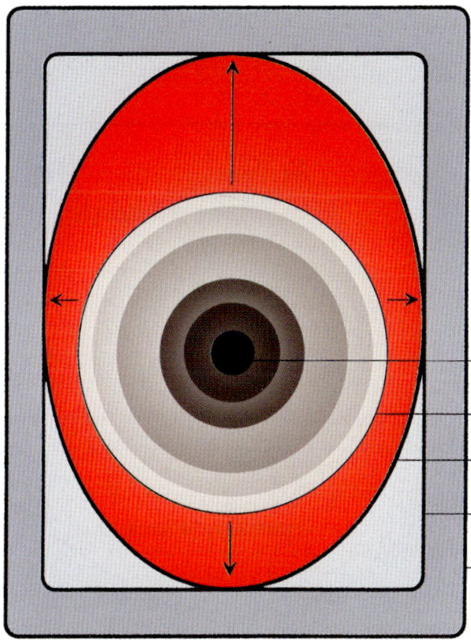

그림 11.14. 국제방사선단위측정위원회 체적의 도식도 (From International of Radiation Units and Measurements.)

라 다르다.

⑦ 조사체적(irradiated volume). 충분한 선량(예: 특정 표적선량의 50% 이상)을 받는 조직의 체적을 조사체적이라 한다. 조사체적은 치료체적보다 크고 사용된 치료기술에 따라 다르다.

7. 선량지정과 보고 (Dose Specification and Reporting)

ICRU는 환자 차트와 문헌에 국제적으로 표준화된 선량지정(예: ICRU 보고서 50과 62) 시스템으로 선량지정과 보고를 하도록 권고하고 있다. 선량지정과 보고시스템의 주요 목적은 기관과 기관에서 선량 보고를 동일하게 하여 치료 결과에 접근할 때 의미 있는 자료를 제공하고 최초 기관으로부터 추가적인 정보를 제공받지도 않고도 치료를 재현할 수 있도록 하기 위함이다.

7.1. 표적선량통계

① 최대표적선량: 표적지역에서 최고 선량이 최소 2 cm^2 이상의 면적에 조사되면 이를 최대표적선량이라고 한다. 고선량 영역이 2 cm^2보다 적으면 최대표적선량 값은 무시된다.

② 최소표적선량: 최소표적선량은 표적지역에서 가장 낮은 선량이다.

③ 평균표적선량: 선량이 표적지역 안에 일정하게 분포된 많은 개별 점들에서 계산되는 것이라면 평균표적선량은 이 점들에서의 흡수선량 값들의 평균이다. 수학적으로 식 11.3로 표현할 수 있다.

$$\text{평균표적선량} = \frac{1}{N}\Sigma_{A_T} D_{i,j} \tag{11.3}$$

여기서 N은 점의 개수이고 $D_{i,j}$는 표적지역 (A_T)안에 위치한 행렬 i, j에서의 선량이다.

④ 중앙표적선량: 중앙표적선량은 표적 안에서 선량 매트릭스의 값으로 중앙값이다.

⑤ 최빈표적선량: 최빈표적선량은 표적지역 안에서 가장 흔히 발생하는 흡수선량이다. 표적지역내 점들의 선량분포가 빈도 그래프로 도표화 했을 때 가장 높은 빈도를 보이는 선량 값을 최빈선량이라고 한다.

⑥ 고선량 영역: 고선량 영역은 지정 표적선량보다 높은 선량을 받는 표적 밖의 영역이다. 최대표적선량처럼 고선량 영역은 적어도 2 cm^2 이상의 경우에만 임상적으로 의미가 있다고 여긴다.

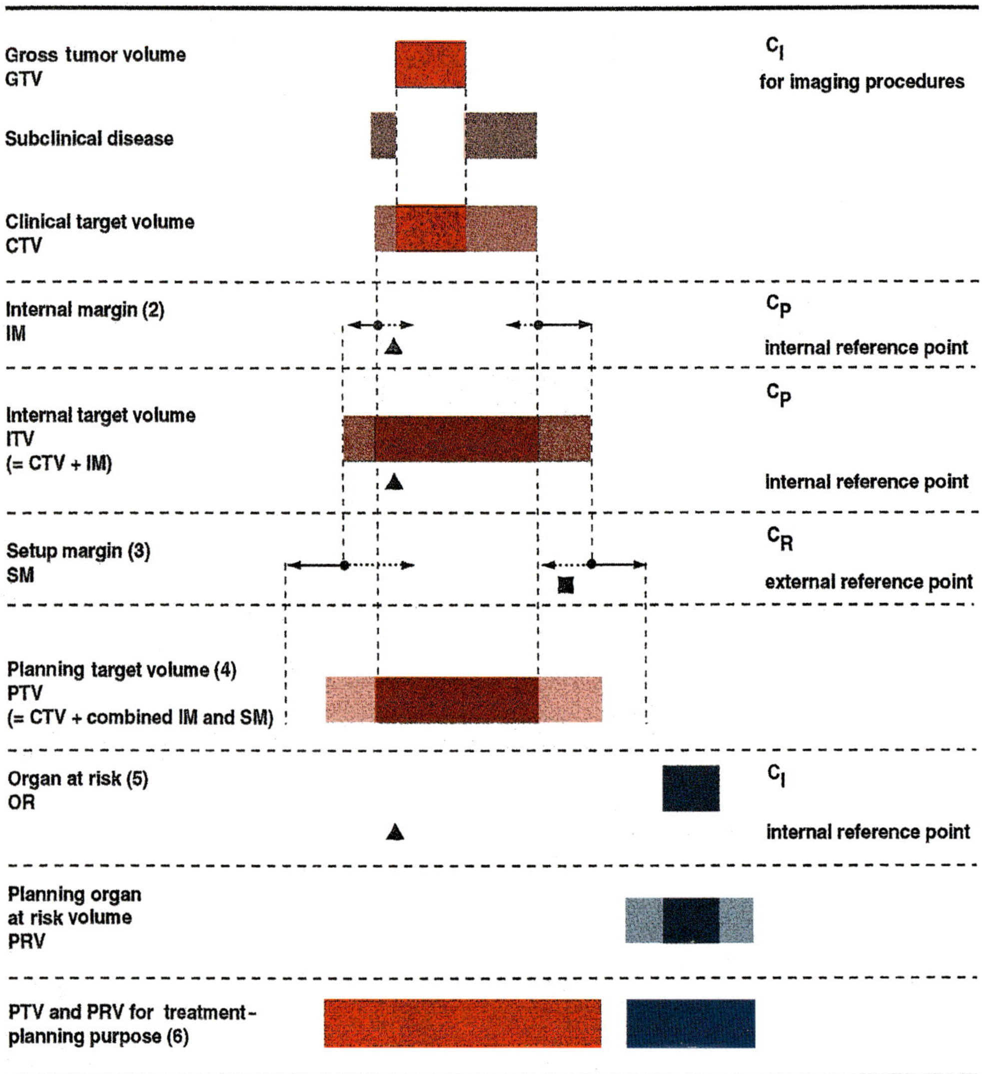

그림 11.15. ICRU 체적과 여유분의 개략도.
(From International Commission of Radiation Units and Measurements. Prescribing, Recording and Reporting Photon Beam Therapy [supplement to ICRU Report 50]. ICRU Report 62. Bethesda, MD: International Commission of Radiation Units and Measurements; 1999)

7.2. 선량지정을 위한 기준점

7.2.1. 고정 광자선

① 단일 빔의 경우 표적흡수선량은 PTV안에 놓인 빔의 중심축 상에 명시되어야 한다.

② 동일하게 가중된 대향 빔의 경우 표적선량지정점은 빔 입사 사이의 중심축상 중간에 있어야 한다.

③ 동일하지 않게 가중된 대향 빔의 경우 표적선량은 PTV안에 놓인 중심축 상에 명시되어야 한다.

④ 둘 또는 그 이상 교차하는 빔들의 경우 표적선량지정점은 PTV안에 놓인 선속 중심축들의 교차점에 있어야 한다.

7.2.2. 회전치료

완전한 회전이거나 최소 270도 호(활꼴)의 경우 표적선량은 주요 평면에서 회전의 중심에 명시되어야 한다. 작은 호의 경우 표적 선량은 주요 평면에서 첫 번째는 회전 중심에, 그리고 두번째는 표적체적의 중심에 기술되어야 한다. 이러한 이중점 규정이 요구되는 이유는 작은 호 치료에서는 표적지역의 중심 가까이에 최대흡수선량이 제공되는 past-pointing 기법들을 사용하기 때문이다. 이 경우에서 등중심의 선량은 별로 중요하지 않다.

8. 치료평가 (Plan Evaluation)

치료계획 평가를 위한 기본도구로는 a) 등선량곡선, b) 등선량표면, c) 선량부피그림표가 있다.

① 등선량곡선: 비교하려는 치료계획들의 선량분포를 직교 평면과 각각의 절편에서 등선량곡선을 보아 평가한다.

② 등선량표면: 등선량 표면은 삼차원적 등선량곡선이다. 체적을 감싸는 지정된 선량값으로 표면을 나타낸다.

③ 선량부피그림표(DVH): DVH는 누적 DVH와 미분 DVH, 두 가지 형태로 나타낼 수 있다.

- 누적 DVH는 주어진 구조에 대해 선량함수로 특정 선량 또 그 이상을 받는 체적을 그린 것이다. 누적 DVH에서 임의의 한 점은 표시된 선량 또는 그 이상을 받는 체적을 보여준다.
- 미분 DVH는 선량함수로 특정 선량간격(또는 선량 bin) 내에서 체적이 받는 선량을 그린 것이다. 미분 DVH는 주어진 구조 내에서 선량 변동의 정도를 보여준다. 예를 들어 균일하게 조사받는 구조의 미분 DVH는 기술된 선량에서 100% 체적의 단일 막대이다.
- 둘 중에 누적 DVH가 좀 더 유용한 것으로 보이며 미분 형태보다 더 자주 사용된다. 그림 11.16은 치료계획의 등선량곡선과 DVH를 보여준다.

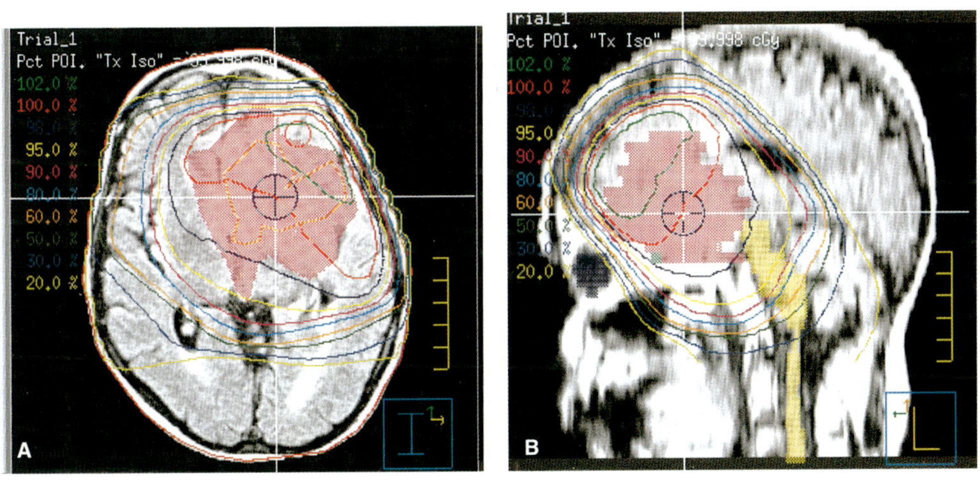

그림 11.16. 교모세포종 치료의 삼차원 치료계획.
등선량곡선은 A. 횡단면, B. 측면, C. 관상면에서 치료계획을 평가하기 위해 사용하였다. D. 누적 DVH 또한 평가 과정에서 유용한 도구이다. E. 여기서는 종양에 대한 미분 DVH만 보이는데 미분 DVH는 학문적인 관심의 대상에 좀 더 가깝다. (계속)

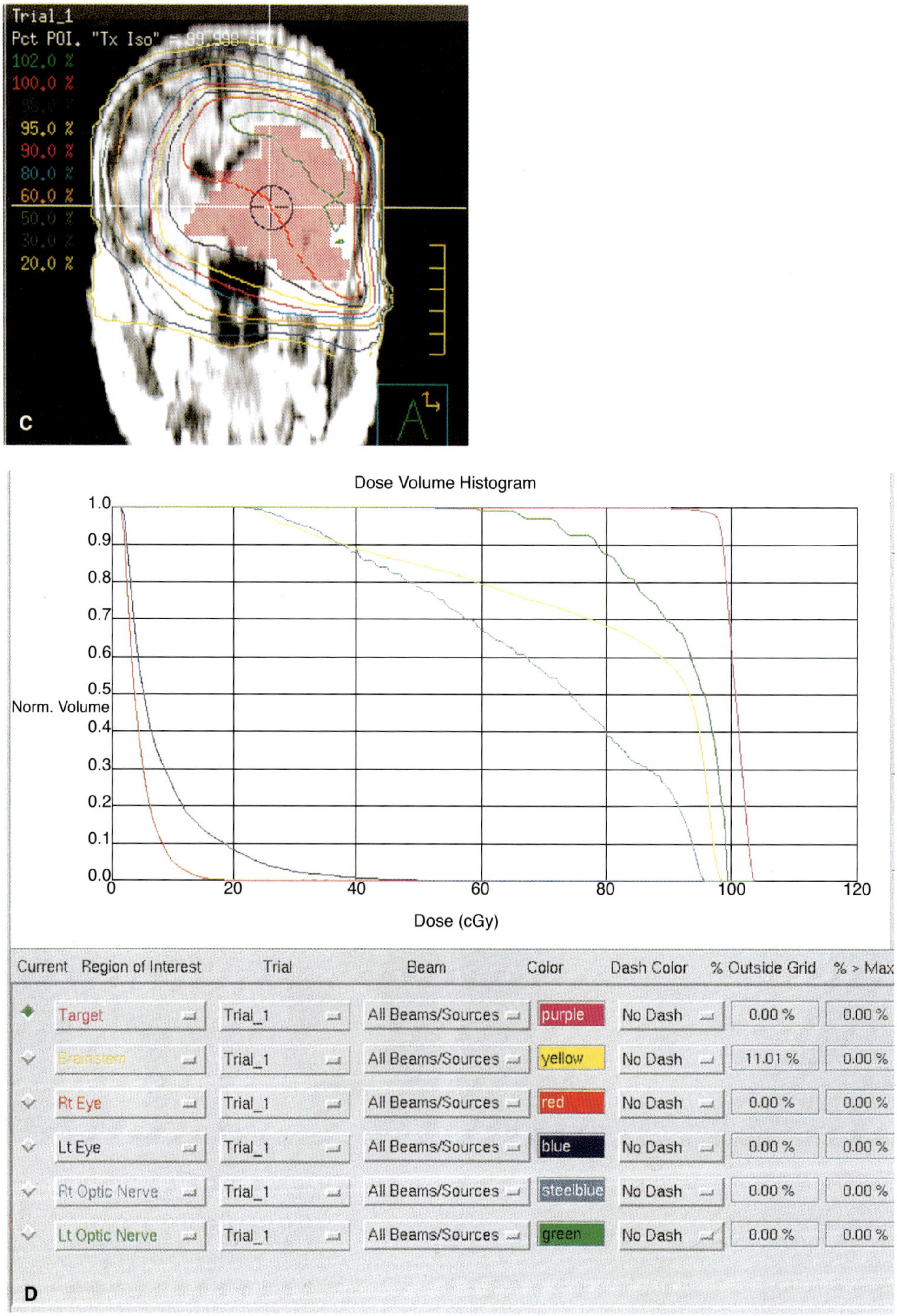
Trial_1
Pct POI. "Tx Iso"
102.0 %
100.0 %
95.0 %
90.0 %
80.0 %
60.0 %
20.0 %
C
Dose Volume Histogram
1.0
0.9
0.8
0.7
0.6
0.5
Norm. Volume
0.4
0.3
0.2
0.1
0.0
0
20
40
60
80
100
120
Dose (cGy)
Current Region of Interest Trial Beam Color Dash Color % Outside Grid % > Max
Target Trial_1 All Beams/Sources purple No Dash 0.00 % 0.00 %
Brainstem Trial_1 All Beams/Sources yellow No Dash 11.01 % 0.00 %
Rt Eye Trial_1 All Beams/Sources red No Dash 0.00 % 0.00 %
Lt Eye Trial_1 All Beams/Sources blue No Dash 0.00 % 0.00 %
Rt Optic Nerve Trial_1 All Beams/Sources steelblue No Dash 0.00 % 0.00 %
Lt Optic Nerve Trial_1 All Beams/Sources green No Dash 0.00 % 0.00 %
D

그림 11.16. (계속)

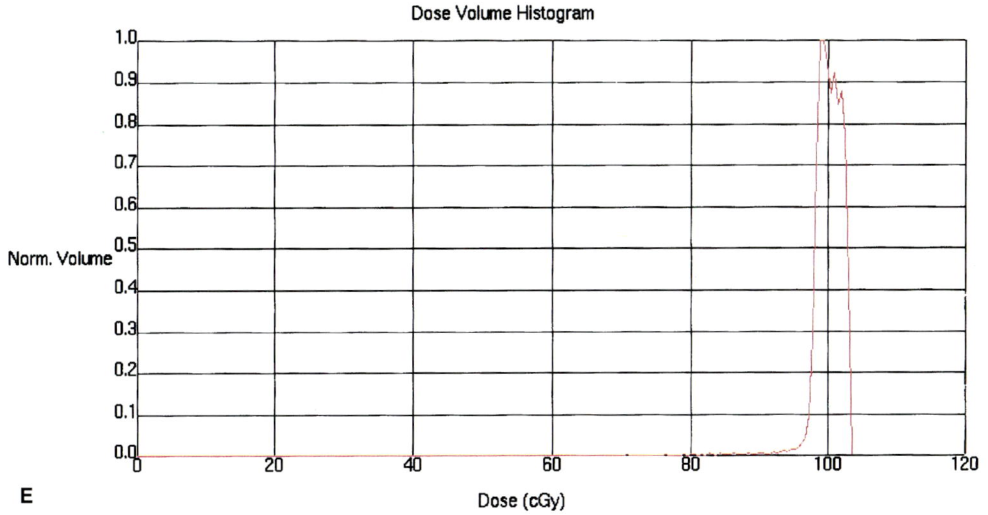
Dose Volume Histogram
Norm. Volume
1.0
0.9
0.8
0.7
0.6
0.5
0.4
0.3
0.2
0.1
0.0
0
20
40
60
80
100
120
Dose (cGy)
E

그림 11.16. (계속)

제 11 장 복습문제

다항식 선택법에서 하나 이상의 정답이 있을 수 있음.

1. 조사면 경계선 밖의 선량분포는 무엇에 의해 크게 영향을 받는가?

a) 편평여과기

b) 기하학적반그림자

c) 깊이

d) 콜리메이터에 의한 누설방사선

2. 중심축 선량과 비교할 때, 같은 깊이에서 기하학적 조사면 경계면에서의 선량은 대략 얼마 정도인가?

a) 100 ± 3% b) 95% c) 80% d) 50% e) 2%

3. 쐐기 빔에 대해 옳은 설명을 고르시오.

a) 쐐기각도는 물리적 쐐기여과기 각도로 정의된다.

b) 쐐기 인자는 일반적으로 조사면 크기와 깊이에 따라 증가한다.

c) 중심축 깊이선량백분율은 일반적으로 같은 크기의 민조사면 빔과 비교하여 증가한다.

d) 등선량곡선은 모든 깊이에서 동일한 각도로 기울어져 있다.

4. 다음 중 적분선량에 대한 설명으로 옳은 것은?

a) Gy/kg 단위로 측정한다.

b) 동일하게 가중된 대향 빔에 의해 전달된 같은 표적선량에 대해서는 빔에너지가 증가함에 따라 감소한다.

c) 종양을 사멸하기 위해 가능한 최대화해야 한다.

d) 소아환자의 치료에서는 가능한 최소화해야 한다.

5. 다음 중 쐐기 쌍 기법에 한 설명 중 옳은 것은?

a) 쐐기여과기를 얇은 부분끼리 인접하게 배치해야 한다

b) 각 쐐기여과기의 쐐기각도는 반드시 힌지각도의 반이어야 한다.

c) 고선량 영역은 일반적으로 얇은 부분 끝 아래에서 발생한다.

d) 표적체적 안의 선량은 5% 이내로 균일하다.

6. 누적 DVH 곡선 위의 한 점이 나타내는 것은?

a) 지정된 선량을 받는 체적

b) 지정된 선량 또는 그 이상을 받는 체적

c) 지정된 선량 또는 그 이하를 받는 체적

d) 지정된 선량의 평균을 받는 체적

7. 체적의 증가 순서에 따라 배열한 것은?
(CTV = 임상표적체적, GTV = 육안적종양체적, ITV = 내부표적체적, PTV = 계획표적체적)

a) CTV, GTV, ITV, PTV

b) ITV, GTV, CTV, PTV

c) GTV, CTV, PTV, ITV

d) GTV, CTV, ITV, PTV

8. 등선량곡선에 대해 다음 중 옳은 것은?

a) 오목한 부분이 있다.

b) 다른 값의 또는 다른 곡선과 교차한다.

c) 환자 전체를 감싼다.

d) 100%를 초과한다.

e) 한 평면 위에 하나 이상이 있다(예: 두 개의 95% 등선량 선).

9. 다음 중 쐐기여과기에 대해 옳은 것은?

a) 쐐기각도는 물등가 두께로 환산할 때 쐐기의 각도와 동일하다

b) 쐐기각도는 물 10 cm 깊이에서 측정한 쐐기 측방선량분포의 각도로 정의한다.

c) 물리적 쐐기 인자는 조사면 크기, 깊이, 측면 거리에 의해서만 약간 변한다.

d) 여과기에서 전자오염이 발생하기 때문에 쐐기여과기에 대한 표면선량은 피부선량을 D_{max}의 50% 이상으로 증가시킨다.

e) 쐐기여과기 각도는 물리적과 비물리적 쐐기에 대해 동일하게 정의한다.

10. 다중 치료 조사면과 관련이 있는 치료계획은?

a) 처방지점은 누적 선량분포에서 최대선량으로 정의한다.

b) 조직측면효과의 크기는 에너지, 깊이와 관련이 있으나 주로 빔 편평도에 의존한다.

c) 선량 그리드 계산에 포함된 모든 선량점의 합은 적분선량이다.

d) 회전 조사면에 대해 등중심은 부분적 호에서 때때로 종양의 중심 이후에 위치된다.

11. 다른 하나와 60°로 조준된 쐐기 쌍 치료계획에 대해 최적의 쐐기 각도를 계산하시오.

a) 15　　b) 30　　c) 45　　d) 60

12. ICRU 62에서 권고한 표적체적에 관한 문장 중 옳은 것은?

a) 치료 조사면은 PTV에 대해 차폐한다. 여기서 PTV는 CTV에 매일 환자의 자세를 설정함에 따라 나타나는 불확실성을 합한 것이다.

b) 치료체적은 CTV보다 크지만 조사체적보다는 작다.

c) 최소표적선량은 PTV 안에서 낮은 선량으로 정의하며, 최소 2 cm^2면적을 감싸는 선량이다.

d) PTV를 생성하는데 CTV에 할당한 여유분과 PRV를 만들어 내는데 OR에 할당한 여유분이 같을 필요는 없다.

13. ICRU 기술에 따른 쐐기 각도의 정의는?

a) 50% 등선량곡선 깊이　　b) 80% 등선량곡선 깊이

c) 최대선량깊이(D_{max})　　d) 10 cm 깊이

14. D_{max} 깊이에서 얻은 측방선량분포를 사용하여 90% 선량값과 10% 선량값 사이의 거리는?

a) 기하학적 반그림자

b) 유효조사면

c) 치료조사면

d) 물리학적 반그림자

15. 회전 엑스선치료가 가능한 경우는? (가능한 것을 모두 선택하시오)

a) 환자의 외부 체표면이 매우 원통형일 때

b) 민감한 장기를 보호하기 위해 차폐가 필요할 때

c) 표적체적이 작을 때

d) 표적체적이 중앙에 위치했을 때

16. 다음 중 ICRU 지정에 따른 설명 중 맞는 것은?(적용되는 것을 모두 선택하시오)

a) 다중 빔에서 선량의 배열은 빔의 중심축이 교차 지점에 지정되어야 한다.

b) 단일 SSD 광자선에 대해 표적선량은 표적의 가장 깊은 위치에서 지정되어야 한다.

c) 270도 이상의 호를 포함하는 회전 광자선치료에서 선량은 회전 중심에 지정되어야 한다.

d) 2문 대향 광자선에서 선량은 빔 입사점 사이의 중간에 지정되어야 한다.

17. 동등하게 가중된 등중심적 대향 광자 조사면에 대한 설명으로 옳은 것은? (적용되는 것을 모두 고르시오.)

a) 표적선량의 지정점은 D_{max} 깊이이다.

b) 환자 자세 설정 재현성을 할 때 기하학적 실수의 가능성이 적다.

c) 하루에 한 조사면으로 치료하는 것은 하루에 두 개의 조사면으로 치료하는 것보다 정상 조직에 덜 해롭다.

d) 주변선량은 중심선 선량의 에너지가 증가할수록 증가한다.

18. 단일 광자선 조사면에서 적분선량은 무엇에 의존하는가? (적용되는 것을 모두 고르시오.)

a) D_{max}에 전달되는 선량

b) 빔에너지

c) 조사면 크기

d) 50% 선량의 깊이

19. 회전 광자선치료에서 등선량분포에 영향을 끼치는 것을 모두 고르시오.

a) 환자 신체표면의 모양

b) 회전 속도

c) 빔에너지

d) 신체표면에서 등중심의 위치

20. 2개의 쐐기조사면의 이상적인 치료 상황에서 힌지 각도가 45도일 때 적절한 쐐기여과기의 각도는?

a) 60도

b) 45도

c) 30도

d) 15도

21. 광자선 등선량곡선에 관한 설명으로 옳은 것은? (적용되는 것을 모두 고르시오.)

a) ^{60}Co감마선에서 등선량곡선은 조사면 크기에 따라 더 둥글게 된다.

b) 빔 편평도는 보통 물에서 D_{max}에 지정되어 있으며 가장 큰 조사면 너비의 80% 이상에서 중심축 값의 3% 이내여야 한다.

c) 편평여과기(flattening filter)는 광자선이 중심축 상에 투과력을 낮춰서 결과적으로 조사면의 끝단에 뿔꼴분포(horn)가 나타나게 한다.

d) 주어진 등선량곡선의 깊이는 에너지에 따라 증가한다.

22. 대향조사면의 경우 중심점 선량에 대한 최대주변선량의 비율은 무엇이 증가함에 따라 증가하는가?

a) 빔에너지

b) 조사면 크기

c) 환자 두께

d) 기하학적 반그림자

CHAPTER

제 12 장

치료계획 II: 환자데이터 획득 및 치료검증

강의

12A

환자데이터 획득, 모의치료와 치료검증

주제개요

다음 주제들이 이 강의에서 논의된다.

▶ 환자데이터 획득

▶ 모의치료

▶ 치료검증

1. 환자데이터 획득 (Patient Data Acquisition)

정확한 환자 선량계측은 충분할 만큼 정확한 데이터가 있을 때만 가능하다.

이런 데이터에는 체표면 윤곽, 내부 해부학적 구조의 영상, 관련된 내부 장기의 밀도와 표적체적과 정상장기의 위치 등이 있다.

① 체표면 윤곽: 신체 윤곽과 내부 구조는 영상(예: 전산화단층촬영)을 이용할 때 최고의 상태로 획득된다. 영상기반 체표면의 정확도와 관련하여 고려해야 할 중요한 점은 다음과 같다.

- 환자의 자세는 실제 치료자세와 동일해야 한다.
- 빔 입사지점/레이저 교차지점은 반드시 방사선 불투명 표시 물질 또는 사용하는 영상장치에 따라 표시 물질로 표시해야 한다.

② 내부 구조: 내부 구조의 위치 확인은 반드시 실제 치료자세에서 실제 치료테이블과 유사한 치료테이블 위에서 시행해야 한다. 내부 구조를 위치화하고 조직 밀도를 얻기 위해 다음 장치들을 사용한다.

- 전산화단층촬영장치(CT): CT 스캐너에서, 좁은 엑스선이 환자를 가로질러 반대쪽에 있는 방사선 검출기와 함께 움직이며 환자를 스캔한다. 이 스캔은 환자 주위를 축 방향이나 나선형으로 회전하는 엑스선관에 의해 이루어 진다(그림 12A.1).

한 층 안에서의 감쇠계수의 분포는 엑스선 선원과 검출기의 방향이 달라서 얻어지는 투과 측정으로 결정한다. 각기 다른 감쇠계수마다 다른 수준을 할당하여 각각 다른 감쇠 특성을 갖는 다양한 구조를 나타내는 영상으로 재구성한다. 이런 감쇠계수를 나타내는 것을 CT 영상으로 간주한다.

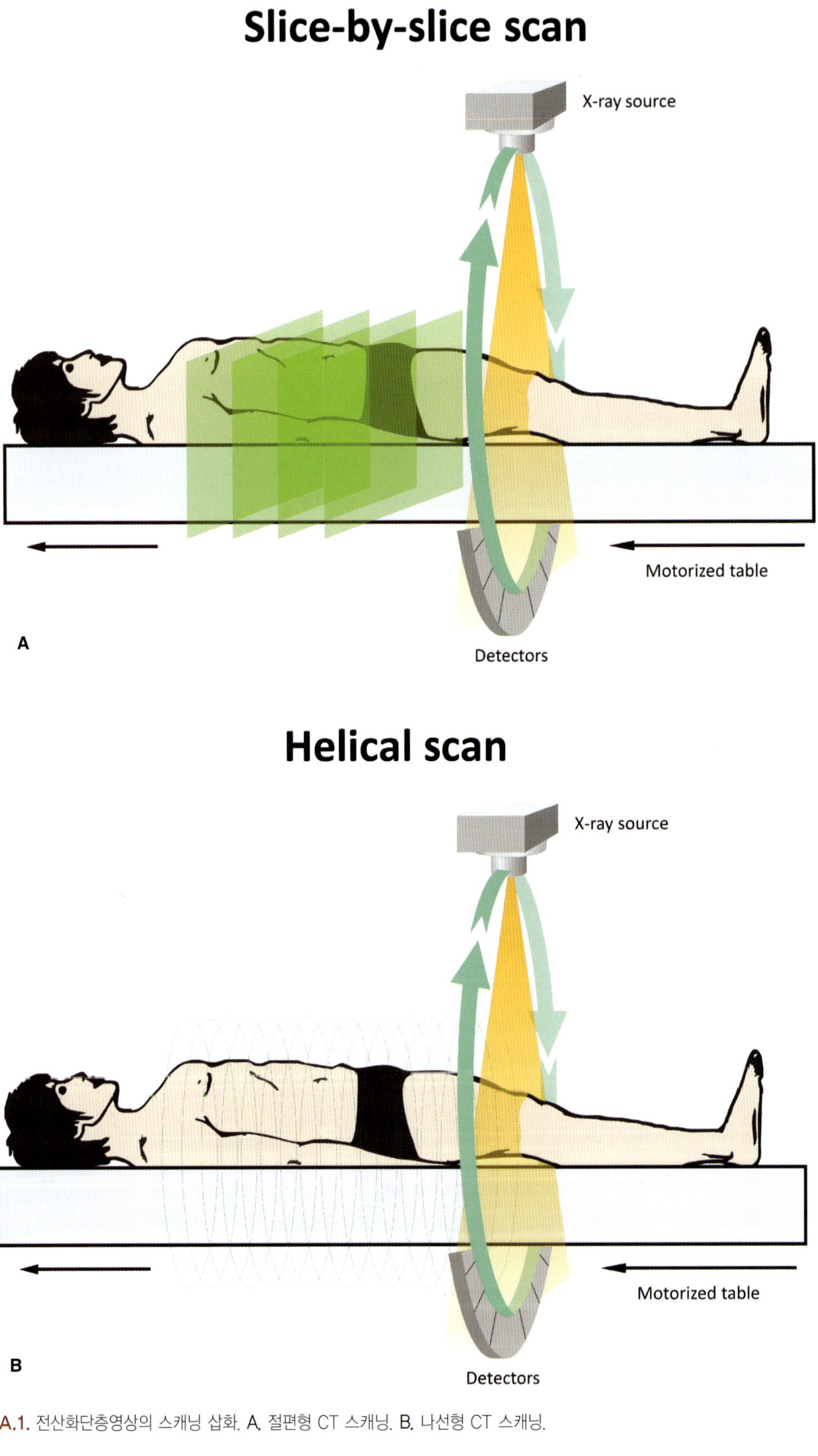

그림 12A.1. 전산화단층영상의 스캐닝 삽화. A. 절편형 CT 스캐닝. B. 나선형 CT 스캐닝.

→ 재구성 알고리즘은 감쇠계수와 관계가 있는 CT값을 생성한다.

→ CT값은 −1000(진공상태)에서 시작해서 0(물)을 넘어 계속된다. 뼈의 CT값은 대략 +1000이며, 뼈의 형태와 CT 빔의 에너지에 따라 좌우된다. CT값을 이런식으로 정규화한 것을 하운스필드(Hounsfield) 값(H)이라 한다(식 12.1).

$$H = \frac{\mu_{\text{tissue}} - \mu_{\text{water}}}{\mu_{\text{water}}} \times 1{,}000 \qquad (12.1)$$

→ μ는 선감쇠계수이다. 따라서 하운스필드 공식은 물의 감쇠계수에서 0.1%의 변화를 나타낸다.

→ CT값은 감쇠계수와 선형관계를 갖는다.

→ 전통적인 CT 스캐너에서 스캔 빔으로 킬로볼트 엑스선을 사용할 때 CT값은 원자번호 뿐만 아니라 전자밀도(전자/cm^3)와도 관계가 있다.

→ CT값이 전자밀도와 상관관계가 있지만 전체 조직 밀도에 걸쳐 선형적인 관계는 아니다.

→ 비선형은 조직의 원자번호의 변화에 의해 일어나는데, 이는 원자번호가 콤프톤산란 대 광전효과의 비에 의한 빔 감쇠 특성에 영향을 미치기 때문이다.

→ 다양한 조직의 CT값과 전자밀도 사이의 상관관계는 전자밀도를 미리 알고 있는 폐, 근육, 뼈 등을 포함한 팬톰을 스캔하여 알 수 있다.

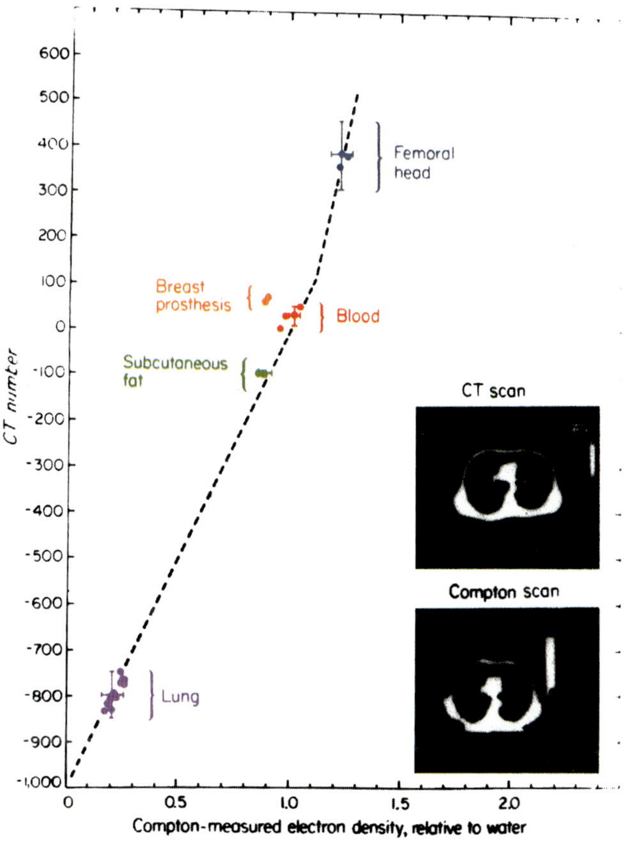

그림 12A.2. 물에 상대적인 전자밀도에 따라 그린 CT 값.
(출처: Battista JJ, Rider WD, Van Dyk J. Computed tomography for radiotherapy planning. Int J Radiat Oncol Biol Phys. 1980;6:99, with permission.)

• 자기공명영상(MRI): MRI의 기본 물리는 핵자기공명으로 알려진 현상과 관련이 있다. 이것은 외부 자기장이 존재할 때 특정 상태의 원자적 핵자와 특정 주파수의 RF 신호 간의 공명 전이이다.
→ MRI에서 신호원으로 스핀이나 각운동량이 영(0)이 아닌 모든 핵자를 사용할 수 있다. 그러나 특정 핵자는 다른 것보다 더 큰 신호를 준다.
→ 수소 원자핵(양성자)은 고유 감수성이 높고 조직 내에서 농도가 높기 때문에 영상을 위해 충분한 강도의 신호를 만든다.
→ 스캔에서 어두운 부분은 낮은 신호가 수집된 것을 의미하고 밝은 부분은 높은 신호가 수집된 것을 의미한다.
→ MRI는 주로 연부조직 영상을 위해 사용된다. 예: 정위적방사사선수술을 위한 뇌 영상, 연부조직 종양
→ 치료계획을 위해 CT 스캔을 일차적 영상 자료로 설정 할지라도 MRI 스캔을 종종 CT 영상과 융합한다.

• 초음파: 초음파는 1초에 20,000번 이상의 주기(Hz)를 가진 음파이다. 이 주파수의 소리는 사람의 귀에 들리지 않는다. 1~20 MHz 주파수의 초음파가 영상을 위해 사용된다.
→ 초음파는 초음파 탐촉자나 프로브에 의해 발생되고 탐지된다.
→ 초음파 탐촉자는 전기적 에너지를 초음파 에너지로 전환하고 그 역으로도 전환한다. 이것은 압전(piezoelectric) 효과로 알려진 과정에 의해 이루어진다.
→ 압전 효과는 음파를 일으키는 특정 수정체에서 나타나는데, 여기서 음파는 수정체를 가로지르는 전기장의 변동에 따라 수정체가 기계적으로 진동하기 때문에 발생한다.
→ 초음파는 투과 또는 반사를 이용하여 영상을 만드는 수단으로 사용된다. 그러나 대부분의 임상에서는 다른 경계면으로부터 반사된 초음파를 사용한다.
→ 이러한 반사들 또는 에코들은 경계면의 반대쪽에서 다양한 음향 임피던스를 일으킨다. 매질의 음향 임피던스(Z)는 매질의 밀도와 매질에서의 초음파 속도의 곱으로 정의한다.
→ 두 매질에서 Z의 차가 클수록 두 경계면에서 반사되는 초음파에너지가 커진다. 예를 들어 임피던스 부조화가 크면 공기-조직, 조직-뼈, 흉벽-폐 경계면에서 초음파반사가 일어난다.
→ 폐는 수백만 개의 공기-조직 경계면을 가지고 있기 때문에 경계면에서 강한 반사가 수없이 많이 일어나 폐의 초음파 영상을 사용할 수 없다.
→ 초음파는 아래쪽 골반, 복막후강, 상복부, 유방, 흉벽에서 많은 악성 구조물의 위치 확인에 매우 유용한 정보를 제공한다.

③ 양전자방출단층촬영(PET): PET는 악성 종양과 주위의 정상 조직 간의 차이를 나타낼 수 있는 기능적 영상을 제공한다. PET의 물리는 양전자-전자가 광자로 소멸되는 것과 관련이 있다. 영상 절차는 양전자를 방출하는 방사성핵종(예: ^{18}F, ^{15}O, ^{11}C)을 환자에 주사하는 것과 서로 반대 방향으로 동시에 방출된 두 개의 소멸광자(511 keV)를 탐지하는 것으로 구성된다. 영상은 환자 주변에 위치한 검출기의 고리에 의해서 동시에 광자를 검출한 것을 재구성한다.
• PET는 내부 구조의 병리학적 영상을 제공하는데 있어 유용하다.
• 일부 케이스의 PET 영상에서는 양성과 악성 지점 간의 차이가 잘 구분되어 나타나 종양 단계를 구분할 수 있다.
• PET 영상 재구성을 감쇠보정에 적용하기 위해서는 CT 자료가 필요하다. 감쇠보정은 소멸광자가 검출기에 도달하기 전에 이동하는 조직 내에서 거리 차이를 고려하도록 한다.

2. 모의치료 (Treatment Simulation)

① 방사선영상 모의치료기: 방사선영상 모의치료기(그림 12A.3)는 진단할 때 사용하는 엑스선관을 사용하는 장치이지만 방사선 치료장치와 관련된 기하학적, 기계적, 광학적 요소를 복제하였다.
• 시판중인 대부분의 모의치료기는 방사선영상이라는 하드카피를 얻기 전에 역동적 시각화를 위한 투시적 능력을 갖고 있다.
• 현대적 모의치료기에는 방사선 모의치료, 계획, 검증능력이 모두 하나의 시스템에 탑재되어 있다. 이러한 시스템들은 2D와 3D 영상, 치료 부속품, 치료테이블 그리고 다엽콜리메이터를 포함한 치료기기의 소프트웨어와 하드웨어에서 공

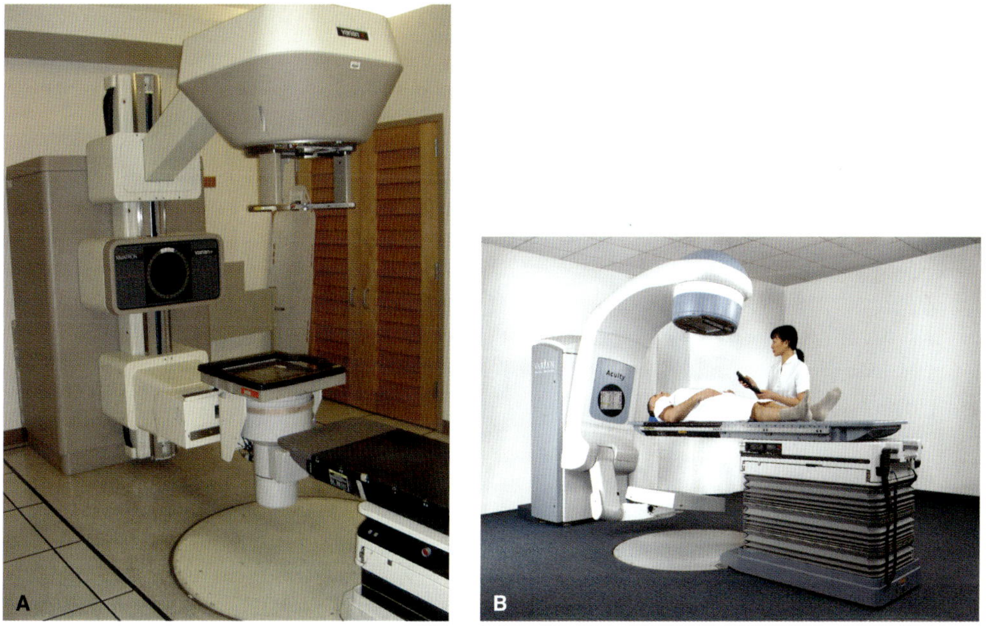

그림 12A.3. A. 미네소타 대학의 Varian사 Ximatron CDX 모의치료기 사진. B. Ximatron를 대체한 Varian사의 Acuity 모의치료기(Courtesy of Varian Associates, Palo Alto, CA.).

통성을 가지고 있다. 예: Varian' s Acuity 모의치료기(그림 12A.3B).

② CT 모의치료기: 모의치료 부속물(예: 편평한 테이블, 위치선정을 위한 레이저 빔, 고정화와 영상등록장치들, 그리고 가상모의치료를 위한 적절한 소프트웨어)을 갖춘 방사선치료 전용 CT를 CT 모의치료기라 부른다. 많은 종류의 CT 모의치료기가 시판되고 있다. 그림 12A.4는 하나의 예를 보여준다.

- 가상모의치료의 명명은 환자와 치료장비가 가상이라는 사실에서 나온 것이다. 환자는 CT 영상으로 대체하고 치료장비는 빔의 기하학에 따라 모델링된다.
- 이 경우에 모의치료 필름은 수치재구성방사선사진(DRR)로 부르는 재구성 영상이다. DRR은 표준 2차원 모의치료 방

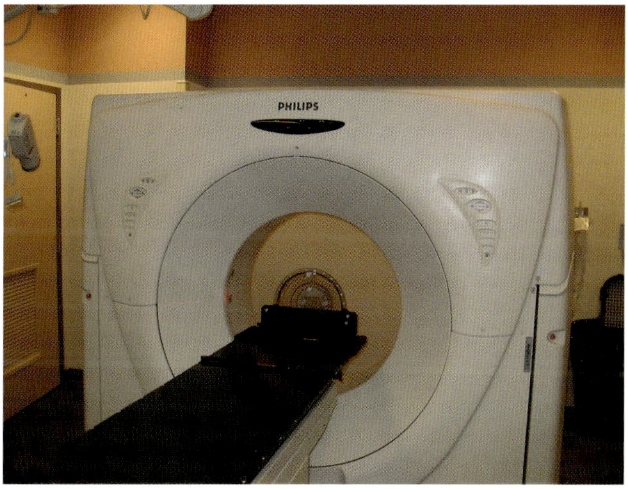

그림 12A.4. 미네소타 대학의 Philips사의 전산화 단층 모의치료기 사진.

사선영상과 같은 모양이지만 실제로는 방사선의 "가상선원"에서 "가상필름"의 위치로 빔을 따라 계산한 평균 CT값을 본뜨기(mapping)한 CT 스캔 자료에서 만들어 낸다.

- DRR 영상의 질은 모의치료 방사선영상만큼 좋지는 않지만 표적과 민감장기의 윤곽과 블록 또는 다엽콜리메이터(MLC)에 의한 빔의 형태와 같은 추가적인 유용한 정보를 포함하고 있다. 그림 12A.5는 앞쪽 면의 DRR(A) 그리고 뒤쪽 사방향 DRR 면(B)을 예로 보여준다.
- DRR은 모의치료 방사선영상으로 대체할 수 있지만 방사선영상 모의치료 필름과 비교하여 최종적으로 검증하기 위해 추가로 획득하는 것이 바람직하다 .

③ PET/CT: PET/CT 장비는 일반적인 환자 테이블에 PET과 CT 스캐너를 함께 결합한 장비이다(그림 12A.6).

- 테이블 위의 환자자세가 PET과 CT 스캐닝 과정에서 계속적으로 유지되기 때문에 두 개의 스캐너로부터 함께 정보를 융합하는 것이 가능하다.
- PET가 종양에 대한 병리학적인 정보를 제공하지만, 이것은 상대적으로 해부학적 구조에 대한 한계점과 분해능에 있어

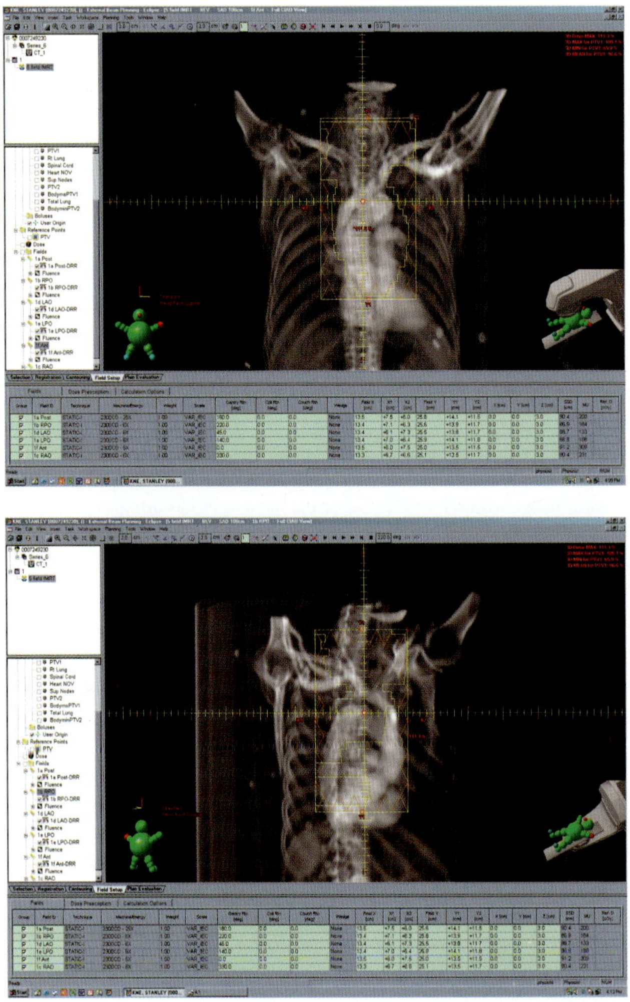

A

B

그림 12A.5. A. 전방 조사면의 수치재구성방사선사진(DRR) B. 후방 사방향 DRR.

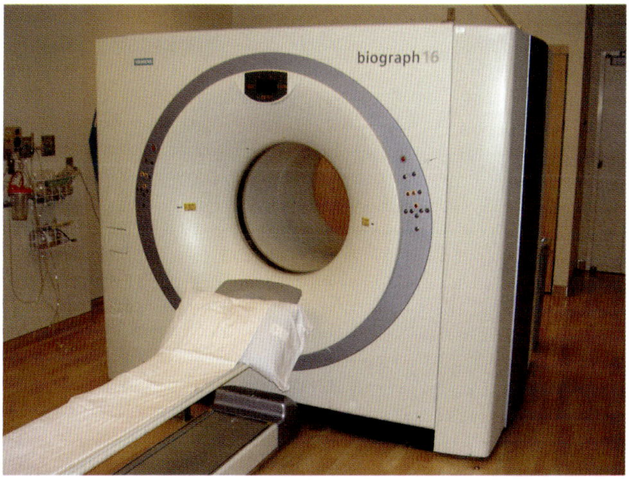

그림 12A.6. 미네소타 대학의 Siemens 양전자방출단층영상/전산화 단층영상기의 사진

서 제한이 있다. 그러나 CT는 병리학적 정보는 부족하지만 해부학적 정보와 위치 확인의 영상화에 우수한 성능을 제공한다.

- PET은 감쇠보정을 적용하기 위해 CT 자료가 필요하다. 이러한 데이터들은 PET/CT 스캐너를 이용할 때 손쉽게 이용 가능하다.
- PET/CT는 융합된 이미지를 통해서 결합됐을 때 PET이나 CT영상이 혼자 있을 때보다 우수한 영상을 제공한다.

3. 치료검증 (Treatment Verification)

① 조사문사진 : 조사문사진의 주요한 목적은 실제 치료조건 아래서 치료표적을 검증하는 것이다.

- 메가볼트 엑스선에 조사된 필름 영상의 질은 진단을 위해 사용되는 필름이나 모의치료기 필름의 질에 비해 떨어진다.
- 메가볼트 빔을 위한 조사문사진의 경우, 이중감광유제 필름 또는 하나 이상의 스크린을 가진 필름보다 환자와 필름 간에 높은 원자번호를 갖는 단일 강화형광판(증감지)이 있으면서 그에 인접하게 감광유제가 도포된 단일 감광유제 필름을 선호한다.
- 최고의 분해능을 위해서는 앞쪽에는 납스크린이 있고 뒤쪽에는 스크린이 없는 단일 감광유제 필름이 필요하다. 전통적인 비금속성의 스크린들은 고에너지에서 권장되지 않는다.
- 일부 저감도 필름(예: Kodak XV-2)은 스크린이 없이 밀봉되어 있는데, 치료 기간 내내 조사할 수 있다. 조사문사진이 치료 기록을 제공하는 것 외에도 이런 필름은 체표면과 조직 불균일성을 보상하는 용도로 사용할 수 있다.

② 전자조사문영상: 전자조사문영상은 조사문영상을 즉각적으로 보는 것이 가능한데, 즉 영상들을 치료 시작 전이나 치료 중 실시간으로 컴퓨터 스크린에 나타낼 수 있다. 또한 조사문영상은 추후에 영상을 보거나 기록을 하기 위해 컴퓨터 디스크에 저장할 수도 있다.

- 현대의 전자조사문영상장치는 엑스선 표적 반대쪽의 가속기 갠트리에 부착된 평판의 엑스선 검출기로 이루어져 있다. 고정 지지대가 영상화를 위한 위치에 자리잡고 필요가 없을 때는 원래대로 되돌아 간다.
- 검출기시스템은 이온함이나 반도체 검출기의 매트릭스로 구성될 수 있다. 후자의 검출기 종류로는 비정질 실리콘 (a-Si) 신틸레이션 크리스탈이 있다. 신틸레이터는 방사선을 가시광선으로 전환한다. 빛은 검출기 판에 심어진 광 다이오드의 정렬에 의해 검출된다.

③ 콘빔 CT: CT 스캐너처럼 원형의 고리 대신 평판에 검출기를 내장하여 CT 스캔을 수행할 수 있다. 이러한 구조 형태의 CT 스캐닝을 콘빔 CT(come-beam CT, CBCT)라고 부른다.

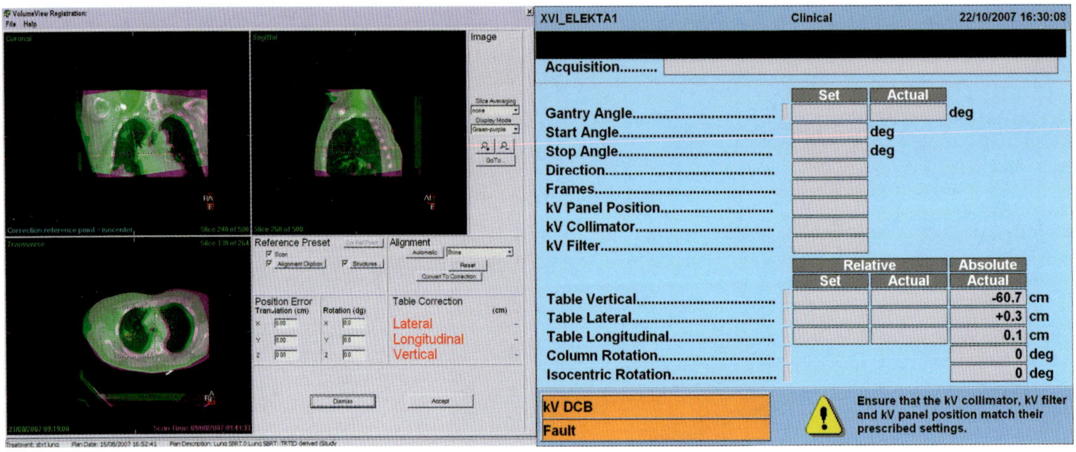

그림 12A.7. 폐암 환자의 kV 콘빔 전산화단층영상의 예.

a. CBCT에서 평면투사영상들은 환자 주위를 180도 혹은 그 이상으로 회전하는 반대쪽 검출기 평판에서의 소스로서 다중 각도로 얻은 것으로 획득한다. 이런 다중 각도 영상은 환자의 해부학적 구조에서 횡단면, 시상면, 관상면을 포함하여 3D로 재구성할 때 충분한 정보를 제공한다.

b. 여과된 역투영 알고리즘은 체적영상 재구성에 사용한다.

- 킬로볼트 콘빔(kV CBCT): kV CBCT 시스템을 위한 킬로볼트 엑스선은 치료빔 방향의 90도 각도에 재삽입이 가능한 지지대 위에 장착된 전통적인 엑스선관에서 발생시킨다. 엑스선 검출기들의 평판은 엑스선관 반대쪽에 설치한다.
- kV CBCT에 대한 영상 시스템은 CBCT 뿐만 아니라 2D 방사선 영상과 투시조영 영상을 만들 수 있다. kV CBCT의 예가 그림 12A.7에 나타나 있다.
- kV CBCT 시스템의 이점은 다음과 같다.

1. 대조도가 좋고 밀리미터 이하 수준의 공간분해능을 가진 체적 CT 영상을 만든다.
2. 치료실 좌표로 영상을 획득한다.
3. 포탈정확도 검증, 환자이동 관리와 환자 치료 전과 치료 중에 위치 또는 선량학적 조정을 위해 2차원 방사선영상과 투시조영 방식을 사용한다.

- 메가볼트 콘빔 CT(MV CBCT): MV CBCT는 메가볼트 선형가속기의 엑스선과 선원의 반대쪽에 포탈영상장치를 장착하여 사용한다.
- MV CBCT는 온라인 검증이나 치료 전 환자 자세의 검증, 계획 CT와 치료 전 CT의 해부학적 일치 정도, 척수와 같은 치명적인 구조의 회피, 그리고 환자 치료고정에 사용할 때 금속 표시자의 식별에 유용하다.
- kV CBCT가 더 나은 영상의 질을 갖고 있음에도 불구하고(분해능과 대조도), MV CBCT가 kV CBCT를 능가하는 잠재적 이점은 다음과 같다.

1. 표적에서 금속성 마커, 금속성 고관절 이식, 그리고 치아 충전물과 같은 높은 Z(원자번호)에 의한 허상에 덜 민감함.
2. 선량학적 교정을 위해 킬로볼트(kV)에서 메가볼트(MV) 광자에너지까지 감쇠계수를 외삽할 필요가 없음.

강의

12B

불규칙체표면과 조직비균질성 보정

주제개요

다음 주제들이 이 강의에서 논의된다.

- ▶ 체표면불규칙 보정
- ▶ 조직비균질성 보정
- ▶ 뼈 내에서의 흡수선량
- ▶ 폐에 대한 선량
- ▶ 공기공동 표면에서의 선량
- ▶ 조직보상체

1. 체표면불규칙 보정 (Corrections for Contour Irregularities)

기본적인 선량분포 자료는 균질한 단일 밀도의 팬톰(예: 물), 수직 빔 입사, 그리고 편평한 표면 등의 표준 조건 아래서 획득한다. 그러나 실제 치료에서는 빔이 표면에 경사지게 입사하고 표면 형태 역시 굴곡지거나 불규칙할 수 있다. 이런 조건 하에서는 적절하게 보정이나 수정을 하여 표준 선량분포들을 적용한다.

① 체표면 보정은 보상체를 사용하여 피할 수 있지만(추후 단원에서 논의됨), 보상체가 필요하다고 결정하기 전에 실제 선량분포를 보는 것이 바람직하다.

② 체표면 불규칙성을 위한 수동적 등선량곡선 보정방법(예: 유효 SSD 방법, 등선량 이동방법, 그리고 공기-조직 / 최대조직선량비[TAR/TMR] 방법)은 컴퓨터치료계획 알고리즘과 관련된 좀 더 정확하고 분석적으로 방법으로 대체되었다.

③ 치료계획시스템에 의한 체표면 보정은 선량계산 알고리즘에 의존한다(예: 반경험적인 보정에 기초한 알고리즘 또는 방사선 이송 모사 모델 기반 알고리즘). 두 경우 모두 계산지점으로 방사선 선원 위치에서부터 발산하는 선속을 따르는 실제 깊이가 주어진다.

2. 조직비균질성 보정 (Corrections for Tissue Inhomogeneities)

체표면과 조직비균질성 보정을 위한 수동적 방법은 치료계획에 대한 컴퓨터 알고리즘으로 대체되었다. 이러한 것들은 보정에 기초한 알고리즘이라고 불린다. 현재 가장 정교한 알고리즘은 모델 기반이다. 예: 실빔, 합성곱/중첩과 전산모사 기법.

① 보정 기반 알고리즘과 모델 기반 알고리즘 사이의 가장 큰 차이점은, 전자는 환자 치료 상황을 위해 빔을 보정하기 전에 측정 빔 자료를 재구성하는데 반해 후자는 첫 번째 원칙에서부터 치료 상황을 모사하는 것이다.

② 보정 기반 알고리즘: 보정 기반 알고리즘은 간단하게 측정한 깊이선량 자료를 보간하는 것부터 특정한 상황 하에 다양한

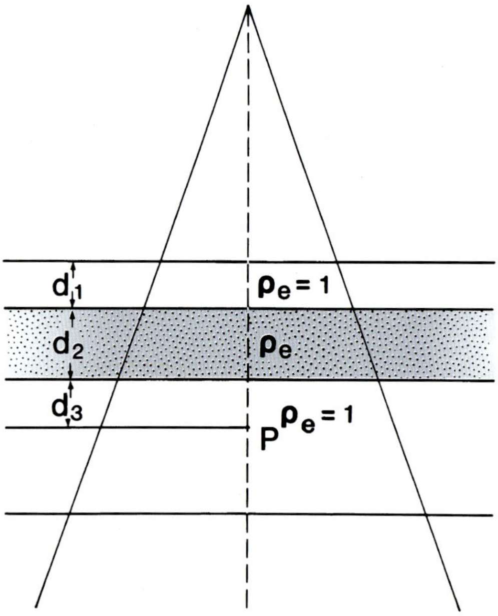

그림 12B.1. 물에 상대적인 전자밀도 비균질을 포함한 물등가팬톰의 도식도. P는 선량 계산점이다.

보정인자들을 예측하기 위해 특별하게 공식화된 분석 함수까지를 망라한다. 그림 12B.1은 물의 전자밀도에 대해 상대적인 전자밀도 ρ_e의 비균질성을 보여주는 일반적인 도식이다. 앞선 물질과 뒤따라오는 물질의 비균질성은 물과 동등하다(상대적인 ρ_e = 1). 계산은 *P*지점에서 이루어질 것인데, 이것은 아래 경계로부터 d_3거리, 비균질성의 앞쪽 경계로부터 거리 $(d_2 + d_3)$, 그리고 표면으로부터 거리 $d = d_1 + d_2 + d_3$이다.

- TAR(또는 TMR, 혹은 팬톰조직선량비[TPR])방법: 보정인자인 CF는 전체 팬톰이 물등가일 때 P에서 예측한 선량에 적용하는 증배율이다(식 12.2).

$$\mathrm{CF} = \frac{T(d', r_\mathrm{d})}{T(d, r_\mathrm{d})} \tag{12.2}$$

여기서 T는 공기-조직선량비(또는 TMR 혹은 TPR)이고, d'는 물의 깊이와 동등하며(즉, $d' = d_1 + d_2 + d_3$), d는 표면으로부터 *P*의 실제 깊이이다. r_d는 *P*지점에서 투시된 조사면의 크기이다.

→ 이 보정방법은 *P*지점에 상대적으로 비균질성인 지점을 고려하지 않았다. 다시 말해, d_3에서의 보정인자는 d와 d'가 일정하다면 변하지 않을 것이다.

- 바토의 지수법칙 방법(Batho's power law method): 이 방법에서 TAR의 비율(또는 TMR, TPR)을 멱급으로 올린다. 그림 12B.1을 다시 언급하자면, *P*지점에서 보정인자는 식 12.3과 같이 주어진다:

$$\mathrm{CF} = \left[\frac{T(d_2 + d_3, r_\mathrm{d})}{T(d_3, r_\mathrm{d})}\right]^{\rho_e - 1} \tag{12.3}$$

여기서 ρ_e는 물의 전자밀도에 대한 비균질물의 전자밀도(전자수/cm^3)이다.

→ 위의 등식에 보여주는 것과 같이, 보정인자가 *P*지점에 대한 상대적인 비균질성의 지점에 좌우되지만 표면에 대해서는 영향을 받지 않는다.

→ 위의 공식은 오직 콤프턴 상호작용만 고려한다는 이론에 기초한다.

→ 비균질성 물질 내부에나 선량증가영역에는 적용하지 않는다.

- 일반화된 바토의 지수법칙: 손탁(Sontag)과 커닝햄(Cunningham)에 의해 제공된 일반화된 바토의 지수법칙의 일반적인 멱급방식은 식 12.4와 같다.

$$CF = \frac{T(d_3, r_d)^{\rho_3 - \rho_2}}{T(d_2 + d_3, r_d)^{1-\rho_2}} \qquad (12.4)$$

여기서 ρ_3는 이 물질 내에서 깊이 d_3에서의 p 지점의 밀도를 나타낸다. ρ_2는 위에 놓인 물질의 밀도, $(d_2 + d_3)$은 위쪽 표면 아래 깊이이다.

→ 일반화된 바토의 지수법칙은 비균질 물질 내에서 뿐만 아니라 그 아래에서도 선량보정을 할 수 있다.

- 등가 TAR(또는 TMR 또는 TPR)방법: 손탁과 커닝햄은 "등가" 조직공기비율을 사용한 방법을 제안했다. 보정인자인 CF는 식 12.5와 같이 주어진다:

$$CF = \frac{T(d', r')}{T(d, r)} \qquad (12.5)$$

여기서 d'는 물등가깊이, d는 실제 깊이, r은 깊이 d에서 빔 면적, $r' = r \cdot \tilde{\rho}$ = 증배된 조사면 크기 면적, $\tilde{\rho}$는 조사된 체적의 가중밀도로 식 12.6과 같다.

$$\tilde{\rho} = \frac{\sum_i \sum_j \sum_k \rho_{ijk} \cdot W_{ijk}}{\sum_i \sum_j \sum_k W_{ijk}} \qquad (12.6)$$

여기서 ρ_{ijk}는 산란 요소의 상대적인 전자밀도를 나타내고(예: 조사된 체적의 CT영상의 연속적인 화소들) W_{ijk}는 계산 지점에서 산란된 선량에 대해 상대적 기여의 형태로 이들 요소에 할당된 가중인자이다.

→ 등가 TAR 방법은 다른 산란 구조물로부터 산란 효과를 좀 더 고려하려고 한다. 이것은 주변 구조물의 가중 밀도에 따라 깊이에서 조사면 크기의 스케일링을 통해 가능하다.

→ 등가 TAR 방법에 대한 대체 방법으로는, 조사된 비균질 체적에서 개별적 산란인자로부터 산란 기여를 합하여 일차 선량으로부터 산란된 선량을 독립적으로 계산할 수 있다. 그 예는 다음과 같다.

· 미분(differential) SAR 방법

· Delta체적 방법

· 선량펴짐 정렬 방법

· 미분 실빔(differential pencil beam) 방법

③ 모델 기반 알고리즘: 두 가지 종류의 모델 기반 알고리즘이 아래에 설명되어 있다.

- 합성곱/중첩(convolution/superposition) 방법 : 합성곱/중첩 방법은 일차 광자의 운송, 산란광자의 운송, 상호작용에서 나온 전자를 독립적으로 고려하는 합성곱방정식과 관련이 있다. $\vec{r}$ 지점에서의 선량 $D(\vec{r})$은 식 12.7과 같다.

$$\begin{aligned} D(\vec{r}) &= \int \frac{\mu}{\rho} \Psi_p(\vec{r}') A(\vec{r} - \vec{r}') d^3\vec{r}' \\ &= \int T_p(\vec{r}') A(\vec{r} - \vec{r}') d^3\vec{r}' \end{aligned} \qquad (12.7)$$

여기서 μ/ρ는 질량감쇠계수, $\Psi_p(\vec{r}')$은 일차광자에너지플루언스, 그리고 $A(\vec{r} - \vec{r}')$는 합성곱커널(convolution kernel)(일차 광자 상호작용 장소에서 산란된 광자와 전자의 움직임에 의해 나온 선량분포의 매트릭스)를 나타낸다. 그림 12B.2는 방사선 운송의 기하학적 모식도를 나타낸다.

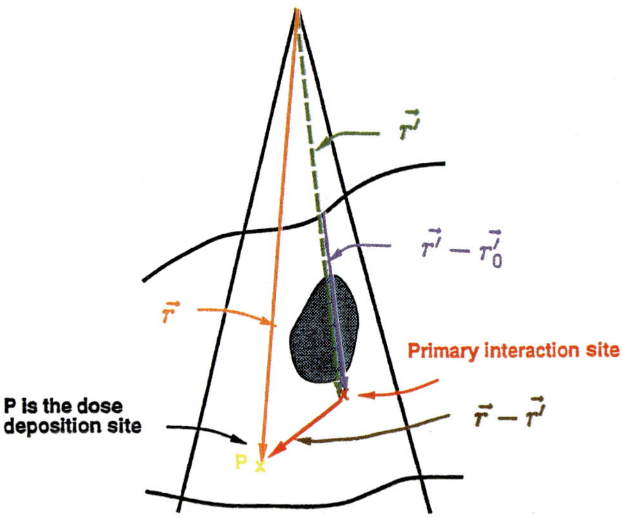

그림 12B.2. 상호작용 지점으로 부터의 광자선 상호작용과 방사선 운송의 기하학.
(From Mackie TR, personal communication.)

→ 질량감쇠계수와 일차에너지플루언스의 곱을 터마(total energy released per unit mass, terma)라 한다. $T_p(\vec{r}')$은 단위 질량당 방출된 총에너지의 기준을 말한다. 터마는 커마(kerma)와 유사하다(즉, 커마 = $(\mu_{tr}/\rho) \cdot \Psi$, 터마 = $(\mu/\rho) \cdot \Psi$).

→ 합성곱커널(convolution kernel), $A(\vec{r} - \vec{r}')$는 직접적인 측정이나 계산에 의해 얻은 선량확산배열(DSA)로 나타낼 수 있다. 예: 그림 12B.3은 전산모사에 의해 생성된 6 MeV 광자커널을 보여준다.

→ 커널(kernel)은 일반적으로 단일 에너지 빔에 대해 전산모사로 코드를 사용하여 계산한다. 다중에너지 빔(예: 엑스선)에 입사한 에너지플루언스 스펙트럼을 정규화하여 커널에 가중을 두어 계산한다.

→ 깊이에서 일차광자선에너지플루언스는 팬톰을 통과한 선을 추적하여 계산하는데 선원 위치부터 확산한 선을 따른다.

→ 방사선학적 경로길이를 수정(물에 상대적인 전자밀도를 위한 거리보정)한 합성곱방정식은 합성곱중첩방정식(convolution-superposition)이라고도 한다(식 12.8).

$$D(\vec{r}) = \int T_p(\rho_{\vec{r}} \cdot \vec{r}')A(\rho_{\vec{r}-\vec{r}'} \cdot (\vec{r} - \vec{r}'))d^3\vec{r}' \qquad (12.8)$$

$\rho_{\vec{r}'} \cdot \vec{r}'$은 선원으로부터 일차광자선 상호작용 지점까지의 방사선학적 경로길이이고 $\rho_{\vec{r}-\vec{r}'} \cdot (\vec{r} - \vec{r}')$은 일차광자선 상호작용 지점으로부터 선량축적지점까지의 방사선학적 경로길이이다.

→ 커널선량 $A(\rho_{\vec{r}-\vec{r}'} \cdot (\vec{r} - \vec{r}'))$은 물에서 전산모사로 생성한 커널의 전자밀도로 범위를 증배하여 계산할 수 있다. 옆의 그림 12B.3은 전산모사로 비균질 매질에 대해 직접 생성한 것과 범위증배방식으로 얻은 커널을 비교한 것을 보여 준다.

④ 치료계획을 위한 직접적인 전산모사: 전산모사기술은 수백만 개의 광자와 입자가 매질을 통과하는 상황을 모사하는 컴퓨터 프로그램(MC code)으로 구성되어 있다. 여기서 광자와 입자의 개별적인 상호과정의 확률적 분포를 결정하는데

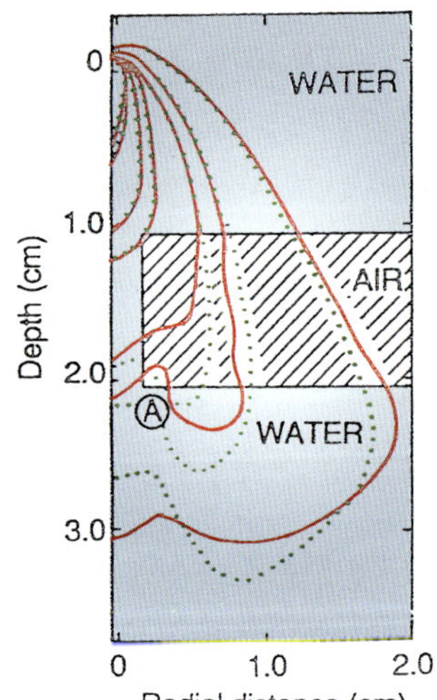

그림 12B.3. 공기의 고리를 포함하고 있는 물팬톰에서 전산모사로 생성한 6 MV 일차광자선커널의 비교. 실선은 비균질 상황에 대해 계산한 커널. 점선은 범위증배를 사용하여 비균질팬톰에 대한 수정한 커널
(출처 Woo MK, Cunningham JR. The validity of the density scaling method in primary electron transport for photon and electron beams. Med Phys. 1990;17:187–194, with permission.).

물리학의 기본 법칙을 사용한다.

- 모사된 입자의 수가 클수록 분배를 예측하는 정확성이 더욱 커진다.
- 방사선치료계획이 적절한 정확도를 갖기 위해서는 수억에서 수십억 개의 입자가 모사되어야 한다.
- 계산시간이 과도하게 소요되지만 전산모사는 환자의 선량분포계산의 방법들 중 가장 정확한 방법이다.

3. 뼈 내에서의 흡수선량 (Absorbed Dose within Bone)

① 주어진 방사선 선질과 에너지플루언스에 대해 근육에서의 흡수선량 대비 뼈에서의 흡수선량은 F 인자의 비율 또는 질량에너지흡수계수로 주어진다(교재 8장 8.3B절 참고). (식 12.9)

$$\frac{f_{bone}}{f_{muscle}} \quad \text{or} \quad \left(\frac{\mu_{en}}{\rho}\right)_{muscle}^{bone} \tag{12.9}$$

② 생물학적으로 매우 중요한 것은 뼈에 포함된 연부조직이다(예: 혈관이나 하버스 관, 골세포와 골수라 불리는 살아있는 세포). 동일한 광자선에너지플루언스에 대해 연부조직에서의 균질한 매질에서의 선량에 대한 뼈에 묻힌 연부조직에서의 선량비인자 γ는 식 12.10과 같이 주어진다.

$$\gamma = D_{STB} / D_{ST} = (\bar{\mu}_{en} / \rho)_{ST}^{B} \cdot (\bar{S} / \rho)_{B}^{ST} \tag{12.10}$$

D_{STB}는 뼈에 묻힌 작은 체적의 연부조직의 대한 선량이고, D_{ST}는 균질한 연부조직에 대한 선량, $(\bar{\mu} / \rho)_{ST}^{B}$ 은 연부조직 대비 뼈에 대한 질량에너지흡수계수, $(\bar{S} / \rho)_{B}^{ST}$ 는 전자선에 대한 뼈 대비 연부조직의 평균질량저지능의 비율이다.

③ 낮은 원자번호 물질에 대한 전자의 충돌질량저지능은 높은 원자번호 물질보다 높기 때문에(교과서 14장 4.1.A1절 참고), $(\bar{S} / \rho)_{B}^{ST} > 1$이다. 결과적으로 뼈 내에 있는 연부조직의 선량은 뼈 주위의 연부조직의 선량보다 크게 된다.

④ 뼈에 포함된 연부조직의 선량증가는 대부분의 치료계획 알고리즘에서는 고려하지 않는다. 그러나 중요한 뼈 구조물(예: 척추, 대퇴골두, 갈비뼈)이 견딤 선량 근처에 있다면 고려해야 한다.

4. 폐에 대한 선량 (Dose to Lung)

폐나 폐 너머에 있는 조직에 대한 선량은 폐의 밀도에 의해 좌우된다. 정상 폐는 밀도(~0.25g/cm³)가 낮기 때문에 주어진 폐의 두께에서 빔 투과는 같은 두께의 물이나 연부조직 밀도일 때보다 더 크다.

① 폐 밀도가 낮기 때문에 조직-폐 경계면에서 선량이 줄어들게 된다. 그런 다음 깊이에 따라 전자적 선량증가가 나타나 선량이 증가한다.

② 완전한 전자적 선량증가 조건 아래서 정상 폐의 cm당 투과선량 증가분은 대략적으로 관용전압 엑스선 10%, ^{60}Co 4%, 6 MV 3%, 10 MV 2%, 20 MV 엑스선 1%이다.

③ 폐 밀도가 낮기 때문에 소조사면(< 6 × 6 cm²)과 고에너지(> 6 MV)에서 측면 전자평형의 부분적 손실이 발생할 수 있는데, 폐에서 전자 선량증가가 일어난다고 가정하는 치료계획 알고리즘에서는 이러한 것을 정확히 예측할 수 없어 선량 감소 결과가 나오게 된다.

5. 공기공동 표면에서의 선량 (Dose at the Surface of Air Cavities)

고에너지 빔의 선량측정에서 공기공동의 가장 중요한 영향은 공동 표면에서 부분적 전자평형 손실이다.

① 공동의 바로 전면과 뒤에 있는 조직에 대한 선량은 빔 에너지와 공동 면적, 조사면 크기에 따라 현저하게 낮아 질 수 있다.

② 공동 이후의 표면에서 가장 두드러진 선량감소는 큰 공동(4 cm 깊이)과 작은 조사면(4 × 4 cm²)에서 일어난다.

③ 상부 호흡기 기도에 위치한 병변과 같이 특정한 경우에 ^{60}Co감마선에서의 선량감소는 사용한 조사면 크기가 4×4 cm² 이면 10%보다 크지 않은 것으로 평가 된다. 선량저감은 고에너지 방사선에서 더 클 것으로 예측된다.

④ 공동 표면에서의 선량저감은 공기-조직 경계면에서 완전한 전자적 선량 증가를 가정한 치료계획 알고리즘으로 정확하게 예측할 수 없다.

6. 조직보상체 (Tissue Compensators)

표면에서의 조직 손실이나 폐와 같은 비균질 내부장기를 보상하기 위해 보상체를 사용한다. 그림 12B.4는 불규칙한 체표면을 위한 보상체의 디자인을 보여준다.

① 보상체 디자인은 조직 손실의 정도, 보상체에서 표면간 거리, 그리고 보상체 매질의 밀도를 고려한다.

② 손실된 조직과 같은 두께로 디자인된 조직등가 보상체는 과잉보상을 한다. 여기서 과잉보상을 한다는 것의 의미는 보상체 아래에 놓인 조직이 표면 바로 위에 보상 볼루스를 놓는다고 가정할 때의 예측선량보다 선량을 적게 받는다는 것이다. 이러한 선량감소는 표면에 위치한 것보다 표면으로부터 보상체가 떨어져 있기때문에 결과로 깊이에서 도달지점에 대한 산란이 감소하기 때문이다.

③ 한 점의 깊이에서 도달하는 산란 감소에 의한 깊이선량의 감소는 표면으로부터 보상체간의 거리, 조사면 크기, 깊이, 그리고 선질에 의해 좌우된다.

④ 불규칙한 표면 보상을 위해 보상에 요구되는 두께를 감소시키면(산란 감소를 보상하기 위해) 표면에서 등가 볼루스를 대거나 표면으로부터 주어진 거리에서 보상체를 두어 조직 손실을 대체할 때 주어진 깊이에서의 선량은 같아진다.

⑤ 선속을 따라 요구된 조직등가 보상체의 두께를 동일한 선속을 따라 조직 손실 두께로 나눈 것을 두께 비율(t)이라 부른다.

⑥ 실제 보상체의 디자인에서 두께 비율은 조사면에 주어진 지점에서 보상체 두께를 식 12.11로 계산하여 사용한다.

$$t_c = \mathrm{TD}\cdot(\tau/\rho_c) \qquad (12.11)$$

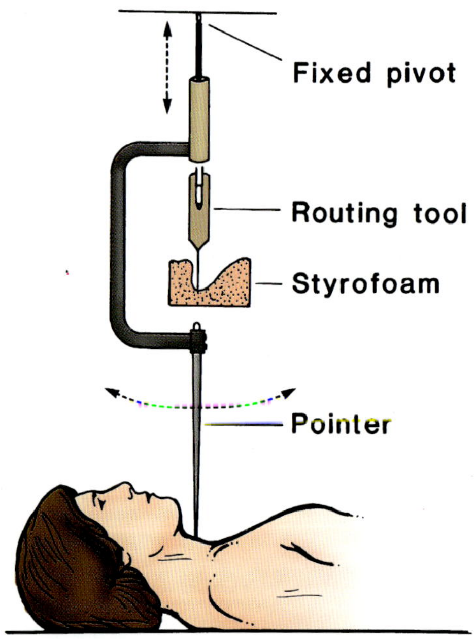

그림 12B.4. 보상체 제작을 위해 라우팅 도구에 맞추어진 스트로폼 절삭기의 도식도
(Redrawn from Boge RJ, Edland RW, Mathes DC. Tissue compensators for megavoltage radiotherapy fabricated from hollowed styrofoam filled with wax. Radiology. 1974;111:193.).

여기서 TD는 고려된 지점에서 조직 결손을 나타내고, τ는 두께 비율, 그리고 ρ_c는 보상체 재질의 밀도를 나타낸다.

⑦ 또한 두께 비율의 개념은 보상체가 모든 깊이에서 정확하게 선량 보상을 제공하도록 디자인할 수 없다는 것을 보여준다. 만약 주어진 조사 조건에 대해, τ를 특정한 보상체 깊이에 대해 선택한다면, 깊이가 얕은 곳은 과도하게 보상하고 더 깊은 깊이에서는 더 낮게 보상한다.

⑧ 보상체 비율(CR)이란 용어는 문헌에서 요구된 보상체 두께에 대해 조직결손을 결부시킬 때 사용해 왔다. 이것은 특정 조사면 크기와 깊이에 대해 요구되는 선량을 주기위해 필요한 보상체의 두께와 손실된 조직 두께의 비율로 정의한다. 보상체 비율과 두께 비율의 개념은 두 개의 양이 서로 역인 것을 제외하고 같은데, 즉, $CR = TD/t_c = \rho_c / \tau$ 이 된다.

⑨ 보상체 비율은 빔 에너지, 보상체 매질의 밀도, 보상체에서 표면간 거리, 조사면 크기, 그리고 보상체에서 요구되는 선량 깊이에 의해 좌우된다.

제 12 장 복습문제

다항식 선택법에서 하나 이상의 정답이 있을 수 있음.

1. kV CBCT에서 CT 값은 모든 매질의 ____와 비례한다.

a) 질량밀도

b) 전자밀도

c) 원자번호

d) 감쇠계수

2. 물에 대해 25% 의 감쇠계수를 가진 조직의 CT 값은 얼마인가?

a) 0

b) 250

c) -250

d) -750

e) 25

3. CT와 비교해서 MRI는 더 나은 ____을 제공한다.

a) 뼈나 석회화 영상의 질

b) 연부조직이나 종양 영상의 질

c) 공간분해능

d) 전자밀도 보정

4. CT와 비교해서 PET영상은 더 나은 ____을(를) 제공한다.

a) 기하학적 정확성

b) 악성종양과 정상조직의 차이

c) 전자밀도 보정

d) 공간분해능

5. kV CBCT와 비교해서 MV CBCT 영상은 ____을(를) 제공한다.

a) 더 나은 대조도

b) 더 나은 분해능

c) 높은 원자번호에 의해 생기는 허상에 대한 더 낮은 민감성

d) 전자밀도의 더 나은 보정

6. 다음 중 초음파영상에 대한 설명으로 옳은 것은?

a) 강한 반사는 공기-조직 상호작용에서 음향 임피던스에서 차이가 크기 때문에 발생한다.

b) 초음파의 감쇠는 오직 반사에 의해서 생긴다.

c) 초음파 탐촉자는 조직에서 전자장 에너지를 기계적 에너지로 전환한다.

d) 방사선치료 계획을 위해 초음파 단면 영상은 B 모드이다.

e) 의료용으로 사용되는 일반적인 초음파 주파수는 1~20 MHz이다.

7. 10 × 10 cm^2 4 MV 엑스선을 그림 12B.1에 삽화된 팬톰에 조사했을 때 $d_1 = d_2 = d_3 = 5$ cm이고 비균질에 대한 ρ_e가 0.4일 때 P점에서의 CF는 ?

a) 1.21

b) 1.14

c) 1.08

d) 1.05

e) 0.88

8. 문제 7번에서 바토의 지수법칙 방법을 사용한다면?

a) 1.23

b) 1.18

c) 1.12

d) 1.02

e) 0.91

9. 균질한 연부조직을 비교했을 때 뼈에 있는 연부조직 선량은 대략적으로?
[같은 광자에너지 효과와 완전한 전자평형임을 가정한다.]

a) ^{60}Co 감마선보다 3% 낮다

b) 6 MV 엑스선보다 3% 높다

c) 20 MV 엑스선보다 9% 높다

d) 모든 메가볼트(MV) 광자선과 같다

10. 전통적인 치료계획 알고리즘(비 전산모사 기법)에서 가장 적게 고려하는 기하학적 요소는?

a) 비균질한 물질에서 5 cm이상의 깊이에서 선량

b) 작은 조사면 크기나 높은 에너지에 대한 폐에서 선량

c) 뼈에 포함된 연부조직 선량

d) 비균질성의 바깥표면 선량

e) 30 × 30 cm^2 이상의 조사면에서 선량

11. 불규칙한 체표면 보상을 위한 고안된 보상체 대한 설명으로 옳은 것은?

a) 조직결손으로써 선속을 따라 같은 두께(g/cm^3)를 가짐

b) 편평한 표면에서 예측한 깊이선량분포와 같게 제공

c) 보상체에서 표면간 거리에 무관한 보상체 비율을 가짐

d) 메가볼트 광자선의 피부보호효과를 유지하기 위해 보상체에서 표면간 거리를 20 cm 이상으로 위치함

CHAPTER

제 13 장

치료계획 III: 조사면조형, 피부선량과 인접조사면의 분리

강의

13

조사면조형, 표면선량과 인접조사면의 분리

주제개요

다음 주제들이 이 강의에서 논의된다.

- ▶ 조사면조형
- ▶ 피부선량
- ▶ 인접조사면의 분리

1. 조사면조형 (Field Shaping)

엑스선 턱에 의해 설정된 방사선 조사면은 직사각형 모양이다. 방사선 조사면은 2차 차폐물이나 MLC에 의해 어떤 모양으로든 나타날 수 있다.

① 차폐물 두께: 차폐 영역의 적절한 보호를 제공하기 위해 요구되는 납 차폐물의 두께는 선질과 차폐물을 통과한 허용 투과율과 관련이 있다.

- 대부분의 임상상황에서 차폐물을 통과한 일차 빔의 투과율은 5% 이하로 허용된다.
- n이 5%의 투과를 이룰 수 있는 반가층 수라면 식 13.1, 13.2로 표현할 수 있다.

$$\frac{1}{2^n} = 0.05 \tag{13.1}$$

또는

$$n = 4.32 \tag{13.2}$$

그러므로 대략 4.5 반가층의 납의 두께가 5% 이하의 일차 빔을 투과시키고, 이것은 거의 대부분의 임상에서 권장되는 두께이다.

② 맞춤차폐물(custom blocking): 조사면의 형태가 복잡할 경우 맞춤 차폐물이 필요하다. 메가볼트 빔에서 환자 차폐를 위해 사용하는 차폐 물질은 보통 Lipowitz metal(상품명, 세로벤드)을 사용한다.

- 세로벤드(cerrobend)의 밀도는 상온에서 약 9.4g/cm^{3}으로 납 밀도의 83% 정도에 해당한다. 이 물질은 비스무스, 납, 주석, 카드뮴으로 이루어져 있다(카드뮴이 들어있지 않은 세로벤드도 이용 가능함).
- 세로벤드의 주요 장점은 끓는점이 섭씨 327도인 납과 비교했을 때 끓는점이 대략 섭씨 70도로 낮고(카드뮴 없는 세로벤드는 섭씨 95도), 그로 인해 여러 가지 모양으로 쉽게 만들 수 있으며, 상온에서는 납보다 단단하다.

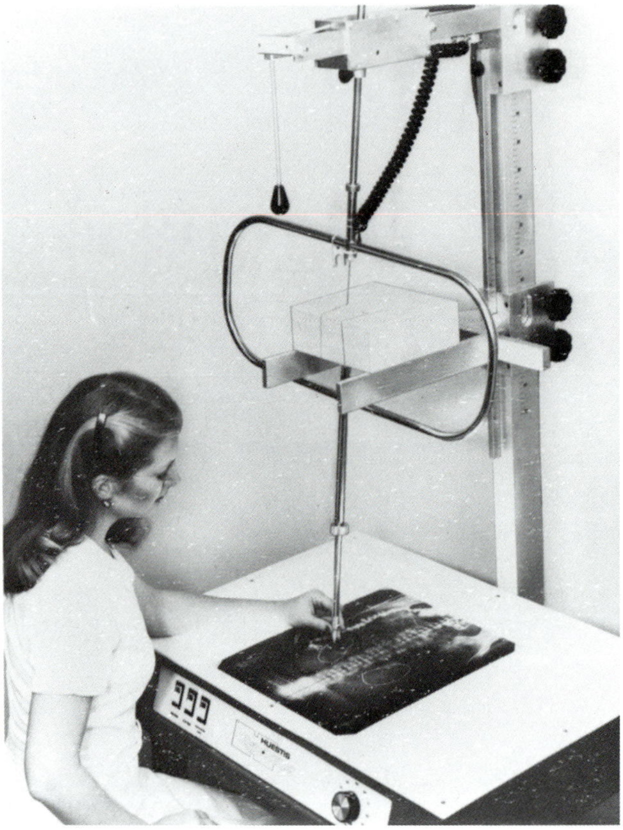

그림 13.1. 차폐물 절삭기의 사진.
(Courtesy of Huestis Machine Corp., RI, USA)

- 표준(직각) 납 차폐물과 달리 세로벤드 차폐물은 다양한 모양으로 만들 수 있다. 그림 13.1에 볼 수 있듯이, 전기적으로 가열되는 와이어를 엑스선 표적이나 선원으로 모사한 지점을 축으로 삼는다. 차폐물이 그려진 모의치료 필름, 스티로폼 차폐물이 놓여지고, 와이어가 선원과 필름간 거리가 실제 치료 장비의 선원과 차폐물간 거리와 동일한 실제 치료 모형에 따라 설정된다. 와이어의 아래쪽 끝으로 필름에 그려진 차폐물의 경계선을 따라 그리면 그 모양에 따라 가열된 와이어에 의해 스티로폼 차폐물이 확산형 스티로폼 공동으로 절단된다.

③ 다엽콜리메이터: 광자선을 위한 다엽콜리메이터(MLC)는 많은 수의 조준 차폐물들로 이루어져있다. 이것들은 자동적이고 독립적으로 움직여 다양한 모양의 조사면을 형성할 수 있다.

- 일반적인 다엽콜리메이터는 60~80개의 쌍으로 구성, 독립적으로 움직인다.
- 각 엽(leaf)의 너비는 등중심에 투사 됐을 때 0.5~1 cm 정도로 된다.
- 엽의 두께는 1차 엑스선이 약 2% 혹은 그 이하로 투과시키게 하는 두께이다(턱에 대해 1%, 세로벤드 차폐물에 대해서는 5%).
- 엽간의 사이(인접한 사이)에서 나오는 방사선은 3% 미만이다. 일차선의 투과는 다엽콜리메이터 조사면이 열리는 이외의 차폐 영역에서 콜리메이터와 턱을 결합하여 더 줄일 수 있다.
- 다엽콜리메이터에 의한 물리적 반그림자는 턱이나 세로벤드에 의한 것보다 더 크다. 이것은 작은 조사면 치료나 민감한 장기에 가깝게 차폐를 할 때가 아니라면 심각한 결점은 아니다.
- 콜리메이터 조사면의 끝의 계단 효과는 인접 조사면을 일치시키기에는 어려움이 따른다.

2. 피부선량 (Skin Dose)

피부 보호는 고에너지 광자선에서 가장 바람직한 효과 중 하나이다. 피부 표면 가까이에서 최대 전리를 생성하는 저에너지 빔(표층과 관용전압 엑스선)과는 반대로 메가볼트 빔은 어느 정도 깊이에서 선량증가영역을 형성한다. 결과적으로 피부선량은 깊이 아래에서 일어나는 최대선량보다는 적다. 에너지가 클수록 최대선량깊이는 더 깊어진다.

① 메가볼트 빔에서 표면선량은 대게 표면에서의 전자오염에 의해서 생긴다. 이 전자들은 평탄여과기, 쐐기, 차폐선반(shadow tray)와 같은 빔의 경로 상에서 콜리메이터와 다른 재질 간의 광자선 상호작용에 의해 생성된 콤프톤 전자들이다.

② 만약 차폐선반이 마지막 빔 흡수체라면 입사된 전자들을 대부분 흡수하지만 반대로 자체적으로 콤프톤 전자를 생성한다. 따라서 이 선반은 환자에게 주요한 오염전자 제공원이 된다.

③ 표면선량백분율(%D_S)은 차폐선반에서 표면간 거리가 증가함에 따라 공기 중에서 오염전자들이 확산하고 산란하기 때문에 감소한다(그림 13.2).

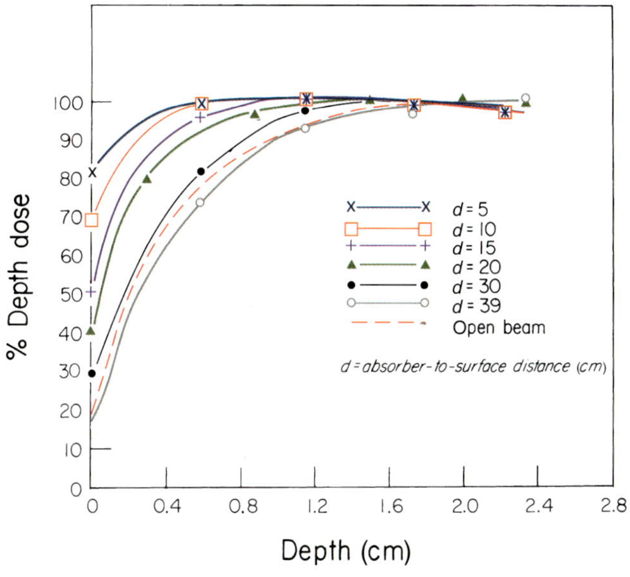

그림 13.2. 10MV 엑스선에 대한 아크릴 차폐 선반의 선량증가 효과. 여러 개의 선반에서 표면간 거리(*d*)에 대해 그려진 깊이선량백분율. 10MV 엑스선, 선반 두께 = 1.5 g/cm², 조사면 크기 = 15 x 15 cm, 선원에서 표면간 거리 = 100 cm, 선원에서 가로막 거리 = 50 cm
(From Khan FM, Moore VC, Levitt SH. Effect of various atomic number absorbers on skin dose for 10-MeV x-ray. Radiology.1973;109:209, with permission.).

④ %D_S는 광자선 에너지가 증가하면 상대적으로 상호작용이 줄기 때문에(즉, 전자 발생이 적어지기 때문에) 감소한다. 콤프턴 확률은 에너지 증가에 따라 감소함을 기억하라.

⑤ %D_S는 조사면 크기가 증가함에 따라 생성된 전자오염이 커지기 때문에 증가한다(그림 13.3).

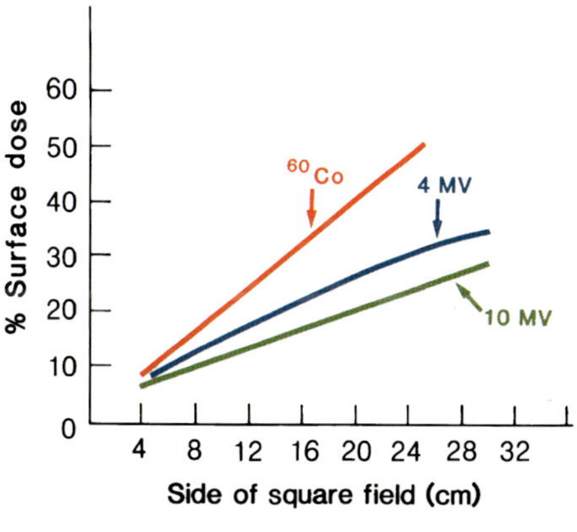

그림 13.3. 조사면 크기에 따른 깊이선량백분율. ^{60}Co. theratron 80, 선원에서 표면간 거리(SSD) = 80 cm 선원에서 가로막 거리(SDD) = 59 cm. 4 MV, Clinac 4, SSD = 100 cm, SDD = 50 cm. ^{60}Co and 4 MV
(Data are from Velkley DE,. Manson DJ. Purdy HA , et al. Buildup region of megavoltage photon radiation sources. Med phys. 1975;2:14. 10-MV data are from Khan FM. Moore VC, Levitt SH. Effect of various atomic number absorbers on skin dose for 10-MeV x-ray. Radiology. 1973;109:209.).

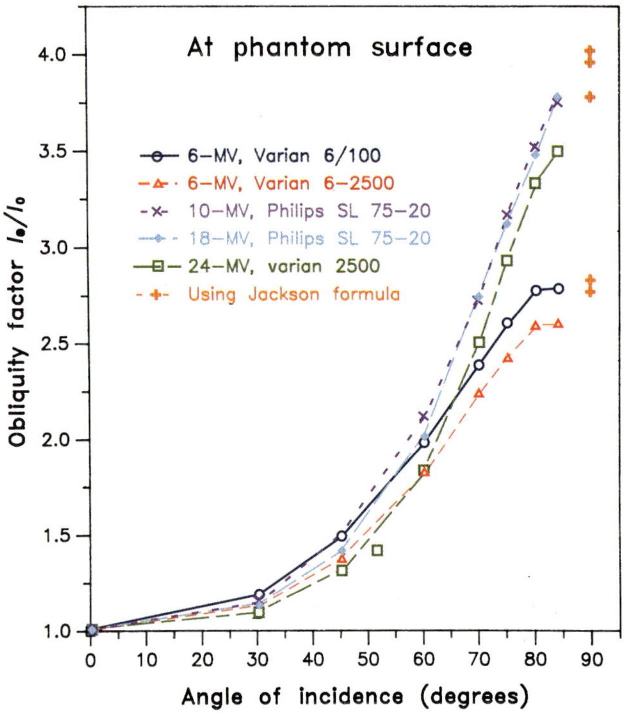

그림 13.4. 다양한 에너지의 빔에 대한 입사각의 함수로써 표면에서의 경사계수. 교과서 식 13.3을 근거로 접사 빔 입사에 대한 Jackson 공식
(Form Gerbi BJ, Meigooni AS, Khan FM. Dose buildup for obliquely incident photon beams. Med Phys. 1987;14:393, with permission.).

⑥ $\%D_S$는 빔의 입사각도가 커질수록 증가하는데 이는 경사각도에서 팬톰과 광자 간의 상호작용에 의해 생성된 전자의 기여가 증가하기 때문이다(그림 13.4).

⑦ 접선입사에서 $\%D_S$는 대략적으로 식 13.3과 같이 주어진다.

$$\text{접선입사에서 } \%D_S = 1/2(100\% + \text{수직입사에 대한 } \%D_S) \tag{13.3}$$

⑧ 전자선여과기: 전자선여과기는 원자번호가 중간인 흡수체 물질(Z = ~50)로서 낮은 원자번호 물질에 비해 오염전자를 더 많이 제거하고 높은 원자번호 물질보다 2차전자를 덜 생성하기 때문에 표면선량을 줄인다(그림 13.5).

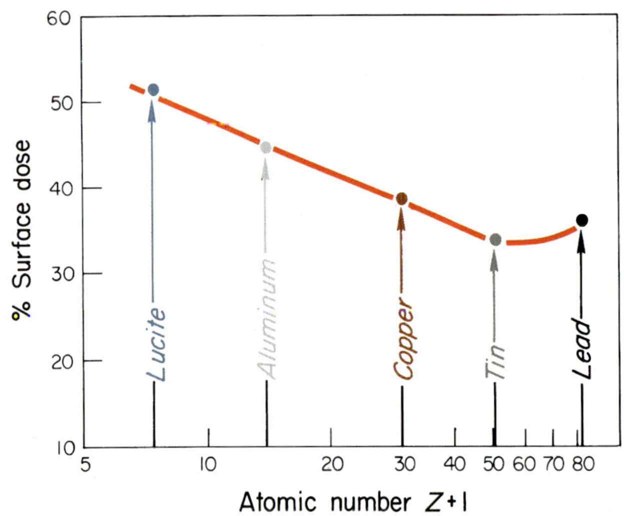

그림 13.5. 흡수체의 원자번호에 따른 표면선량의 변동 백분율. 각 흡수체는 1.5 g/㎠ 두께의 아크릴 차폐 선반 하부에 장착하였다. 10-MV 엑스선, 조사면 크기 = 15 × 15 cm, 흡수체에서 표면간 거리 = 15 cm. (From Khan FM, Moore VC, Levitt SH. Effect of various atomic number absorbers on skin dose for 10-MeV x-rays. Radiology. 1973;109:209, with permission.)

- 전자선여과기의 두께는 적어도 2차전자의 비정과 같아야 한다. 이 두께는 대략 d_m/ρ_e로 주어지는데, d_m은 물에서 주어진 에너지에 대한 최대선량 깊이이고 ρ_e는 물에 상대적인 전자선여과기의 전자밀도이다.
- 그림 13.5에서 볼 수 있듯이 표면 선량은 주석까지는 흡수체의 Z가 증가하면 감소하고 납에 대해서는 약간 증가한다. 비록 주석이 가장 좋은 전자선여과기이지만 납 여과기가 방사선치료분야에서 더 가용성이 뛰어나기 때문에 더 선호된다.

⑩ 선량증가영역에서 표면선량 측정: 표면 또는 선량증가영역의 선량 측정에서는 선량경사가 심하기 때문에 빔 방향을 따라 계측기의 크기가 최소화되어야 한다.

- 외삽형이온함은 플라스틱팬톰 내에서 표면선량이나 선량증가영역 선량 측정에 가장 정확한 장비이다.
- 평행평판형이온함은 외삽형이온함보다 실용적이기 때문에 팬톰에서 위의 표면선량측정을 수행하는데 주로 사용한다.
- 얇은 TLD 칩, 필름, 차폐되지 않은 다이오드들은 환자 피부선량이나 체내 선량 측정과 같이 이온함을 사용할 수 없을 때 사용할 수 있다.

3. 인접조사면의 분리 (Separation of Adjacent Fields)

인접조사면은 "맨틀(mantle)"과 "역Y형(inverted-Y)" 조사면, 목의 양측면과 빗장위(supraclavicular) 부위 조사면, 두개척수(craniospinal) 조사면, 그리고 이전에 치료했던 영역에 근접한 종양을 치료하기 위한 조사면과 같이 외부방사선치료에서 일반적으로 사용한다.

① 필요한 경우 인접조사면을 기하학적이나 선량분포적으로 분리할 수 있다. 몇 가지 인접조사면 분리기법은 아래와 같다.

- 서로 인접한 빔을 일치시킴
- 조사면을 계산한 피부 간격으로 어떤 깊이에서 접합(matching)시킴
- 빔 확산을 제거하기 위해 중심축에서의 빔을 분리함
- 인접조사면 경계에서 반그림자를 수정함
- 치료계획시스템에서 생성한 등선량분포 축적을 기반으로 하여 조사면을 접합시킴. 이러한 기법들을 그림 13.6에 그려놓았다.

② 만약 두 개의 인접조사면이 한 쪽에서만 입사하고 이것이 주어진 깊이에서 접합되어야 한다면 요구되는 피부 간격(표면에서 조사면 분리)는 식 13.4와 같이 주어진다.

$$S = S_1 + S_2 = \frac{1}{2}L_1 \cdot \frac{d}{\mathrm{SSD}_1} + \frac{1}{2}L_2 \cdot \frac{d}{\mathrm{SSD}_2} \tag{13.4}$$

여기서 S는 총 분리, S_1은 조사면 1에 대한 분리, S_2는 조사면 2에 대한 분리, L_1과 L_2는 조사면 길이, SSD_1과 SSD_2는 선원에서 표면까지 거리이다. 그림 13.7에 이에 대한 기하학이 그려져 있다.

③ 대향조사면의 인접 조합은 (예를 들면 맨틀과 para-aortic 혹은 역 Y형 중심선에서 네 개의 조사면의 접합이 이루어진다. 만약 인접조사면이 길이 또는 SSD가 다르다면 그림 13.8에 그려진 것과 같이 세 개의 조사면이 겹치는 문제가 발생한다.

④ 세 개의 조사면이 겹치는 문제를 피하기 위해서는 조사면 분리거리를 증가시켜야 한다. 대안으로는 작은 조사면(조사면 2)의 길이와 SSD를 보다 큰 조사면(조사면 1)이 같게 하고 접합에서 떨어진 쪽의 조사면 2의 여분의 길이를 차폐한다(예를 들면 척수 조사면 2에서 내쪽).

3.1. 직교조사면 접합

직교조사면들은 인접조사면의 중심 축에서 직교로 정렬된 것을 말한다(즉, 각각 서로 수직임). 예를 들면 수모세포종(medulloblastoma)에서 뇌척수(cranio spinal)조사(이문 대항 뇌 조사면 + 뒤쪽 척추 조사면), 그리고 두경부암(이문 대항 목 조사면 + 앞쪽 상쇄골 조사면)

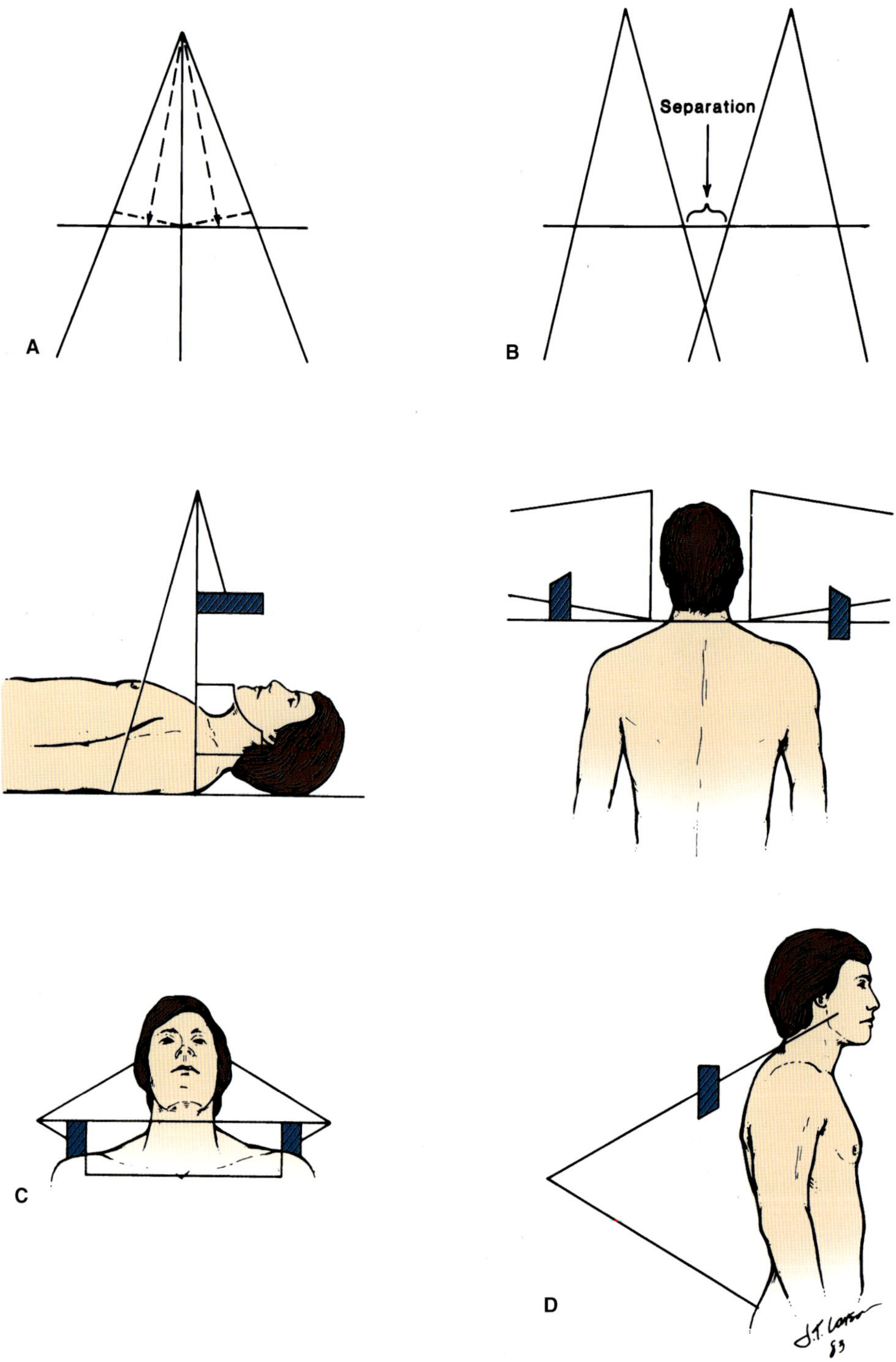

그림 13.6. 조사면 접합에 사용하는 다양한 기법의 도식도
A. 각각으로부터의 빔을 일치시켜 두 개의 빔을 수직으로 인접시키고 일치시킴. B: 조사면들을 피부 표면에서 분리시킴. 접합점은 선량이 접합을 통해 균일해지는 깊이로 함. C. 두경부 종양에 대한 등중심적 분리-빔 기법. (Redrawn from Williamson TJ. A technique for matching orthogonal megavoltage fields. Int J Radiat Oncol Biol Phys. 1878;5:111.) D. 반그림자 발생기를 사용한 뇌척수 조사. (Redrawn from Griffin TW, Schumacher D, Berry HC. A technique for cranial-spinal irradiation. Br J Radiol. 1976;49:887.)

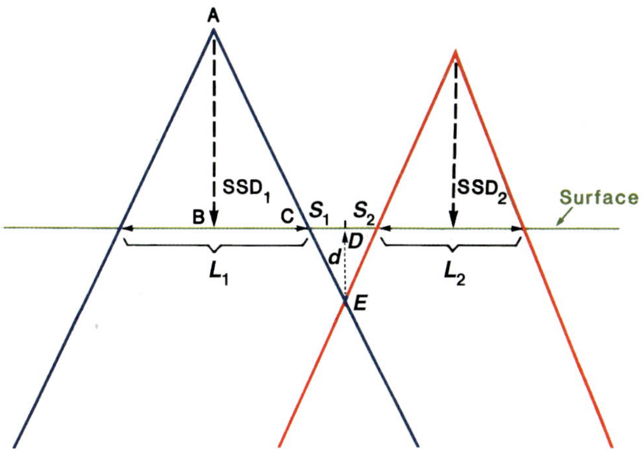

그림 13.7. 표면에서 거리가 $S_1 + S_2$ 만큼 떨어져 있고 깊이 d에서 접합, SSD, 선원에서 표면간 거리. 두 개의 인접 빔(혹은 조사면)의 기하적 구조.

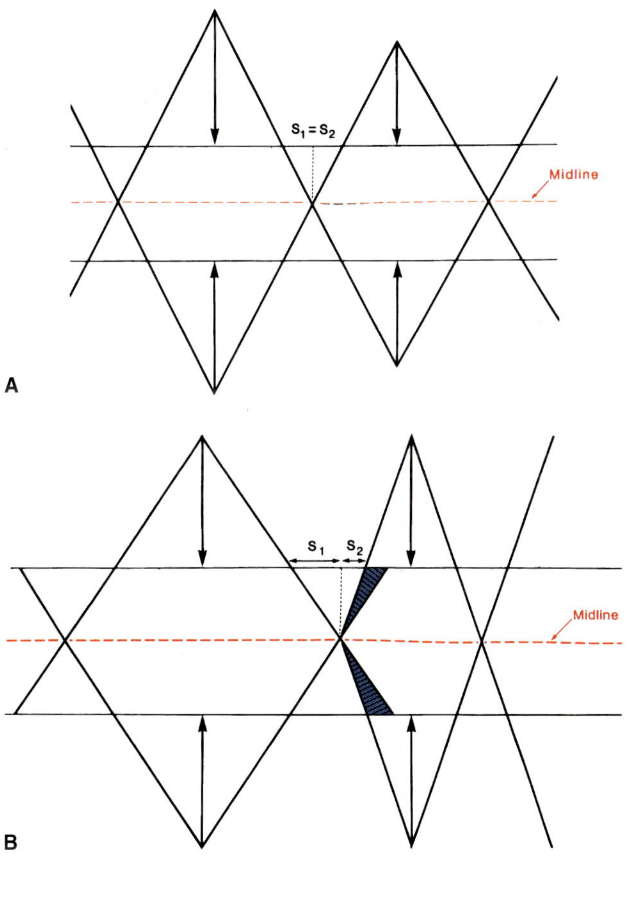

그림 13.8. 두 쌍의 대향조사면. 인접조사면들이 표면에서 떨어져 있어 중심선의 한 지점에서 모두 합쳐짐. A. 세 조사면의 겹침이 없는 이상적인 기하학 구조. B. 세 조사면의 겹침이 두 군데(빗금친 부분)에 있는 정렬.

① 뇌척수 조사: 뇌척수 조사에 대한 기법 한 가지가 그림 13.9에 그려져 있다.

직교조사면 접합은 다음과 같이 한다. (a)두개골 조사면을 확산하는 척수 조사면의 머리 경계면에 평행하도록 θ_{coll} 각도 만큼 회전한다. (b)확산하는 두개골 조사면에 대해 척수 조사면의 위쪽 경계면이 부합되도록 각도 θ_{couch} 만큼 치료테이블을 회전한다. 치료테이블을 회전시키는 것을 대신하여 독립적 턱을 사용하여 중심축선에서 두개골 조사면을 분리한다. 콜리메이터와 치료테이블의 각도는 아래와 같이 기하학적으로 계산한다.

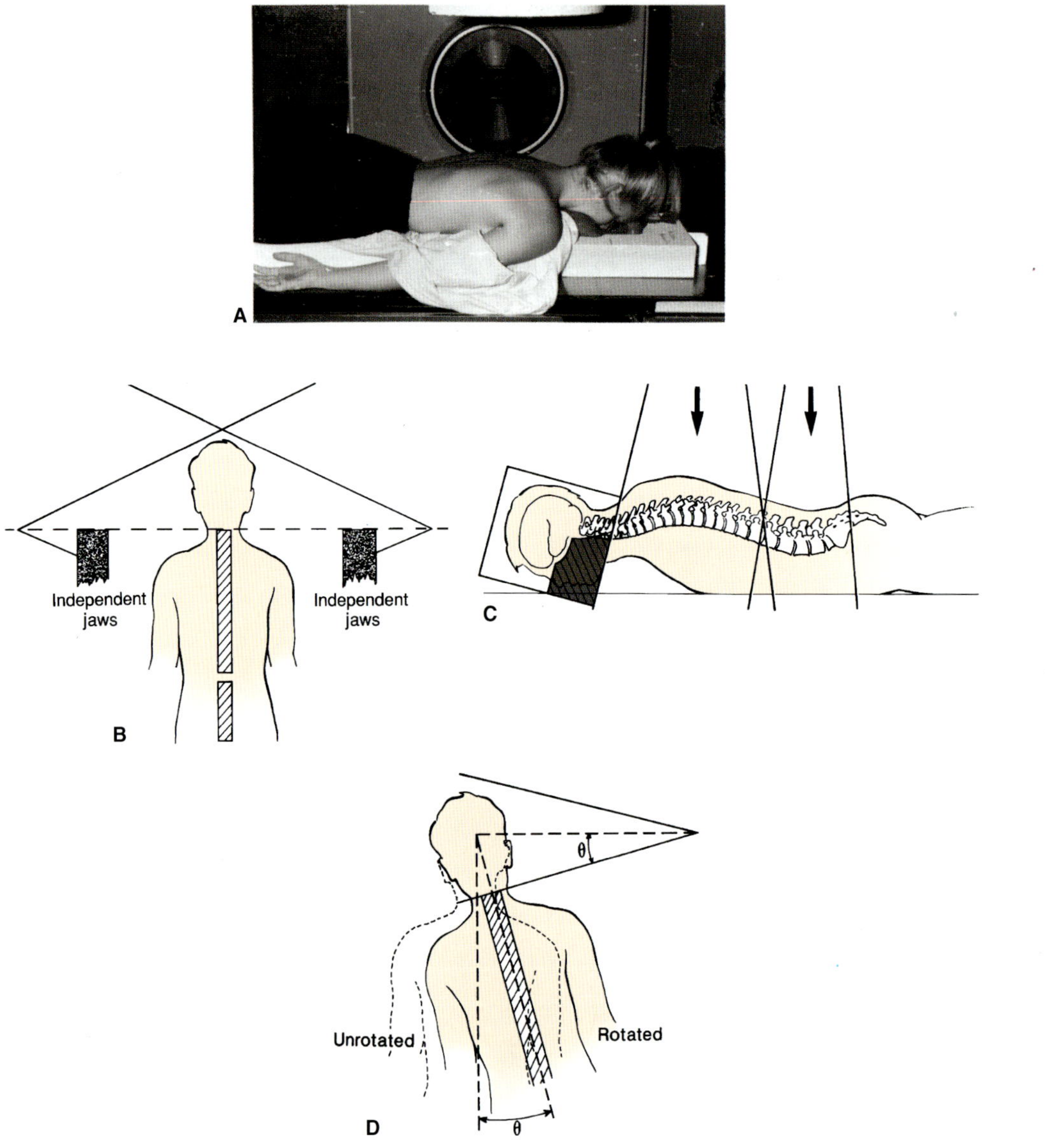

그림 13.9. 뇌척수 조사 기법. A. 환자 치료자세 설정에서 복부, 가슴, 두부에 안정적인 자세를 제공하기 위해 스티로폼 차폐물과 Alpha Cradle을 사용한 것이 보인다. B. 척수 조사면의 확산 경계면에 일치시키기 위해 뇌 조사면을 회전시킨 것을 보여주는 측면 관점. C: 척수 조사면과 뇌 조사면의 확산 경계면간 사이를 일치시키기 위해 치료테이블을 회전. D. 독립적 턱을 빔 분할도구로서 사용하여 뇌 조사면의 확산을 제거. 이것은 C에서 치료테이블을 회전하는 것의 대안으로 사용되기도 한다.

콜리메이터와 치료테이블의 각도는 식 13.5, 13.6과 같이 기하학적으로 계산한다.

$$\theta_{coll} = arc\tan\left(\frac{1}{2}\cdot L_1 \cdot \frac{1}{\mathrm{SSD}}\right) \tag{13.5}$$

$$\theta_{couch} = arc\tan\left(\frac{1}{2}\cdot L_2 \cdot \frac{1}{\mathrm{SAD}}\right) \tag{13.6}$$

L_1은 뒤쪽 척수 조사면 길이, L_2는 측면 두개골 조사면 길이, SSD는 척수 조사면에 대한 선원에서 표면간 거리, 그리고

SAD는 두개골 조사면에 대한 선원축거리로서 척수 조사면에는 SSD 기법과 두개골 조사면에는 SAD 기법을 사용하였다고 가정하였다. 치료테이블은 머리에 들어오는 두개골 조사면 쪽으로 회전한다.

② 조사면 접합을 위한 지침

1. 조사면 접합의 지점은 종양 또는 치명적인 민감장기가 포함되지 않는 영역에서 선택해야 한다.
2. 만약 접합 지점에서 종양이 표재적이면 종양 내의 선량 미달이 위험을 재발시키기 때문에 조사면을 분리하면 안 된다. 표면에서는 빔 분할도구(splitter)를 사용하여 빔 확산을 제거하거나 조사면을 경사시켜 빔이 서로 평행이 되도록 조사면을 인접시킨다.
3. 조사면 접합의 빔은 반드시 첫 번째 치료하는 조사면을 기본으로 각각의 치료시마다 그려야 한다.
4. 조사면 접합은 치료계획시스템을 사용하여 실제 등선량분포로 검증해야 한다.

제 13 장 복습문제

다항식 선택법에서 하나 이상의 정답이 있을 수 있음.

1. 일차빔을 처음 값의 2%로 줄이려면 얼마의 반가층이 필요한가?

a) 3.76

b) 4.32

c) 5

d) 5.64

e) 7.5

2. 6 MV 엑스선에 대한 반가층(HVL)은 납 13 mm이다(p=13.5 g/cm³). 일차 빔을 5%로 투과로 줄이기 위한 세로벤드의 두께는 몇 센티미터 인가? [세로벤드의 밀도는 납의 83%로 가정한다]

a) 5.2

b) 6.7

c) 7.8

d) 9.9

3. 12×12 cm² 6 MV 조사면을 비발산 납 차폐물을 사용하여 10×10 cm²으로 차폐했다. 선원에서 차폐선반(block tray)간 거리는 65 cm이다. 이 빔에 대해 납의 반가층이 1.5 cm이라고 가정할 때 선원에서부터 100 cm 거리에서 결정되는 반그림자(90%/10%)는?

a) 0.10 cm

b) 0.25 cm

c) 0.36 cm

d) 0.50 cm

e) 0.75 cm

4. 메가볼트(MV) 빔에서 어떤 상태일 때 표면선량이 증가하는가?

a) 조사면의 증가

b) 차폐선반에서 표면간의 거리 감소

c) 차폐선반 밑에 1 mm 두께 납 삽입

d) 빔경사 증가

5. 메가볼트(MV) 광자선에 대하여 다음중 피부 보호의 손실을 유발할 가능성이 있는 것은?

a) 광자선의 2차 전자오염

b) 더 큰 SSD

c) 더 큰 조사면 크기

d) 피부로부터 10 cm보다 가까운 거리에 위치한 고체 물질

e) 맞춤차폐물 대신에 다엽콜리메이터(MLC)

6. 팬톰에서 표면 선량을 측정할 때 가장 적합한 선량계는?

a) 파머형이온함(Farmer chamber)

b) 평행평판형이온함(Plane-parallel chamber)

c) 차폐된 다이오드

d) 열형광선량계(TLD) 캡슐

7. 엑스선 선형 가속기에 대한 설명 중 옳은 것은?

a) 엑스선 턱이 일차선속투과를 대략 2% 이하로 감소시킨다.

b) MLC는 일차선속 투과를 5% 이하로 감소시킨다.

c) MLC는 10% 이하의 엽간(interleaf) 투과를 가진다.

d) 납 차폐물은 일차선속 투과율을 5% 이하로 줄이도록 설계되어 있다.

e) 세로벤드 차폐물은 일차선속 투과를 5% 이하로 줄이도록 설계되어 있다.

8. 10 cm 깊이에서 물리적 반그림자는(측면 거리 90%와 20% 등선량 곡선)?

a) 세로벤드를 사용한 것보다 MLC를 사용했을 때 더 크다.

b) 조사면 크기가 커질수록 증가한다.

c) 선원에서 콜리메이터간 거리가 감소하면 감소한다.

d) 광자에너지가 증가할 때 감소한다.

9. 동일한 SSD=10 cm에서 10×10 cm조사면이 20×20 cm 조사면에 인접해 있다. 5 cm의 깊이에서 조사면을 접합시키려면 피부간격은 얼마가 되어야 하는가?

a) 0.75 **cm**

b) 0.89 **cm**

c) 1.00 **cm**

d) 1.21 **cm**

e) 1.50 **cm**

10. 측면 전뇌 조사면 크기는 20×20 cm²(SAD = 100 cm)를 후방 척수 조사면은 8×40 cm²와 인접하여 사용한다. [조사면은 X×Y로 정의하고, X는 가로 Y는 세로로 정의한다.] 전뇌 조사면의 발산에 접합하려면 치료테이블을 몇 도 회전해야 하는가?

a) 3.8

b) 5.7

c) 8.5

d) 11.3

CHAPTER

제 14 장

전자선 치료

강의

14A

전자선 상호작용과 선량측정

주제개요

다음 주제들이 이 강의에서 논의된다.

- ▶ 전자의 상호작용
- ▶ 저지능
- ▶ 산란능
- ▶ 흡수선량계산
- ▶ 에너지규격과 측정
- ▶ 흡수선량의 측정
- ▶ 전자선 선량측정용 팬톰
- ▶ 임상용 전자선의 특성
- ▶ 조사면의 크기에 대한 깊이선량의 의존도
- ▶ 전자발생원 위치
- ▶ 엑스선 오염

1. 전자의 상호작용 (Electron Interactions)

높은 에너지의 전자들이 물질내부를 통과할 때, 쿨롱힘(전기력) 상호작용때문에 생기는 다양한 방법으로 원자와 상호작용을 한다. 이들 상호작용들은 아래와 같다.

a) 원자내 전자들과의 비탄성충돌 ('이온화' 와 '여기' , 2차 전자 생성 또는 δ선)

b) 원자핵과의 비탄성충돌 (제동복사)

c) 원자핵과의 탄성충돌 (원자핵 쿨롱 산란))

d) 원자내 전자와의 탄성충돌 (전자-전자 산란)

- 비탄성충돌은 '이온화' 나 '여기' , 제동복사 또는 (드물게) 2차 전자를 생성하는 방식으로 충돌하는 입자들의 운동에너지를 일부분 소실시키는 쿨롱힘 상호작용이다.
- 2차 전자생성은 '이온화' 나 '여기' 에 비하여 상대적으로 적게 발생한다. 이러한 종류의 충돌과정(knock-on 충돌이라고도 불림)에서 홀로된 전자는 그 스스로 타 전자와의 상호작용에서 '이온화' 나 '여기' 를 가능케 하는 충분한 운동에너지를 획득한다.
- 탄성충돌은 전자의 심각한 에너지 손실을 야기하지는 않지만 전자의 운동방향에 영향을 주는 쿨롱힘 상호작용이다. 핵자와의 탄성충돌은 핵-쿨롱 산란이라고 불리며 전자들 간의 탄성충돌은 전자-전자 산란이라고 한다.

• 높은 에너지를 가지는 전자의 다중탄성충돌(다중산란)은 작은 각도의 굴절을 다량 일으킨다. 결과적으로 전자는 원자들 간의 비탄성충돌들을 통하여 전체 운동에너지가 소진될 때까지 지속적으로 운동에너지를 잃으며 복잡한(지그재그) 경로로 움직인다.

2. 저지능 (Stopping Power)

하전입자에 대한 물질의 저지능은 단위 길이(경로)당 에너지 손실 비율이다. 선형저지능(S)은 d*E*/d*l*로 정의되며, 이때 d*E*는 경로길이 d*l* 만큼을 이동하며 소진되는 에너지이다. 질량저지능은 S/ρ로 주어지며, 이때 ρ는 매질의 밀도이다. 전자의 에너지 손실이 충돌(이온화/여기)과 방사선 방출(제동복사, bremsstrahlung)로 이루어지므로 전체 질량저지능 $(S/\rho)_{tot}$는 식 14.1로 표현할 수 있다.

$$(S/\rho)_{tot} = (S/\rho)_{col} + (S/\rho)_{rad} \tag{14.1}$$

이때 $(S/\rho)_{col}$는 충돌손실, $(S/\rho)_{rad}$는 방사손실이라 한다.

① 선형저지능과 질량저지능의 단위는 각각 MeV/cm과 MeV/g cm^{-2}이다.

② 저지능은 매질의 전자밀도(electrons/cm^3)에 따라 변한다.

③ 질량저지능은 1 그램(gram)당 전자 개수에 따라 변한다. 낮은 원자번호 (*Z*) 물질의 그램당 전자수가 높은 원자번호 물질의 그램당 전자 개수보다 많기 때문에(교과서 63쪽, 표 5.1 참조) 질량저지능은 낮은 원자번호 물질이 높은 원자물질보다 높다(그림 14A.1에서 물과 납의 에너지 손실 곡선을 비교하시오).

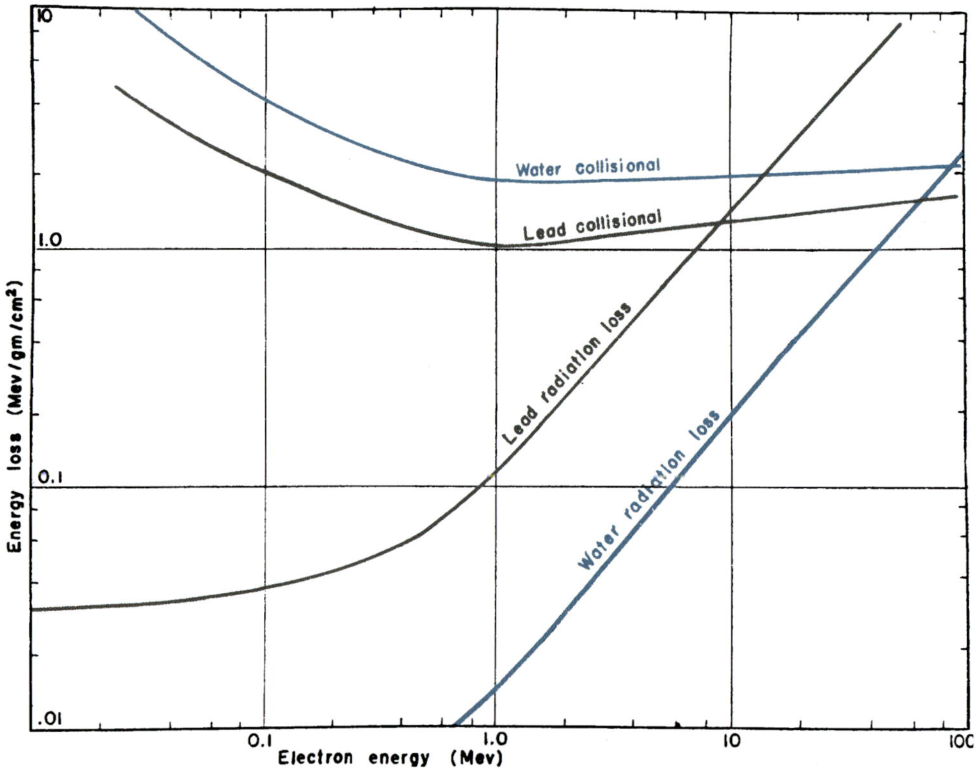

그림 14A.1. 물과 납에 대해 전자에너지의 함수로 표현된 에너지 손실율(MeV/g/cm²).
(출처: Johns HE, Cunningham JR, 'The physics of Radiology, 3rd ed. Springfield, IL: Charles C Thomas; 1969, with permission)

④ 질량저지능은 같은 성분의 밀도가 높은 물질보다 기체에서 더 크다. 이 효과는 전자궤도에 근접한 원자들이 하전입자 경로에서 멀리 떨어진 원자들을 차폐하는 응축된 물질의 분극화에서 기인한다. 밀도가 높은 매질의 경우, 전자의 경로 근처의 원자들 주변의 전기장 차폐가 하전입자 경로에서 원거리에 있는 원자의 쿨롱힘(전기적) 상호작용을 막는다. 그래서 저지능이 감소한다.

⑤ 저지능이나 에너지 손실비는 전자의 에너지에 따라 변한다(그림 14.A.1). 하지만 전자에너지가 1 MeV 이상일 때, 물에서의 에너지 손실비는 대략 2 MeV/cm라는 상수값이 된다.

⑥ 제동복사에 기인하는 매질에서의 단위길이(cm)당 에너지 손실비는 근사적으로 전자에너지와 원자번호 제곱(Z^2)의 곱이 된다.

⑦ 충돌에너지손실 대 방사에너지손실의 확률은 원자번호(Z)와 전자에너지 증가에 따라 증가한다. 이것은 엑스선 생성 효율이 고에너지 전자들과 원자번호가 높은 흡수체들에서 보다 증대됨을 의미한다.

3. 산란능 (Scattering Power)

전자 실빔이 매질을 통과할 때, 전자는 다중산란을 통해 에너지가 감소된다. 결과적으로 빔 에너지는 보다 불균일해지고 매질의 구성성분과 밀도에 따라 각 확산을 얻게 된다.

① 질량저지능의 경우에서 유추하면, 매질의 질량각산란능은 $\overline{\theta}^2/\rho l$의 몫으로 정의된다. 이때 $\overline{\theta}^2$는 평균제곱산란각이고, ρ는 밀도, l은 경로의 길이이다.

② 산란능은 근사적으로 원자번호의 제곱에 비례하고 운동에너지의 제곱에 반비례한다.

4. 흡수선량 계산 (Absorbed Dose Calculation)

매질내 흡수선량(단위질량당 에너지 흡수량)의 계산에서 한 가지 알아야 할 것은 전자플루언스와 제한질량충돌저지능이다. 만약 Φ_E가 [$\Phi_E = d\Phi(E)/dE$]에 따른 에너지 플루언스의 미분 분포라면, 흡수선량 D는 근사적으로 식 14.2에 근접할 것이다.

$$D = \int_{\Delta}^{E_0} \Phi_E \cdot \left(\frac{L}{\rho}\right)_{col,\Delta} \cdot dE \tag{14.2}$$

이때, E_0는 최대전자에너지이고, $\left(\frac{L}{\rho}\right)_{col,\Delta}$는 차단에너지(cutoff energy) Δ에 대한 제한질량충돌저지능이다.

5. 에너지규격과 측정 (Energy Specification and Measurement)

가속기 말단부를 나오기 전의 전자선은 좁은 실빔(2~3 mm 반경)이며 거의 단일에너지를 가진다. 전자선은 가속기 말단에서 방출되어 산란박, 모니터이온함, 공기 등의 물질을 통과하면서 산란되고 에너지가 감소한다. 이것은 팬톰 표면에서 전자선 방향의 분산과 에너지 분산을 일으킨다. 추가적으로 팬톰 안에서 깊이에 따른 공간적인 빔 분산과 에너지 감소가 발생한다(그림 14A.2).

① 임상에서 전자선에너지는 표면에서의 최빈에너지($(E_p)_0$, most probable energy at the surface)로 명시된다. 이것은 표면에 입사되는 대부분의 전자선이 가지고 있는 운동에너지이다.

② 평균에너지는 최빈에너지보다는 약간 작다. 이것은 에너지 스펙트럼이 저에너지 방향으로 더 치우쳐 있음을 의미한다.

③ 최빈에너지는 측정된 넓은 빔 깊이선량곡선에 의해 결정된다.

④ 깊이선량곡선 인수 R_p는 식 14.3에서와 같이 $(E_p)_0$와 상관관계가 있다.

$$(E_p)_0 = C_1 + C_2 R_p + C_3 R_p^2 \tag{14.3}$$

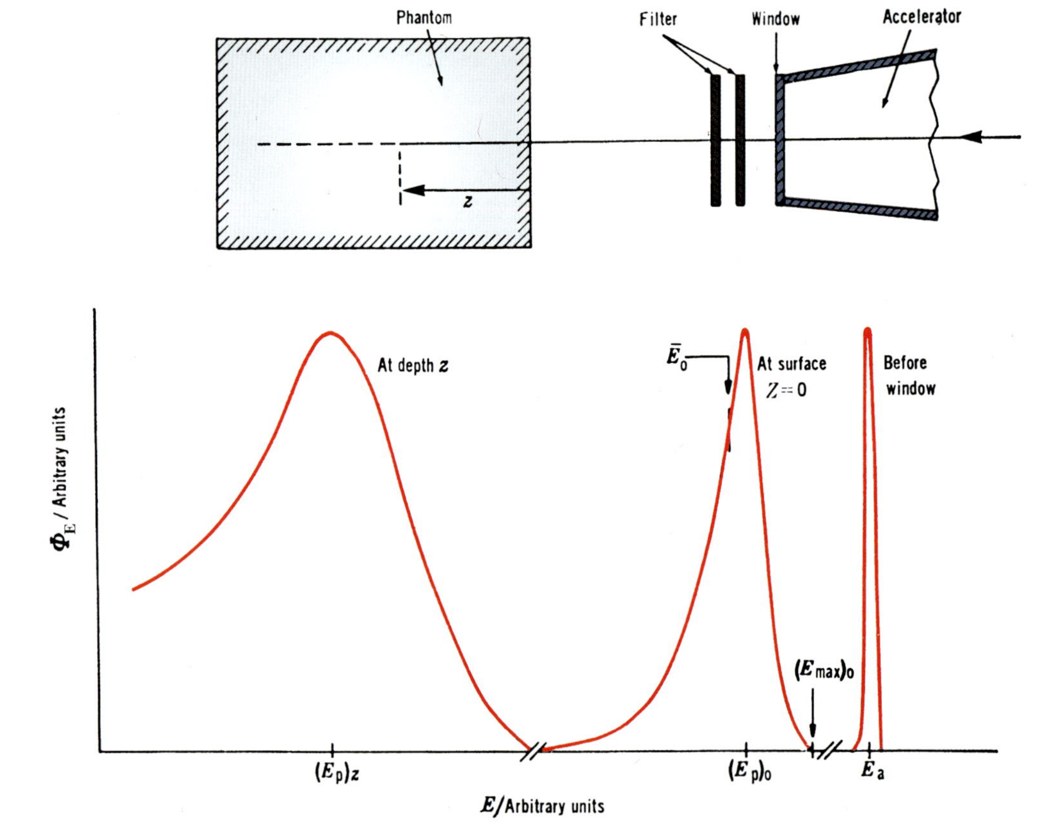

그림 14A.2. 전자선(혹은 빔)이 가속기의 콜리메이터와 팬톰을 통과할 때, 에너지 Φ_E인 전자플루언스의 분포 (출처: International Commission on Radiation Units and Measurements, Radiation Dosimetry; Electrons with Initial Energies between 1 and 50 MeV, Report No. 21, Washington, DC; International Commission on Radiation Units and Measurements; 1972, with permission.)

이때, R_p는 cm 단위의 실비정이며 그림 14A.3과 같이 정의된다. 물의 경우, $C_1 = 0.22$ MeV, $C_2 = 1.98$ MeV cm^{-1}, $C_3 = 0.0025$ MeV cm^{-2}이다.

⑤ 대략적으로 $(E_p)_0$(MeV 단위)는 계수적으로 물에서 $2 \times R_p$(cm 단위)와 같다.

⑥ R_p를 결정하기 위한 깊이선량곡선 측정은 반드시 넓은 면적의 전자선을 사용하여 측정하여야 한다(예: 조사면 20 cm × 20 cm).

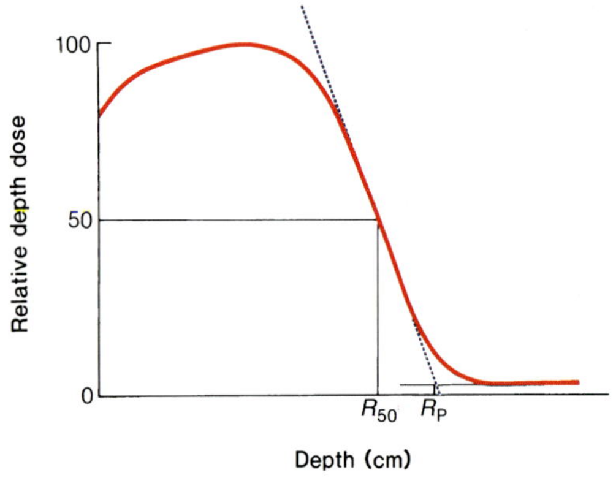

그림 2A.3. R_{50}와 R_p의 정의를 보여주는 깊이선량곡선.

⑦ 표면에서 전자선의 평균에너지 $\bar{E}_0$ 은 아래의 식에 따라 R_{50}과 상관관계를 가진다.

$$\bar{E}_0 = C_4 \cdot R_{50} \tag{14.4}$$

이때 물에서 C_4는 = 2.4 MeV cm^{-1}이다.

5.1. 깊이에 따른 에너지

팬톰내 깊이 z에서 최빈에너지와 평균에너지는 깊이가 증가함에 따라 선형적으로 감소하며 식 14.5, 14.6와 같이 주어진다.

$$(E_p)_z = (E_p)_0\left(1 - \frac{z}{R_p}\right) \tag{14.5}$$

$$\bar{E}_z = \bar{E}_0\left(1 - \frac{z}{R_p}\right) \tag{14.6}$$

6. 흡수선량의 측정 (Measurement of Absorbed Dose)

열량측정법과 프리케 선량측정법은 팬톰에서 흡수선량을 측정하는 가장 기본적인 방법이지만, 이들 장비를 사용하는 것은 임상적으로는 현실적이지 않기 때문에 주로 교정된 이온함을 대신 사용한다.

6.1. 흡수선량교정

① 흡수선량 교정에 관한 가장 최근의 방법은(8장에서 거론됨) AAPM TG-51(1999)와 IAEA TRS-398(2000)이다.

② 가속기에서 제공 가능한 각각의 전자선에너지에 대해서 전자선은 표준 SSD (보통 100 cm)와 기준 어플리케이터 (예: 10 cm × 10 cm)를 사용했을 때, 중심축 상의 최대선량깊이(d_{max})에서 1cGy/MU가 되도록 교정을 한다.

7. 출력비율 (Output Factors)

표준 SSD에서 특정 전자선에너지, 어플리케이터 또는 조사면적에서의 출력비율은 모니터단위(MU)당 선량(D/MU)과 기준 SSD에서 기준 조사면에서의 최대선량깊이(d_{max})에서 기준 어플리케이터 또는 기준 조사면적에 대한 모니터 단위당 선량(D_0/MU)의 비율이다. 수식은 식 14.7과 같다.

$$S_e = \frac{D/\text{MU}}{D_0/\text{MU}} \tag{14.7}$$

8. 깊이선량분포 (Depth Dose Distribution)

깊이선량분포와 등선량분포는 이온함, 다이오드 또는 필름을 이용해 측정 가능하다. 물팬톰에 설치된 자동화된 빔 스캔 시스템은 이러한 측정에 매우 유용하며 상용화되어 있다.

① 이온함 : 원통형이온함들은 깊이선량측정에 대표적으로 쓰인다. 이온함의 깊이이온화곡선은 아래와 같은 보정을 통하여 깊이선량곡선으로 변환해 줄 필요가 있다.

- 깊이(d)에서의 평균전자에너지의 함수로 표현되는 물과 공기 간의 제한질량저지능비에 대한 보정
- 이온함대체보정(P_{repl}), 이 보정인수는 특정깊이에서 평균전자에너지뿐만 아니라 이온함 공동의 직경과 관계가 있다.

대체보정인수는 두 가지 요소로 구성되는데, 그것은 플루언스보정과 기울기보정이다.

② 물에서 위의 보정들을 적용한 깊이이온화백분율 $\%DI_w$에서 깊이선량백분율 $\%DD_w$로의 변환식은 식 14.8로 나타낸다.

$$\%DD_w(d) = \%DI_w(d) \times \frac{\left[(\bar{L}/\rho)_{air}^{w} \times P_{repl}\right]_d}{\left[(\bar{L}/\rho)_{air}^{w} \times P_{repl}\right]_{d_{max}}} \tag{14.8}$$

- 전자선의 깊이이온화곡선을 깊이선량백분율곡선으로 변환하는 소프트웨어는 일반적으로 물팬톰스캔시스템에서 제공된다.

③ 다이오드: 차폐되지 않은 *p-n* 접합 실리콘 다이오드는 물팬톰에서 깊이선량분포를 측정하는데 사용될 수 있다. 다이오드는 소조사면에 대한 측정과 높은 민감도를 장점으로 가지고 있다(본문 제8장).

- 다이오드는 온도와 방향의존성을 가지며 시간경과에 따라 감도가 변화될 수 있으므로 절대선량측정에는 적합하지 않다.
- 전자에너지에 대한 실리콘과 물 간의 저지능비 변동이 매우 작으므로(1 MeV와 20 MeV간 ~5%차이) 다이오드는 별다른 보정없이 곧바로 깊이선량분포 측정에 사용될 수 있다.
- 다이오드를 이용한 측정이 적절한지 파악하기 위하여 다이오드를 이용하여 측정한 샘플 깊이선량분포에 대하여 이온함을 이용한 선량분포 검증을 반드시 행해야 한다.

④ 필름: 필름선량계는 필름의 평면에서 완전한 등선량곡선 또는 깊이선량분포를 얻는 편리하고 빠른 방법을 제시한다.

- 광자에 대한 반응과는 다르게, 전자에 대해서 필름은 심각한 에너지 의존성이 보이지 않는다. 필름이 에너지에 대해 의존성을 가지지 않는 것은 필름 감광제와 물 간의 전자충돌 저지능비가 에너지에 대하여 매우 서서히 변하기 때문이다. 따라서 추가적인 특별한 교정없이 한 에너지에서 결정된 감광(H&D) 곡선을 이용하여 필름의 광밀도를 선량으로 변환할 수 있다.
- 필름은 감광유제, 현상조건, 흡수선량, 측정조건과 같이 심각한 왜곡을 일으킬 수 있는 다양한 변수들에 의해 조사된 필름의 흡광도가 영향을 받을 수 있기 때문에 필름을 절대선량계로는 신뢰성있게 사용할 수 없다. 그러므로 필름은 상대선량계로서 사용토록 제한된다.
- 필름은 이온함 자체의 큰 크기로 인하여 측정이 불가능한 매우 작은 조사면에 대한 출력비율(output factor) 측정에 사용될 수도 있다.

9. 전자선 선량측정용 팬톰 (Electron Dosimetry Phantoms)

물은 임상적 선량측정을 위한 표준 매질이다. 하지만 검출기를 물 속에서 사용하지 못하는 경우에는 플라스틱팬톰을 사용할 수 있다.

① 전자선 선량측정에서 팬톰이 물 등가가 되기 위해서는 물과 동일한 선형저지능 및 선형각산란능을 가져야 한다. 이것은 전자밀도와 유효원자번호가 물과 비슷한 물질에 대해서 근사적으로 성취될 수 있다.

② 전자선 선량측정에 상업적으로 사용가능한 팬톰에는 폴리스틸렌, 아크릴 그리고 고체 물팬톰 등이 있다. 이들 팬톰을 사용하기 위해서는 물-등가 깊이에 따른 유효전자밀도를 실험적으로 측정하여야 한다.

③팬톰내 깊이 d_{med}에 대한 물등가깊이 d_w 또는 팬톰의 유효밀도(ρ_{eff})는 식 14.9로 부터 구할 수 있다.

$$d_w = d_{med} \times \rho_{eff} = d_{med}\left(\frac{R_{50}^{water}}{R_{50}^{med}}\right) \tag{14.9}$$

여기서 R_{50}은 깊이선량이 50%인 깊이이다.

10. 임상용 전자선의 특성 (Clinical Electron Beam Characteristics)

전자선 조사의 주요한 매력은 6~15 MeV의 에너지 영역에서 나타나는 깊이선량곡선의 형태이다. 한 영역에서 대체로 균일한 선량을 가지다가 급격히 선량이 감소하는 전자선의 깊이선량곡선은 일반적인 엑스선 발생장치에 비해 분명한 임상적 장점을 제공한다. 하지만 이러한 장점은 에너지가 증가함에 따라 사라지게 된다.

① 중심축 깊이선량분포 : 그림 14A.4는 다양한 에너지의 전자선들이 가지는 중심축 깊이선량분포를 보여준다.

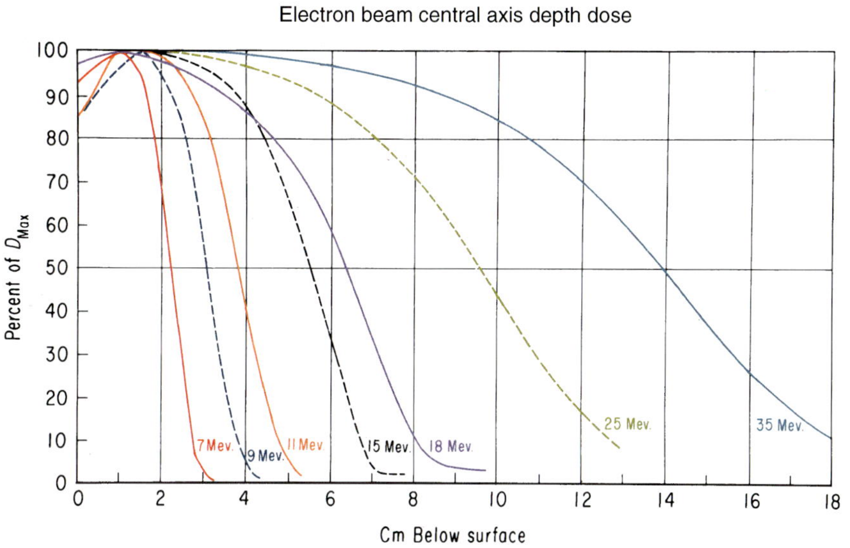

그림 14A.4. Sagittaire 선형가속기(실선)와 Simens Betatron(점선)의 중심축에서의 깊이선량분포 비교. (출처: Tapley N, ed. Clinical Applications of the Electron Beam, New York; John Wiley; 1976, with permission.)

- 전자선은 에너지에 따른 작은 피부보호(skin sparing) 효과를 가진다.
- 광자선과 다르게 전자선은 에너지가 증가할수록 표면선량백분율도 증가한다(대략적으로 6 MeV일 때 70%~80%이던 것이 25 MeV에서는 95%~100%로 증가한다).
- $D_{max}(d_{100})$의 깊이는 에너지에 따라 선형적으로는 증가하지 않지만 에너지가 증가할수록 그 영역은 넓어진다. 넓어진 조사면의 경우 근사적으로 물에서 $0.46E^{0.67}$ cm이며, 여기서 E는 표면에서의 최빈에너지(MeV)이다.
- 넓은 빔에서 임상적으로 중요한 다른 깊이선량백분율 값은 $d_{90} = E/3.2$, $d_{80} = E/2.8$이다.

② 등선량곡선 : 에너지와 산란막(scattering foil), 콜리메이션은 빔의 편평도와 등선량곡선의 형태 결정에 매우 중요하다. 그림 14A.5는 두 가지 다른 에너지 빔에 대한 등선량 패턴의 예를 보여준다.

- 낮은 값의 등선량곡선(<50%)은 조사면 경계 밖으로 부풀어 오른 형태가 된다.
- 높은 값의 등선량곡선(>80%)는 측면이 압축되는 형태를 띄게 되며 에너지와 깊이 증가에 따라 더욱 나빠진다.

③ 편평도와 대칭도 : 전자선의 균일도는 일반적으로 일정한 깊이에서의 빔 축에 대한 평면의 수직도로 명시된다.

- AAPM TG-25에서 빔의 편평도에 대해서 아래와 같은 기준을 권고한다.

→ 전자선의 편평도는 최대선량깊이의 95% 깊이에서 빔 축에 수직한 평면에 대해 명시되어야 한다.

→ 평면에서 중심축에서의 선량에 관하여 가장자리의 선량변화는 넓이가 10 × 10 cm²이거나 그 이상인 조사면의 외곽에서 2 cm 안쪽 영역을 ±5%(이상적으로는 ±3% 이내)를 넘지 않아야 한다.

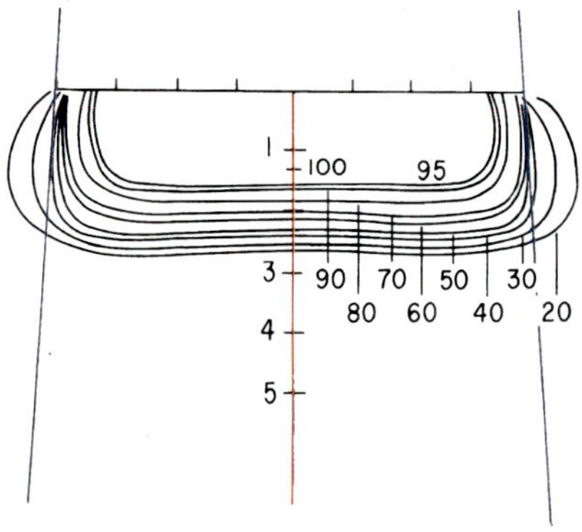

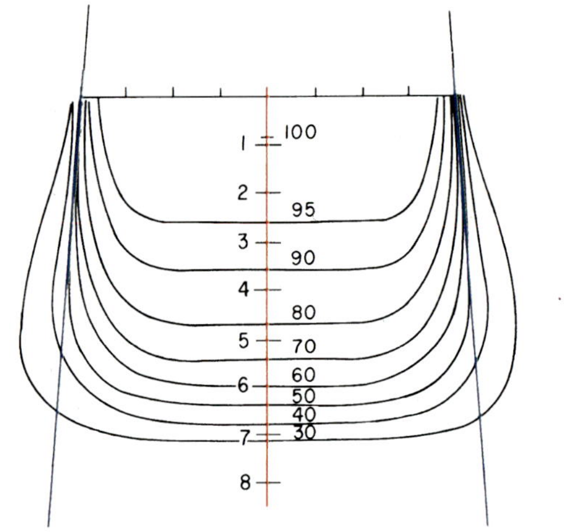

그림 14A.5. 다른 에너지의 전자선에 대한 등선량곡선 비교.
(출처: Tapley N, ed. Clinical Applications of the Electron Beam, New York; John Wiley; 1976;86, with permission.)

→ 대칭도는 중심축으로 부터 좌 · 우측의 선량의 비교치이다. AAPM에서는 측정 평면의 횡축 방향으로 한쪽의 측정 값과 중심축에 대칭하는 반대쪽 선량 간의 차이가 모든 영역에서 2% 이하가 되도록 권고한다.

11. 조사면의 크기에 대한 깊이선량의 의존도 (Field Size Dependence of Depth Dose)

일반적으로 출력과 중심축에서의 깊이선량분포는 조사면의 크기에 따라 변한다. 그림 14A.6은 중심축의 깊이선량분포가 조사면의 크기에 따라 어떻게 변하는지 보여준다.

① 조사면의 크기가 커지면 깊이선량백분율은 선형적으로 증가하지만 측방산란평형이 되는 넓이까지 증가한 이후로는 일정하게 유지된다. 또한 깊이 d_{max}는 조사면이 작아질수록 표면 방향으로 얕아진다.

② 중심축의 모든 깊이에서 측방산란평형이 발생하는 최소 조사면 면적은 아래의 식 14.10으로 표현된다.

$$D_{eq} \cong 1.76\sqrt{(E_p)_0} \tag{14.10}$$

여기서 D_{eq}는 조사면의 직경(cm)이고 $(E_p)_0$는 표면에서의 최빈에너지(MeV)이다.

③ 등가조사면: 등가조사면은 턱(jaw)이나 주어진 어플리케이터 또는 그 밖의 콜리메이션과 관련된 조건에 의존하는 출력인수가 아니고 중심축에서의 깊이선량백분율을 말한다.

- 모든 넓은 조사면들(측방산란평형이 일어나는 조사면)은 등가이며 깊이선량분포는 그 조사면 크기와 무관하다. 예 : 조사면 크기가 10 × 10 cm²보다 크고 에너지가 30 MeV보다 큰 모든 넓은 조사면은 등가이다.
- 등가조사면은 측방 산란 평형이 일어나지 않아서, 깊이선량분포가 조사면 크기에 따라 변화하는 작은 조사면에서 그 의의가 있다
- 크기가 a × a인 정방형 조사면에 대해 등가의 원형조사면의 직경 D_{equiv}는 식 14.11로 주어진다.

$$D_{equiv} \cong 1.12a \tag{14.11}$$

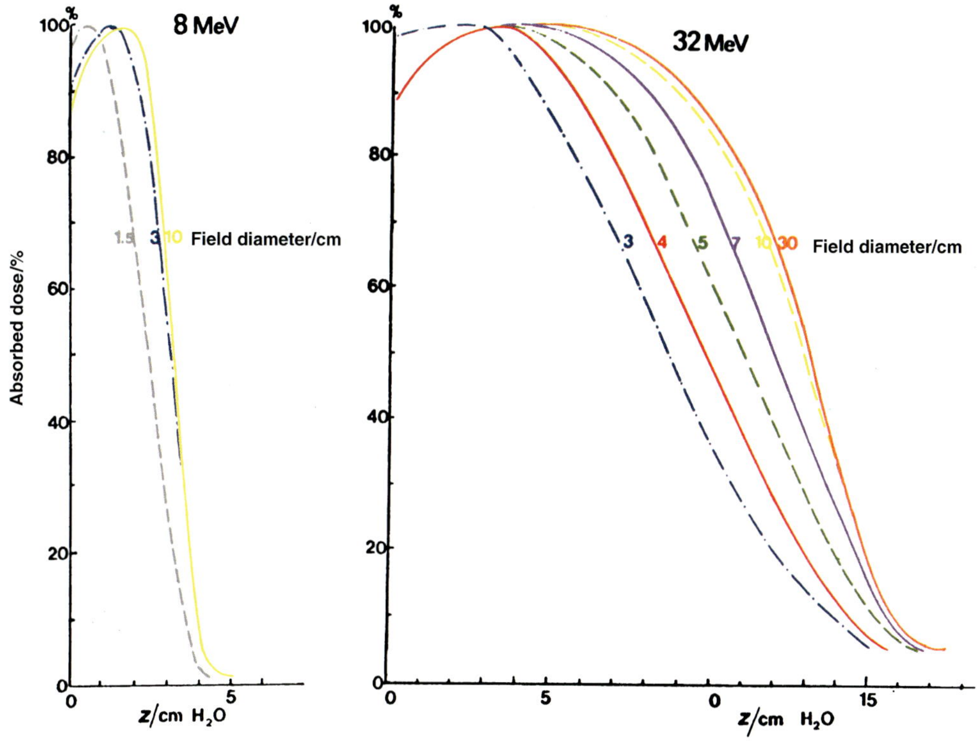

그림 14A.6. 조사면 크기에 따른 깊이선량분포 변화.
(출처: International Commission on Radiation Units and Measurements, Radiation Dosimetry: Electrons with Initial Energies between 1 and 50 MeV, Report No. 35, Bethesda, MD: International Commission on Radiation Units and Measurements: 1984, with permission.)

• 직사각형인 조사면의 크기에 따른 깊이선량은 아래의 관계식과 같이 정방형 조사면으로부터 산출될 수 있다(식 14.12).

$$D^{X,Y} = [D^{X,X} \cdot D^{Y,Y}]^{1/2} \tag{14.12}$$

이때, D는 각 길이가 X, Y인 조사면의 중심축상 깊이선량이다.

12. 전자발생원 위치 (Electron Source Position)

광자선과는 다르게 전자선은 가속기 헤드에 있는 물리적인 선원으로부터 방출되지 않는다.

① 가상선원 :

• 전자선은 가상선원이라 불리는 점으로부터 발산되는 것처럼 보인다.

• 그림 14A.7과 같이 가상선원은 환자표면에서 전자 이동의 최빈방향을 따라 역으로 투사(back-projection)되었을 때, 합치되는 점으로 정의할 수 있다.

② 가상 SSD :

• 가상 SSD는 많은 확장된 거리에서 넓은 조사면(예: 10 × 10 cm²)에 대해 전자선을 필름에 조사하고 가상 SSD를 거리의 함수로 주어지는 조사면 배율부터 계산함으로써 방사선사진술로 측정할 수 있다.

• 일반적으로 가상 SSD를 사용하여 변화에 따라 거리역제곱법칙을 통한 출력 보정은 정밀하지는 않다. 특히, 이러한 사실은 저에너지 전자선이나 작은 조사면 크기에서 이러한 일이 발생한다.

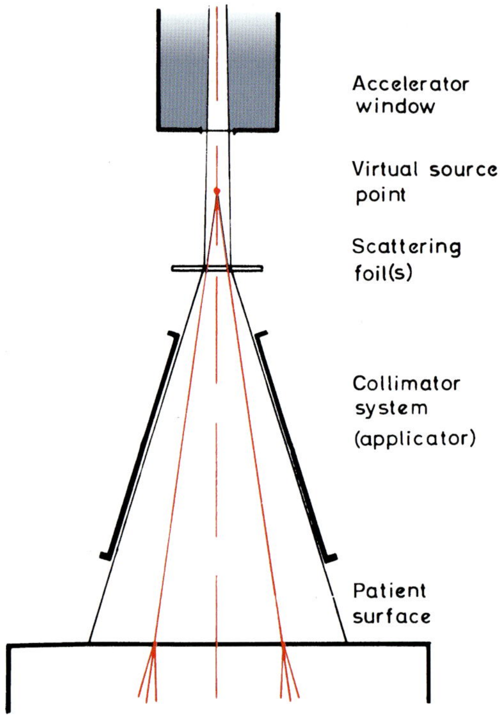

그림 14A.7. 전자선의 가상선원(Virtual point Source)의 정의: 환자표면에서 전자 이동의 가장 적합한 방향을 따라 역투영(back-projection)의 교차점.
(출처: Schroeder-Babo P, Determination of the virtual electron source of a betatron, Acta Radiol, 1983;364 [suppl]:7, with permission)

- 가상전자발생원 위치는 전자선 치료계획 알고리즘들에서 전자선의 기하학적 구조를 모델링하는데 기본적으로 사용된다.

③ 유효 SSD :

- 유효 SSD는 SSD 변화에 대해 거리역제곱법칙에 의한 예측이 잘 맞는 가상의 SSD이다.
- 주어진 에너지와 조사면 크기에 대한 유효 SSD는 그림 14A.8에서 보여지듯이 공기간격(air gap)g의 함수로 주어지는 그래프를 그려봄으로써 개략적으로 결정된다. 그래프에서 I_0는 깊이 d_0(예: 최대선량깊이)에서의 선량이고 I_g는 기준 SSD에서 간격 g만큼 연장된 SSD에 의한 선량이며 f는 유효 SSD이다.
- 유효 SSD는 전자선의 에너지와 조사면 크기에 따라 변한다. 에너지와 조사면적의 함수로 표현되는 유효 SSD의 표가 다양한 임상적인 상황들을 만나는 경우를 위해 필요하다.

13. 엑스선오염 (X-ray Contamination)

전자 비정거리 끝부분에서의 엑스선오염 선량은 깊이선량곡선의 꼬리부분이 직선이 되는 점에서의 선량을 읽어 구할 수 있다(그림 14A.3).

① 환자 신체 내부에서의 엑스선 오염 선량은 산란막(scattering foil)과 이온함(chamber), 콜리메이터 턱(collimator Jaw), 어플리케이터, 공기, 환자 몸과 전자 간의 제동복사 상호작용에 의해 발생된다.

② 엑스선오염의 가장 큰 원인은 산란막 시스템이다.

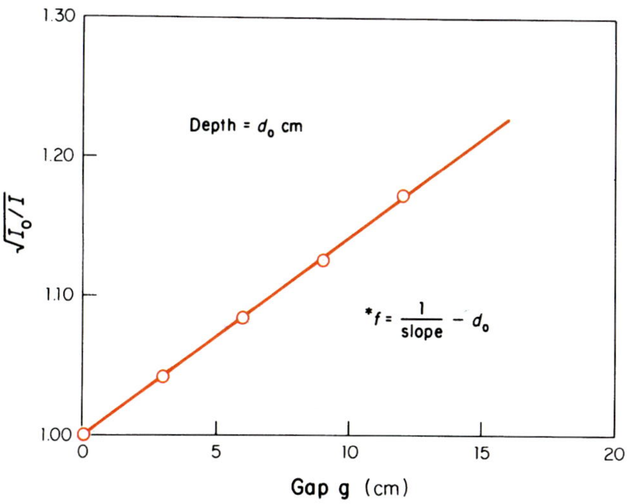

그림 14A.8. SSD에 대한 유효선원측정. (출처: Khan FM, Sewchand W, Levitt SH. Effect of air space on depth dose in electron beam therapy, Radiology. 1978;126:249, with permission)

③ 엑스선오염 선량은 에너지가 증가할수록 증가한다.

④ 현대적인 선형가속기의 환자에 대한 일반적인 엑스선오염 선량은 6~12 MeV전자선 에너지에 대해 대략 0.5~1%의 범위를 가진다. 12~15 MeV 에너지에 대해서는 1~2%, 그리고 15~20 MeV 에너지에 대해서는 2~5%이다.

⑤ 일반적인 전자선치료에서는 엑스선오염의 의한 선량 기여는 크게 고려할 대상이 아니다. 그럼에도 불구하고, 균상식육종(mycosis fungoides)의 치료에 사용되는 전신피부전자선치료의 경우에는 미량의 엑스선오염도 매우 중요하다.

강의

14B

전자선 치료계획

주제개요

다음 주제들이 이 강의에서 논의 된다.

- ▶ 에너지와 조사면크기 선택
- ▶ 표면윤곽과 빔경사에 대한 보정
- ▶ 조직이질성에 대한 보정
- ▶ 볼러스 사용
- ▶ 인접조사면
- ▶ 조사면조형
- ▶ 내부차폐
- ▶ 전자선활꼴치료
- ▶ 전신피부전자선치료
- ▶ 치료계획 알고리즘

1. 에너지와 조사면크기 선택 (Choice of Energy and Field Size)

에너지의 선택은 일반적으로 계획표적체적(PTV)의 크기와 위치에 의해 좌우된다.

① ICRU 보고서 71(2004)에 따르면 PTV의 중심(혹은 그 근처)에서 깊이선량곡선의 최대값(peak dose)을 줄 수 있는 에너지를 선택해야 한다. 또한 이 위치는 표적 처방선량의 ICRU 기준점(reference point)으로 사용되며 보고된다.

② 조사면크기는 PTV에 대한 등선량 범위의 적절성에 따라 선택한다.

③ 에너지와 조사면적크기를 선택할 때, 반드시 PTV에 대한 최저선량이 암세포를 소멸시키는데 적절하면서, 최고선량이 PTV와 그 주변의 정상조직에 대한 허용선량을 넘지 않게 하는 것이 중요하다. 전달되는 총 선량 뿐만 아니라 분할선량 요법을 사용하는 경우에도 이러한 사항들을 고려해야 한다.

2. 표면윤곽과 빔경사에 대한 보정 (Corrections for Surface Contour and Beam Obliquity)

공기간격(air gap)과 빔 경사도가 표면에 의해 영향을 받으므로, 불규칙하거나 곡면인 형태의 표면은 환자내 깊이선량분포를 변화시킨다. 공기간격이 표면에 입사되는 전자선속을 감소시키는 반면, 전자선경사는 환자내 산란이 일어나는 공간적인 분포에 영향을 미친다. 최종적으로는 깊이선량분포의 변화를 일으킨다.

① 빔경사효과 : 표면에 수직으로 입사되는 빔(입사각이 0°)과 관련하여, 빔경사가 중심축 깊이선량곡선에 대한 빔 경사도의 효과는 그림 14B.1과 같이 나타난다.

- 그림 14B.1에서와 동일한 전자플루언스(동일한 SSD를 가지는)에 대해 빔 전자선경사는 다음과 같은 영향을 미친다.

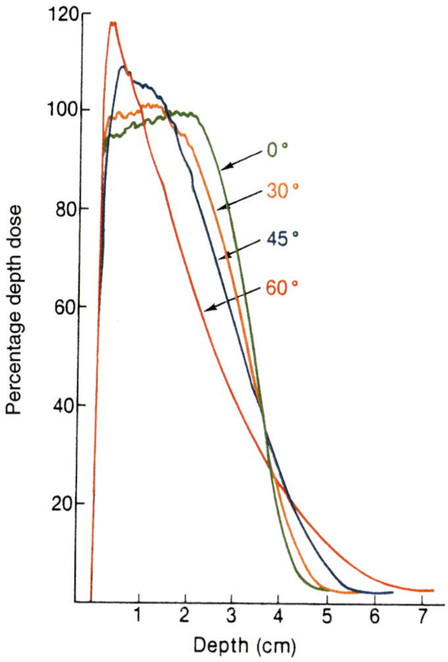

그림 14B.1. 9 MeV 전자선의 경사각에 따른 깊이선량변화. (출처: Ekstrand KE, Dixon RL, The problem of obliquely incident beam in electron beam treatment planning. Med Phys. 1982;9:276, with permission)

- 최고선량(peak dose)의 크기는 증가한다.
- 깊이선량곡선은 표면 쪽으로 이동하며, 이와 동시에 전자선의 치료범위(예: d_{90})도 감소한다.
- 엑스선 오염의 비율이 증가한다.

② 곡면 형태의 표면이 주는 효과: 만약 전자선이 곡면 형태의 표면에 입사되면 그림 14B.2에서와 같이 빔을 따라 나타나는 깊이선량분포는 공기간격의 증가와 빔 경사도 증가에 따른 영향을 받는다.

- 그림 14B.2에서와 같이 공기간격 증가와 빔 경사각 증가에 따른 결과로 등선량 곡선은 갈수록 측면이 얇아진다.

③ 표면 굴곡이 급격히 변화하는 경우의 효과 : 뾰족한 표면이 주는 불규칙성으로 인하여 공간적인 산란 분포의 변화가 발생하고 이에 따라 매질내 열점(hot spot)과 냉점(cold spot)이 발생한다(그림 14B.3).

- 전자들은 급격한 돌출부에 의해 바깥 방향으로 주로 산란되거나 급격한 함몰부에 의해 안쪽 방향으로 산란된다. 그림 14B.3에서와 같이 이러한 급격한 표면 굴곡 변화는 매우 커다란 열점(냉점들과 함께)을 증대 시킨다.
- 뾰족한 윤곽이 주는 불규칙성은 열점을 줄여주는 적당한 형태의 볼러스를 함께 사용함으로써 감쇠될 수 있을 것이다.
- 만약 선택된 일부 조사면에 대해 전자선의 투과력을 감소시키기 위해 볼러스를 사용한다면, 볼러스의 가장자리는 가장자리(edge) 효과를 최소화할 수 있도록 적절하게 점차적으로 가늘어지게끔 만들

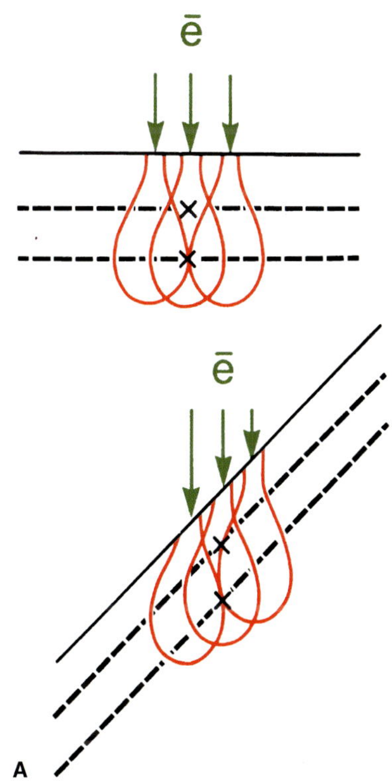

그림 14B.2. A. 빔 경사도와 실빔의 방향 간의 관계를 보여주는 도해. 평행 빔의 경우, 빔 경사도가 증가할수록 얕은 곳에서의 선량은 증가하고 깊은 곳에서의 선량은 감소하는 효과가 있다.

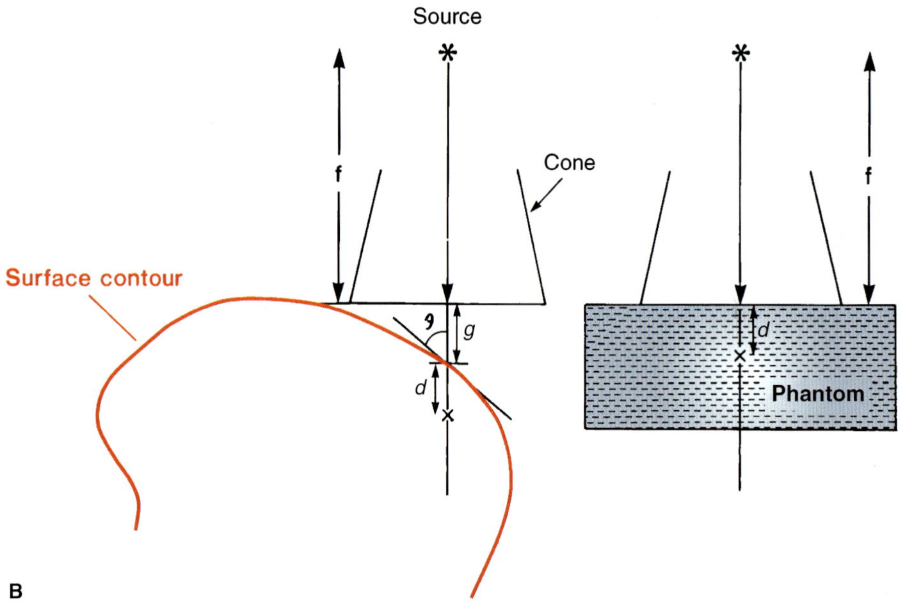

B

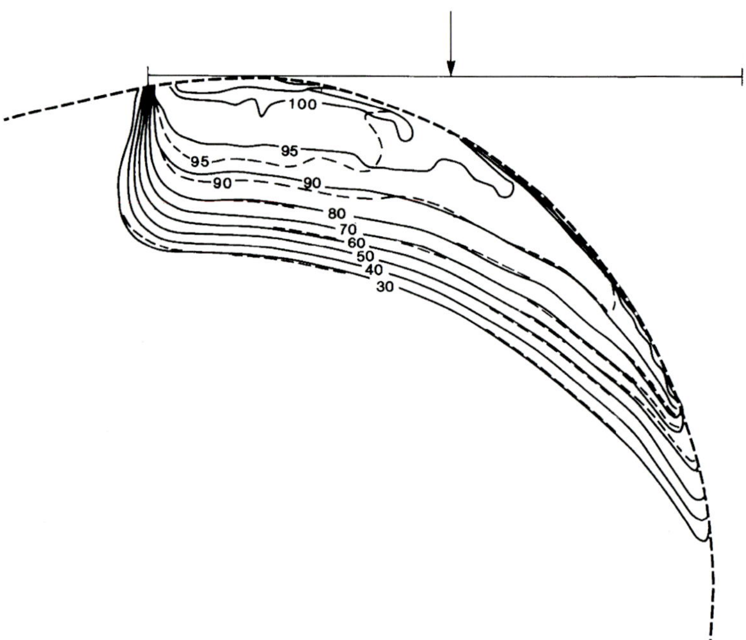

C

그림 14B.2. (계속) B. 기울어진 표면을 가진 흉벽(chest wall)의 방사선 조사를 표현한 도면. 기울기는 표면과 측정점간의 간격이고 θ는 표면의 접선과 빔조사 방향 간의 각도이다. 오른쪽 그림은 팬톰과 콘 간의 공기간격(air gap)이 없는 일반적인 빔조사의 기준 구성을 보여준다. C. 폴리스틸렌 원통형 팬톰에 조사되는 빔의 등선량분포의 측정값(실선)과 계산값(점선) 비교. 측정된 분포는 14B.3의 방식에 따라 팬톰에 샌드위치식으로 삽입된 필름에 의해 측정된 등밀도 분포로 표시된다. 계산된 분포는 발산 실빔(divergence pencil beam) 알고리즘을 이용하여 컴퓨터로 계산된다. 두 분포 모두, 편평한 팬톰과 콘 간의 공기간격이 없는 일반적인 빔조사 기준 구성에서의 D_{max}를 표준 깊이로 잡았다. 12 MeV 전자선, 조사면적 18 x 12 cm, 유효 SSD = 70 cm.
(Redrawn from Ekstrand KE, Dixon Rl., The problem of obliquely incident beam in electron beam treatment planning. Med Phys. 1982;9:276, with permission)

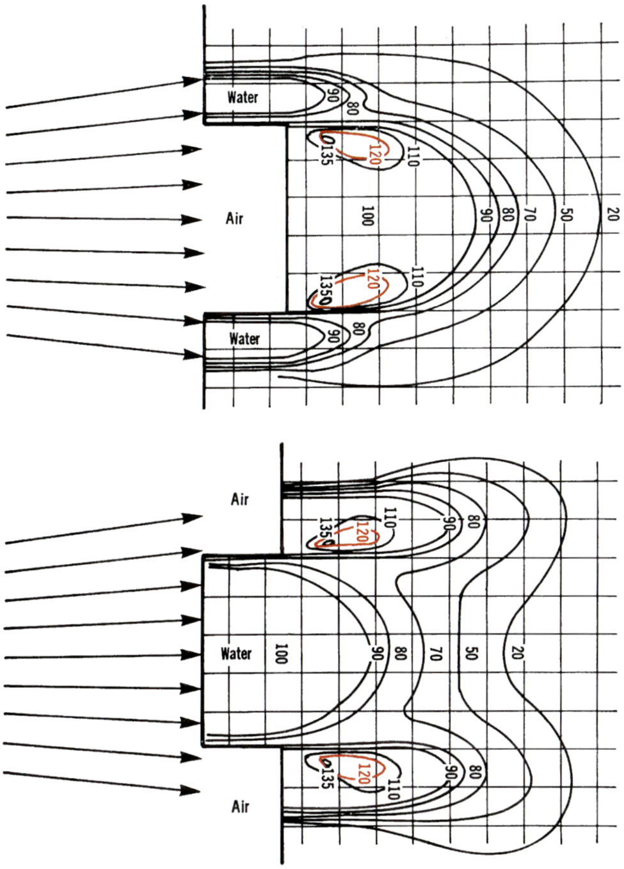

그림 14B.3. 전자선 등선량분포에서 뾰족한 표면에 의한 불규칙성이 주는 효과. (출처: Dutreix J. Dosimetry. In: Gil G, Gayarre G, eds. Symposium on High energy Electrons, Madrid; General Directorate of Health; 1970;113, with permission)

어야 한다.

3. 조직이질성에 대한 보정 (Corrections for Tissue Inhomogeneities)

전자선의 깊이선량분포는 뼈나 폐, 공기 공동 등과 같은 조직이질성이 있는 곳에서 심각하게 변화될 수 있다.

① 조사면보다 넓은 크기의 비균질 평판(slab)에 대한 선량분포는 전자밀도에 기반한 등가두께를 사용함으로서 보정될 수 있다. 한 점에서의 선량은 방사선 조사 방향을 따라 유효 깊이 d_{eff}를 계산하여 결정한다(식 14.13).

$$d_{\text{eff}} = d - z(1 - \rho_e) \tag{14.13}$$

여기서 d는 표면에서의 실제 깊이이고 z는 조직이질성의 두께이며 ρ_e는 물에 대한 상대적인 전자밀도(electrons/cm³)이다.

② 폐와 연골(예: 흉골) 그리고 딱딱한 뼈에 대한 근사값 ρ_{en}은 각각 0.25, 1.1, 1.65이다.

③ 작은 범위의 이질성(조사면보다 작은 경우)은 보다 복잡한 상황을 만드는데, 이질성에 의한 전자 산란은 조사면 내에서의 열점이나 냉점의 원인이 된다. 산란각도나 산란하는 정도는 빔 에너지와 이질성의 산란능에 영향을 받는다. 그림 14B.4는 그 예를 보여준다.

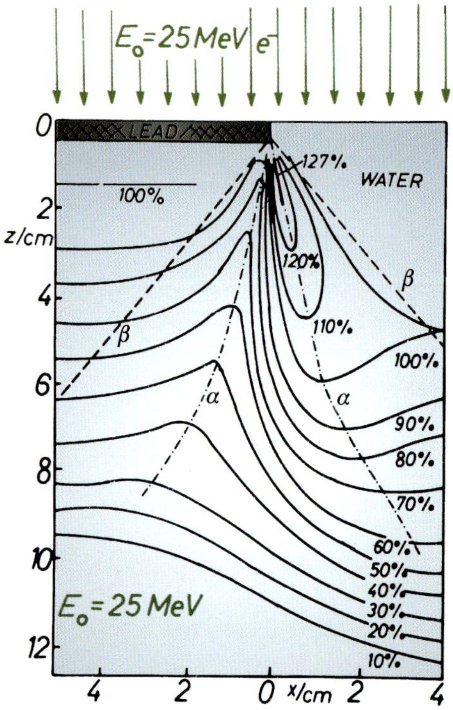

그림 14B.4. 물 속에 삽입된 얇은 납판의 모서리에서의 등선량분포. 각도 알파(α)는 선량변화가 최대인 방향의 각도이고 베타(β)는 무시가능할 정도로 변화가 작은 방향에 대한 각도이다.
(출처: Pohlit W, Manegold KH. Electron-beam dose distribution in inhomogeneous media. In: Kramer S, Suntharalingam N, Zinninger GF, eds, High Energy Photons and Electrons, New York: John Wiley; 1976:243, with permission)

4. 볼러스 사용 (Use of Bolus)

볼러스(bolus)는 전자선치료에서 (a) 불규칙한 표면을 편평하게 만들고자 할 때, (b) 전자들의 투과력(또는 에너지)을 감소시키고자 할 때, (c) 표면선량을 증강하고자 할 때(이 경우는 증강볼러스 사용) 종종 이용된다.

① 이상적으로는 볼러스는 저지능과 산란능의 관점에서 인체조직과 동등한 물질이어야 한다. 인체/조직과 유사한 볼러스의 예 : 파라핀 왁스, 폴리스틸렌, 물등가고체팬톰(solid water), 슈퍼스터프(superstuff), 슈퍼플랩(superflab).

② 만약 볼러스가 인체조직과 완전히 등가가 아니고 근사적으로 등가라면 유효밀도에 기반한 깊이신축률(depth-scaling factor)를 깊이선량분포 보정에 사용할 수 있다.

③ 아크릴이나 폴리스틸렌과 같이 원자번호가 낮은 물질로 된 평판(plate)이 전자선의 에너지를 감소시키는데 사용된다. 이러한 평판은 감속제(decelerator)로 알려져 있다.

④ 볼러스나 감속제는 반드시 환자 표면에 최대한 밀착되도록 한다.

⑤ 환자 표면에 놓인 조직등가 볼러스나 감속제는 깊이선량분포에서 환자 신체의 일부분처럼 고려된다. 이에 따라 치료 SSD는 볼러스나 감속제의 표면을 기준으로 설정된다.

5. 인접조사면 (Adjacent Fields)

두 개의 전자선 조사면이 표면에서 인접한 경우, 겹치는 영역의 깊이에서 지나치게 높은 선량이 전달되는 위험이 있다. 다른 한편으로는 조사면 사이에 간격이 발생함에 따라 피부 근처의 표적 부피에서 심각한 저선량 영역이 발생할 수 있다.

① 전자선으로 치료하는 조직의 경우 대부분이 표피 근처에 위치하므로 전자선은 보통 표면에서 인접하게 되는데 그 결과로 발생하는 열점을 치료계획 평가에서 고려한다.

② 때때로 기하학적으로 겹치는 것을 피하기 위해서 인접한 전자선의 조사면들을 기울여 조사한다. 기울임 각도는 합쳐진 등선량분포의 균질도에 기반하여 정한다.

③ 표면에서 인접한 조사면에 의해 발생하는 열점은 그 크기와 규모, 위치에 따라 수용 가능 하거나 수용이 되지 않을 수 있다. 인접한 조사면을 가지는 광자선과 유사한 고려가 전자선에도 적용된다.

④ 만약 전자선 조사면이 표면에서 평행한 광자선 조사면과 인접한다면(예: 머리와 목의 암 치료에 사용되는 조사면들), 열점은 광자선 옆에서 발생한다(그림 14B.5). 이것은 전자선 조사면에서 광자선 조사면으로의 전자 산란에 기인한다.

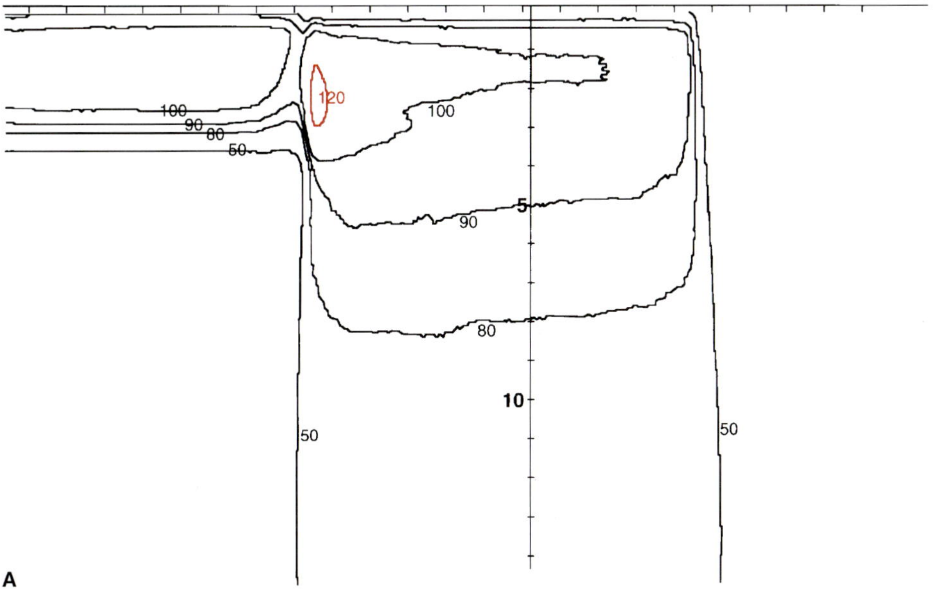

A

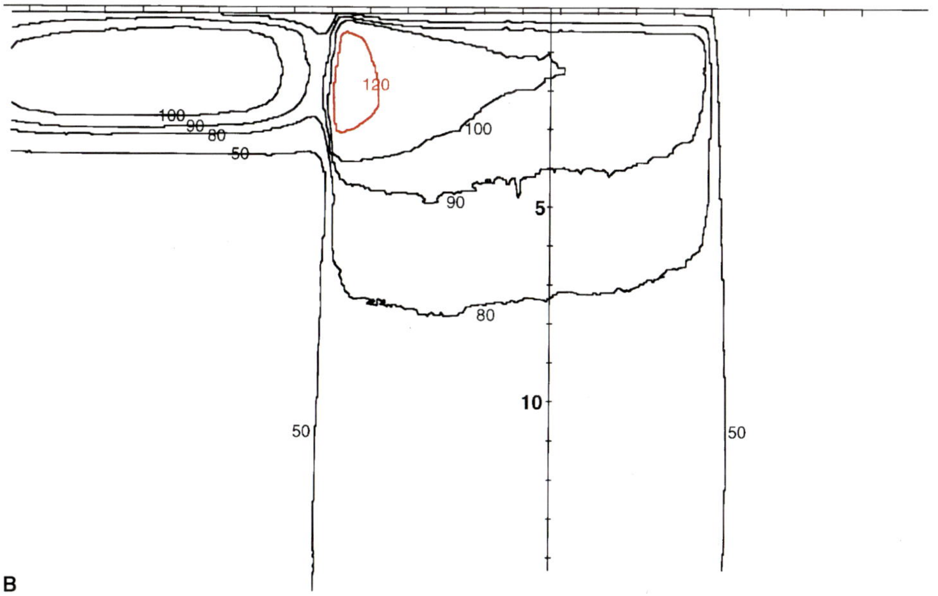

B

그림 14B.5. 인접한 광자선과 전자선 조사면의 경계선에 대해 수직한 평면의 등선량곡선.
9 MeV 전자선, 조사면적 = 10 x 10 cm, 6 MV 광자선, SSD = 100 cm.
A. 표준 SSD가 100 cm인 전자선. B. SSD가 120 cm으로 증가된 전자선.
(출처: Johnson JM, Khan FM. Dosimeteric effects of abutting extended SSD electron fields with photons in the treatment of head and neck cancers. Int J Radiat Oncol Biol Phys. 1994;28:741–747. With permission)

6. 조사면 조형 (Field Shaping)

납(또는 세로벤드)을 오려서 종종 치료 조사면의 모양을 만들고 주변의 정상 조직 및 중요한 장기를 보호한다. 이렇게 재단된 것들은 직접 환자의 피부표면에 놓거나(납의 경우) 또는 치료용 어플리케이터의 제일 밑단에 위치시킨다(세로벤드의 경우).

그림 14B.6은 납에 조사된 전자선 최빈에너지의 함수로 주어지는 전자 차단을 위한 최소 납 두께에 대한 도표를 보여준다.

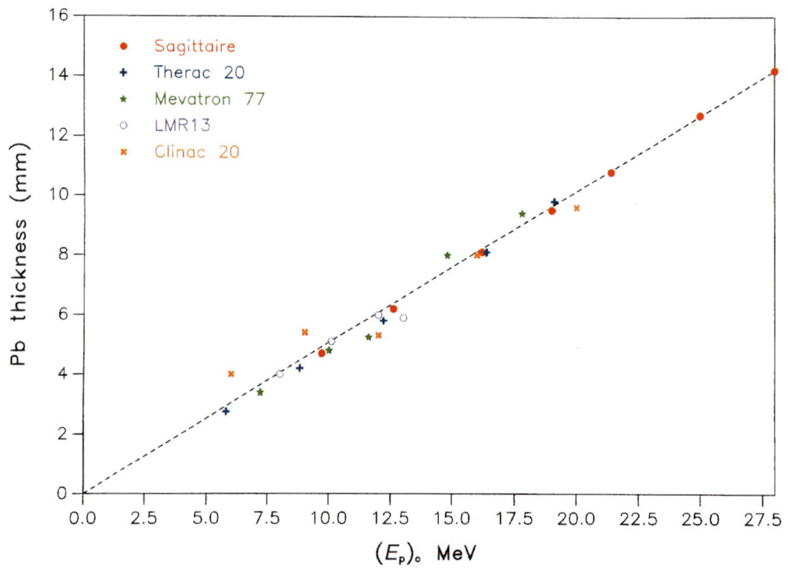

그림 14B.6. 납에 조사된 전자선 에너지의 함수로서 1차 전자 차단을 위한 최소 납 두께에 대한 자료. (출처: Khan FM, Doppke K, Hohstrom KR, et al. Clinical electron-beam dosimetry, Report of AAPM Radiation Therapy Committee Task Group No. 25. Med Phys. 1991;18:73, with permission)

① 그림 14B.6에 그려진 데이터 도표는 기울기가 대략 2 mm/MeV임을 보여준다. 이것은 차폐를 위해 납의 최소 두께가 대략적으로 조사되는 전자선의 에너지의 1/2당 1 mm가 필요함을 보여준다.

② 조사면조형은 일반적으로 출력비율과 선량분포에 영향을 미친다. 변화의 양은 전자선의 에너지와 조사면 차폐 정도와 관계가 있다.

③ 차폐물이 사용된 조사면의 한 점에서의 출력인수(선량률)와 깊이선량분포는 측방산란평형이 가능한 최소 반경보다 어느 방향에서든 측정점에서 조사면 외곽까지의 거리가 큰 경우 전혀 영향을 받지 않는다.

④ 측방산란평형을 구하는데 필요한 최소 조사면 반경 R_{eq} (cm)은 식 14.14를 이용해서 구할 수 있다.

$$R_{eq} \cong 0.88\sqrt{(E_p)_0} \tag{14.14}$$

이때, $(E_p)_0$는 표면에서의 최빈에너지(MeV)이다.

⑤ 만약 모든 방향에서 차폐물이 사용된 조사면의 반경이 R_{eq}보다 작다면, 출력비율과 깊이선량분포는 비조사면과 다를 것이다. 이러한 경우, 출력비율 및 깊이선량분포를 결정하기 위한 특별한 선량측정이 필요하다.

7. 내부차폐 (Internal Shielding)

입술, 구강점막(buccal mucosa)과 눈꺼풀(eyelid)의 병변을 치료할 때 내부차폐가 치료부위 근처의 정상조직을 보호하는데 유용하게 사용된다.

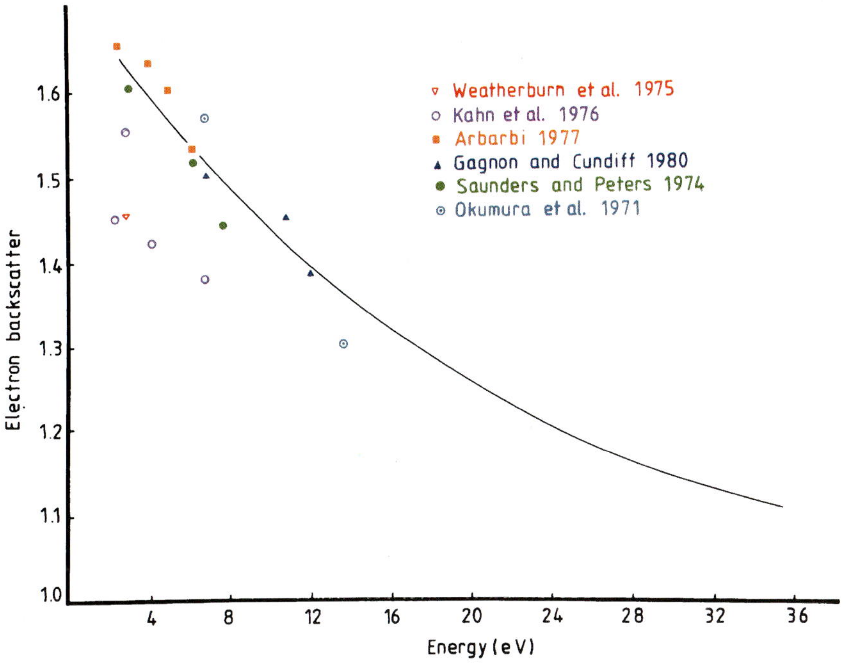

그림 14B.7. 경계면에서의 평균에너지의 함수로 주어지는 납에 대한 전자의 후방산란. 실선은 Kleven-hagen 등의 실험 결과에 대해 최고로 적합한 결과를 보여준다.
(reprinted by permission from Benedetti GR, Dobry H, Traumann L. Computer programme for determination of isodose curves for electron energies from 5–42 MeV, Electronmedica (Siemens). 1971;39:5784)

① 낮은 원자번호 물질인 경우 납 차폐가 투과선량을 적당한 값으로 감소시킬 때 사용될 수 있다.

② 전자를 차단하는데 요구되는 납 두께(mm)는 대략 $E/2$로 주어지며, 여기서 E는 납 차폐물에 조사되는 전자선의 평균에너지(MeV)이다.

③ 납으로부터의 전자 후방산란은 빔이 입사면의 조직의 선량율 증가시킨다. 이러한 생체조직-납 경계면에서의 선량증가는 상당히 클 수 있는데, 그 예로 1~20 MeV 에너지의 범위에서 30%~ 70% 가량 된다(그림 14B.7).

④ 전자선 후방산란 효과를 없애기 위해서는 볼러스와 같은 원자번호가 적은 물질로 만들어진 적절한 두께의 흡수체를 납 차폐체와 인접한 신체표면 사이에 놓을 수 있다.

⑤ 눈차폐는 후방산란에 의한 선량증가를 감소시켜 수정체를 보호하기 위해 같은 원리로 설계된다. 플라스틱이 코팅되고 콘텍트 렌즈처럼 눈꺼풀 안쪽에 삽입 가능한 텅스텐 차폐물로 구성된 눈차폐 장치가 상용화 되어 있다.

8. 전자선활꼴치료 (Electron Arc Therapy)

전자선활꼴치료기법은 굴곡진 표면을 따라 발생한 표재성종양을 치료하는데 유용하다.

① 깊이선량분포: 활꼴치료에서의 신체 조직내 깊이선량분포는 조사면의 움직임에 따라 변화한다.

- 깊이선량분포는 오른쪽으로 약간 밀리게 되는데 이것은 정적인 빔에 비해 깊어진 투과 길이때문이다(그림 14B.8).
- 표면선량은 감소하고 등중심(isocenter)에서 제동복사에 의한 선량은 증가한다.
- 선량분포와 관련해서 위에서 언급한 효과들은 속도효과(velocity effects)로 알려진 현상에 기인한다. 깊은 곳이 얇은 곳보다 빔이 길며 이것은 결과적으로 낮은 표면선량과 현저한 빔 투과 강화, 등중심에서의 엑스선 선량 누적을 일으킨다.

② 스캔 조사면의 너비: 대부분의 임상 상황에서 등중심에서 4~8 cm의 기하학적인 조사면 너비가 요구된다.

③ 등중심의 위치:

- 빔회전의 등중심은 모든 빔각도에 대해 표면 윤곽으로부터 대략적으로 동일한 깊이를 가지는 곳으로 정한다.
- 등중심의 깊이는 등중심에서 전자 누적선량이 발생하지 않도록 전자의 최대 비정보다 깊게 설정한다.

④ 조사면 조형 : 전자선활꼴치료에서 환자 피부 표면에서의 추가적인 빔제한이 요구된다.

- 얇고 길거나 특정 모양으로 조형한 납을 그림 14B.9와 같이 길이 방향에서의 조사면 경계를 정해주기 위해 피부에 놓거나 근접 시킨다.
- 주문제작된 차폐물(표면에 부착하는 용도의 세로벤드나 납 조형 차폐물)은 치료 조사면이나 조사면 모서리에서 급격한 선량분포를 정해주기 위해 사용한다.

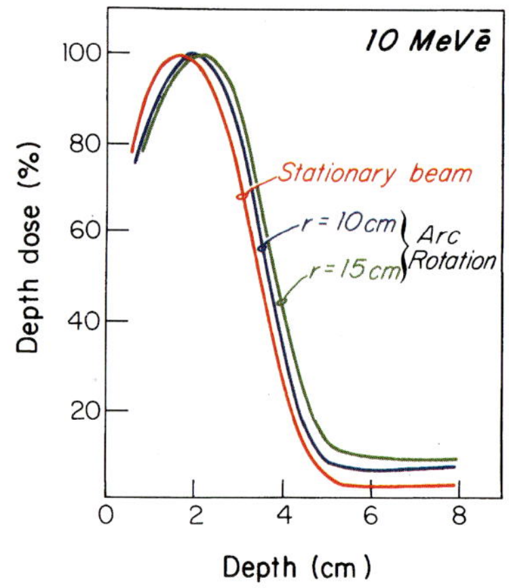

그림 14B.8. 정적인 빔 대비 깊이선량분포 상의 등중심 깊이의 효과. 반경이 10 cm과 15 cm인 원통형 폴리스틸렌팬톰 사용. SAD = 100 cm, 횡경막 개방 = 3 x 6 cm, 회전각 = 120˚
(출처: Khan FM, Fullerton GD, Lee JM, et al. Physical aspects of electron-beam arc therapy. Radiology. 1977;124:497, with permission).

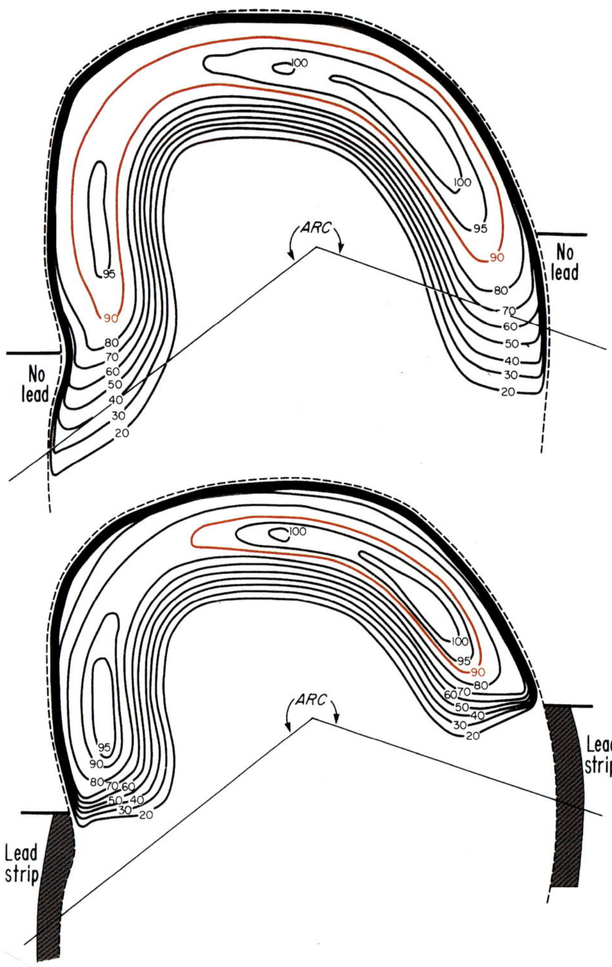

그림 14B.9. 환자의 실제 단면 모사를 위한 앤더슨 란도 팬톰을 사용하여 나타낸 활꼴의 마지막 부분에 납 스트립을 설치한 경우와 설치하지 않은 경우에 대한 활꼴회전치료에서의 등선량분포. 회전각 = 236˚, 곡면의 평균 반경 = 10 cm, 빔 에너지 = 10 MeV, 납 스트립 두께 = 6 mm, 표면에서의 조사면 면적 = 4.2 x 8.5 cm
(출처: Khan FM, Fullerton GD, Lee JM, et al. Physical aspects of electron-beam arc therapy. Radiology. 1977;124:497, with permission).

9. 전신피부전자선치료 (Total Skin Electron Therapy)

6~9 MeV의 에너지를 가지는 전자선은 균상식육종(mycosis fungoides)이나 그 밖의 피부 림프종과 같은 넓은 면적에 걸친 피부 병변 치료에 사용될 수 있다. 이 치료기법은 골수(bone marrow) 제한 선량을 넘지 않는 선에서 대략 1 cm 깊이까지 표면의 피부 병변을 치료하게끔 고안되어 있다. 몇몇의 기법들은 아래와 같은 목표에 부합되도록 고안되었다.

a) 병진기법은 이동식 침대에 수평으로 뉘인 환자를 환자의 가로 방향을 모두 조사할 수 있을 정도로 큰 너비의 조사면을 가지는 전자선으로 조사하면서 환자를 빔의 수직방향으로 움직이며 치료하는 방법이다.

b) 대 조사면 기법은 매우 긴 SSD에서 서 있는 환자에 대해 넓은 조사면을 가지는 전자선으로 환자의 각각 다른 방향들에서 빔을 조사하여 합치는 방법이다.

c) 회전기법은 회전하는 단상에 서 있는 환자에 대해 매우 긴 SSD와 넓은 조사면으로 치료하는 방법이다.

① 변형된 스탠포드 기법은 매우 긴 SSD(~4 m)에서 6개의 쌍 조사면으로 서 있는 환자를 치료하는 대 조사면 기법의 일종이다. 각 쌍 조사면(하나는 위쪽, 다른 하나는 아래쪽)은 여섯 방향(앞에서, 뒤에서, 그리고 경사지도록 네 방향에서)으로 환자를 향해 위치한다. 아크릴 산란판(9 MeV 전자선에는 ~1 cm 두께가 적당)이 추가적인 전자선 산란을 위해 환자의 앞에 위치하도록 해둔다. 치료 구성은 그림 14B.10에 묘사되어 있다.

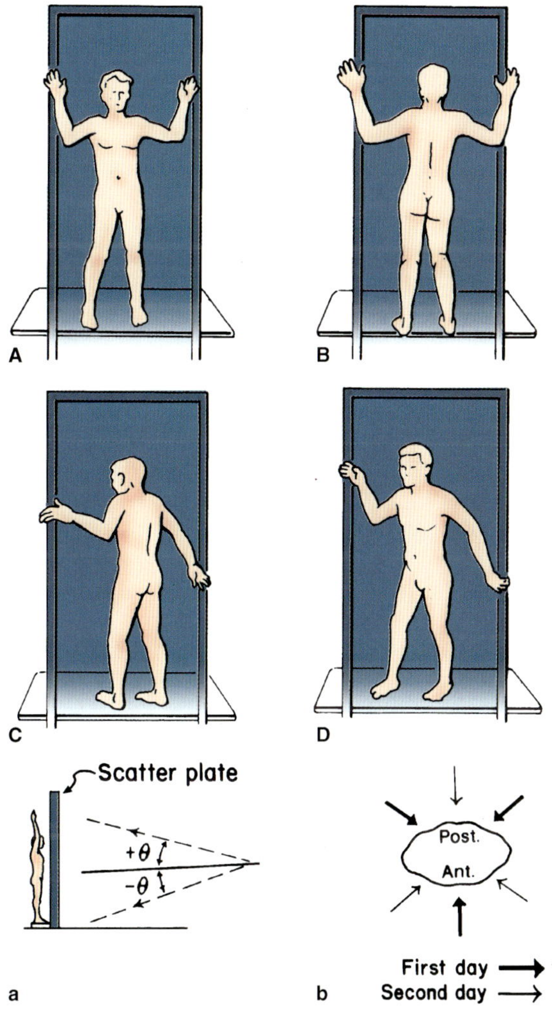

그림 14B.10. 6 조사면 스탠포드 조사 기법에서 환자의 자세. 환자는 각 자세에서 2개의 빔으로 치료된다. 한 빔은 가로축에 대해 아래로 15°, 다른 빔은 가로축에서 위쪽으로 15°의 방향을 향한다.

(출처: page V. Gardner A. Karzmark CJ. Patient dosimetry in the treatment of large superficial lesions. Radiology. 1970;94:635, with permission)

- 쌍 조사면을 이용하는 목적(한 방향은 머리 쪽으로, 다른 방향은 다리 쪽으로)은 신체의 골수에 영향을 줄 수 있는 영역(척추, 갈비뼈, 골반)으로 빔이 직접 조사되는 것을 피하기 위해서이다.
- 쌍 조사기법은 환자 신체의 중간부분이 주요 빔에서 공기 중으로 산란된 전자에 의해 치료되도록 하는 기법이다. 엑스선 오염은 빔의 중심축을 따라 대부분 앞 방향을 향하기 때문에, 신체 중심 부분에 대한 엑스선 선량(기하학적인 조사면 바깥에서)은 미미하다.
- 횡 방향에 대한 쌍 조사의 각도는 선량측정에 의해 결정되므로, 환자의 키에 따라 합친 선량의 곡선은 대략적으로 200 cm의 길이 이상에서 ±10% 이내의 균일도를 가져야 한다(그림 14B.11).

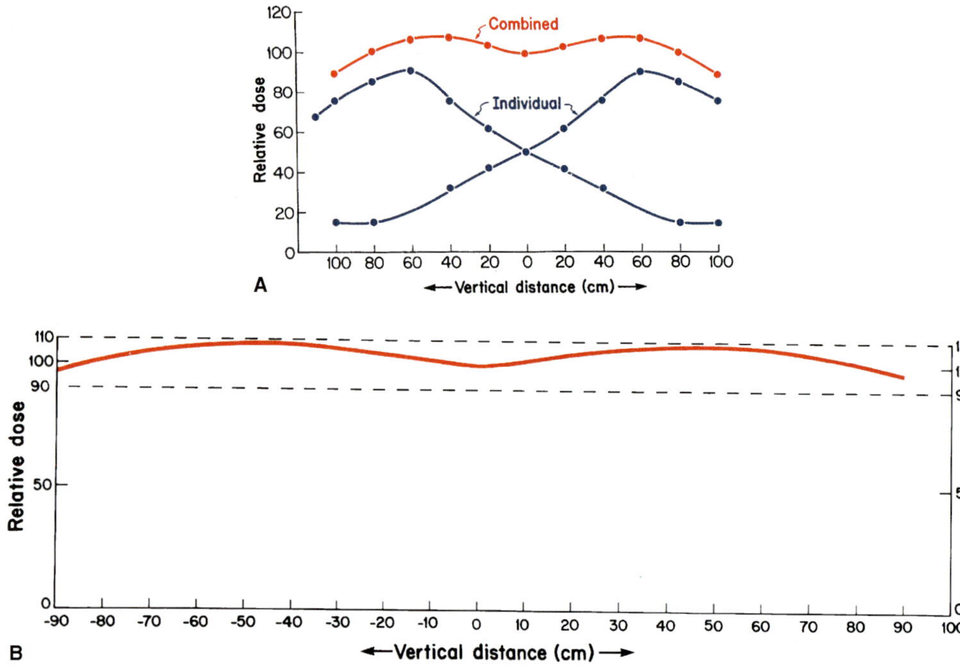

그림 14B.11. 각 빔의 곡선을 합하여 세로 방향에 대해서 선량 변화가 ±10%보다 작은 합성한 선량분포를 획득한다.
A. 9 MeV 전자선 데이터, SSD = 410 cm, 산란판과 팬톰 간의 거리 = 20 cm, 각 빔의 선량곡선의 가로축에 대해 위 · 아래 각도 = 12°, 그림에 보여지듯이 결합된 선량곡선에 의해 쌍 조사 각도 θ = ±11° 획득. B. 각도 θ = ±11°인 쌍 조사에 대한 검증용 빔 곡선.
(출처: Khan FM. Total skin electron therapy: technique and dosimetry. In: Purdy JA, ed. Advances in Radiation Oncology Physics, AAPM Monograph No. 19. New York: American Institute of Physics; 1990:466 with permission)

- 가로축 방향의 선량 균일도는 ±10%여야만 한다(그림 14B.12).
- 6개의 쌍 조사기법에 대한 합쳐진 깊이선량분포는 치료하는 SSD에 놓여진 원통형의 폴리스틸렌팬톰에 설치한 필름을 이용하여 측정할 수 있다.

10. 치료계획 알고리즘 (Treatment Planning Algorithms)

다중산란이론(multiple scattering theories)에 기반한 실빔 알고리즘이 전자선치료 계획에 가장 널리 사용되고 있다. 이 이론들은 산란 매질을 투과하는 실빔이 모든 깊이에서 측방확산 가우시안 형태와 유사하다는 소각다중산란근사(small-angle multiple scattering approximation)를 가정한다.

① 균질한 팬톰에 조사되는 실빔의 선량분포는 마치 눈물방울 또는 양파와 같다(그림 14B.14).

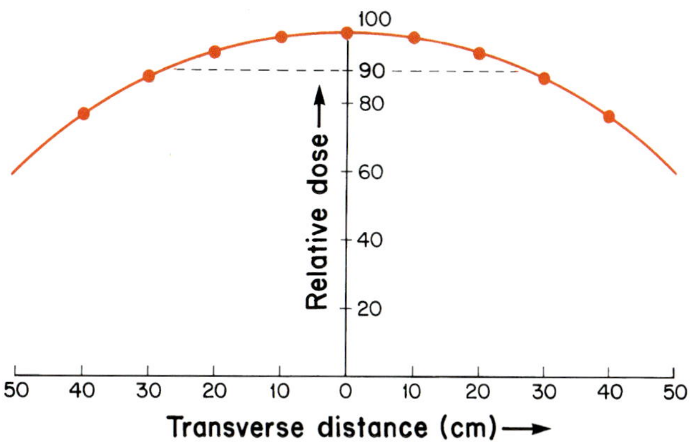

그림 14B.12. 가로축 선량곡선은 중심축에 대해서 ± 90%의 선량이 됨을 보여준다.

(출처: Khan FM. Total skin electron therapy: technique and dosimetry. In: Purdy JA, ed. Advances in Radiation Oncology Physics, AAPM Monograph No. 19. New York: American Institute of Physics; 1990:466 with permission)

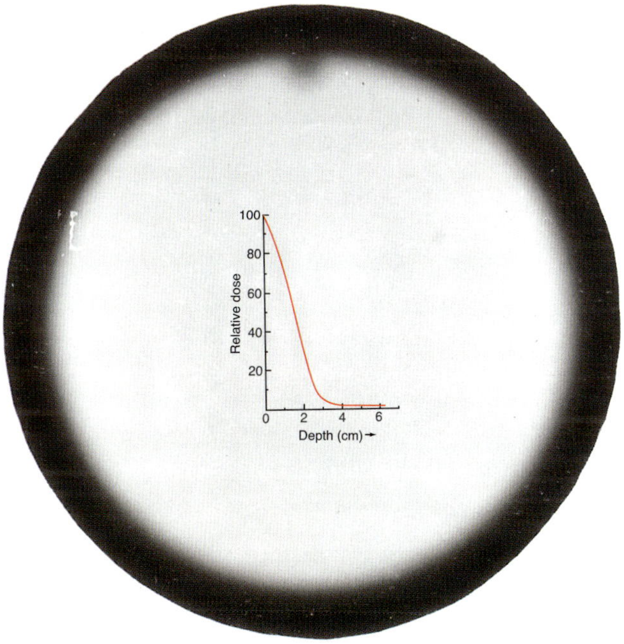

그림 14B.13. 원통형 폴리스틸렌팬톰에 끼워진 방사선 감광필름으로부터 획득한 실제 치료 조건으로 조사된 6개 쌍 조사의 합성된 깊이선량분포 방사선 조사조건은 그림 14B.10에 묘사되어 있다.

(출처: Khan FM. Total skin electron therapy: technique and dosimetry. In: Purdy JA, ed. Advances in Radiation Oncology Physics, AAPM Monograph No. 19. New York: American Institute of Physics; 1990:466 with permission)

② 실빔은 a) 전자선의 중심축 방향 깊이선량분포와 b) 측방향선량분포, 이렇게 두 가지 요소로 특정할 수 있다.

③ 실빔에 대한 중심축 깊이선량은 넓은 조사면에 대한 깊이선량분포의 표준화에 대한 수학 함수로 표현된다.

④ 측방확산은 다중쿨롱산란(multiple coulomb scattering) 전자들의 방사상 거리의 평균평방근(root mean square) σ에 의해 표현된다.

⑤ 에이져스(Eyges)는 1948년 임의의 복합체으로 이루어진 평판의 기하학적 구조에 대해 페르미의 소각다중산란이론을 확장함으로서 이론적으로 σ를 예측하였다. x-z 평면에서의 고려되는 $\sigma_x(z)$는 식 14.15로 나타낸다.

$$\sigma_x^2(z) = \frac{1}{2}\int\left(\frac{\theta^2}{\rho l}(z')\right)\rho(z')(z-z')^2\,dz' \qquad (14.15)$$

여기서 $\theta^2/\rho l$은 질량각산란능(mass angular scattering power) 이고 ρ는 판상 팬톰의 밀도이다.

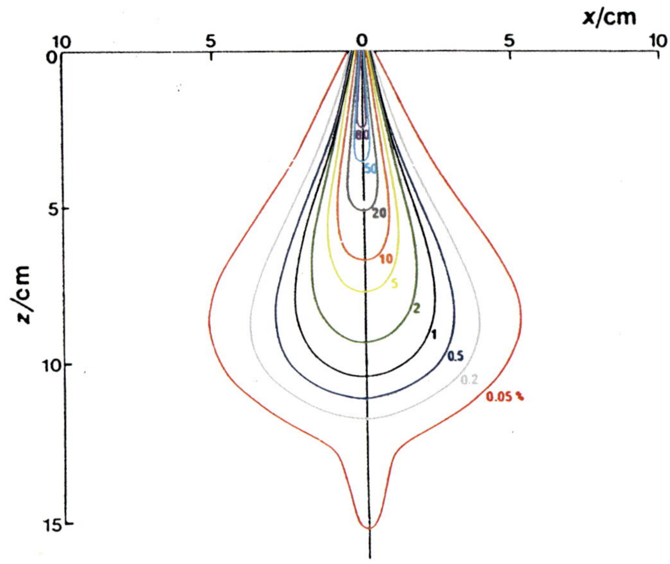

그림 14B.14. 물팬톰에 입사된 22 MeV 에너지의 가는 빔으로 측정한 실빔의 선량분포. (출처: International Commission on Radiation Units and Measurements, Radiation Dosimetry; Electrons with Initial Energies between 1 and 50 MeV, Report No. 35, Bethesda, MD; International Commission on Radiation Units and Measurements; 1984:36, with permission.)

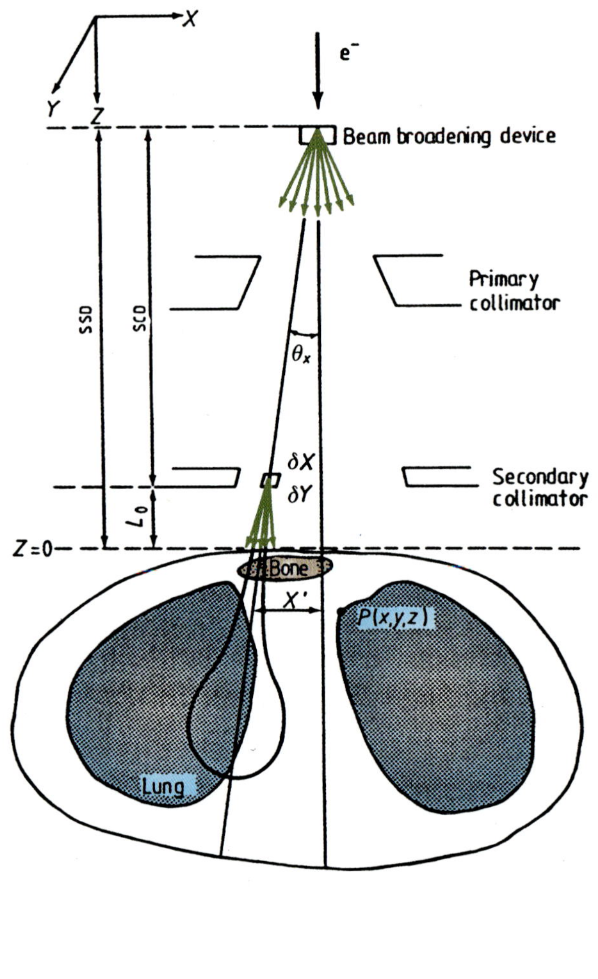

그림 14B.15. 전자선 치료계획용 Hogstrom 알고리즘의 도해.
(출처: Hogstrom KR, Mills MD, Almond PR, Electron beam dose calculation, Phys Med Biol, 1981;26:445, with permission)

⑥ 분산 인자 σ는 최대 분산에 이르기까지 깊이 증가에 따라 증가한다. 보다 더 깊은 깊이에서는 전자가 측방으로 이동하면서 결과적으로 가진 에너지를 모두 소모하며 급격히 소멸된다.

⑦ 임의의 크기와 형태의 조사면에서의 총 선량분포는 측정점에 대해 모든 실빔이 기여한 선량을 합해 계산할 수 있다. 수학적으로 식 14.16으로 표현한다.

$$D_{(x,y,z)} = \iint d_p(x - x', y - y', z)dx'dy' \tag{14.16}$$

여기서 $d_p(x, y, z)$는 중심축이 (x', y', z)를 통과하는 실빔이 점(x, y, z)에 기여한 선량이다.

⑧ 1981년, 상기의 알고리즘을 호스트롬(Hogstrom) 등이 실제 상황에 적용하였고, 후에 이 알고리즘은 몇몇 상용 치료계획 체계에 도입되었다. 그림 14B.15는 해당 알고리즘에 대한 도해를 보여준다.

⑨ 호스트롬 알고리즘에서 실빔 σ는 페르미-에이져스(Fermi-Eyges) 공식에 의해 계산된다. 전자선형충돌저지능과 선형각도산란능을 물에 대한 상대적인 CT 수와 연관지음으로써 비균질 매질에서의 유효깊이(effective depth)와 σ를 계산한다. 따라서 이 방법을 이용하면 픽셀 단위로 비균질 보정 계산을 할 수 있다.

제 14 장 복습문제

다항식 선택법에서 하나 이상의 정답이 있을 수 있음.

1. 임상적인 전자빔의 생체조직에서의 흡수선량은 주로 어떤 방식의 상호작용 때문인가?

a) 핵과의 탄성충돌
b) 전자들과의 탄성충돌
c) 핵과의 비탄성충돌
d) 전자들과의 비탄성충돌

2. 임상적으로 사용하는 전자선의 에너지 범위에서 전자가 물에서 에너지를 손실하는 비율은?

a) 0.5 MeV/cm
b) 1.0 MeV/cm
c) 2.0 MeV/cm
d) 3.0 MeV/cm

3. 임상적으로 사용하는 전자선의 에너지는 무엇으로 명시되는가?

a) 표면에서의 최대에너지
b) 표면에서의 최소에너지
c) 표면에서의 최빈에너지
d) 물에서의 반가층

4. 넓은 조사면을 가지는 전자선의 실비정(practical range, R_p)는 물에서 6 cm이다. 표면에서의 최빈에너지는 대략 얼마인가?

a) 6 MeV　　b) 9 MeV
c) 12 MeV　　d) 15 MeV

5. 넓은 조사면을 가지는 전자선의 50% 선량을 주는 깊이 R_{50}이 3.8 cm이라면 표면에서의 평균에너지는 대략 얼마인가?

a) 6 MeV　　b) 9 MeV
c) 12 MeV　　d) 15 MeV

6. 다음 중 전자선의 깊이선량을 측정하기 위해 교정이 필요한 검출기는?

a) 이온함 검출기
b) 필름
c) 차폐되지 않은 다이오드 검출기
d) 열형광선량계(TLD) 칩
e) 위에 있는 모든 검출기

7. 경부를 측방 전자선으로 조사하는 경우, 척수의 최소 깊이는 5 cm이다. 다음 에너지 중 척수의 깊이보다 낮은 실비정(practical range)를 가지는 것은?

a) 6 MeV
b) 9 MeV
c) 12 MeV
d) 16 MeV

8. 전자선의 에너지를 높이기 위해서는?

a) 표면선량백분율을 증대시킨다.

b) 환자의 제동복사선량을 증대시킨다.

c) 90% 선량깊이 이후에서 급격히 선량을 감소시킨다.

d) 납으로부터의 전자후방산란을 증대시킨다.

9. 15 MeV 전자선을 차단하기 위한 최소 납 두께는 대략 얼마인가?

a) 2 mm

b) 5 mm

c) 8 mm

d) 11 mm

10. 전자선의 가상 SSD는?

a) 표적에서 표면까지의 거리이다.

b) 산란막에서 표면까지의 거리이다.

c) 모든 에너지와 조사면적들에서 거리의 함수로 주어지는 빔 세기가 거리역제곱법칙을 만족하게 해준다.

d) 빔발산과 관련이 있다.

11. 동일한 SSD에서 표면에 대해 비스듬하게 조사된 전자선은?

a) 최고선량(peak dose)이 증가한다.

b) 최고선량 지점의 깊이가 감소한다.

c) 90% 선량 지점의 깊이가 감소한다.

d) 표면에서의 선량백분율이 증가한다.

12. 만약 전자선의 조사면이 평행한 광자선의 조사면과 인접해 있는 경우 발생 가능한 상황은?

a) 광자선 조사면 쪽에 열점이 발생한다.

b) 전자선 조사면 쪽에 열점이 발생한다.

c) 전자선과 광자선 조사면 양 쪽에 열점이 발생한다.

d) 전자선과 광자선 조사면 양 쪽에 냉점이 발생한다.

13. ICRU 보고서 71에 대한 설명 중 옳은 것은?

a) 표적에서의 선량은 처방선량의 80% 정도여야 한다.

b) 최고선량(peak dose)은 PTV 중심의 어딘가에 발생해야 한다.

c) 암조직의 가장 깊은 부위에 처방선량의 80%가 전달 될 수 있도록 빔 에너지를 선택해야 한다.

d) 선량을 보고하는 ICRU 기준점은 PTV 바로 바깥쪽을 둘러싸고 있는 등선량 표면이다.

14. 전자선활꼴치료에 대한 설명으로 옳은 것은?

a) 깊이선량곡선은 정지전자선치료에 비해 더 깊은 쪽으로 밀린다.

b) 표면선량은 정지전자선치료에 비해 높다.

c) 등중심(isocenter)에서 엑스선 선량은 정지전자선치료보다 높다.

d) 깊이선량곡선은 정지전자선치료와 똑같은 상태를 유지한다.

CHAPTER

제 15 장

근접치료

강의

15

저선량률 근접치료: 삽입규칙과 선량규격

주제개요

다음 주제들이 이 강의에서 논의된다.

▶ 근접치료용선원

▶ 근접치료용선원 교정

▶ 선량분포계산

▶ 삽입규칙과 선량규격(조직내)

▶ 삽입규칙과 선량규격(강내)

1. 근접치료용선원 (Brachytherapy Sources)

초기에 근접치료는 라듐(바늘형와 튜브형)이나 라돈(시드형)선원을 사용하여 수행하였다. 현재 인공적으로 생산한 방사성 동위원소만을 사용하고 있다. 인공 동위원소들에는 ^{137}Cs, ^{192}Ir, ^{198}Au, ^{125}I, ^{103}Pd이 있다.

① 세슘-137: 튜브형 저선량률(LDR) ^{137}Cs 선원은 자궁경부 치료와 같은 강내(intracavitary) 근접치료에 대부분 사용되고 있다.

- 평균 감마선에너지: ~0.66 MeV
- 반감기: ~30년
- 반가층: ~5.5 mm 납

② 이리듐-192: ^{192}Ir 선원들은 선원들이 사용되는 곳에 따라 여러 가지 형태로 제조된다.

- 작은 바늘 모양의 ^{192}Ir 선원은 조직내 삽입을 위하여 합성수지 튜브관을 이용한다.
- 고선량률 근접치료를 위해 제조된 고강도(high-intensity) ^{192}Ir 선원은 잘 구부러지는 케이블 끝에 용접 부착 되어있다.
- 평균 광자에너지: 0.4 MeV
- 반감기: ~74일
- 반가층: ~2.5 mm 납

③ 금-198: 시드형 ^{198}Au 선원은 흑색종(melanoma)과 같은 안구내 종양 치료를 위하여 안구에 부착하여 사용한다. 현재는 ^{125}I 선원을 안구플라그(eye plaques) 기구로 사용하고 있다.

- 평균 감마선에너지: ~0.4 MeV
- 반감기: ~2.7일
- 반가층: ~2.5 mm 납

④ 요오드-125: 시드형 ^{125}I 선원은 초기 전립선암 치료를 위해 영구적으로 삽입하여 사용한다.
- 평균 광자에너지: ~28 KeV
- 반감기: ~59일
- 반가층: ~0.025 mm 납

⑤ 팔라듐-103: 시드형 ^{103}Pd 선원은 시드형 ^{125}I 선원과 동일하게 임상에 사용한다.
- 평균 광자에너지: ~21 KeV
- 반감기: ~17일
- 반가층: ~0.01 mm 납

2. 근접치료용선원 교정 (Calibration of Brachytherapy Sources)

① 선원강도의 규격: 미국의학물리학회(AAPM)에서는 근접치료선원의 규격을 나타내는 물리량으로 공기커마세기(Air kerma strength)를 권고하고 있다.
- 공기커마세기란 선원 중심에서 수직 이등분(perpendicular bisector)된 특정 거리(보통 1 m)에서의 공기커마율(μ Gy/h)로 정의된다.
- 공기커마세기의 단위는 μGym^{2}h^{-1}이다.
- 공기커마세기는 조사선량률과 식 15.1과 같은 관계가 있다.

$$S_k = \dot{X}_l\left(\frac{\overline{W}}{e}\right)l^2 \tag{15.1}$$

여기서 S_k는 특정 거리 l에서의 공기커마세기이고, $\dot{X}_l$ 은거리 l에서의 조사선량률, $\frac{\overline{W}}{e}$ 는 공기 중에서 흡수된 에너지 당 생성된 이온이다.

- 공기커마세기는 이온함을 사용하여 측정된 조사선량률로 결정한다. 이러한 이온함들은 자유공간에서 사용하는 큰 공동용적의 공기이온함, 요각형태(reentrant type)의 우물형이온함, 표준선원이 있는 선량교정기 등이 있다.
- 근접치료선원들의 교정은 미국표준기술연구소(NIST)나 공인선량교정연구소(ADCL)를 통해 직접적으로 소급할 수 있어야 한다.
- 소급성은 미국표준기술연구소나 공인선량교정연구소를 통한 선원 교정시 기준이 되는 선원과 교정하려는 선원의 크기, 모양, 캡슐화 등과 같은 조건의 즉각적인 비교를 통한 교정을 시행해야 한다는 것을 의미한다.
- 만약 우물형이온함을 사용할 경우, 미국표준기술연구소나 공인선량교정연구소 교정선원과 같은 종류의 선원으로 결정된 교정인자를 사용해야 한다.

3. 선량분포계산 (Calculation of Dose Distribution)

전통적으로 근접치료선원 주변의 선량분포는 시버트(Sievert) 적분 방법을 사용하여 계산하였다. 이 방법은 선형선원 안에 작은 단위 선원들이 나누어져 구성되어 있고, 역자승법칙과 여과보정(filtration corrections)을 적용한다. ^{125}I와 ^{103}Pd과 같이 복잡한 디자인의 선원을 사용하게 되면서 시버트 적분 대신에 전산모사(monte carlo) 기법과 선량분포를 직접 측정하는 방법으로 선량분포를 계산하게 되었다. 이러한 선량분포 측정기법들이 치료 계획 시스템으로 옮겨지게 되면서, 선량분포에 영향을 미치는 몇 가지 물리적인 인자들이 각각 고려되는 모듈화된 접근법(AAPM TG-43)을 사용하게 되었다.

① TG-43 공식: 이 계산 모델은 아래와 같은 함수들을 포함하고 있다.

② 그림 15.1을 참고로 하여
- 선원의 선량률상수 Λ: 선원의 횡축을 따라 1 cm 떨어진 지점에서의 단위 공기커마세기당 선량률.
  1 cm 거리에서의 공기커마세기 S_k

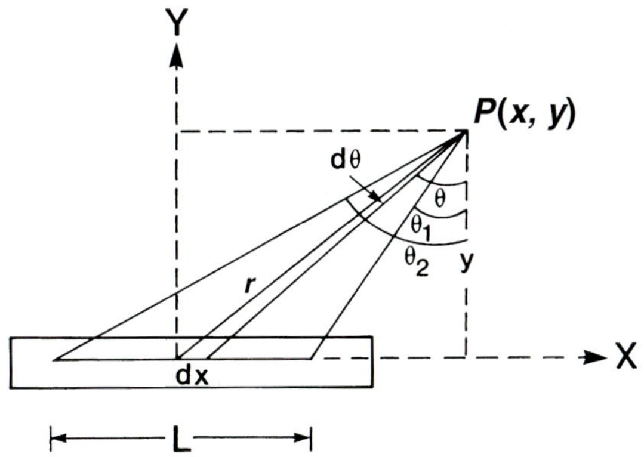

그림 15A.1. 임의의 지점 P(x, y)에서 선형선원의 조사선량을 계산하기 위한 기하학적 관계도를 보여준다.

- 기하학적인자(geometry factor) $G(r, \theta)$: 거리에 따른 광자 밀도의 기하학적 감소를 나타내며 방사성물질의 분포에 좌우되는 기하학적인자.
- 반경선량함수 $g(r)$: 물질 내에서 횡축을 따라 방사상으로 배치된 광자 흡수와 산란을 나타냄.
- 비등방성(anisotropy) 인자 $F(r, \theta)$: 캡슐과 매질 내에서 광자선 흡수와 산란의 각도에 의존하는 인자.

→ 선원중심 공기커마세기로부터 매질(예: 물) 속에서 극좌표(r, θ)로 나타낸 점 P에서의 선량률$D(r, \theta)$는 식 15.2와 같이 나타낸다.

$$\dot{D}(r,\theta) = \Lambda S_K \frac{G(r,\theta)}{G(1,\pi/2)} F(r,\theta)\, g(r) \qquad (15.2)$$

→ 선량률상수 Λ는 선원형태, 선원의 구조, 캡슐에 영향을 받는다.

→ 점선원일 때 $G(r, \theta) = 1/r^2$(역자승법칙)이고, $F(r, \theta)$는 거리에 영향을 받는 비등방성함수(anisotropy function), $\Phi_{an}(r)$로 대체된다.

4. 삽입규칙과 선량규격(조직 내) (Rules of Implantation and Dose Specification – Interstitial)

① 기본적인 이론: 세기가 미리 결정된 선원들을 미리 결정된 기하학적인 패턴에 따라 아래와 같은 목적을 이루기 위해 삽입한다.

a) 바람직한 선량 분포
- 임상표적체적(CTV)에 적절한 선량 확보
- 정상조직과 손상위험장기(organ at risk)에 최소선량 전달

b) 바람직한 선량률
- 높은 치료율

② 선량분포(균등 혹은 불균등하게?)

근접치료에서는 아직 선량 균등성의 중요도가 논쟁이 되고 있다.

- 패터슨-파커(Paterson-Parker, P-P)체계는 치료면에 균일한 선량분포를 달성하기 위해 선원활성도(source activity)를 균일하게 배열한다. (균등성(uniformity)이 치료 범위 안에서 ±10% 이내가 되게 함)
- 퀌비(Quimby), 파리(Paris)체계와 컴퓨터시스템은 방사능을 가진 선원을 일정한 간격으로 배치하는 것에 초점이 맞추어져 있으며, 이것은 필연적으로 치료면의 선량분포를 불균등하게 만든다(주변부보다 중심에 더 높은 선량이 들어감).

  * 치료율 = 선량이 동일할 때 [종양세포에 대한 손상/정상세포에 대한 손상]

③ 선원간격

- 패터슨-파커체계에서는 선형 선원의 방사능이 변화하지만 다른 삽입 시스템에서는 일정하다.

- 삽입을 위한 일정한 선원간격.
- 선원이 삽입될 조직의 크기가 작은 경우 선원들은 1 cm 간격으로 이식됨.
- 파리시스템과 컴퓨터시스템에서 조직이 큰 경우 넓은 선원 간격(1.5 cm 이상)이 권장된다.
- 패터슨-파커체계와 큄비체계에서는 가능하면 바늘형 선원들을 교차시키는 것이 권장된다.
- 긴 선원들은 파리 및 컴퓨터시스템 대신에 임상표적체적에 적절한 선량을 확보하기 위해 사용되었다.

④ 선량규격: 처방선량 또는 언급된 선량은

- 삽입 시스템의 규칙에 따라서, 다른 사람들을 배제하고 결정.
- 가장 좋은 결과를 위해 출판된 임상적인 자료들을 기반으로 한다.

예제

① 패터슨-파커체계
(Paterson-Parker, P-P)

- 평면삽입: 삽입 평면과 0.5 cm 정도 평행하게 떨어진 부분에서 균일한 선량분포를 이루어야 하며, 최대 · 최소선량은 처방선량의 ± 10%를 넘으면 안된다.
- 입체삽입: 삽입된 부피 안에서 균일한 선량분포를 이루어야 하며, 최대 · 최소선량은 처방선량의 ± 10%를 넘으면 안된다.

② 큄비(Quimby)체계

- 평면삽입: 최대처방선량은 치료평면 안에 분포해야 한다(예: 0.5 cm 떨어진 곳).
- 입체삽입: 최대처방선량은 삽입 부피 안에 분포해야 한다.

③ 파리(Paris)체계

- 처방선량은 기준등선량 표면 값 또는 기본선량의 85%되는 지점이다(그림 15.2).

④ 컴퓨터시스템

- 처방선량은 선원을 삽입한 경계를 포함하는 등선량 표면 값이다.

⑤ 상호 비교 요약: 다양한 조직내 삽입 시스템의 삽입과 선량 조건에 관한 규칙은 표 15.1에 요약되어 있다.

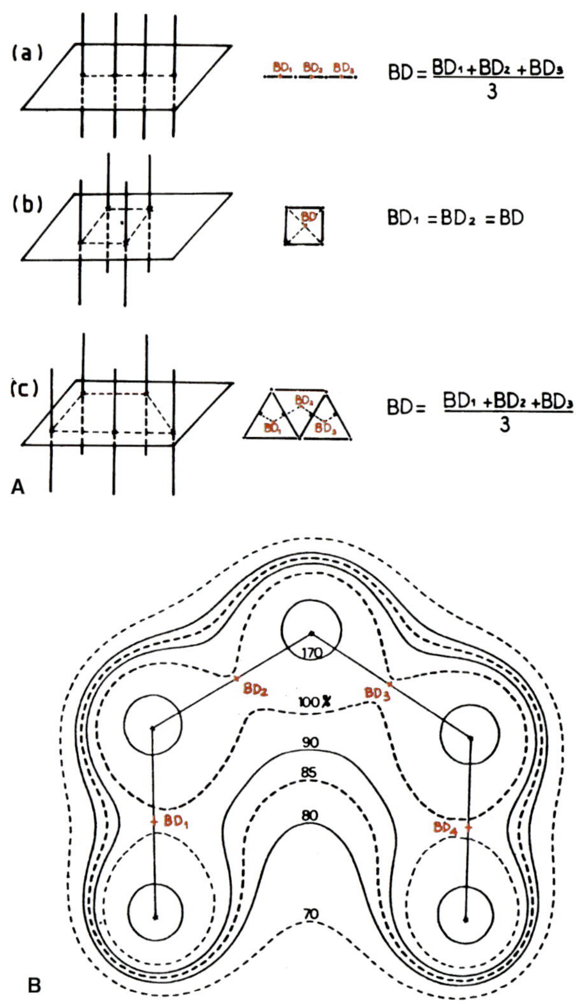

그림 15.2. 파리(Paris)체계을 사용하여 선원이식의 기초선량을 결정. **A.** (a) 단일평면, (b) 직사각형, (c) 삼각형 모양에서의 선형선원 이식. **B.** 파리체계을 이용한 이식체적의 중심선 상에서의 등선량곡선. 등선량 값은 평균기초선량을 규격화하여 구한다. 이는 $1/4(BD_1 + BD_2 + BD_3 + BD_4)$로 주어진다.
(From Dutreix A, Marinello G. In: Pierquin B, Wilson JE, Chassagne D, eds. *Modern Brachytherapy*. New York: Masson; 1987, with permission)

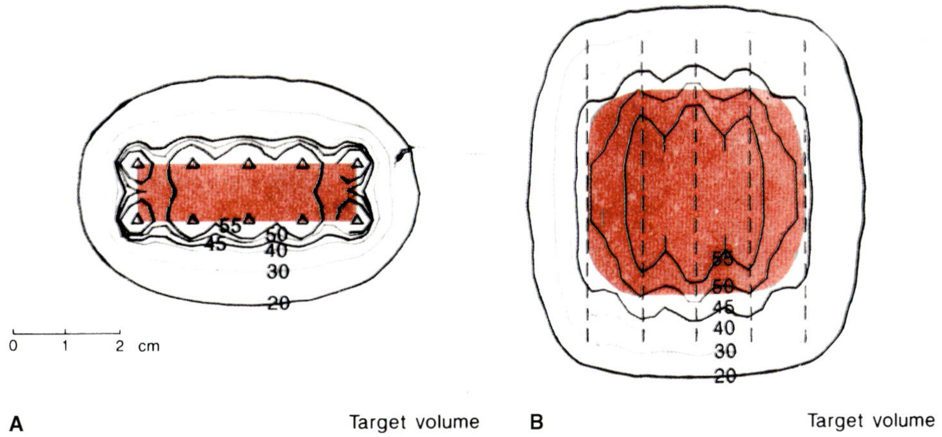

그림 15.3. 다섯 개의 ^{192}Ir 선원을 포함하는 두 개의 평행면을 사용하여 선원이식체적의 등선량곡선을 보여준다. A. 중심축선상의 면. B. 이식선원의 중심을 지나는 횡축단면. 처방선량은 45 cGy/hr 등선량곡선에 처방하고, 이는 중심축선상의 면을 포함하게 한다.
(From Khan FM. Brachytherapy: rules of implantation and dose specification. In: Levitt SH, Khan FM, Potish RA, eds. *Technological Basis of Radiation Therapy*. Philadelphia, PA: Lea & Febiger; 1992:113, with permission)

5. 삽입규칙과 선량규격(강내) (Rules of Implantation and Dose Specification – Intracavitary)

① 선원장전:

- 자궁경부: 고유의 세기를 지닌 튜브형태의 ^{137}Cs는 특정한 삽입기구를 통해 장전된다.
- 자궁체부: 선원들은 헤이먼(heyman)캡슐 안으로 장전됨.

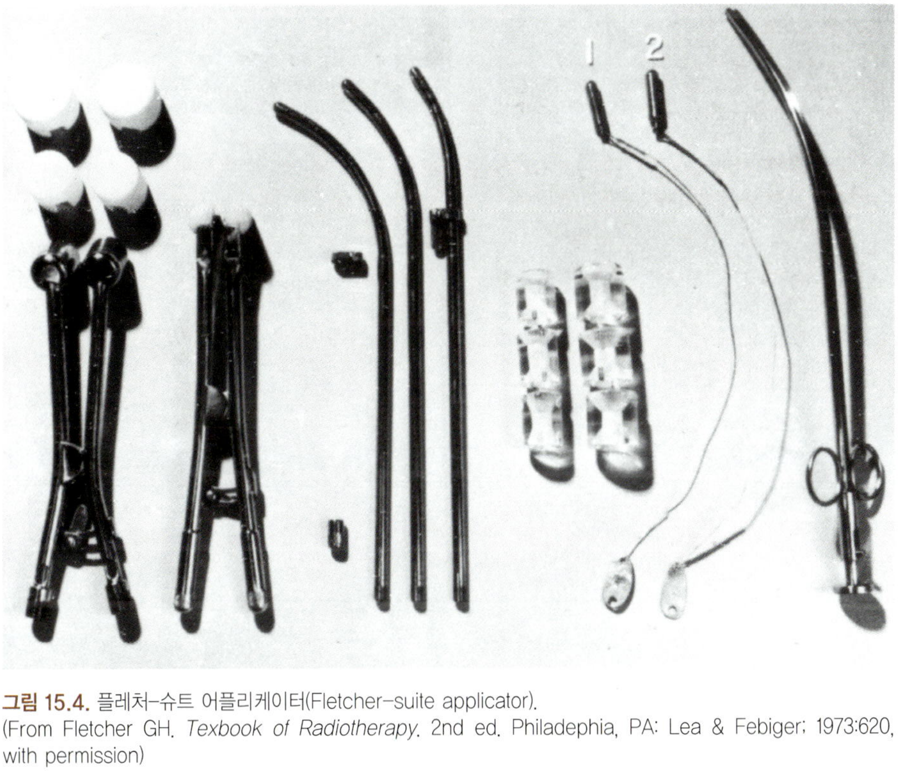

그림 15.4. 플레처-슈트 어플리케이터(Fletcher-suite applicator).
(From Fletcher GH. *Texbook of Radiotherapy*. 2nd ed. Philadephia, PA: Lea & Febiger; 1973:620, with permission)

표 15.1 Rules of Interstitial Implant Systems

Characteristic	*Paterson-Parker*	*Quimby*	*Paris*	*Computer*[a]
Linear strength	Variable (full internsity, 0.66 mg-Ra/cm; half-intensity, 0.33 mg-Ra/cm	Constant (full intensity, 1 mg-Ra/cm; half-intensity, 0.5 mg-Ra/cm)	Constant (0.6-1.8 mg-Ra eq/cm)	Constant (0.2-0.4 mg-Ra eq/cm)
Source distribution	Planar implants: Area <25 cm², 2/3 Ra in periphery; 25-100 cm² 1/2 Ra in periphery. Area <100 cm², 1/3 Ra in periphery.	Uniform	Uniform	Uniform
	Volume implants Cylinder: belt, four parts; core, two parts; each end, one part Sphere: shell, six parts; core, two parts Cube: each side, one part; core, two parts	Uniform distribution of sources throughout the volume	Line sources arranged in parallel planes	Line sources arranged in parallel planes or cylindrical volumes
Line source sparing	Constant approximately 1 cm apart from each other or from crossing ends	Same as Paterson-Parker	Constant, but selected according to implant dimensions–larger spacing used in large volumes; 8-mm minimum to 15-mm maximum separation	Constant, 1-1.5 cm depending on size of implant (larger spacing for larger-size implants)
Crossing needles	Crossing needles not required to enhance dose at implant ends	Same as Paterson-Parker	Crossing needles not used; active length 30%-40% longer than target length	Crossing needles not required; active length of sources 30%-40% longer than taget length

[a] The computer system used at the University of Minnesota Hospital.
From Khan FM. Brachytherapy: rules of implantation and dose specification. In: Levitt SH, Khan FM, Potish RA, eds. *Technological Basis of Radiation Therapy*. Philadelphia, PA: Lea & Febiger; 1992:113, with permission.

② 선량지정(자궁경부암, 탄뎀(tandem)과 난형체(ovoids)를 사용할 경우)

- 맨체스터(Manchester)체계: 처방 선량과 삽입 기간은 다음 지점에서의 선량률을 기반으로 하여 평가한다.
  - 점 A
  - 점 B
  - 방광기준점
  - 직장기준점

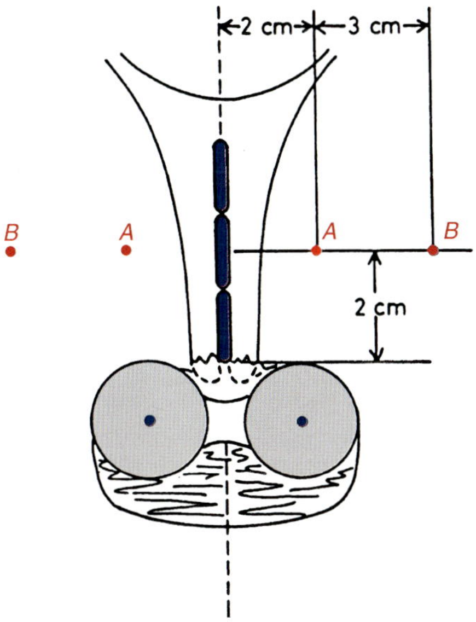

그림 15.5. 맨체스터(Manchester)체계에 따른 지점 A와 B의 정의.
(From Meredith WJ. *Radium Dosage: The Manchester System*. Edinburgh: Livingstone; 1967, with permissin)

→ 맨체스터체계에서 A점과 B점에 관한 정의는 그림 15.5에 나타나 있다.

→ 총 신량은 점 A에 처방된 선량이다.

→ 방광과 직장의 최대선량은 가능한 A점에 도달하는 선량보다 작아야 한다(80% 또는 A점의 선량보다 적은 양).

- A점의 한계

a) 선원의 위치와 관계가 있고 특정 해부학적 구조와는 관계가 없다.

b) A점의 선량은 탄뎀선원과 관계된 난형체선원의 위치에 매우 민감하다. 따라서 이 지점은 삽입 기간을 결정하는 인자가 될 수 없다.

c) A점은 자궁경부의 크기에 따라 종양의 바깥쪽이나 안쪽에 위치할 수 있다. 그러므로 A점의 처방선량은 자궁경부가 클 경우에는 선량을 낮게 평가할 수 있고, 자궁경부가 작을 경우에는 선량이 많이 들어갔다고 평가할 위험이 있다(그림 15.6).

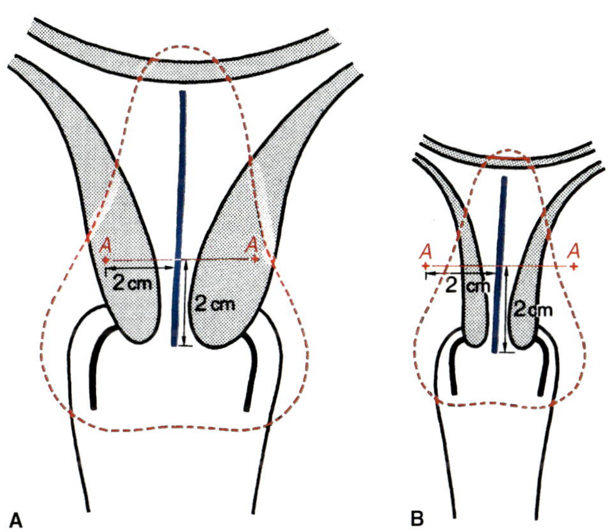

그림 15.6. 해부학적 모양에 따른 지점 A의 변화.
A. 상대적으로 큰 자궁경부에 지점 A가 위치한 경우 저선량영역의 결과를 나타낸다. B. 상대적으로 작은 자궁경부에 지점 A가 위치한 경우 과선량영역의 결과를 나타낸다.
(From Pierquin B, Wilson JF, Chassagne D, eds. *Modern Brachytherapy*. New York: Masson; 1987, with permission)

- ICRU 시스템

종양체적 주위의 등선량표면값을 처방선량으로 한다. 그림 15.7은 종양체적의 정의를 보여주고 있다.

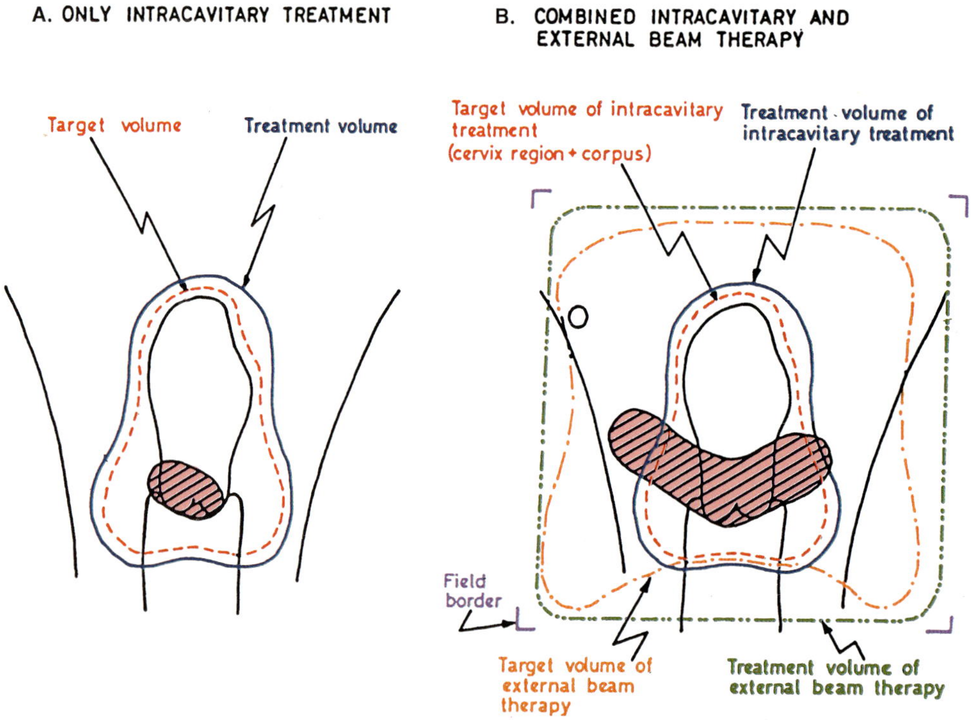

그림 15.7. 근접치료와 원격치료를 위한 종양과 치료체적의 정의.
(From International Commission on Radiation Units and Measurements [KCRU]. *Dose and Volume Specification for Reporting Intracavitary Therapy in Gynecology*. ICRU Report No. 38. Bethesda, MD: International Commission on Radiation Units and Measurements; 1985, with permission)

→ 표 15.2는 국제방사선단위측정위원회(ICRU) 시스템의 선량지정에 대해 요약하고 있으며, 이 표에는 여러 가지 치료 인자들이 포함되어 있다.

- 치료 기법의 설명: 최소한 삽입기구의 종류, 선원 종류와 장전, 삽입기구에 수직인 방사선 촬영 영상 등이 정보로 제공되어야 한다.
- 총기준공기커마: 선원들이 삽입되어 있는 시간 동안의 총공기커마세기를 의미한다.

표 15.2 Data Needed for Reporting Intracavitary Therapy in Gynecology

Description of the technique
Total reference air derma
Description of the reference volume
Dose level if not 60Gy
Dimensions of reference volume (height, width, thickness)
Absorbed dose at reference points
Bladder reference point
Rectal reference point
Lymphatic trapezoid
Pelvic wall reference point
Time- dose pattern

From International Commission on Radiation Units and Measurements (ICRU). *Dose and Volume Specification for Reporting Intracavitary Therapy in Gynecology*. ICRU Report No. 38. Bethesda, MD: International Commission on Radiation Units and measurements; 1985.

- 기준부피(reference volume): 기준부피는 표적부피를 둘러싸는 등선량표면(isodose surface)의 부피이다. 기준부피는 ($d_h \times d_w \times d_t$) cm^3의 식에 의해 그림 15.8과 같이 근사적으로 계산된다.

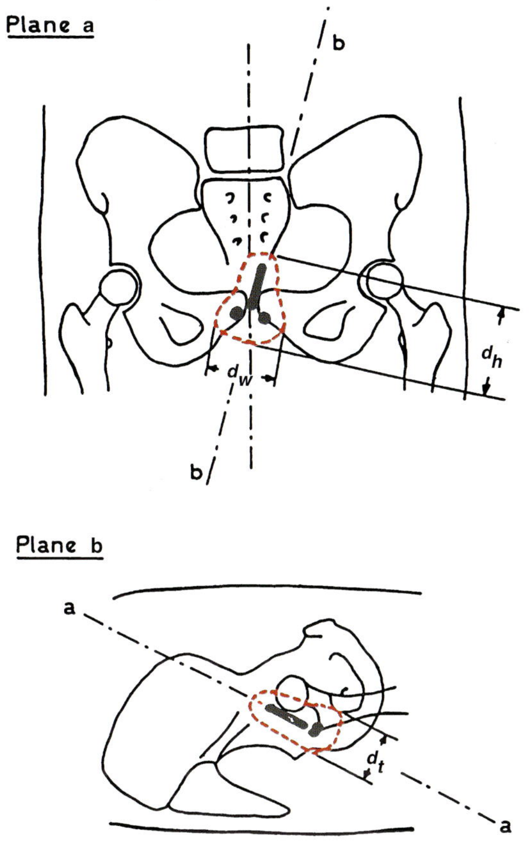

그림 15.8. 기준이 되는 표면등선량의 결정. d_w= 넓이, d_h= 높이, d_t= 두께.
(From International Commission on Radiation Units and Measurements [KCRU]. *Dose and Volume Specification for Reporting Intracavitary Therapy in Gynecology.* ICRU Report No. 38. Bethesda, MD: International Commission on Radiation Units and Measurements; 1985, with permission)

- 처방선량: 60 Gy의 처방 등선량 값은 외부방사선 조사에 의한 선량 기여도를 포함하고 있다.
- 방광표시점: 방광표시점은 조영 물질이 들어있는 풍선 모양의 폴리 도관을 사용하여 위치를 결정 한다.

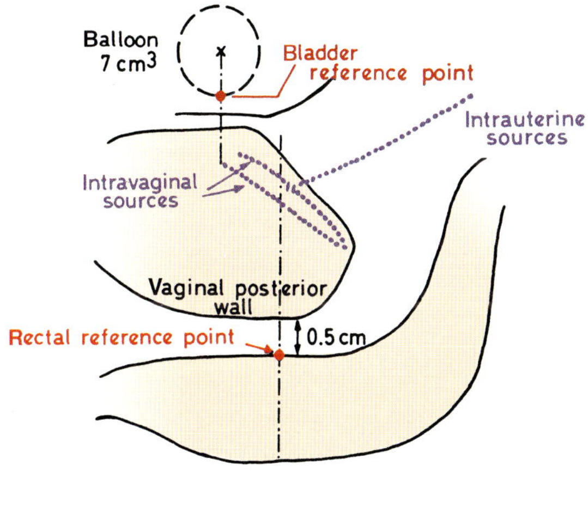

그림 15.9. 방광과 직장 지점의 위치결정.
(From International Commission on Radiation Units and Measurements [KCRU]. *Dose and Volume Specification for Reporting Intracavitary Therapy in Gynecology.* ICRU Report No. 38. Bethesda, MD: International Commission on Radiation Units and Measurements; 1985, with permission)

- 직장표시점: 측면 방사선 촬영 영상에서 직장표시점은 난형체선원의 중심점에 위치하며, 자궁질 뒤쪽 벽에서 5 mm 떨어진 지점이다.
- 플레처(Fletcher)의 림프사다리꼴(lymphatic trapezoid): 대동맥과 장골 결절에 해당하는 지점이며 그림 15.10에 나타나 있다.

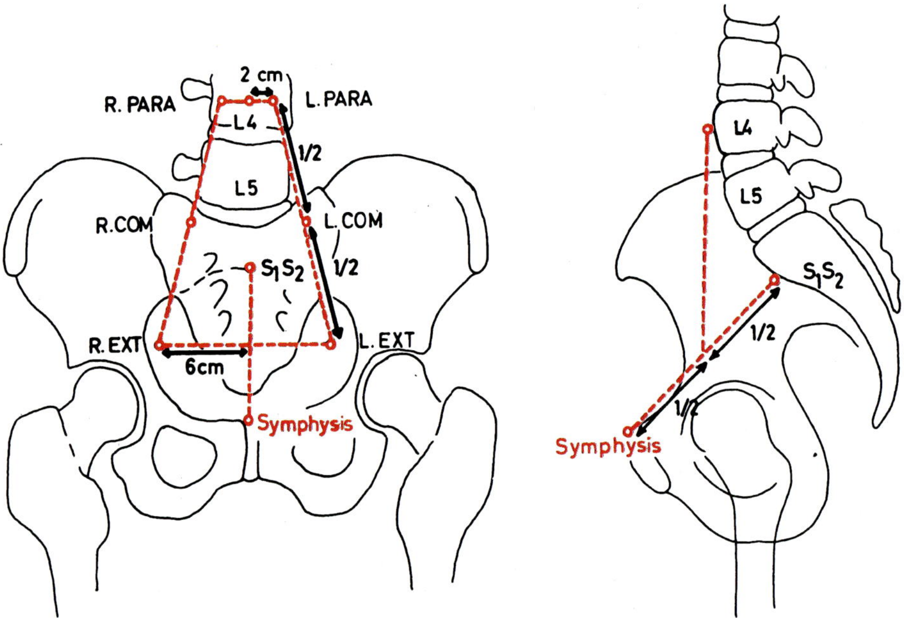

그림 15.10. 플레처의 사다리꼴 모양의 림프절과 일치하는 기준점의 결정.
(From International Commission on Radiation Units and Measurements [KCRU]. *Dose and Volume Specification for Reporting Intracavitary Therapy in Gynecology.* ICRU Report No. 38. Bethesda, MD: International Commission on Radiation Units and Measurements; 1985, with permission)

- 골반벽표시점: 전/후와 측면 방사선 사진 상에 나타나며, 그림 15.11에 나타나 있다.
- 조사시간형태(time dose pattern): 외부방사선치료에 관하여 선원의 삽입 시간과 삽입 순서를 기록해야 한다.

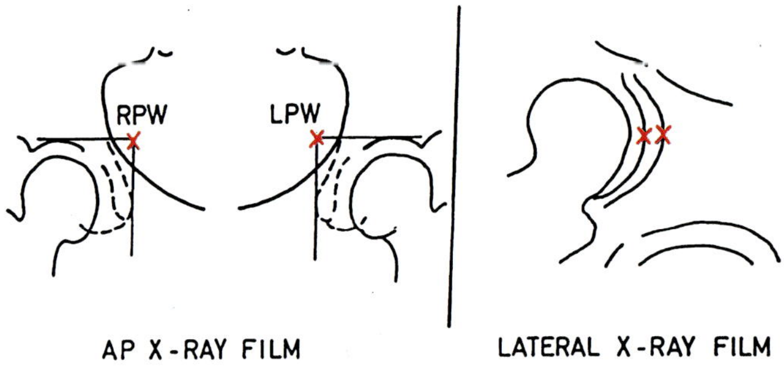

그림 15.11. 좌, 우 골반벽에서 골반벽 지점의 결정.
(From International Commission on Radiation Units and Measurements [KCRU]. *Dose and Volume Specification for Reporting Intracavitary Therapy in Gynecology.* ICRU Report No. 38. Bethesda, MD: International Commission on Radiation Units and Measurements; 1985, with permission)

제 15 장 복습문제

다항식 선택법에서 하나 이상의 정답이 있을 수 있음.

1. ^{137}Cs는 저선량률 후장전원격시스템(LDR)에서 10여 년간 사용된 뒤 교체된다. 만약에 선원을 교체한 뒤 같은 선원을 삽입했을때, 새로운 선원과 기존 선원의 초기선원세기가 60 mCi라고 한다면 치료시간은 몇 % 감소하는가?

a) 0 (치료 시간이 바뀌지 않음)

b) 5

c) 12

d) 21

e) 26

2. 다음의 근접 치료용 방사성동위원소 중 반가층이 가장 두꺼운 것은?

a) ^{60}Co (평균에너지 1.25 MeV)

b) ^{226}Ra (평균에너지 0.83 MeV)

c) ^{137}Cs (평균에너지 0.66 MeV)

d) ^{198}Au (평균에너지 0.41 MeV)

e) ^{125}I (평균에너지 0.028 MeV)

3. 다음 중 소급할 수 있는 교정(traceable calibration)은 어느 것인가?

a) 공인선량교정연구소(ADCL)의 교정된 우물형이온함을 이용해 선원을 교정

b) 미국표준기술연구소(NIST)나 공인선량교정연구소에서 선원을 교정

c) 교정하려는 선원과 같은 종류의 NIST나 ADCL에 있는 교정된 선원을 이용한 상호 비교

d) ^{137}Cs선원과의 상호 비교

4. 어떤 방법이 근접치료 선량분포를 가장 적절하게 만들어 주는가?

a) 역자승법칙

b) 조직내 흡수

c) 조직내 산란

d) 조직의 불균질성

e) 점이나 선 선원 모델을 사용

5. 처음 몇 cm에서 산란과 감쇠가 발생할 때, 다음 중 선량 감소가 cm 당 ~1% 정도로 나타나는 선원은?

a) ^{137}Cs

b) ^{125}I

c) ^{198}Au

d) ^{192}Ir

e) 전부 다

6. 영구삽입형 ^{125}I를 전립선에 삽입한 뒤 처방선량이 144 Gy가 되게 하려면 선량률은 얼마가 되어야 하는가?

a) 0.07 cGy/hr b) 0.5 cGy/hr c) 7 cGy/hr d) 50 cGy/hr E. 5 Gy/hr

7. 선형 근접치료선원 주변의 등선량곡선은 선원의 끝부분에서 깊게 나타난다. 그 이유는?

a) 선원의 선형 방사선이 끝 부분이 적기 때문이다.

b) 경사진 여과로 인해 방사선이 많이 감쇠된다.

c) β 입자들이 γ 선과 섞이기 때문

d) 선원의 끝부분을 측정하는 것이 허상을 야기한다.

8. 다음 중 패터슨-파커체계를 이용하여 조직내 치료를 하는 경우에 대한 설명으로 옳은 것은?

a) 삽입된 영역 안에서 선원의 방사능이 균일한 분포를 보여야 한다.

b) 삽입면 안의 치료 영역에서 ±10% 내외의 균일한 선량 분포를 보여야 한다.

c) 삽입 평면과 0.5 cm 정도 평행하게 떨어진 부분에서 ±10% 내외의 균일한 선량분포를 보여야 한다.

d) 선원 삽입 중심부는 고선량영역이고 주변부로 갈수록 저선량영역이 되게 해야 한다.

9. 퀌비체계를 이용한 조직내삽입 치료에 대한 설명으로 옳은 것은?

a) 삽입된 영역 안에서 선원의 방사능이 균일한 분포를 보여야 한다.

b) 삽입면 안의 치료 영역에서 ±10% 내외의 균일한 선량분포를 보여야 한다.

c) 삽입 평면과 0.5 cm 정도 평행하게 떨어진 부분에서 ±10% 내외의 균일한 선량분포를 보여야 한다.

d) 패터슨-파커체계에 상응하는 선량 균일성을 가지고 선원의 강도도 같다.

10. 조직내 삽입 치료 시 파리시스템에 대한 설명으로 옳은것은?

a) 표적 영역을 적절하게 포함하기 위해 바늘형 선원을 교차해서 사용해야 한다.

b) 와이어나 리본 형태의 ^{192}Ir 선원 간격은 1 cm를 넘으면 안 된다.

c) 선원 삽입 중심부는 고선량영역이고 주변부로 갈수록 저선량영역이 되게 해야 한다.

d) 표적에 들어가는 선량은 처방 선량의 85% 값까지 들어가야 한다.

11. 부인과 강내삽입을 위한 국제방사선단위측정위원회(ICRU) 체계 사용 시 선량지정은?

a) 점 A에 처방선량을 전달

b) 점 B의 선량을 기록해야 한다.

c) 방광과 직장 지점의 선량을 기록해야 한다.

d) 플레처의 사다리꼴 지점의 선량을 기록해야 한다.

CHAPTER

제 16 장

방사선방호

강의
16
방사선방호와 차폐 설계

주제개요

다음 주제들이 이 강의에서 논의된다.

- ▶ 선량등가
- ▶ 유효선량등가
- ▶ 백그라운드 방사선
- ▶ 저준위방사선 효과
- ▶ 유효등가선량한도
- ▶ 방사선장치 설치시 차폐설계
- ▶ 근접치료선원에 대한 방호
- ▶ 방사선방호 검사
- ▶ 방사선감시 기구
- ▶ 개인피폭 감시
- ▶ 핵규제위원회 규정

1. 선량등가 (Dose Equivalent)

방사선방호와 관련된 선량적인 물리량은 선량등가(H)이다. 이것은 식 16.1과 같이 정의된다.

$$H = D \cdot Q \tag{16.1}$$

여기서 D는 흡수선량 그리고 Q는 방사선에 대한 특성 인자이다.

① Q-인자는 방사선의 선에너지전달(LET)에 관련된 상대적인 생물학적 효과의 범위에 근거한 보수적인 값이다.

- 엑스선, 감마선, 전자 1
- 열중성자 5
- 고속 중성자, 중입자 20

② 선량등가의 SI단위는 시버트(Sv)이다(식 16.2).

$$1\ \text{Sv} = 1\ \text{J/kg} \tag{16.2}$$

③ 선량등가의 옛 단위는 렘(rem)이다(식 16.3).

$$1\ \text{rem} = 10^{-2}\ \text{Sv} \tag{16.3}$$

2. 유효선량등가 (Effective Dose Equivalent)

유효선량등가(H_E)는 조사된 조직 또는 장기에 대한 가중선량등가의 합으로 정의된다. 수학적으로 식 16.4로 표현할 수 있다.

$$H_E = \sum W_T H_T \tag{16.4}$$

여기서 W_T는 조직 T의 가중인자, 그리고 H_T는 조직 T에 의하여 받는 평균선량등가이다.

① 가중인자는 신체가 균일하게 피폭되었을 때 그에 비례하는 조직의 통계적 위험(예: 암 발생)을 나타낸다. 이것들은 다양한 신체 조직에 대하여 위험계수(즉, 단위 선량 등가에 대한 위험)로부터 유도된다.

3. 백그라운드 방사선 (Background Radiation)

백그라운드 방사선은 크게 지구 방사선, 우주 방사선, 우리 신체 내 방사성 원소로부터의 방사선, 이렇게 세 가지를 말한다.

① 지구 방사선은 지구 표면에서 자연적으로 존재하는 원소의 양이 다르기 때문에 지구의 위치에 따라서 다양하게 변한다.

② 우주 방사선은 고도에 따라서 변화한다.

③ 우리 신체 내 방사선은 반감기 1.3×10^9 년으로 β-붕괴, γ- 붕괴를 방출하는 ^{40}K으로부터 생성된다.

④ 다양한 자연 백그라운드 방사선 선원으로부터 미국에서 일반인에 대한 총 유효선량등가는 약 3.0 mSv/년 (300 mrem/년)이다.

4. 저준위방사선 효과 (Low-level Radiation Effects)

방사선의 유해효과는 확률적효과와 비확률적효과 두 가지의 일반적 범주로 분류할 수 있다. 미국방사선방호위원회(NCRP)는 이러한 효과를 다음과 같이 정의한다.

① 확률적효과는 흡수선량이 증가할수록 발생 확률이 증가하지만 심각성은 흡수된 선량의 양에 좌우되지 않는다. 예: 방사선에 기인한 암이나 유전적효과의 발생 등.

② 비확률적효과는 흡수선량이 증가할수록 세포와 조직손상의 증가에 따른 심각성이 증가한다. 예: 방사선에 의한 장기 손상, 섬유증, 수정체 혼탁, 혈액 변화, 정자 수 감소.

③ 확률적효과에 대하여 어떤 문턱값이 존재하지 않으나, 의미 있는 또는 심각한 건강 손상을 주는 비확률적인 효과에 대하여는 문턱값을 설정하는 것이 가능하다.

④ 방사선방호의 측면에서 "일상적인 방사선방호에서 중요한 등가선량 및 등가선량비율의 범위에서 선량 위험관계는 문턱값 없이 선형적으로 정확하게 비례한다"는 신중한 가정이 만들어진다.

⑤ 확률적효과에서 선형 문턱값 모델에 따르면, 평생의 위험은 식 16.5와 같이 주어진다.

$$\text{평생의 위험} = \text{위험계수}/\text{선량등가} \tag{16.5}$$

5. 유효등가선량한도 (Effective Dose-equivalent Limit)

방사선작업종사자의 피폭 한도에 대한 NCRP 권고는 다음 기준들에 근거하고 있다.

a) 저준위방사선에서 비확률적효과는 본질적으로 피해야 한다.

b) 확률적효과에 대한 예측 위험에서 "안전한" 산업은 작업종사자의 사망사고 위험이 평균보다 작아야 한다.

c) ALARA 원칙은 위험이 사회적 그리고 경제적 요인을 고려하여 성취 가능한 한 낮게 유지되도록 하는 것을 따라야 한다.

① "안전" 산업은 종사자 10,000 당 1 또는 그 이하를 말한다(즉, 1/10,000의 평균연간위험과 연관된 연간 사망 · 사고율을 갖는 것을 말한다).

② NCRP (보고서 91, 116)은 방사선작업종사자와 일반인의 피폭한도(교과서에서 표 16.5)를 권고하여 왔다. 이 한도는 의료 과정이나 자연 백그라운드로부터 받는 피폭 선량은 포함하지 않는다.

③ 방사선작업종사자의 연간유효등가선량는 50 mSv (5 rem)로 제한되며, 일반인은 이 값의 1/10이다. 부정기적인 피폭에 대하여 5 mSv (0.5 rem), 연속적 또는 빈번한 피폭에 대하여는 1 mSv (0.1 rem)를 초과하지 않아야 한다.

④ 교육 또는 훈련 활동의 결과로 방사선에 피폭되는 18세 이하의 학생은 연간 1 mSv (0.1 rem) 이상을 받아서는 안 된다.

⑤ 임신중인 방사선작업 종사자는 직업적 피폭자로 간주될 수 있으나 태아는 그렇지 않다. 배아-태아에 대한 총 등가선량은 5 mSv (0.5 rem)를 초과하여서는 안되는데 이때 태아에 대한 피폭이 한 달에 0.5 mSv (0.05 rem)를 초과하지 않아야 한다.

6. 방사선장치 설치시 차폐설계 (Shielding Design for Radiation Installations)

방사선장치 설치시 구조적 차폐의 설계에 대한 방사선 방호지침은 NCRP 보고서 102와 151에서 논의된다.

① 보호 차폐벽은 어떤 개인이 받는 등가선량이 적용 가능한 최대 허용 값을 초과하지 않도록 설계한다.

② 방을 둘러쌓는 면적은 구역 내에 사람의 피폭이 방사선 방호 감독자의 감독의 유무에 따라서 관리 또는 비 관리로 설계된다.

③ 방호는 일차방사선, 산란방사선, 선원 덮개로부터의 누설방사선의 세 가지 유형의 방호가 규정된다. 이용방사선을 요구되는 정도로 감쇠시키기에 충분한 차폐벽을 1차차폐벽이라 한다. 떠돌이 방사선(산란과 누설)에 대해 요구되는 차폐벽을 2차차폐벽이라 한다. 이러한 차폐벽들이 그림 16.1에 설명되어 있다.

④ 차폐벽 두께의 계산은 다음 인자를 포함한다.

- 부하량(W): 메가볼트 장치에서 부하량은 보통 선원으로부터 1 m에서 한 주 동안 받는 선량(weekly dose)을 의미한다. 이것은 주당 치료 받는 환자 수에 1 m에서 환자당 전달되는 선량을 곱하여 예측할 수 있다.
  (workload)W는 1 m 거리에서 Gy/주(week)로 표시된다.
- 사용률(U): 방사선이 특정된 차폐벽을 직접 향한다는 조건에서 기계이용 시간의 비율(use factor).
- 점유율(T): 관심 지점에 사람이 머무르는 시간의 비율(occupancy factor, T).
- 거리(d): 선원으로부터 방호되는 지역까지의 m로 나타낸 거리. 역제곱법칙은 1차 방사선과 산란방사선 모두에 대하여 추정 된다(즉 선원으로부터 거리가 멀어질 수록 방사선량율은 거리 제곱에 반비례하여 감소한다).
- 최대허용등가선량(P): 치료실 밖의 주어진 지역에서 허용되는 주당 최대 선량. 구조적인 차폐를 위하여, P는 관리구역에 대하여 0.1 mSv/주, 그리고 비관리구역에 대하여 0.02 mSv/주이다(주의: 이들의 P는 NCRP151에 의하여 권고되는 값이다).

⑤ 1차차폐벽: 만약 B가 관심지역에서 최대허용등가선량 P에 대하여 일차방사선 선량을 감소시키기 위한 차폐벽에 대한 투

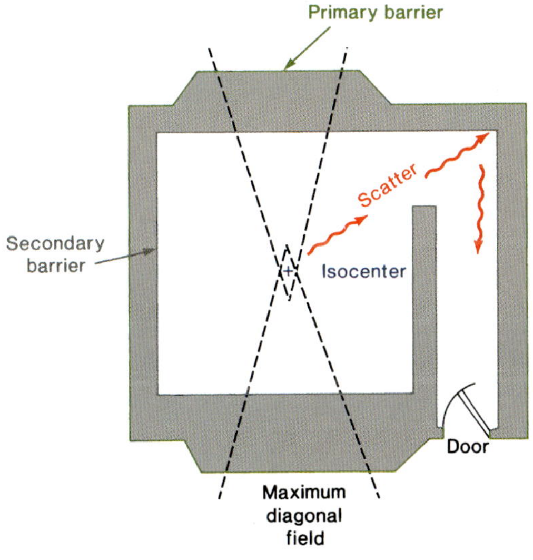

그림 16.1. 메가볼트 엑스선 치료 설치의 구조도 (척도에 맞추어 그려지지 않음). 보이는 것과 같이 환자로부터 방사선 산란이 출입문에 도달할 수 있다.

과인자이라면, 요구되는 투과인자 B는 식 16.6과 같다.

$$B = \frac{P \cdot d^2}{WUT} \tag{16.6}$$

⑥ 산란방사선을 위한 2차차폐벽: 요구되는 방역투과인자 BS는 식 16.7과 같다.

$$B_s = \frac{P}{\alpha WT} \cdot \frac{400}{F} \cdot d^2 \cdot d'^2 \tag{16.7}$$

여기서 α는 산란체에서 400 cm² 입사빔면적에 대하여 산란체로부터 1 m 떨어진 곳에서 산란 비율, d는 선원으로부터 산란체까지 거리, d'은 산란체로부터 관심 지역까지 거리, 그리고 F는 cm² 단위로 산란체에서 입사빔의 면적.

- 메가볼트 빔에 대하여, α는 보통 90° 산란에 대하여 0.1%로 가정된다.
- 메가볼트 빔에 대하여, 90° 산란된 광자의 최대 에너지는 511 keV이다.
- 작은 산란각에서 산란된 빔은 투과력 또는 에너지가 높다. 입사빔의 대부분은 작은 각도에서 산란된다.
- 2차차폐벽의 사용률은 1로 간주된다.

⑦ 누설방사선에 대한 2차차폐벽: 누설 차폐벽에 대한 투과 인자 B_L은 식 16.8과 같다.

$$B_L = \frac{P \cdot d^2}{0.001\,WT} \text{[500 kVp 이상의 치료]} \tag{16.8}$$

여기서 0.001 인자는 선원 덮개로부터 허용되는 누설 비율(일차선에 대하여 0.1%)이다.

- 누설방사선의 선질은 1차방사선의 것과 근사적으로 같다.
- 메가볼트 치료기 설치에 있어서 보통 누설 방사선이 산란 방사선보다 잘 투과하기 때문에 누설 차폐벽은 산란 방사선에 대한 요구치를 훨씬 초과한다.

⑧ 출입문차폐

미로 통로가 제공되지 않는다면, 출입문은 문을 둘러쌓는 벽과 동일하게 차폐를 제공하여야 한다. 한편 미로를 배치하면 출입문에 대한 차폐 요구가 상당히 감소한다.

- 미로의 기능은 출입문에서 방사선의 직접 입사를 방지하는 것이다.
- 만약 미로의 내부 벽이 누설방사선에 대하여 충분히 두껍다면 출입문은 충분히 감소된 강도와 에너지를 갖는 다중산란 방사선에 주로 노출된다.
- 적절하게 설계된 미로에서 출입문에 요구되는 차폐는 대부분의 경우에서 납 6 mm 이하로 한다.
- 10 MV 이상의 엑스선에서, 출입문과 같은 차폐벽은 중성자오염에 대한 적절한 차폐를 하여야 한다.
- 긴 미로(>5 m)에서는 출입문이 중성자 빔을 감소시킨다. 열중성자로 만들고 더 나아가 중성자 선량을 감소시키기 위하여 두께가 수 인치인 폴리에틸렌과 같은 수소를 함유한 물질을 문에 덧붙인다.

⑨ 중성자에 대한 차폐

고에너지 엑스선(즉, >10 MV)은 중성자로 오염된다. 이들은 다양한 표적, 평탄여과기, 조준기, 그리고 다른 차폐구성물질에 입사한 고에너지 광자 또는 전자에 의하여 생성된다.

- (e, n) 반응 단면적은 (γ, n) 반응에 대한 것 보다 약 10 배 정도 작다. 이러한 이유 때문에 전자선 치료과정 동안 발생하는 중성자는 엑스선 치료과정 동안에 발생하는 중성자에 비하여 상당히 적다.
- 15~25 MV 엑스선 치료과정에서 중성자 선량 등가는 중심축을 따라서 엑스선 선량의 약 0.5%이며 조사영역 밖에서는 거의 0.1%로 떨어진다.
- 엑스선빔(혹은 조사면)내에서 방출되는 중성자의 에너지 스펙트럼은 1 MeV의 범위에서 폭넓게 최대치를 보이는 우라늄 분열 스펙트럼과 유사하다.

- 중성자 에너지는 벽, 지붕, 그리고 마루로부터 다중산란 후에 상당히 감소되는데 그 결과로 미로 내부에 도달하는 고속 중성자(>0.1 MeV)의 비율은 일반적으로 낮다.
- 엑스선차폐를 위하여 설계된 콘크리트 차폐벽은 중성자에 대한 방호를 위하여 충분하다. 하지만 출입문은 미로 안쪽으로 확산되고 문에 도달하는 중성자에 대하여 방호되어야 한다.

7. 근접치료선원에 대한 방호 (Protection against Brachytherapy Sources)

이 주제는 NCRP 보고서 40에서 자세하게 다루어진다.

① 저장: 저장실은 전형적으로 다음과 같다.

- 납이 채워진 서랍을 가지는 납으로 둘러싼 금고
- 선원준비를 위한 차폐 구역
- 선원어플리케이터를 씻는 싱크대. 이 싱크대는 어떤 선원의 분실을 방지하기 위한 필터 또는 거름장치가 구비되어야 한다.
- 저장 지역은 외부로 직접 여과되는 배기장치를 설치하여 환기하여야 한다. 이러한 장치는 만약 선원이 파열되면 방사성 핵종이 건물의 일반 배기시스템에 들어가지 않도록 한다.
- 방사성동위원소 시설 출입문은 잠금 장치에 의하여 안전하게 보관되어야 한다.

② 선원준비: 선원준비대는 안전하게 준비되어야 한다. 많은 시설은 유리창이 납땜되어 있는 납보호 L-블록을 설치하고 있다.

- 근접치료 선원은 절대 손으로 만져서는 안 된다. 작업자가 선원과 충분히 떨어져 작업할 수 있도록 적당한 길이의 집게를 사용해야 한다.
- 작업자는 방사선 방호에서 시간 , 거리, 그리고 차폐의 유효성을 인지하고 있어야 한다. a) 선원 근처에서 소요하는 시간을 최소화하거나 b) 선원으로부터 거리를 최대화하거나 c) 가능하다면, 선원과 작업자 사이에 보호 방벽이나 차폐를 놓는다면 개인의 피폭을 상당히 감소시킬 수 있다.

③ 선원운반: 선원은 납 용기 또는 납 손수레를 이용하여 운반해야 한다. 요구되는 납두께는 운반하고자 하는 선원의 종류와 방사성물질의 양에 따라서 달라진다.

④ 누설검사: 선원의 누설검사는 미국원자력규제위원회(USNRC) 또는 주정부 법에 의하여 구체화된다.

- 만약 제거 가능한 오염이 0.005 μCi 또는 그 이상으로 측정되면, 선원이 누설되는 것으로 간주된다.
- 누설선원은 방사성물질의 폐기 처분에 대하여 권한이 있는 적절한 기관에 반납되어야 한다.

8. 방사선방호 검사 (Radiation Protection Surveys)

방사선장치의 설치 후에 자격 있는 전문가는 설치의 방사선방호 검사를 수행해야 한다. 검사는 다음과 같다.

- 장치 명세 사항을 점검하는 검사와 방사선 안전에 관련된 잠금장치를 점검하는 검사
- 환경 안전을 점검하는 지역 검사

① 선원덮개로부터의 누설방사선은 적당한 체적과 민감도의 이온함(예: 검사미터)으로 측정되어야 한다. 이러한 측정은 누설이 가장 클 것으로 기대되는 방향에서 실시하여야 한다.

② 선원으로부터 1 m 떨어진 거리에서 기기의 머리 부분으로부터 누설방사선 선량률은 어떤 방향에서도 1 m에서 1차 선량의 0.1%를 초과해서는 안 된다.

③ 만약 부하량, 사용률, 점유율, 그리고 환자에 대한 이용방사선의 감쇠와 산란을 포함한 실제 가동 조건을 고려하여 어떤 사람도 결정된 적절한 선량등가량 한계를 초과하여 받지 않는다면, 안정환경으로 인정된다.

9. 방사선감시 기구 (Radiation Monitoring Instruments)

방호 검사와 같이 저준위방사선 측정에서 계측기는 이러한 저준위를 측정하기에 충분히 민감하여야 한다. 이러한 목적으로 자주 사용되는 검출기는 이온함 또는 가이거-뮬러 계수기이다.

① 이온함 검사미터: 시간당 밀리뢴트겐 정도의 저준위 x-선 측정을 위하여 사용되는 이온함은 높은 민감도를 얻기 위하여 커다란(~600 ml) 체적을 지니고 있다(그림 16.2).

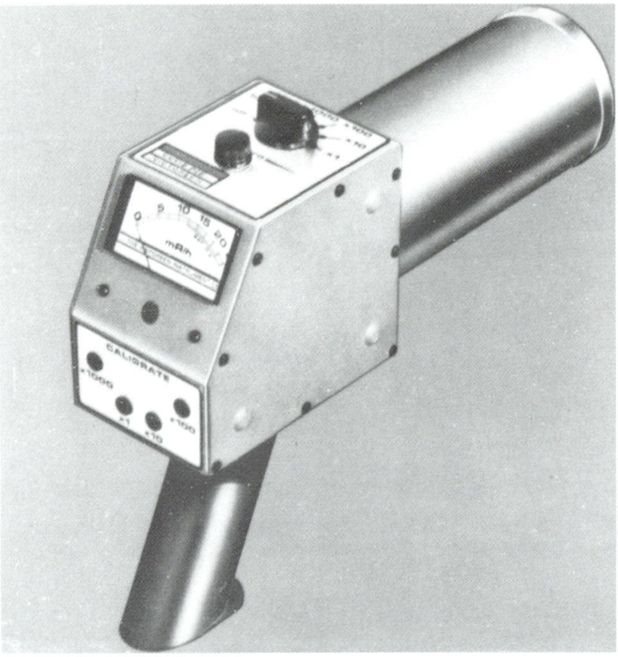

그림 16.2. 큐티 파이(Cutie Pie) 서베이미터.

- 선형가속기 설치 주변 방사선 검사는 교정된 이온함 검사미터로 시행되어야 한다.
- 검사미터는 보통은 (역제곱법칙에 의하여 선원으로부터 거리의 함수로 예측될 수 있는 피폭) 개방된 측정 기하 구조 그리고 충분한 거리를 사용하는 세슘 또는 라듐 근접 치료 선원으로부터 γ-선에 조사하여 교정한다.

② 가이거-뮐러(Geiger-Müller, GM) 계수기: GM계수기는 이온함 보다 매우 민감하다. 예를 들면, 가이거-뮐러계수기는 이온함에서 관찰 될 수 없는 개개의 광자 또는 개개의 입자를 검출할 수 있다.

- GM 계수기는 피폭 또는 선량을 측정하기 보다는 방사선을 검출하고 계수하는데 주로 사용한다.
- GM 계수기가 기본적인 검사에 유용하지만, 이온함 검사미터가 방사선 피폭의 양적인 측정을 위하여 권고된다.

③ 중성자검출기

- 1차 x 선에서 또는 그 근처에서의 중성자 측정은 펄스화된 방사선으로 부터 불리한 영향을 받지 않고 방사화 검출기 같은 수동적 검출기로 이루어진다. 방사화 검출기는 노출된 문턱 검출기(예: 인 검출기)로써 또는 감속재 내부(예: 폴리에틸렌에 둘러싸인 금박)에서 사용될 수 있다.
- 치료실 밖에서 엑스선선 또는 감마선 중 하나에 주로 반응하는 두 검출기를 사용하는 것이 흔한 일이다. 예를 들면, 큐티파이(cutie pie) 검사미터(큰 체적의 이온함)는 중성자의 존재에 영향을 받지 않고 x-선을 측정하는데 사용될 수 있다. 중성자는 rem 계측기(예: BF_3 계수기)로 측정한다. 그림 16.3은 상용되는 중성자 검사미터의 하나를 보여준다.
- 그림 16.3에서 보이는 rem 계측기는 중성자 에너지를 감속시키는 카드늄이 함유된 폴리에틸렌 구를 둘러싼 BF_3 비례 계수기이다. 계측기의 반응은 중성자 계수율 또는 밀리 rem/시간으로 표시된다.
- 중성자검사미터는 미국표준기술연구소(NIST)에 의하여 교정된 Pu-Be 중성자 선원을 사용하여 교정된다.

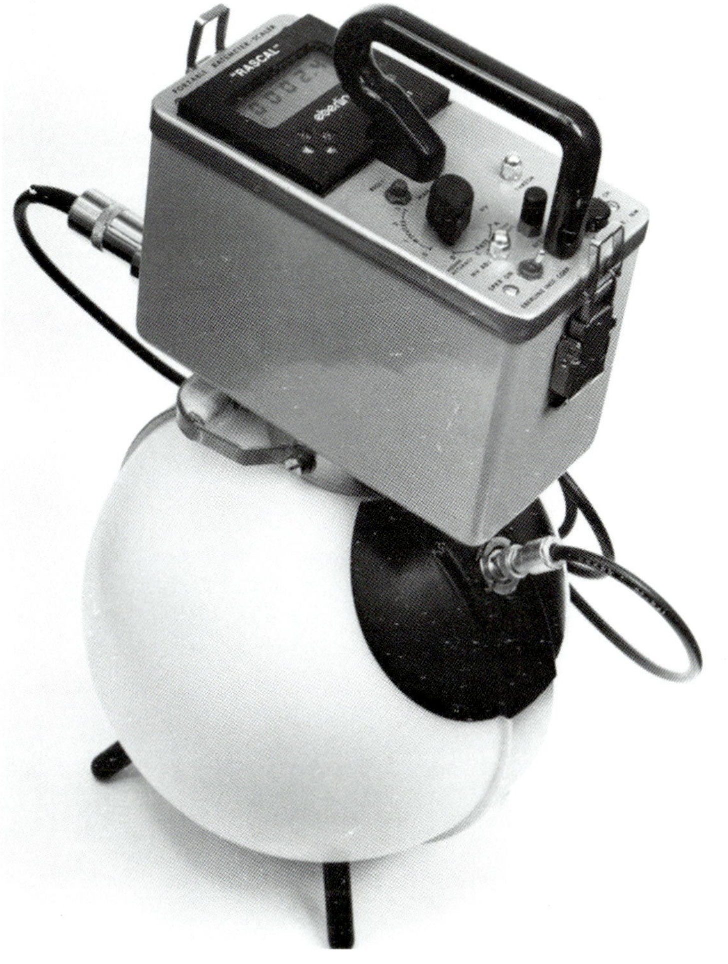

그림 16.3. 이동형 중성자 rem 계수기, "Rascal".

10. 개인피폭 감시 (Personnel Monitoring)

개인피폭 감시는 직업적으로 피폭되는 개개인을 위하여 제한 지역에서 사용되어야 한다.

① 누적방사선 피폭감시는 열형광선량계배지(TLD badge)가 일부 지역에서 사용되고 있지만 대부분은 필름배지(film badge)를 통하여 수행된다.

② 배지는 대개 전신 피폭을 감시하기 위하여 사용되기 때문에 가슴이나 복부에 부착한다.

③ 만약 어떤 과정에서 보다 높은 피폭이 예상된다면, 신체의 특정부위(예: 손)에서 피폭을 측정하도록 특별한 배지를 부착할 수 있다.

④ 또한 방사선 피폭 감시는 포켓선량계로 수행할 수도 있다. 이러한 측정기는 일반 필름 배지로 사용 할 때보다 더 자주 피폭을 감시할 필요가 있을 때 유용하다.

11. 핵규제위원회(NRC) 규정 (NRC Regulations)

미국 핵규제위원회(NRC)는 방사성물질의 사용을 통제한다.

① 미국 NRC는 많은 주정부와 NRC 규정을 시행하도록 허락하는 협정을 맺었는데, 이러한 주 들을 협정 주라고 한다.

② 방사성물질의 사용을 관장하는 NRC 규정은 연방 규정 10 CFR part 35의 법규에 포함되어 있다. 이것은 수시로 개정된다. 면허소지자는 현재 효력이 있는 규칙에 따라 행동하여야 한다.

제 16 장 복습문제

다항식 선택법에서 하나 이상의 정답이 있을 수 있음.

1. 자연적으로 발생하는 방사선원에 포함되는 것은?

a) 우주 방사선
b) 의료영상
c) 지구 방사선
d) 내부 방사선
e) 위 모두

2. 통계적 효과로 가장 잘 기술된 것은 무엇인가?

a) 피부 홍진
b) 탈모(머리카락 손실)
c) 수정체 불투명
d) 조직 괴사
e) 위 아무것도 해당 없음

3. 근접치료 선원으로 치료할 때, 피폭을 감소하기 위하여 다음 중 최소화 해야 하는 것은?

a) 선원 근처에서 머무는 시간
b) 작업자와 선원 물질 사이의 거리
c) 작업자와 선원 물질 사이의 차폐
d) 위 모두

4. 1차 차폐벽의 적정성을 결정하기 위하여 사용되는 검출기는 무엇인가?

a) 이온함 서베이미터
b) 가이거-뮬러 계수기
c) 형광 검출기
d) BF_3 비례계수기

5. 방사선방호 목적의 위험계수는 10^{-2} Sv^{-1}라고 가정한다. 만약 일반인이 부정기적 피폭에 대한 연간 유효등가선량 한계에 피폭되었다면, 이 일반인에 대한 위험은 무엇인가? [교재 표 16.5를 참조]

a) 5×10^{-4} b) 1×10^{-4}
c) 5×10^{-5} d) 1×10^{-5}

6. 선형가속기 치료실이 일주일에 5일, 하루에 8시간, 30명의 환자를 치료하도록 설계되었다. 벽 중 하나는 1차 차폐벽으로 사무실을 방호한다. 중심으로부터 사무실까지 거리는 7 m(즉, 1 차 차폐벽의 끝너머 0.3 m)이다. 만약 차폐 설계 목적이 0.02 mSv/주라면, 3 Gy/환자의 평균 치료 선량을 가정하여 1 차 차폐벽에 대하여 몇 십가층(TVLs)이 요구되는가?

a) 4.24
b) 4.76
c) 4.94
d) 5.06
e) 5.55

7. 위 문제에서 차폐벽으로 요구되는 콘크리트(밀도 = 2.35 g/cm²)의 두께(인치)는? [16.2 그림(4판, 2010) 교재에서 차폐벽 투과 곡선을 사용하여라]

a) 54

b) 63

c) 70

d) 78

e) 85

8. 6번 문제와 동일한 조건에서 치료실 건설과 가속기 설치가 완료되었다고 생각한다. 방사선이 최대 조사면 크기와 2 Gy/분 선량률 차폐벽으로 직접 향할 때 사무실에서 예측되는 순간적인 μGy/시간 단위의 선량률은 얼마일까?

a) 5

b) 14

c) 21

d) 28

9. 위 문제에서, 6번 문제에서와 같은 부하량과 사용률이라는 가정 하에 사무실에서 mSv/주 단위로 투과되는 등가선량은 얼마나 될까?

a) 0.01

b) 0.02

c) 0.03

d) 0.05

10. 6MV 선형가속기는 주당 200회 치료를 가능하도록 설치, 계획되었다. 치료실과 비 방사선작업종사자(P = 0.02 mSv/주)의 사무실을 분리하는 차폐벽의 콘크리트 두께(밀도 = 2.35 g/cm²)는 근사적으로 얼마인가? [중심에서 1 m 거리에서 300 cGy 평균 선량/치료, 중심에서 벽까지 거리 3 m, 그리고 차폐벽은 기계의 회전축에 대하여 수직이라고 가정, 교재의 그림 16.2(4판, 2010)의 차폐벽 투과 곡선을 사용하여라]

a) 32 인치

b) 47 인치

c) 52 인치

d) 60 인치

11. 위 문제에서 단지 산란방사선에 대하여 사무실을 적당히 차폐하도록 요구되는 콘크리트 두께는 대략 얼마인가? [환자에 대하여 40 × 40 cm² 조사면 크기]

a) 10 인치

b) 14 인치

c) 22 인치

d) 27 인치

12. 10 MV 선형 가속기 치료실을 위한 구조적 차폐 설계에서 선질은 다음과 같이 취급한다.

a) 1차방사선에 대한 10 MV

b) 누설방사선에 대한 10 MV

c) 모든 각도에서 산란방사선에 대한 3.3 MeV

d) 90° 에서 산란방사선에 대한 0.511 MeV

13. 교정된 렘(rem) 계측기(감속된 BF3 비례계수기)는 20 MV 선형가속기 치료실의 출입문 밖에서 방사선을 측정하기 위하여 사용된다. 그래서 측정되는 방사선량은 주로 무엇을 나타내는가?

a) 엑스선으로부터 등가선량

b) 중성자로부터 등가선량

c) 엑스선과 중성자로부터 등가선량

d) 엑스선과 중성자, 그리고 만약 존재한다면 β-입자로부터 등가선량

14. 미국 핵규제위원회(RNRC) 규정에 따르면, 각 의료 기관 면허자는 방사성 생산 물질의 사용을 감독하기 위하여 방사선 안전 위원회를 설립하여야 한다. 위원회는 다음을 포함하여야 한다.

a) 과 책임자

b) 권한이 있는 사용자

c) 방사선안전관리자(RSO)

d) 의학물리사

e) 방사선안전관리자가 아닌, 혹은 권한이 없는 관리책임자

f) 간호사

15. NRC에 따르면 "의료 사고" 용어는 치료 관리에서 다음 중 어떠한 부작용이 나타났을 때 사용되는가?

a) 총 전달된 선량이 처방된 선량과 20% 또는 그 이상으로 다를 경우

b) 한 차례의 방사선치료에서 전달된 선량이 처방선량과 30% 또는 그 이상으로 다른 경우

c) 잘못된 환자에게 선량이 전달된 경우

d) 밀봉 선원으로부터 장기로 누설된 선량이 0.03 Sv를 초과할 경우

16. 면허소지자는 만약 다음 상황이 보증될 경우, 방사성의약품을 처방함과 함께 환자에게 퇴원을 허락할 수 있다.

a) 환자에게 남아 있는 방사능이 0.005 μCi보다 적다.

b) 환자로부터 1 피트 거리에서의 선량률이 5 mrem/시간보다 적다.

c) 환자에게 남아 있는 방사능이 30 μCi보다 적다.

d) 환자로부터 1 m 거리에서의 선량률이 2 mrem/시간보다 적다.

e) 환자로부터 1 m 거리에서의 선량률이 5 mrem/시간보다 적다.

CHAPTER

제 17 장

품질관리

강의

17

품질관리와 유지관리

주제개요

다음 주제들이 이 강의에서 논의된다.

▶ 프로그램의 목적

▶ 장비의 품질관리: 인수검사, 사용준비, 주기적인 확인

- 선형가속기
- 근접치료기
- 모의치료기
- 치료계획시스템

1. 프로그램의 목적 (Program Goals)

방사선종양학에서 품질관리는 환자진료(patient care)의 질을 유지하기 위한 일련의 정책과 과정을 말한다. American College of Radiology("Blue Book" [1991]) 에서는 다음과 같은 일반적인 목표를 명시하고 있다.

1. 품질관리 프로그램은 객관적이고 체계적으로 환자치료의 질과 적합성을 지속적으로 감시해야 한다. 방사선종양학의 전 과정에서 이러한 과정은 필수적이다.
2. 품질관리 프로그램은 측정될 수 있는 구성(structure), 과정, 결과와 관련되어야 한다.
   - 구성은 직원(staffing), 장비, 시설(facility)를 포함한다.
   - 과정은 치료 전후의 평가와 실제 치료 적용을 모두 포함한다.
   - 결과는 치료로 인해 발생하는 후유증의 빈도와 심각도 그리고 규정된 목표(일반적인 종양 억제)의 성취빈도를 기록한다.
3. 품질관리 프로그램은 이해하기 쉬워야 한다. 즉, 행정적, 임상적, 물리적이며 방사선종양학의 기술적인 측면을 모두 담고 있어야 한다.
4. 품질관리 프로그램은 관리자와 방사선종양학전문의, 간호사, 의학물리학자, 선량설계사(dosimetriest), 치료방사선사(therapist) 모두를 포함해야 한다.
5. 효과적인 품질관리 프로그램을 위해 방사선종양학 서비스에 관련된 모든 직원들은 품질관리를 위해 협업하고 헌신해야 한다.

2. 장비 품질관리: 인수검사, 사용준비, 주기적인 확인 (Equipment QA: Acceptance Testing, Comissioning, and Periodic Checks)

2.1. 인수검사

주요 장비의 설치는 협력업체의 직원이 수행하지만 인수검사와 취역의 책임은 기관의 의학물리사들에게 있다.

① 선형가속기: 인수검사를 완료하기 위해 협력업체와 물리학자들은 회사의 절차 규정(procedure manual)에 따라 초기 기동을 한다. 입찰규격서(bid specification)에 명시된 것에서 벗어나거나 추가된 사항들을 검토한다.

아래는 인수검사의 부분으로서 확인해야 할 확인 항목들이다.

- 방사선 탐사: 방사선이 생성될 만큼 설치가 진행되면 가능한 빠른 시일 내에 의학물리사는 치료 시설에서의 사전 방사선 탐사를 수행한다(16장에 자세히).
  - → 탐사는 장비를 시행하는 동안 치료실 바깥의 피폭량이 허용한계를 넘지 않는지를 측정하여 확인해야 한다.
  - → 설치가 끝난 후 헤드누설(head leakage)선량의 측정, 구역탐사(area survey), 연동장치시험, 경고등, 비상스위치 등을 포함한 정례적인 방사선방어 탐사가 이루어 진다.
  - → 측량은 부하량(workload), 사용률(use factors), 점유율(occupancy factor)등 실제 기기의 임상활용시 기대되는 조건에서 이루어진다.
- 턱대칭: 각 콜리메이터의 턱 쌍은 빔의 중심선 축에 대칭적으로 움직인다. 턱대칭은 기계기사(machinist)의 다이얼 지시기(dial indicator)를 이용해 기계적으로 측정한다. 대칭 오차는 1 mm를 넘어서는 안 된다.
- 콜리메이터의 축, 광조사면 축 및 십자선의 일치: 콜리메이터를 180도 돌렸을 때 광조사면(light field)의 대각선분과 십자선 영상이 겹치는 교차점 부분이 2 mm 직경 이내의 허용범위에 놓여있어야 한다.
- 광조사면과 방사선조사면의 일치: 필름을 이용해 확인한다. 광 조사면과 x-선 의 정렬은 ± 2 mm 내에서 이루어져야 한다.
- 기계적등중심(mechanical isocenter): 기계적등중심은 콜리메이터의 회전축과 갠트리(gantry)의 회전축이 만나는 점이다.
  - → 콜리메이터가 전체 회전구간에서 회전했을 때 등중심이 2 mm 직경의 원 안에 머물러 있다면 허용 가능한 정렬이다.
  - → 갠트리가 회전했을 때 등중심이 2 mm 직경의 원 안에 있어야 한다.
- 방사선등중심(radiation isocenter): 방사선등중심이란 갠트리가 회전했을 때 빔 중심축의 회전중심이다. 이 점은 포장필름을 이용해 결정할 수 있다. 등중심을 결정하는 과정은 턱 한 세트를 닫는 것과 갠트리를 서로 다른 각도로 회전시키는 일련의 작업을 통해 슬릿 영상을 얻는 것으로 이루어져 있다. 이렇게 얻어진 영상무늬(pattern)는 그림 17.1에서 보여지는 것 같이 별무늬검사(star pattern)로 알려져 있다.

  방사선등중심과 콜리메이터, 갠트리, 치료대(table) 회전축과의 정렬은 2 mm 직경의 원 안에 있어야 한다.
- 다엽콜리메이터(multileaf collimator, MLC): AAPM TG-50(AAPM. 보고서 72 [2001])에서는 아래의 검사들을 추천하고 있다.
  - → 등중심에 투영된 엽의 너비: 등중심에 투영된 엽의 너비는 제작업체에 의해 명기되며 방사선영상학적으로 확인할 수 있다.
  - → 엽 위치의 교정: 엽 위치의 정확도는 방사선영상학적으로 확인이 가능하다. 주변의 엽과 정렬되지 않은 임의의 엽을 필름으로 식별할 수 있다.
  - → 엽의 이동: 명기된 엽의 최대 이동 범위는 양 방향 모두 확인이 되어야 한다.
  - → 엽의 속도: 개별 엽들은 이동 전 과정에 걸쳐 부드럽고 지속적으로 이동해야 한다. 최대이동속도는 확인되어야 한다.
  - → 투과선량: 엽들, 엽 간의 사이 그리고 엽들과 턱이 결합된 것을 통과하는 방사선 투과는 제조사 사양과 비교하여 측정, 확인되어야 한다. 측정은 선량측정용 필름이나 이온함을 이용해 수행한다.
  - → 누설선량: 닫힌 위치에서 인접한 다엽면(leaf faces) 사이로의 방사선 누설선량을 측정해야만 한다. 이러한 측정은 반드시 제조사 규격서에 적힌 값과 비교하여 확인해야 한다.
  - → 조사면조형(field shaping): 다엽콜리메이터를 이용해 불규칙한 모양의 조사면을 만드는 소프트웨어의 정확도를 제

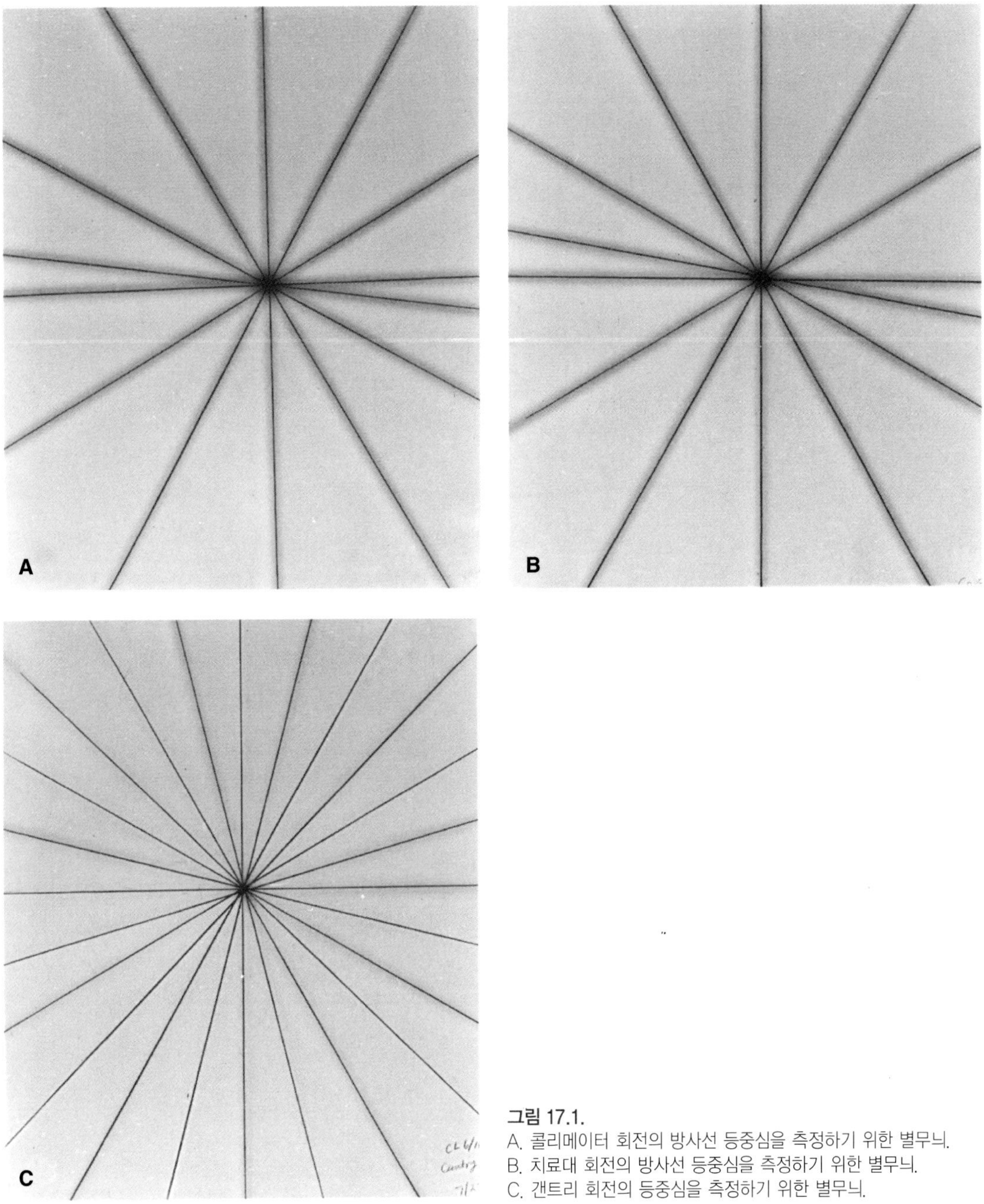

그림 17.1.
A. 콜리메이터 회전의 방사선 등중심을 측정하기 위한 별무늬.
B. 치료대 회전의 방사선 등중심을 측정하기 위한 별무늬.
C. 갠트리 회전의 등중심을 측정하기 위한 별무늬.

조사가 제시한 규격으로 확인해야 한다. 일련의 불규칙한 조사면 모양은 디지털화해서 다엽콜리메이터가 만든 조사면과 광학적으로, 그리고 방사선영상학적으로 비교되어야 한다.

- X-선 빔성능 (X-ray beam performance)
  - → 에너지: 에너지 허용 기준은 보통 깊이선량변화량(depth dose variance)라는 용어로 명기되는데 이는 조사면의 크기가 10 × 10 cm, SSD는 100 cm, 깊이 10 cm에서 발표된 자료로부터 기인한다. 깊이선량 또는 이온화율의 차이는 2 %까지 허용된다.
  - → 조사면편평도(field flatness): 광자선의 조사면편평도는 깊이 10 cm 중심축에 수직인 면에서 조사면 크기의 중앙

부 80%의 영역에서 중심축에 대한 수직선량 변화로 정의된다(그림 17.2). 중심축을 따라 3% 이하의 선량변화는 허용된다.

→ 조사면대칭도(field symmetry): 편평도 측정을 위해 얻어진 측방선량선분포는 대칭도와 관련하여서도 사용될 수 있다. 측방선량분포는 중심축의 양 반대편에 대칭적으로 놓인 어떤 점에서도 2% 이상 차이가나면 안된다.

• 전자선 성능

→ 에너지: 표면에서의 최빈에너지 $(E_p)_o$는 넓은 빔(예: 20 × 20 cm² 조사면)의 깊이선량곡선으로부터 얻은 실비정 R_p로부터 결정된다. 측정된 에너지는 가속기 조정판에 보여지고 있는 명목상 에너지의 대략 ±0.5 MeV 내에 있어야 한다.

→ 조사면편평도: AAPM (TG-25 보고서)는 최대선량깊이(D_{max})를 지나 95%의 등선량이 되는 깊이에서 중심축에 수직인 기준면에서 전자선의 편평도를 정의하기를 권고한다. 중심선의 선량과 근처 상대선량의 변화량은 조사면의

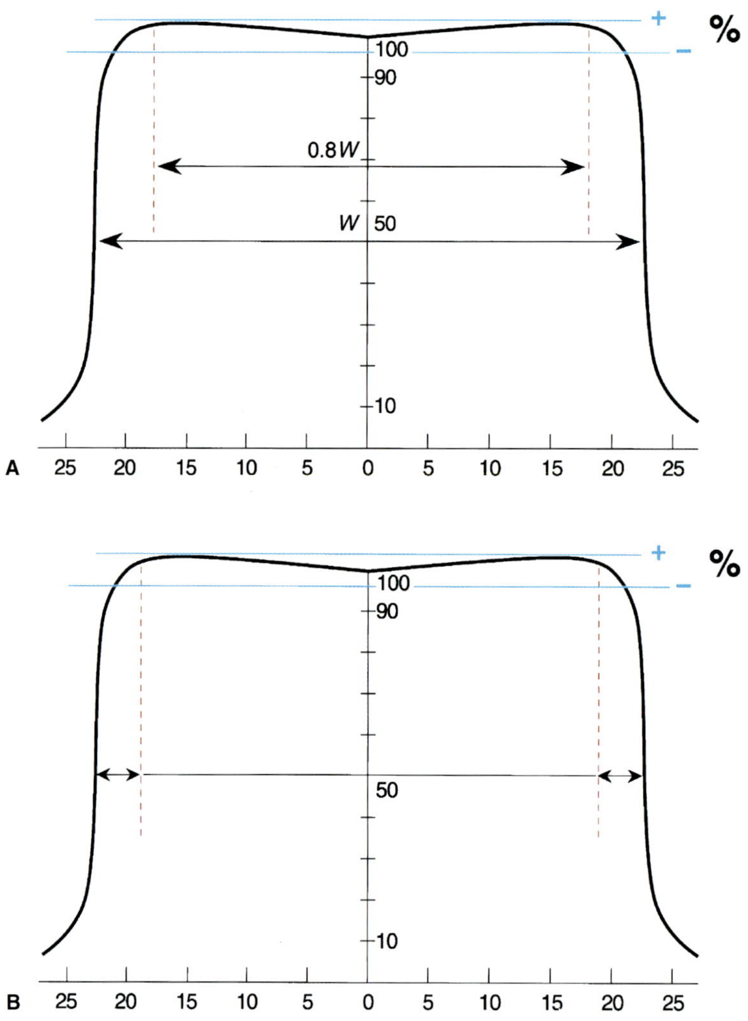

그림 17.2. 광자선의 조사면 편평도의 정의. A. 편평도는 조사면 크기(w)의 80%를 차지하는 영역내에서 결정된다. B. 편평도는 조사면의 가장자리에서 일정거리 내부(예: 2cm)로 그려진 선에의한 영역내에서 결정된다. 측정깊이는 10cm로 나타나 있다.

크기가 10 × 10 cm 또는 그 이상인 조사면의 가장자리(edge) 2 cm 안쪽 구역에서 ±5%(가장 바람직하게 ±3% 이내가 되는)를 초과해서는 안 된다.

→ 조사면대칭도: 상기 조건들을 위해 가로선분포들은 중심축의 양쪽에 대칭적으로 놓인 어떤 점에서도 2% 이상 차이가 나면 안 된다.

- 모니터이온함: 모니터이온함의 선형성은 전신조사(TBI), 전피부조사(TSI), 아크회전(arc rotation) 등과 같은 특별한 운영 조건들과 선량률의 함수로 확인해야 한다.

→ 쐐기여과기: 10 × 10 cm 장의 쐐기꼴등선량분포는 쐐기 각을 확인하는데 사용될 수 있다. 측정된 쐐기각은 명시된 값의 ±2° 안에 들어야 한다.

- 기타 확인 사항들

→ 환자치료테이블의 위아래로 움직임에 대해 등중심의 이동은 ±2 mm를 넘으면 안 된다.

→ 광학거리지시계는 ±2 mm 내로 정확해야 한다.

→ 조사면지시계 ±2 mm 내로 정확해야 한다.

→ 갠트리 각과 콜리메이터 각은 1° 이내로 정확해야 한다.

→ 레이저 광은 등중심과 ±2 mm 이내로 정렬되어야 한다.

→ 180 lb의 무게가(환자와 비슷한) 부여된 조건 하에서 환자치료테이블 상판(tabletop)의 가로, 세로 측 이동에 대한 처짐은 2 mm 이내여야 한다.

→ 상기 조건에서 치료테이블에 넣은 테니스 라켓은 0.5 cm보다 아래로 처지면 안 된다.

→ 가속기에 달린 다른 부수적인 장비들은 공급업체의 규격서나 구매계약서의 적힌 내용에 의거해 확인해야 한다.

② 모의치료기(simulator): 모의치료기의 인수검사는 두 부분으로 나뉜다.

a) 기하학적, 공간적 정확도의 확인, 이 부분은 선형가속기의 인수검사와 유사하다.

b) X-선 발생기와 그에 관련된 영상장치의 성능검사. 이 부분은 진단용 x-선 촬영장치와 투시촬영장치 등과 같이 모의치료기의 성능을 다루고 있다.

교과서의 표 17.5(Khan, 4판, 2010)에서 영국방사선학회(BIR)에서 권고하는 인수검사의 항목과 허용치를 보여준다.

③ 근접치료(brachytherapy) - 수작업 후장전장치(afterloader): 아래의 과정은 강내(intracavitary) 선원과 수동 후장전장치(manual afterloading) 삽입기구(applicator)의 평가를 위해 권고된 항목이다.

- 선원식별(source identify): 선원의 3차원 크기는 물리적인 측정이나 방사선사진으로 확인할 수 있다. 일련번호나 배색 구분은 육안 점검으로 확인이 가능하다(납유리창 뒤에서).
- 선원균일성(uniformity)과 대칭도(symmetry): 근접치료선원의 자가방사선사진술(autoradiography)은 방사부 길이(active length) 뿐만 아니라 방사화 분포 또한 보여준다.
- 선원교정: 우물형이온함(예로 선량 교정장치)과 몇 몇 표준선원은 교정 확인에 사용될 수 있다. 교정 전 차이는 공급업체가 제시한 값에서 ±5 %를 넘어선 안 된다.
- 삽입기구(applicator) 평가: 삽입기구들의 내부 구조는 4 또는 6 MV x-선을 이용한 서로 직교하는 방사선 사진을 이용해 검사할 수 있다.

④ 근접치료 - 후장전 원격치료기: 원격후장전(Remote afterloading) 장비를 위한 인수절차는 크게 다음과 같이 나눈다.

- 후장전 장치의 구동시험.
- 시설의 방사선 안정성 확인
- 선원의 교정과 전달의 확인
- 치료계획 소프트웨어의 확인

원격후장전(remote afterloading)장비를 위한 인수검사절차는 교과서의 표 17.6(4판, 2010)에 나열되어 있다.

2.2. 사용준비(commissioning)

대부분의 장비들은 인수검사를 거친 뒤 바로 임상에 사용할 수 있도록 준비가 되어있다. 그러나 몇몇 장비들은 환자 치료에 사용하기 전에 추가 자료가 필요하다. 예를 들면 선형가속기는 보정되고, 치료에 사용될 빔 자료, 필요한 매개변수 등을 얻기 전에는 환자치료에 사용이 불가능하다.

① 선형가속기: 교과서 표 17.7(4판, 2010)에는 선형가속기를 치료전에 사용준비에 필요한 대표적인 자료들이 제시되어 있다. 치료 전 사용 준비는 치료계획용 컴퓨터에 빔자료(beam data)를 넣고 컴퓨터에 의해 생성된 선량분포가 확인된 후에 완료된다.

② 치료계획시스템: 치료계획용컴퓨터시스템의 인수검사와 치료전사용준비는 하드웨어와 소프트웨어 모두를 포함한다. 검사는 다음을 포함한다(그러나 꼭 여기에 제한하지는 않는다).

- 입력디지타이저와 출력플로터, 프린터의 정확도와 선형성 확인
- 측정된 분포 또는 수작업(manual) 계산과 비교하여 특정 치료 조건에 대한 빔 모델링과 선량분포의 정확성 확인.
- 알고리즘 검증: 알고리즘의 정확도, 정밀도, 한계, 특성

3차원 치료계획시스템을 위한 많은 양의 품질관리 지침과 권고들을 AAPM TG-53 보고서에서 찾아볼 수 있다.

2.3. 주기적인 점검

주기적인 품질관리 프로그램은 허용 가능한 표준 성능 안에서 시스템을 유지할 수 있도록 고안되었다.

① 선형가속기: 미국의학물리학회(AAPM TG-40 보고서)에서 권고한 선형가속기를 위한 주기적인 품질관리는 교과서의 표 17.8과 17.9(Khan, 4판, 2010)에 요약되어 있다.

② ^{60}Co 장비: ^{60}Co 원격치료의 품질관리는 미국핵규제위원회(NRC) 또는 주 정부(협정주인 경우)에서 정한 몇 가지를 제외하면 선형가속기와 비슷해야 한다. 교과서의 표 17.10(Khan, 4판, 2010)은 NRC 필요사항과 AAPM TG-40 보고서의 추천사항을 담고 있다.

③ 방사선영상모의치료기(radiographic simulator): 방사선영상 모의치료기의 기하학적 정확도는 선형가속기의 정확도와 비슷해야 한다. AAPM TG-40 보고서가 권고하는 모의치료기를 위한 주기적인 품질관리 프로그램은 교과서의 표 17.11에 요약되어 있다.

④ 전산화단층모의치료기(CT simulator): 전산화단층모의치료기를 위한 품질관리 프로그램은 AAPM TG 66 보고서에 의해 자세히 나와 있다. 매일, 매달, 매년마다 주기적인 검사를 하는 것이 권장된다. 이 검사들은 교과서의 표 17.12A와 17.12B(Khan, 4판, 2010)에 요약되어 있다.

제 17 장 복습문제

다항식 선택법에서 하나 이상의 정답이 있을 수 있음.

1. AAPM TG-40 보고서 권고에 의하면 x-선 출력의 일정함은 얼마나 자주 확인해야 하는가?

a) 매일

b) 주 2회

c) 주 1회

d) 월 1회

2. AAPM TG-40 보고서 권고에 의하면 온도와 기압보정을 이용한 현장용측정기(field instrument)의 x-선이나 전자선 출력의 일정함을 점검하는 허용치는 ± 몇 %로 명시되어 있는가?

a) 1%

b) 2%

c) 3%

d) 4%

e) 5%

3. AAPM TG-40 보고서 권고에 의하면 광조사면과 방사선조사면의 정렬허용도는 ± 몇 mm로 명시되어 있는가?

a) 1 mm

b) 2 mm

c) 3 mm

d) 4 mm

d) 5 mm

4. AAPM TG-40 보고서 권고에 의하면 회전 등중심(isocenter)의 허용도는 얼마로 명시되어 있는가?

a) 콜리메이터에 대해 2 mm 직경 내

b) 갠트리에 대해 2 mm 직경 내

c) 방사선의 중심축에 대해 1 mm 직경 내

d) 환자 치료테이블에 대해 5 mm 직경 내

5. AAPM TG-50 보고서 권고에 의하면 다엽콜리메이터(MLC)에 의해 생성되는 조사면과 모의치료기 필름이나 DRR에 의해 생성되는 조사면을 비교해 ± 몇 mm 까지 허용하도록 명시되어 있는가?

a) 1 mm

b) 2 mm

c) 3 mm

d) 4 mm

d) 5 mm

6. 선량측정 정확도에 대해 다음 중 올바른 진술은 무엇인가?

a) 표적(target) 전달선량의 약 3% 정도 선량 정확도를 가져야 할 필요를 명시하고 있다.

b) 전체 치료 빔의 교정정확도는 약 1% 정도로 추정된다.

c) 공인선량교정연구소(ADCL)로부터 나온 ^{60}Co 조사선량교정인수로 보정된 이온함은 누적 불확정도가 약 1.5%이다.

d) 위 모두 정확하지 않다.

7. 다음 검사 중 어떤 것이 원격 후장전(remote afterloading) 근접치료(brachytherapy)기기에 권고되는가?

a) 타이머 정확도와 끝한계 효과(end-time effect)

b) 방사선 시설 근처의 매달 방사선 측정

c) 방사선 측정기의 적합한 기능성

d) 동위원소 선원이 밖에 있을 동안 문이 열리지 않음을 확인하는 것

8. 고선량률(HDR) 원격 근접치료기에 대한 설명으로 옳은 것은?

a) 선원은 안전장치 내로 자동으로 들어가기 때문에 선원의 누설검사는 불필요하다.

b) 선원의 위치 정확도 시험은 매달 시행되어야 한다.

c) 선원의 위치 정확도 시험의 허용도는 ± 1mm이다.

d) 대기 중에 놓인 원통형의 이온함은 선원 세기의 교정을 수행하는데 사용될 수 있다.

e) 고선량률(HDR) 선원 세기의 교정은 매달 수행되어야 한다.

9. 모의치료기를 위해 영국방사선학회에 의해 권고된 허용치는 다음 중 어떤 것인가?

a) 갠트리 회전에서 0도 위치에서 정확도는 ± 1° 이어야 한다.

b) 방사선등중심(radiation isocenter)에서부터 x-선 빔 축의 최대 변위는 2 mm 이내 이어야 한다.

c) 일반적인 치료 거리에서 평균 휘도는 40 lux 이상이어야 한다.

d) 수치적으로 조사면의 지시값과 x-선 조사면의 크기 간 최대 차이는 1.0 mm 이하 이어야 한다.

10. CT 모의치료기(simulator) QA의 AAPM 83 보고서(TG #66)에 대한 설명으로 옳은 것은?

a) 물의 CT 수(CT number) 정확도는 매일 확인되어야 한다.

b) 물의 CT 수 정확도의 허용도는 0 ± 5 HU로 명시되어 있다.

c) 공간 분해능은 제조사 규격에 따라 매달 확인되어야 한다.

d) 전자밀도(electron density)의 CT 수 변환은 매해 확인되어야 한다.

CHAPTER

제 18 장

전신방사선조사

강의

18

전신방사선조사: 기법과 선량측정

주제개요

다음 주제들이 이 강의에서 논의된다.

- ▶ 전신방사선조사의 목적
- ▶ 치료기법
- ▶ 선량측정
- ▶ 보상체
- ▶ 환자 생체내 선량측정

1. 전신방사선조사의 목적 (Role of Total Body Irradiation)

전신방사선조사(total body irradiation, TBI)의 목적은 기증자 골수의 이식에 대한 거부반응을 피하기 위해 환자의 면역작용을 충분히 억제하고 환자의 골수와 암세포를 없애는 것이다.

① 메가볼트(MV) 광자선을 이용한 TBI는 아래의 치료에 사용되는 골수이식을 위한 조절요법의 하나로 가장 널리 이용되고 있다.

- 백혈병(leukemia)
- 재생 불량성 빈혈(aplastic anemia)
- 다발성 골수종(multiple myeloma)
- 자가면역질환들(autoimmune diseases)
- 선천성대사이상(inborn errors of metabolism)

② 조절요법으로서 화학요법(chemotherapy)을 단독으로 사용하기도 하지만 다음과 같은 이유로 TBI를 추가하는 것이 유익한 것으로 고려된다.

a) TBI는 화학요법이 거의 효과를 보지 못하는 성역을 포함하여 전신에 거의 균일한 선량(±10% 이내)을 전달 할 수 있다.

b) 만약 필요한 경우 선택된 신체의 부위들(예: 폐와 신장, 머리)의 일부분이나 전체에 대해 방사선을 차단할 수 있다.

2. 치료기법 (Techniques)

특정한 치료기법을 선택하는데 있어서 가능한 장비의 유무와 광자선의 에너지, 최대허용조사면적, 치료 거리, 선량율, 환자의 크기, 환자 특정 부위에 대한 선택적인 방사선 차단의 필요성 등을 고려해야 한다

① 전후(AP/PA) 전신조사(TBI)기법은 환자 신체 축의 세로방향으로 보다 좋은 선량균질도를 제공하지만 환자가 반듯이 서있는 자세가 아닌 이상 환자 자세를 잡는데 문제가 있다.

② 좌우 양방향 전신조사(TBI)에서 의자나 누울 수 있는 TBI용 침대가 있다면 환자에게는 편하겠지만 빔의 경로를 따라 신체 두께가 매우 크게 변화한다.

③ 환자의 신체끝이나 중요하지 않은 장기에서의 경우도 있지만 보상체는 환자의 전신에서 신체축을 따라 ±10% 이내의 선량균일도를 이루도록 요구된다.

- 빔 에너지: 빔 에너지의 선택은 신체축을 따라 환자의 두께가 어떻게 되는지, 선량 균질도에 대한 요구 조건에 따라 정해진다. 그림 18.1은 대향 빔이 조사될 때, 정중선 선량에 대한 최대 선량의 비가 빔 에너지와 환자 두께의 함수임을 보여준다.

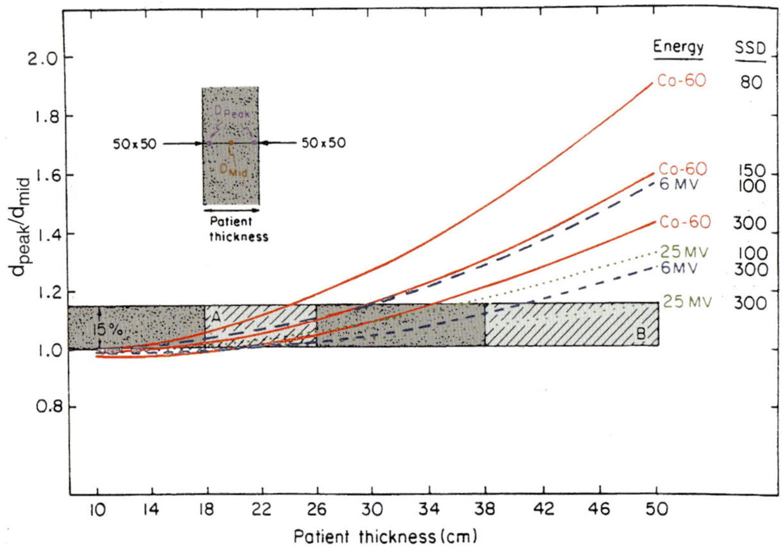

그림 18.1. 환자 두께 및 치료빔 에너지의 함수 형태인 최대선량과 정중면(midmplane)에서의 선량간의 비율. 그림자가 있는 면적은 선량비가 15% 이내인 영역을 보여준다. A와 B영역은 일반적인 성인 환자의 상·하 방향과 좌·우 방향에서의 두께 범위를 각각 보여준다. SSD는 cm 단위로 표현되어 있다.
(출처: American Association Irradiation, AAPM Report No. 17. Colchester, VT: AIDC; 1986, with permission)

- 초기선량증가(initial dose build up):
  - → 기준 SSD(예: SSD = 100 cm)에서 획득한 선량증가(dose build up) 자료는 TBI와 같이 상대적으로 긴 거리(예: 400 cm)에서는 공기간섭으로 인하여 정확성이 떨어진다.
  - → 대부분의 TBI 프로토콜에서는 피부선량보호(skin sparing)가 요구되지 않는다.
  - → 볼러스나 빔 산란판은 TBI 치료에서 최소 처방 선량의 90%까지 피부선량을 증가시킬 수 있다. 1에서 2 cm 두께의 아크릴로 만들어진 산란판은 이러한 요구조건을 충분히 만족시킬 수 있으며 산란판은 가능한 환자표면 가까이에 놓도록 한다.

④ 양방향전신조사기법: 이 기법은 그림 18.2에 보이듯이 반쯤 태아 모양의 자세로 긴 의자 또는 침대에 앉아 있는 환자에 대해 양방향 조사빔(왼쪽과 오른쪽으로 마주 보는 양방향 빔)을 사용한다.

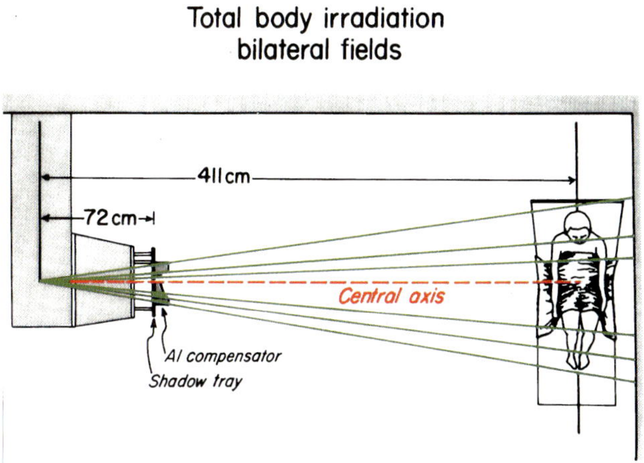

그림 18.2. 양방향 TBI 기법의 환자 자세 및 위치 구성도.
(출처: Khan FM, Williamson JK, Sewchand W, et al. Basic data for dosage calculation and compensation. Int J Radiat Oncol Biol Phys. 1980;6:745–751, with permission)

- 환자의 신체축을 따라 환자의 측면 두께가 변화한다. 그러므로 환자 축을 따라 약 ±10% 이내의 선량 균일도를 가질 수 있도록 머리와 목, 폐, 다리에 보상체가 필요하다.
- 양방향 조사기법의 경우 처방선량은 일반적으로 관련된 치료계획에 의해 배꼽 높이의 신체 단면적의 중심지점에 대해서 정한다. 보상체의 기준두께는 환자 신체의 배꼽높이에서의 측면직경이 된다.

⑤ 앞뒤(AP/PA)전신조사기법: 그림 18.3에 나타난 것처럼 TBI 치료거리에서 직립한 환자에 대해 평행한 마주보는 빔을 AP/PA로 조사한다.

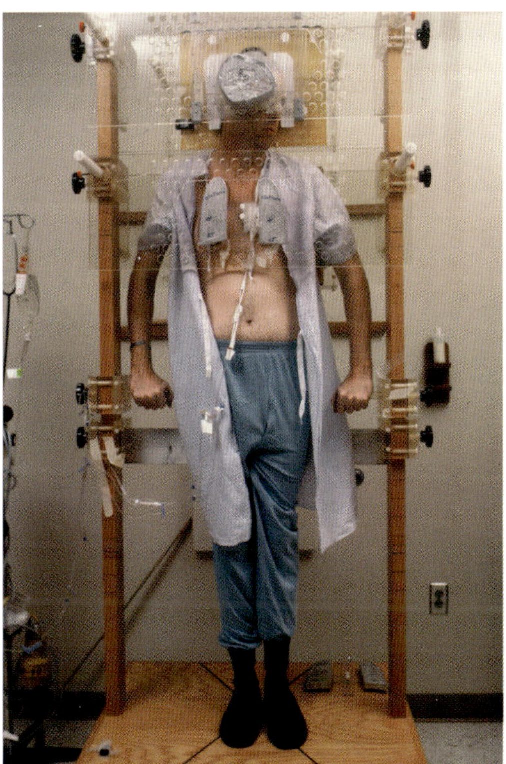

그림 18.3. 환자는 뇌의 방사선 차폐를 위해 머리를 옆으로 향하고 서 있는 TBI 자세를 하고 있다. 5배의 반가층에 해당되는 세로밴드 차폐물 TBI 지지대에 설치된 아크릴 판에 부착되어 있다.
(출처: Dusenbery KE, Gerbi BJ. Total body irradiation in conditioning regimens for bone marrow transplantation. In: Levitt SH, Khan FM, Potish RA, et al., eds. Technological Basis of Radiation Therapy. Philadelphia, PA: Lippincott Williams & Wilkins; 1999:499–518, with permission)

- 환자가 서서 치료 받는 AP/PA 기법은 특정 중요 장기(예: 폐나 뇌)에 대한 과도한 광자선 선량에 대해 차폐가 가능하고 차폐물의 그림자에서의 피부조직에 대해 부족한 선량을 전자를 추가하여 채울수 있다. 이 기법은 보상체(compensator)를 필요로 하지 않는다.
- 앞뒤(AP/PA) 전신조사기법은 또한 편안하게 누운 자세(와식)의 아기에게 적용할 수 있다(그림 18.4).

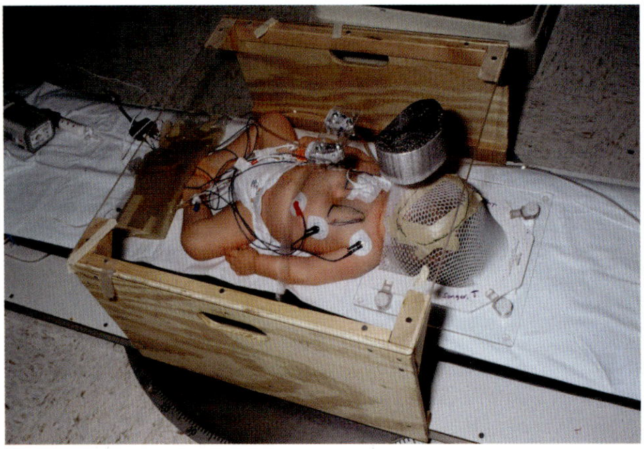

그림 18.4. 아기 환자에 대한 바닥에서의 와식 TBI 자세. 두 다리는 조사면이 적절한 여백으로 환자의 전신이 포함되도록 "개구리-다리" 자세를 한다. 두뇌에 대한 선량 감소용 차폐물은 머리를 옆 방향으로 돌렸을 때, 두개골의 중심부가 아크릴 트레이의 상단에 위치한 차폐물에 의해 가려지도록 위치시킨다.

3. 선량측정 (Dosimetry)

모니터단위(MU)당 선량 계산을 위한 선량 측정은 TBI 거리에서 팬톰을 이용하여 직접적으로 구하거나 또는 표준조건(등중심에서)에서 획득한 자료로부터 유도할 수 있다. 후자의 경우 반드시 TBI 거리에서의 정밀도를 확인한 상태에서 해야 한다.

① 모니터단위당 선량 계산 수식이론: 일반적인 등중심적인 기법에서 사용하는 수식이론(10장에서 논의함)을 TBI에도 사용할 수 있다. TMR 수식 이론을 이용한 처방지점(prescription point)에서 단위MU당 선량 계산을 위한 기본 공식은 식 18.1로 표현할 수 있다.

$$D/MU = k \cdot TMR(d, r_e) \cdot S_c(r_c) \cdot S_p(r_e) \cdot (f/f')^2 \cdot OAR_d \cdot \mathrm{TF} \quad (18.1)$$

이때,

*D/MU*는 처방지점에 전달되는 단위 MU당 선량이다.

*k*는 최대선량의 기준깊이에서 MU당 선량의 보정값이다.

*TMR*은 깊이 *d*에서 처방점 위치 대비 환자 등가조사면에 대한 최대조직선량비(tissue maximum ratio)이다.

S_c는 등중심에 투영된 조사면 크기(r_c)에 대한 콜리메이터산란비율이다.

S_p는 환자등가조사면 크기(r_e)에 대한 팬톰산란비율이다.

*f*는 선원에서 교정점까지의 거리이다.

f′ 은 처방지점에서의 선원에서 환자 축까지의 거리이다.

OAR_d은 깊이 *d*에서 중심점에서 떨어진 거리에서 선량과 중심축 선량간의 비율(off axis ratio)이다.

TF는 차폐물 선반과 빔 훼손체(beam spoiler) 또는 그 이외에 치료기와 환자간에 위치하는 모든 선량 흡수체에 대한 투과율이다.

4. 보상체 (Compensator)

보상체(compensator)의 두께는 빔 조사 방향으로 처방지점의 기준 깊이에 상대적인 조직 두께의 부족분이나 보상체의 구성 물질(예: 물질의 밀도) 또는 선량 보상이 일어나는 위치로 부터 보상체까지의 거리, 조사면 크기, 빔 에너지(12장을 보시오)의 영향을 받는다. TBI 보상체는 두께 비율 방식이나 유효감쇠계수 방식 등을 이용하여 설계할 수 있다.

① 두께비율 방법: 조사면 내의 임의의 점에서 보상체의 두께 t_c는 식 18.2와 같이 주어진다.

$$t_c = TD \cdot (\tau / \rho_c) \tag{18.2}$$

이때,

TD는 처방지점에서의 기준깊이에 대해 상대적으로 부족한 조직 두께이다.

τ는 두께 비율(빔 조사 방향을 따라 조직 두께의 부족분과 요구되는 조직등가 보상체 두께 간의 비율)이다.

ρ_c는 물에 대한 상대적인 보상체의 밀도이다.

- 두께비율 τ는 몇 가지 변수에 의해 영향을 받는데 예를 들면 선량보상의 깊이와 조직의 부족한 총 두께, 조사면 크기, 그리고 빔 에너지와 TBI 조건들이 있다.
- τ에 대하여 0.7이라는 한 개의 값을 대입하더라도 보상체는 모든 에너지와 TBI 조건들에 대해서 약 ±5% 이내의 정밀도를 가진다는 것이 이미 발표 되었다.

② 유효감쇠계수 방법: 이 방법에서는 조사면 내의 임의의 점에서 보상체의 두께 t_c가 식 18.3과 같은 공식으로 계산될 수 있다.

$$\begin{aligned} I / I_0 &= [T(A_R, d_R) / T(A, d)] \cdot OAR_d \\ &= \exp(-\mu_{eff} t_c) \end{aligned} \tag{18.3}$$

이때,

I와 I_0는 각각 보상체를 사용하였을 때와 사용하지 않았을 때의 보상점에서의 선량이다;

$T(A_R, d_R)$과 $T(A, d)$는 각각 표준 신체의 단면과 보상되어야 할 부위에 대한 팬톰조직선량비 또는 TMR이다.

A_R과 A는 각각 표준 신체의 단면과 보상되어야 할 부위에 대한 중앙선 깊이 d_R과 d에서의 등가조사면이다.

OAR_d는 중심점에서 떨어진 거리에서 선량과 중심축 선량간의 비율(off axis ratio)이다.

μ_{eff}는 TBI 거리에서 측정된 보상체에 대한 유효선형감쇠계수이다.

5. 환자 생체내 선량측정 (In Vivo Patient Dosimetry)

임상적 사용을 위하여 특정 TBI 기법이 준비된 후, 최초 20회 또는 그 수의 환자들에 대해 생체선량 측정을 통한 검증이 요구된다.

① 생체내 선량측정검사는 열형광선량계(thermoluminescent dosimeter, TLD)나 다이오드를 사용하여 중요한 부위의 환자 표면에 놓고 수행 한다. 이때 적당한 선량 증가용 볼러스(bolus)로 선량계들을 둘러싸야 한다.

② 측정된 선량은 선량 증가 조건에서 예상 선량과 비교해야 한다.

③ 계산된 선량과 측정된 선량사이의 차이가 ±5% 이내일 때 허용 가능한 것으로 고려된다.

제 18 장 복습문제

다항식 선택법에서 하나 이상의 정답이 있을 수 있음.

1. **TBI 치료에 대해서 어떤 것(들)이 옳은가?**
   a) 환자의 중앙면을 따라 균일한 선량이 ±5% 이내가 되도록 설정되었다.
   b) 피부에서 처방선량의 90%보다 선량이 전달되도록 설정되었다.
   c) TBI는 백혈병, 재생불량성 빈혈, 림프종, 다발성골수종, 자가면역질환들, 선천성대사이상의 치료에 사용된다.
   d) 빔 훼손체(spoiler)는 빔 에너지의 평균값을 감소시키는데 쓰인다.
   e) 높은 원자가의 눈 차폐물은 수정체의 혼탁을 방지하기 위해 사용된다.

2. **환자가 배꼽(처방점)에서 32 cm의 횡측 두께를 가지는 양방향 TBI 기법으로 치료를 받는다. 만약 치료 계획에서 중앙면 선량률을 5 cGy/min에서 10 cGy/min으로 증가 시킨다면 이 치료를 위한 치료기의 선량률은 얼마인가?**
   a) 100 MU/min
   b) 200 MU/min
   c) 300 MU/min
   d) 400 MU/min
   e) 500 MU/min

3. **거리역제곱법칙에 의해, 선속편평여과기로부터 산란된 광자에 의해 유효원점이 등중심쪽으로 약간 이동된다. 대부분의 치료들 즉, 등중심 근처의 위치에서)은 이러한 효과가 작고, 무시될 수 있다. 만약 유효 원점의 위치가 등중심으로 98 cm이라면 문제 2의 경우에서 이러한 효과에 기인하여 무시될 수 있는 선량 오차는 얼마인가?**
   a) < 0.5%
   b) 1%
   c) 3%
   d) 5%
   e) 10%

4. **한 환자가 AP/PA 기법으로 치료를 받으려 하는데, 동일한 치료기를 사용하면서 폐에 전달되는 선량을 처방선량의 50% 이내로 줄이기 위해 세로벤드로 만든 부분 차폐물(μ_{eff} = 0.3 cm^{-1})을 이용한다고 한다. 만약 환자의 배꼽과 가슴에서의 두께가 26 cm, 32 cm이고 OAR_d를 무시할 때, 두께 24 cm인 폐에 대한 AP/PA 기법을 위한 폐 차폐물의 두께를 계산하시오. 상대적인 전자밀도를 0.25로 가정하여, 비균질체인 폐에 대한 TMR 비율을 사용하시오.**
   a) 1.3 cm
   b) 2.5 cm
   c) 2.8 cm
   d) 3.5 cm
   e) 3.7 cm

5. **양방향 TBI 기법에 대한 설명으로 옳은 것은?**
   a) 오직 머리와 팔에만 보상체가 필요하다.
   b) 폐에 전달되는 선량 보상 (감소)를 위하여 팔은 폐 부분을 가리고 있어야 한다.
   c) 폐에 대한 부스트(boost, 추가선량전달)를 목적으로 추가적인 전자선 치료가 필요하다.
   d) 보상체에 대한 기준 두께는 팔을 포함하는 신체내 배꼽부위의 횡방향 직경이다.

6. 한 환자가 양방향 TBI 기법으로 치료된다. 처방선량 기준두께(배꼽 위치에서의 두께)가 30 cm이다. 목의 횡방향 직경은 10 cm이다. 목을 위한 알루미늄 보상체의 두께는 얼마인가?

[10 MV x-선, SAD = 100 cm, 원점에서 보상체까지 거리 50 cm, 원점에서 환자중심축까지의 거리 = 400 cm, 조사면 크기 = 40 × 40 cm^2, 처방선량 점에서의 유효 조사면 크기 = 30 × 30 cm^2, 목 중심부에서의 유효 조사면 크기 = 20 × 20 cm^2, 알루미늄 보상체의 유효 선형 감쇠 계수 = 0.0923 cm^{-1}]

a) 1.5 cm

b) 2.0 cm

c) 2.5 cm

d) 3.0 cm

7. 6번 문제에서 만약 두께비(τ)가 0.7이라면 알루미늄 보상체의 두께는 얼마인가?

a) 1.6 cm

b) 2.1 cm

c) 2.6 cm

d) 3.2 cm

8. 만약 6번 문제의 보상체 계산이 맞다면 7번 문제에서 주어진 보상체를 사용하는 경우에 선량 백분율 오차는 얼마인가?

a) 1

b) 2

c) 3

d) 4

9. 6번 문제에서 유효감쇠계수를 사용하는 대신 교과서의 A-7(Appendix)에 있는 알루미늄 보상체의 감쇠계수 표를 사용할 경우, 알루미늄 보상체의 두께는 얼마인가?

[힌트: 10 MV의 유효에너지는 3 MeV 이다.]

a) 1.4 cm

b) 1.9 cm

c) 2.4 cm

d) 2.9 cm

10. 만약 6번 문제의 보상체 계산이 맞다면 9번 문제에서 주어진 보상체를 사용하는 경우에 목의 중심점에서 선량백분율 오차는 얼마인가?

a) 1

b) 2

c) 3

d) 4

CHAPTER

제 19 장

3차원 입체조형방사선치료

강의

19

3차원 입체조형방사선치료: 선량측정과 치료계획

주제개요

다음 주제들이 이 강의에서 논의된다.

▶ 정의
▶ 선량계산 알고리즘
▶ 치료계획 과정
▶ 3차원 입체조형방사선치료 수행과 검증

1. 정의 (Definition)

3차원 입체조형방사선치료(3D CRT)는 입체적 해부학적 정보에 기초를 둔 것을 의미한다. 3차원 선량분포를 이용해 치료계획을 설계하고 정상조직에는 최소선량을 암세포에는 적당한 선량을 조사하도록 계획된 목표에 최대한 근접하도록 수행하는 것을 의미한다.

2. 선량계산 알고리즘 (Dose Calculation Algorithms)

선량계산 알고리즘은 아래와 같이 크게 3개의 범주로 나뉜다.

(a) 보정기반, (b) 모델기반, (c) 전산모사(monte carlo).

이들은 12B 장에서 논의되었다. 이들의 입체조형방사선치료(3D CRT)에 관련된 응용과 한계는 아래에 요약되어 있다.

① 보정기반 알고리즘: 이 알고리즘은 준-경험적이다. 이것은 주로 정방형 물팬톰에서 얻은 측정 값(깊이선량백분률과 가로평면 측방선량분포(cross-beam profiles))에 기반한다. 환자에서의 선량분포 계산을 위해 측정된 자료를 보정한다.

- 보정기반의 컴퓨터 알고리즘에는 산란비율(scattering ratio)을 이용한 클락슨(clarkson) 적분, 델타(δ)부피 선량퍼짐 배열 등이 있다.
- 보정기반 알고리즘의 한계는 모든 치료 상황에 대해 정확한 계산을 할 수 없다는 것이다. 예를 들면 전자평형(electronic equilibrium)이 존재하지 않는 초기 선량증가 영역, 고에너지 방사선을 이용한 폐 조사, 또는 방사선수술에서와 같은 매우 작은 조사면의 선량분포 등을 정확히 계산할 수 없다.

② 모델기반 알고리즘: 보정기반 알고리즘과 달리 모델기반 알고리즘은 환자 상황을 위한 수정을 하기 전에 측정 자료를 재구성하지 않는다. 치료 상황은 제1원리에서부터 모델화된다.

- 모델기반 알고리즘의 예로는 실빔 합성곱, 선량 커널의 합성곱/중첩 그리고 전산모사가 있다.
- 모델기반 알고리즘은 전자평형이 이루어지지 않는 대부분의 상황을 포함한 3차원 기하학의 선량계산이 가능하다. 따라서 이 방법들은 이차전자평형영역, 폐나 작은 조사면에서보다 정확한 선량분포를 계산하고 있다.
- 전산모사를 제외한 모든 알고리즘은 조직경계면에서 완전히 정확하지는 않다.

3. 치료계획 과정 (Treatment Planning Process)

3차원 CRT의 치료계획은 다음의 수순을 포함한다.

① 영상자료획득: 양질의 해부학적 영상은 표적체적과 정상조직을 정확하게 묘사하는데 필요하다. 현대적 영상 장치는 CT(computed tomography), 자기공명영상(MRI), 초음파, 단일광자방출단층촬영술(single photon emission computed tomography, SPET) 그리고 양전자방출단층촬영술((positron emission tomography, PET) 등을 포함하고 있다. 이들은 12A 장에서 다루어졌다.

- CT가 치료계획에서 가장 보편적으로 사용되긴 하지만 다른 방식의 기기들은 특정 종류의 종양과 그 위치를 제공하는데 있어 특별한 장점이 있다.

② 영상등록(image registration): 영상 등록이란 단어는 여기서 다양한 종류의 영상자료들을 상호 연관시켜 그에 해당하는 구조나 영역을 식별하는 과정을 의미한다.

- 컴퓨터 프로그램을 통해 영상융합을 한다. 예를 들면, A검사에서 보였던 구조의 본뜨기(mapping)를 B검사에서 보여지는 영상에 전사시키는 것이 가능하다.
- 다양한 등록 기술에는 점대점 맞춤(point-to-point fitting), 두 개의 자료모음 간의 상호작용적인 영상 중첩, 표면이나 국소해부학적(topography)의 맞춤 등이 있다. CT의 영상 융합과 자기공명영상연구가 그림 19.1에 나타나 있다.

③ 영상분할: 치료계획에서 영상분할이란 단어는 외부윤곽이나 표적체적, 정상조직의 범위나 해부학적 표지(landmark) 등의 해부학적 관심영역을 절편으로 묘사하는 것을 말한다. 그림 19.2 는 전립선 치료계획의 분할된 영상의 예이다.

- 분할된 영역들은 각각 다른 색으로 칠해지거나 선원시야(beam' s eye view, BEV) 배치나 수치 재구성 방사선사진(DRR)를 이용한 다른 평면에 보여진다.
- 분할은 선택된 관심영역(ROI)의 선량부피그림표 계산을 위해서도 필수적이다.

④ 빔구경설계(beam aperture design): 3차원 치료계획시스템의 BEV 기능은 빔구경설계(beam aperture design)을 돕는다. 그림 19.3은 빔구경의 BEV와 횡단면(transverse), 시상면(sagittal), 종단면(coronal) 평면 방향의 선량분포를 보여준다.

⑤ 조사면다중성(조사면 multiplicity): 다엽콜리메이터와 독립적인 턱(jaw)들의 조합은 어떤 모양의 다중 조사면이라도 디자인 할 수 있는 거의 모든 가능성을 제공한다. 표적과 조직의 범위는 개별 조사면의 BEV 배치에서 보여진다.

⑥ 치료계획의 최적화: 전통적으로 치료 계획은 다양한 조사면과 선속변경체(beam modifiers, 예: 쐐기와 보상체), 빔 가중치(beam weights)와 적합한 선 방향들을 이용하여 점진적으로 최적화될 수 있다.

⑦ 계획평가: 최적의 치료계획에 대한 기준은 방사선종양학의 생물학적, 물리학적 측면을 모두 포함한다.

- 생물학적 기준: 정량적인 생물학적 종료점을 얻기 위해 생물학적 모형들은 종양제어확률(tumor control probability, TCP)와 정상조직합병증확률(normal tissue complication probability, NTCP)같은 지표들을 포함하도록 발전되었다.
  → 종양제어확률과 정상조직합병증확률: 종양제어확률과 정상조직합병증확률 모형을 정당화하는 임상적인 자료들이 매우 드물긴 하지만 그 개념 자체는 치료계획 평가에서 중요하다.

현재 대부분의 평가는 물리적 종료점, 다른 말로 표현하자면 명시된 표적부피와 중요장기(critical organ) 또는 손상위험장기(organ at risk)에 가해진 선량의 선량 분포 등에 기반을 두고 수행된다.

- 물리적 기준: 계획 평가의 물리적 측면을 위해 사용되는 도구는 다음과 같다.

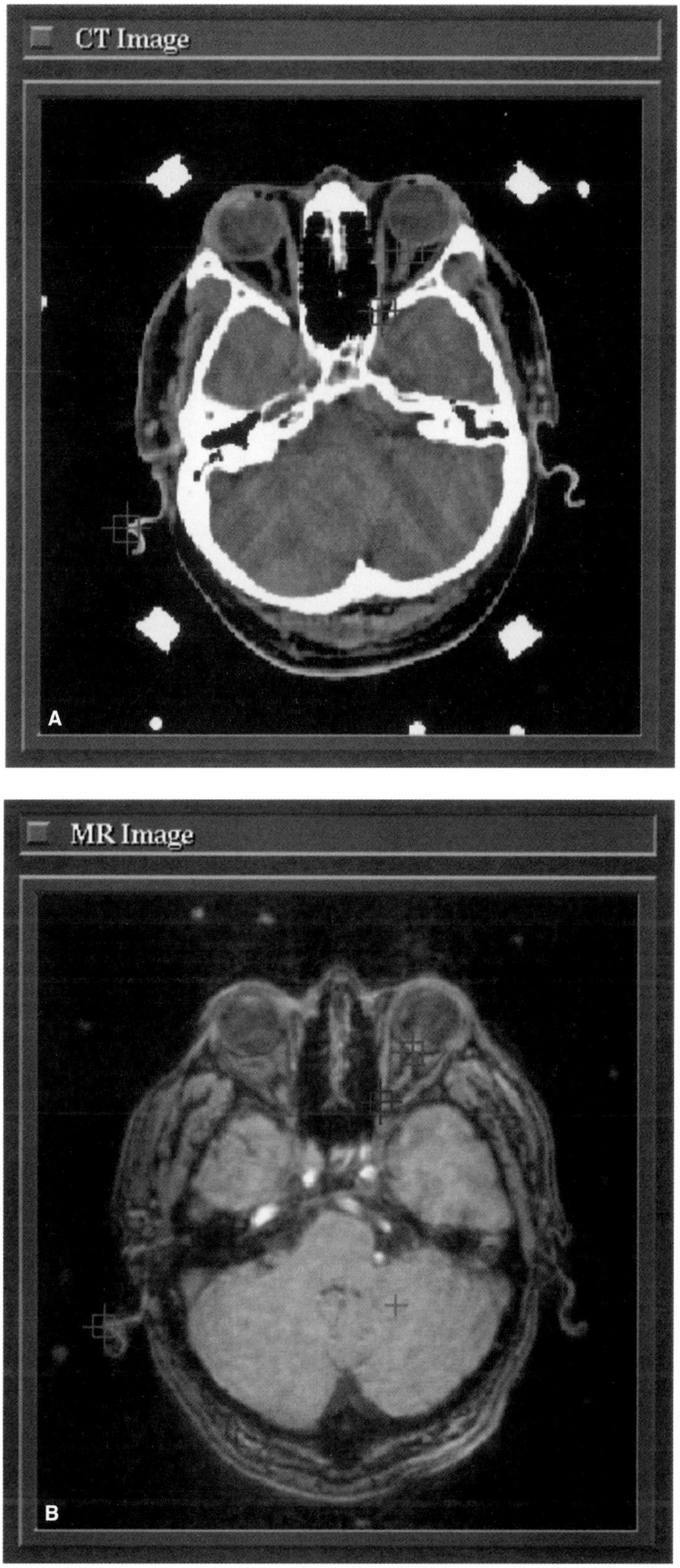

그림 19.1. 영상융합의 예 A. 전산화단층촬영영상(CT) B. 자기공명영상(MRI). 영상융합을 위해 세 개의 지점을 일치시키는 방법을 사용한다. (계속)

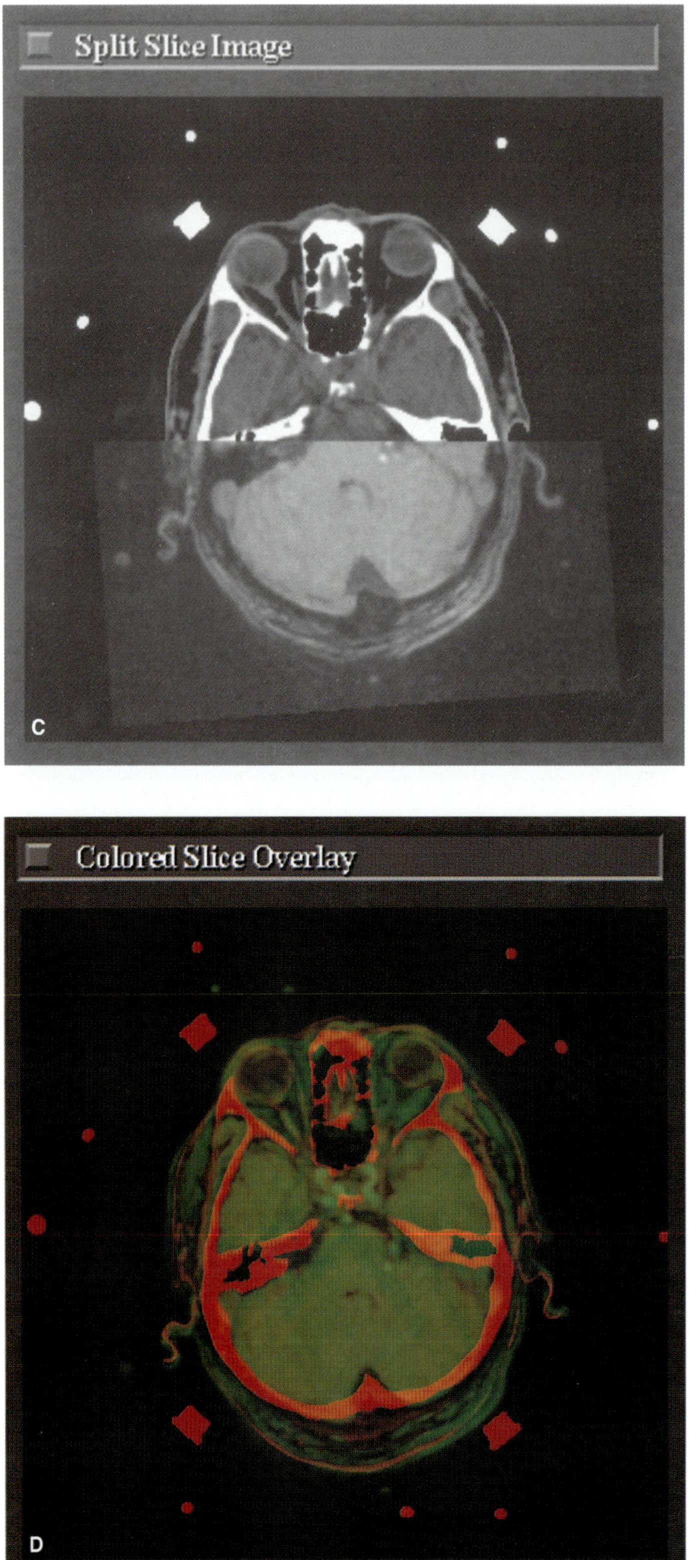

그림 19.1. (계속)
C. 두 영상의 일치도를 보기 위해 분할 영상기법을 이용한다.
D. 최종 융합영상을 빨간색(CT)과 녹색(MRI)을 중첩하여 평가한다.

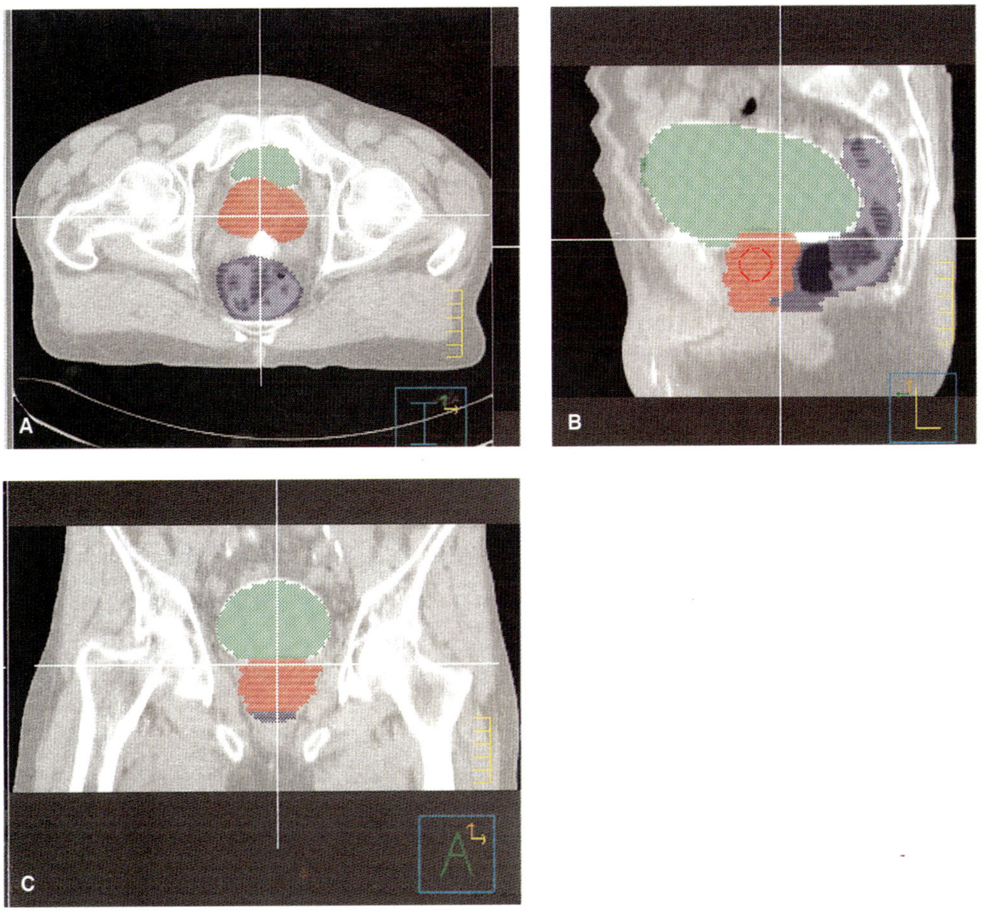

그림 19.2. 전립선암의 방사선치료계획을 위한 영상분할. 전립선, 방광, 직장의 윤곽선을 각기 다른 색으로 정의한다. 분할구조는 A. 횡단면, B. 측면, C. 관상면으로 나누어 보여준다.

→ 등선량곡선과 등선량표면: 비교중인 치료계획의 선량분포는 개별 절편들과 수직인 평면(즉, 횡단면, 시상면, 종단면)에서의 등선량곡선이나 3차원 등선량표면을 봄으로써 평가한다.

- 선량분포는 보통 선량처방의 지점에서 100%가 되도록 정규화(normalization)된다. 이 점은 계획표적체적(planning target volume, PTV)의 중심인 국제방사선단위측정위원회(ICRU) 기준점(ICRU 보고서 50, 62)에 놓여야 한다.
- 선량부피그림표(dose volume histogram, DVH): 선량부피그림표는 주어진 계획을 평가하거나 경쟁하는 계획들을 비교할 때 사용하는 도구이다.

선량부피그림표는 적분(cumulative)과 미분(differential)의 두 가지 형태로 대표된다.

1. 적분(cumulative 혹은 integral) 선량부피그림표는 선량의 함수로서 주어진 조직이 받는 어떤 선량이나 그 이상의 선량을 받는 체적에 대한 그림이다. 이는 3D CRT 치료 계획에서 조직들에 가해진 선량을 보여주는 가장 흔한 방법이다.
2. 미분선량부피그림표는 선량의 함수로 주어진 선량간격 내의 선량을 받는 체적을 그린 것이다. 미분형태의 DVH는 주어진 조직의 선량 변화의 총규모를 보여준다.

그림 19.4는 교아종(glioblastoma)의 3차원 CRT 계획에 대한 등선량곡선과 DVH을 보여준다.

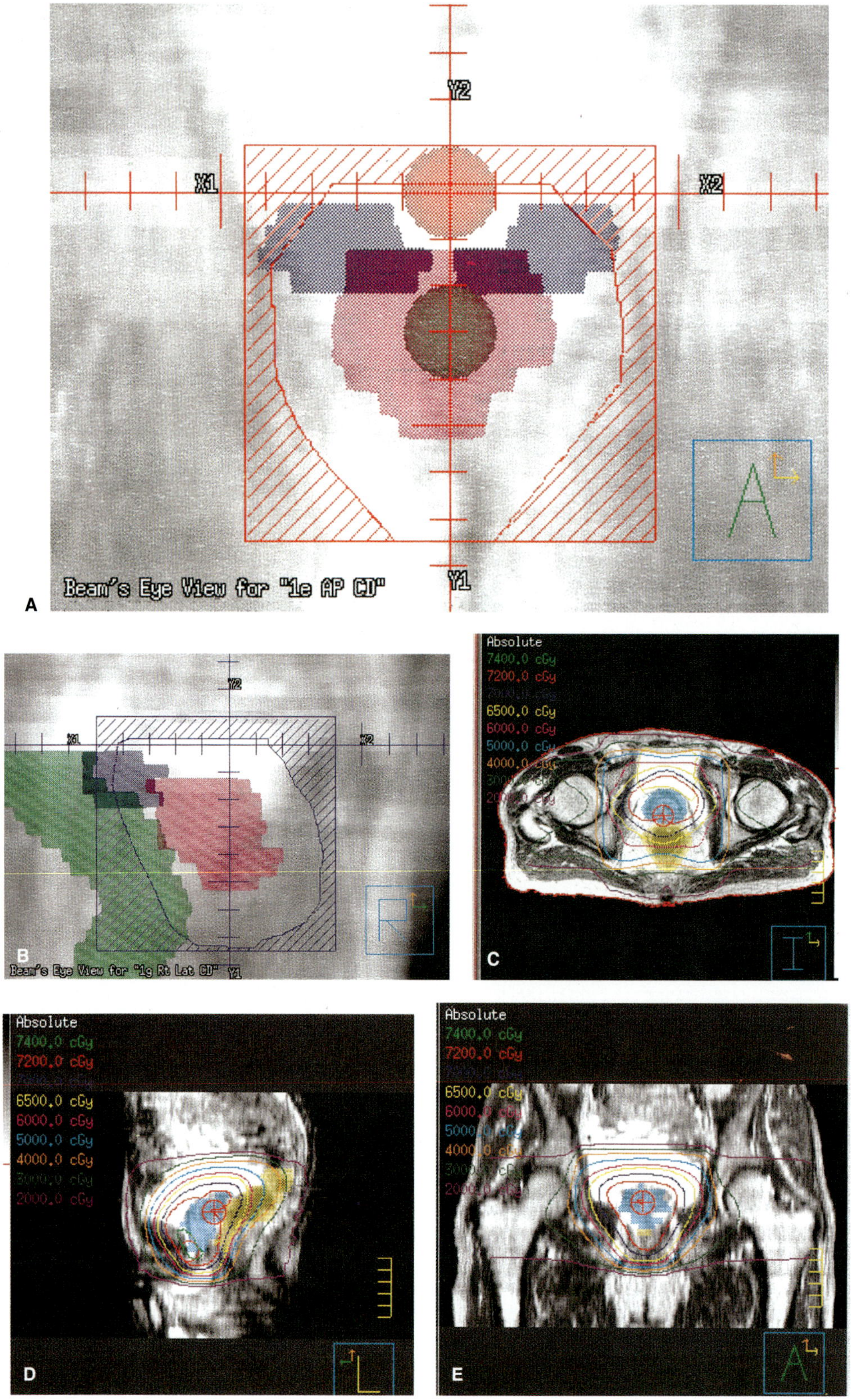

그림 19.3. A.상하방향의 선원 시야(BEV). B. 전립선암의 치료계획에서 사용한 좌우조사면. 4개 조사면 치료계획에 대한 초기 및 추가 등선량곡선을 합한 각 면에서의 선량분포. C. 횡단면, D. 시상면, E. 관상면.

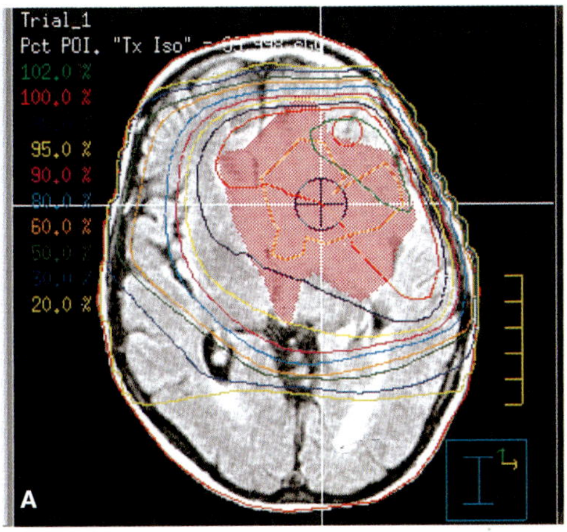

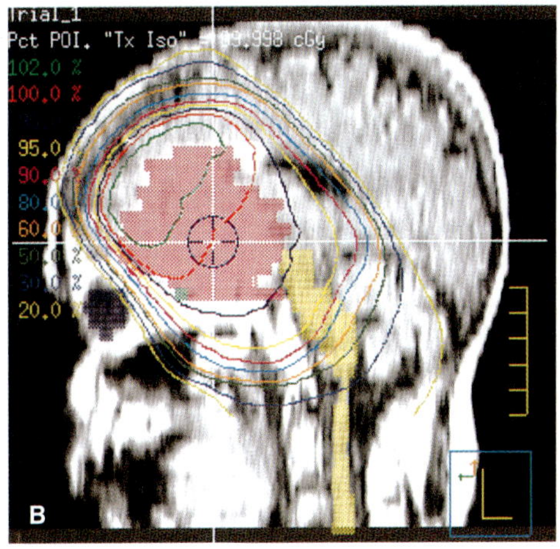

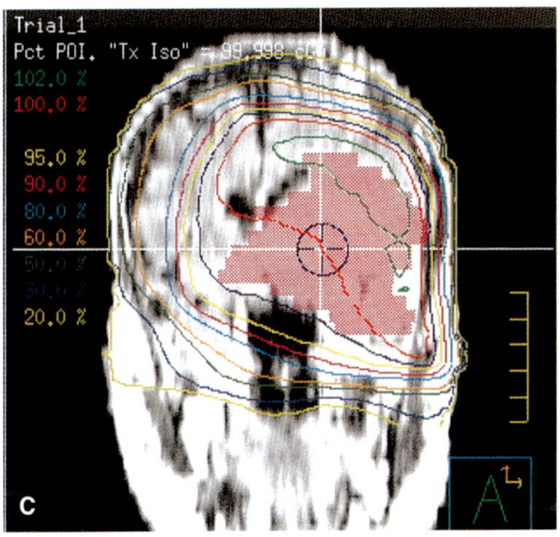

그림 19.4. 신경교아세포종(glioblastoma)의 3차원 입체조형치료계획. 치료계획 평가에 사용한 각 면의 등선량곡선을 보여준다. A: 횡단면, B: 측면, C: 관상면. (계속)

4. 3차원입체조형방사선치료(3D CRT)의 수행과 검증 (Delivery of 3D CRT and Verification)

3차원 치료계획의 실행에는 환자의 해부학적 표지자나 기준 표지자와 함께 치료계획의 공간적인 등록과 치료기기가 필요하다. 이는 디지털로 재구성된 방사선사진과 아래의 기술 중 하나 이상으로 얻은 영상을 비교하여 수행한다.

① 조사문사진(port films)

② 전자조사문영상기구(electronic portal imaging devices)

③ 치료실 CT 스캐너(in room CT scans)

④ 킬로볼트 콘빔 CT(kilovoltage cone-beam CT)

⑤ 메가볼트 콘빔 CT(megavoltage cone-beam CT)

⑤ 나선식 단층치료 스캔(helical tomotherapy scans)

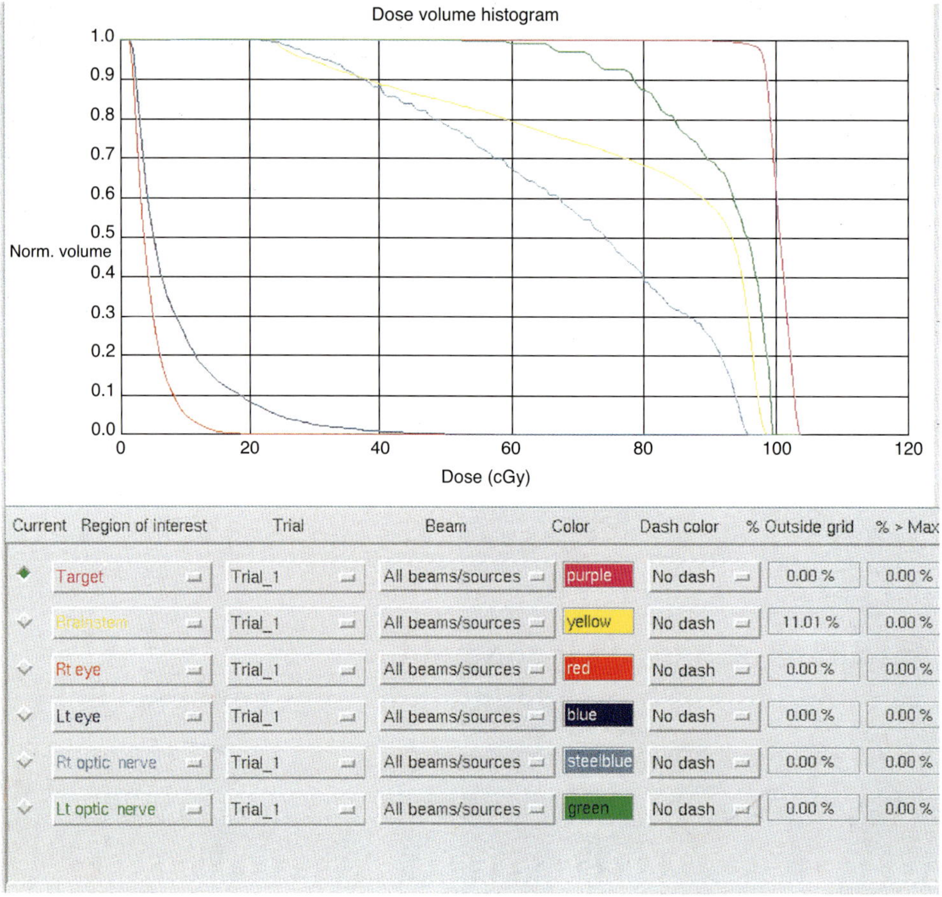

D

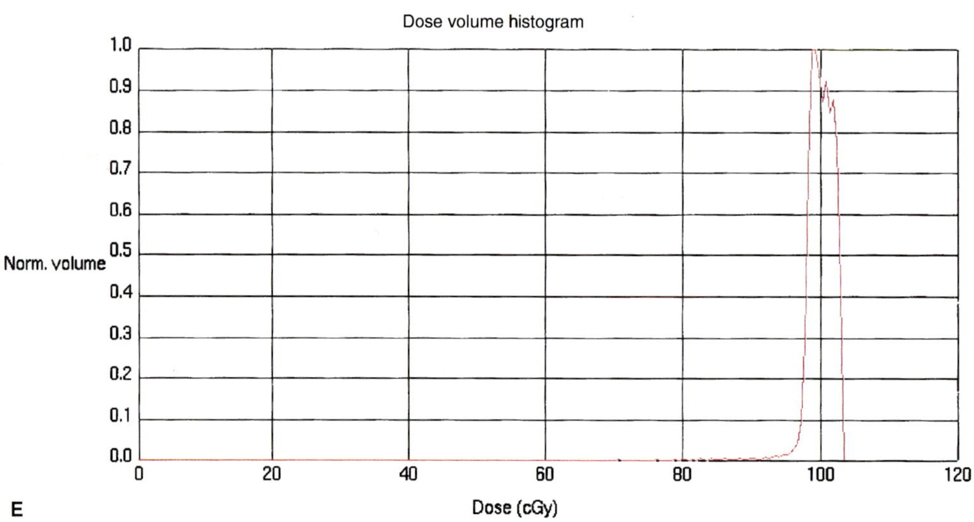

E

그림 19.4. (계속) D. 누적선량부피그림표는 방사선치료계획 평가에 유용하다. E. 미분선량부피그림표는 특정 관심 부분 평가에 유용하다.

제 19 장 복습문제

다항식 선택법에서 하나 이상의 정답이 있을 수 있음.

1. 3차원 입체조형방사선치료(3D CRT)에서 여러 개의 광자선을 이용하여 선량처방에 대한 ICRU 기준점(reference point)을 선택한다면?

a) PTV에서 최대 선량점
b) PTV에서 최소 선량점
c) PTV의 중앙점
d) PTV를 정확히 덮어싸는 등선량곡선에서의 한 지점

2. 영상등록(image registration)이라는 단어의 의미는 무엇인가?

a) 해부학적 표지자와 외부기준점(external fiducial)의 식별
b) 신체조직의 전자밀도와 CT 수를 연관 짓기
c) 환자 위치와 측면 레이저(side laser) 또는 적외선 표면 표지자와 연관 짓기
d) 한 검사에서 얻은 영상과 다른 검사에서 얻은 영상을 비교 융합하기

3. 영상분할은 다음 중 무엇을 의미하는가?

a) 고해상도의 부분으로 영상을 나누는 것
b) 세부사항까지 선량 분포를 계산하기 위해 격자크기를 조절하는 것
c) 치료계획의 반복 최적화를 위해 다른 가중치의 조각선속(beamlet)의 위치에 대한 하위영상으로 영상을 나누는 소프트웨어 기능
d) 손상위험장기(organ at risk) 또는 표적을 단면별로 묘사함

4. 적분 DVH는 주어진 조직의 체적이 무엇을 받을 때의 그림인가?

a) 선량의 함수로서 특정 선량이나 그보다 더 많은 선량
b) 선량의 함수로서 특정 선량이나 그보다 더 적은 선량
c) 선량의 함수로서 평균적으로 특정 선량
d) 선량의 함수로서 체적간격에 걸친 특정 선량

5. 미분 DVH는 주어진 조직의 체적이 무엇을 받을 때의 그림인가?

a) 횡축에 해당하는 선량보다 더 많은 선량
b) 횡축에 해당하는 선량보다 더 적은 선량
c) 선량의 함수로서 명시된 선량 간격 내의 특정 선량
d) 선량의 함수로서 가장 자주 특정한 선량을 받는 것

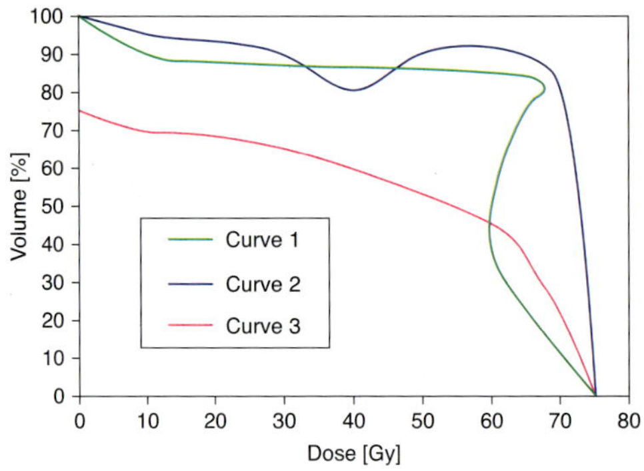

6. 위의 세 곡선 중 적분 DVH는?

a) 3번 곡선

b) 2번과 3번 곡선

c) 어떤 곡선도 아니다.

d) 모든 곡선

7. 다음 중 어떤 것이 관심영역(ROI)의 정확한 DVH를 얻는데 필요한 것은?

a) CT 자료는 ROI의 전체 체적을 반드시 포함하여야 한다.

b) 치료조사면은 ROI 전체를 둘러싸야 한다.

c) 적어도 한 치료 조사면은 ROI의 한 부분을 가로질러야 한다.

d) 선량격자(dose grid)는 전체 ROI 체적을 포함해야 한다.

e) CT 단면의 간격은 2 mm 이하여야만 한다.

8. 입체조형적인 아크는 각 갠트리 각도마다 PTV의 모양과 MLC의 모양이 정합되는 아크 치료로 정의된다. 기존의 3D CRT보다 더 우위에 있는 장점은?

a) 정상조직의 조영 범위를 줄인다.

b) 높은 준위의 선량으로 정상조직에 조사되는 체적을 줄인다(예: >80% Rx).

c) 치료시간을 줄인다.

d) 중요장기를 지나는 방사선 조사를 막는다.

e) 갠트리 각도에 대한 최적화된 선의 가중치

9. 3차원 체적 정보는 비동일면상의 빔(noncoplanar beam)의 기하학적 구조를 사용할 수 있게 한다. 기존의 빔 축 동일 평상의 빔(axial coplanar beam) 기하학적 구조보다 더 유리한 점은?

a) 정상조직의 조사 범위를 줄인다.

b) 계획에 CT 스캔 자료가 덜 필요하다.

c) 중요장기의 조사를 피할 수 있는 선택이 더 많이 존재한다.

d) 치료시간을 줄인다.

CHAPTER

제 20 장

세기조절방사선치료

강의

20

세기조절방사선치료: 치료계획과 선량전달

주제개요

다음 주제들이 이 강의에서 논의된다.

- ▶ 정의와 원리
- ▶ 치료계획의 최적화
- ▶ 세기조절방사선치료(IMRT) 선량전달
- ▶ 세기조절방사선치료(IMRT) 준비
- ▶ 선량검증
- ▶ 품질관리
- ▶ 선량계산 알고리즘
- ▶ 임상적용

1. 정의와 원리 (Definition and Principle)

세기조절방사선치료(intensity-modulated radiation therapy, IMRT)는 결합된 총합선량분포를 최적화하기 위하여 다양한 방향으로부터 환자에게 비균일 선속을 전달하는 방사선치료기법을 일컫는다.

① 치료계획의 최적화를 위한 치료기준은 치료계획자에 의해 특정화되며 주어진 빔방향들에 대한 최적화된 플루언스측방분포는 "역방향치료계획(inverse Plan)" 을 통해 결정된다.

② 역방향치료계획의 소프트웨어는 각 조사면을 "조각선속(beamlets)"으로 나누고 합성된 치료계획이 미리 정의된 선량분포 기준을 만족할 수 있도록 조사면들의 가중치와 세기를 조절한다.

③ 최적으로 조절된 플루언스들은 계산된 대로 세기조절빔(IMB)을 전달하기 위한 소프트웨어와 하드웨어를 포함한 치료기에 전기적으로 전달될 다엽콜리메이터(multileaf collimator)의 엽 순서(leaf sequence) 파일로 변환된다.

2. 치료계획의 최적화 (Plan Optimization)

몇 가지의 알고리즘이 세기조절방사선치료 빔을 위한 최적화된 세기분포를 계산하기 위해 고안되었다. 역방향치료계획에 기반하는 이 방법들은 두 개의 범주로 나눌 수 있다.

1. 분석기법(analytic methods): 이 기법에는 역투영 알고리즘을 이용하여 원하는 선량분포를 도치시키는 수학적 방법이 사용된다. 예: 만약 선량분포가 점선량 커널과 커널 밀도가 두 함수로서 합성곱(convolution)된 것들의 결과라면 그 역

과정 또한 가능하다. 즉, 역합성곱(deconvolution)을 통하여 원하는 선량분포로부터 선량커널을 획득할 수 있으므로, 환자 내 플루언스분포 또는 커널밀도를 획득할 수 있다. 이 플루언스들은 입사되는 빔의 세기분포를 생성할 수 있도록 빔의 기하학적 구조로 투영될 수 있다.

2. 반복기법(iterative method): 이 기법에서는 주어지는 각각의 빔들에 대한 가중치를 원하는 목표로부터 얼마나 벗어났는지를 나타내주는 비용함수(cost function)의 값을 최소화하도록 반복조정하여 찾아내는 최적화 기법이 사용된다.
   - 비용함수(cost function)는 예를 들어, 실현선량과 목적선량 사이에 차이를 평균제곱근 형태의 비용(cost)으로 기술되는 2차 함수와 같은 최소제곱함수(least square function)가 될 수 있다.
   - 최적화 알고리즘은 원하는 목표(미리 정한 선량분포에 근접할 때까지)에 이를 때까지 매 반복 때마다 전체적인 비용(overall cost)이 최소화되도록 한다.
   - 모의담금질(simulated annealing)은 시스템이 전반적인 최소값(global minimum)을 추구함에 있어서 몇몇 고비용지출을 수용할 수 있도록 고안되었다. 최적화 과정이 진행되면서 최적의 해법을 얻을 때까지 수락확률(acceptance probability)이 지수함수적으로 감소한다. 이 과정은 스키를 타는 사람이 언덕의 꼭대기에서 최저점으로 하강하는 것과 유사하다.

3. 세기조절방사선치료 선량전달 (IMRT Delivery)

많은 종류의 IMRT 시스템이 고안되어 왔다. 이들에는 보상체(compensator)와 쐐기(wedge), 투과 블록, 동적 턱(dynamic Jaws), 이동 막대(moving bar), 다엽콜리메이터(MLC), 토모테라피 콜리메이터 그리고 다양한 세기를 가지는 스캔된 기본 빔(scanned elementary beam)이 포함된다. 이들 중에서 컴퓨터로 제어되는 다엽콜리메이터가 세기조절 빔을 전달하는데 가장 일반적으로 사용된다.

① 세기조절 장치로서의 다엽콜리메이터: 컴퓨터제어 다엽콜리메이터는 일반적이 3차원 입체조형방사선치료(3D conformal RT)를 위한 빔 조사면 조형에만 유용한 것이 아니라, 세기조절방사선치료 빔을 전달하는데도 프로그램될 수 있다. 이것은 아래의 3 가지 방법으로 구현될 수 있다.

- 다중분할정조사면전달(multisegmented static field delivery 또는 segmented-MLC IMRT): 이 세기조절조사방법은 일반적으로 "정지방출(step-and-shoot)" 또는 "stop-and-stop"으로 알려져 있다.
  → 환자는 다중 조사면으로 치료를 받고 각 조사면은 동일한 세기로 조사되는 부분 조사면으로 나누어져 있다.
  → 부분 조사면은 다엽콜리메이터에 의해 생성되며 기계 조작원의 중간 개입없이 시간에 따라 배열된 순서대로 선량을 전달한다. 치료기는 다음 순서의 조사면을 만들기 위해 다엽콜리메이터가 움직이는 동안에는 빔을 정지시킨다. 선량의 누적은 치료 계획에 맞게 치료계획시스템에 의해 각 부분 조사면의 세기조절 빔을 전달함에 따라 증가한다.
  → "step-and-shoot" 방법은 공학적인 면이나 환자 안전의 관점에서 쉽게 실행 가능하다는 장점이 있다.
  → 단점은 특정 치료기의 경우, 1초안에 빔이 "on"과 "off"가 될 경우에 불안정하다는 점이다.
  → 그림 20.1은 "정지방출(step-and-shoot)" 기법을 사용하여 생성된 세기조절 플루언스측방분포의 예와 계산된 선량과 측정된 선량 간의 비교를 보여준다.
- 동적조사면선량전달 (dynamic fields delivery 또는 DMLC IMRT): 이 방법은 여러 가지 이름으로 불린다: "미닫이창(sliding window)", "leaf-chasing", "camera-shutter", "sweeping variable gap".
  → 이 기법에서 서로 마주 보는 엽들은 같은 방향으로 동시에 휩쓸듯이 지나가는데 이 때의 속도는 시간의 함수에 따라 달라질 수 있다.
  → 엽(leaf)간의 조리개가 열려있는 시간을 조절함으로써 같은 조사면 내에서 각각의 다른 점들이 다양한 세기의 빔을 전달할 수 있게 해준다.
  → '미닫이 창'을 위한 DMLC 알고리즘은 다음과 같다.
    - 만약 공간상 세기조절 분포의 기울기가 양(플루언스 증가)이면 이끄는 엽은 최대 속도로 움직이고 뒤따라가는 엽은 요구되는 세기조절을 만들 수 있도록 속도를 조절한다.
    - 만약 경사도가 음(플루언스 감소)이라면 뒤따라가는 엽은 최대 속도로 따라가고 앞서가는 엽은 요구되는 세기조

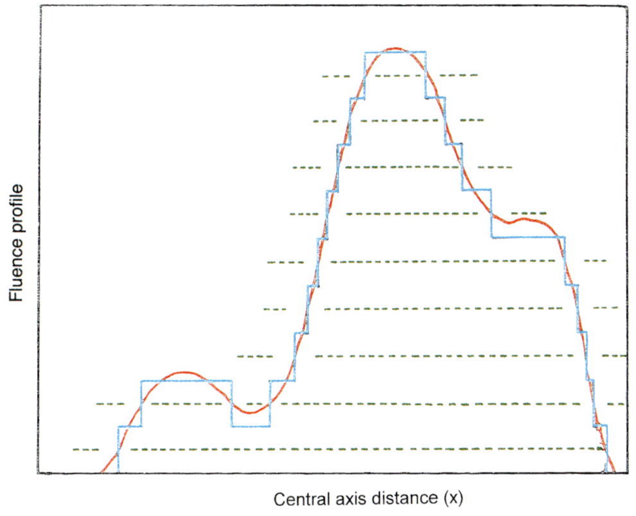

그림 20.1. 1차원 세기조절 선량 분포의 발생. 모든 왼쪽 엽의 구성은 각 위치에서 선속이 증가하도록 만들고 모든 오른쪽 엽들의 구성은 선속을 감소케 한다. (출처: Web S. The physics of Conformal Radiotherapy. Bristol, UK: Institute of Physics Publishing; 1997:131, with permission)

절을 만들 수 있도록 속도를 조절한다.

- 세기조절아크치료(intensity-modulated arc therapy, IMAT): 세기조절아크치료는 가속기의 아크 회전과 MLC의 가변 이동이 결합된 기법이다.
  - → IMAT중에 MLC는 치료기 갠트리가 움직이고 빔이 계속 "ON"인 상태에서 각 부분 조사면 형상을 역동적으로 만든다.
  - → 각각의 아크는 각각의 갠트리 각도에서의 부분 조사면에 대한 빔을 전달한다.
  - → 부분 조사면들이 다중 아크를 통하여 겹쳐지면서 각각의 빔 각도에 대해 세기조절 조사면이 생성된다.
- 토모테라피(tomotherapy): 토모테라피는 전산화단층촬영(computed tomography, CT)과 유사한 방식으로 세기조절 빔으로 한 절편씩(slice by slice) 환자를 치료하는 세기조절치료기법이다. 특별한 콜리메이터가 환자의 세로축을 중심으로 갠트리가 돌아가는 것처럼 세기조절 빔을 만들도록 고안되었다.
- 나선형 토모치료기(helical tomotherapy): 이 세기조절 치료기법은 나선형CT스캐너와 유사한 방식으로 환자가 도우넛 모양의 구멍을 통과하는 동안 가속기 헤드와 갠트리가 돌아가면서 빔을 전달하는 방식이다.
  - → 나선형 토모치료기는 환자의 세로축을 따라 연속적인 나선 운동을 하면서 빔을 전달하므로 횡단면절편(slice)간의 접선에 의한 문제가 최소화 된다.
  - → 토모테라피 장치는 영상유도방사선치료를 위한 메가볼트(MV) CT 스캔을 제공한다.
  - → 토모테라피 장치와 운용에 대한 도해가 그림 20.2A와 B에 나타나 있다. 그림 20.2C는 상용 토모테라피 장치의 사진이다.

4. 세기조절방사선치료 준비 (IMRT Commissioning)

세기조절방사선치료의 임상 적용을 위해서는 시스템 요소들에 대한 주의깊은 검사가 요구된다. IMRT 치료계획시스템, IMB전달시스템. 자세한 치료준비(commissioning) 과정은 미국의학물리학회(AAPM) 보고서 27(2003년)에 수록되어 있다. 아래에 제시된 검사들은 선택된 몇 가지 본보기들이다.

① DMLC의 기계적인 검사: 정확한 세기조절 빔의 전달을 확인하기 위하여 엽들의 속도와 가속, 위치가 치료 계획대로 정확하고 정밀하게 제어되는지 확인하는 것이 중요하다.

- 검사 1 – 엽 속도의 안정성(stability of leaf speed): 서로 마주보는 엽 쌍은 엽들의 속도 안정도를 반드시 검사해야 한다. 그림 20.3에 나타나 있듯이 다른 속도를 가지고 움직이게 설정된 엽 쌍들에 의해 만들어지는 선량분포를 측정함으로써 엽들의 속도 안정성을 검사할 수 있다. 검사 결과에서 값의 변동은 엽 움직임의 불안정성을 암시한다.
- → 검사 2 – 인접한 엽들을 가로지르는 선량분포: 그림 20.4.와 같이 검사 1에서 획득한 필름을 엽 이동의 수직 방향으

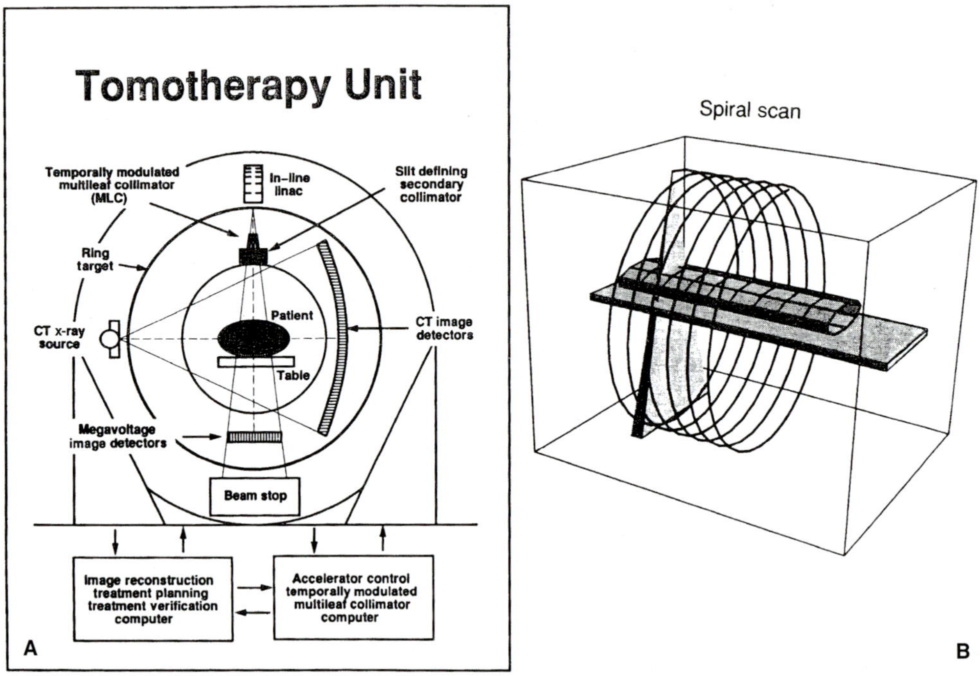

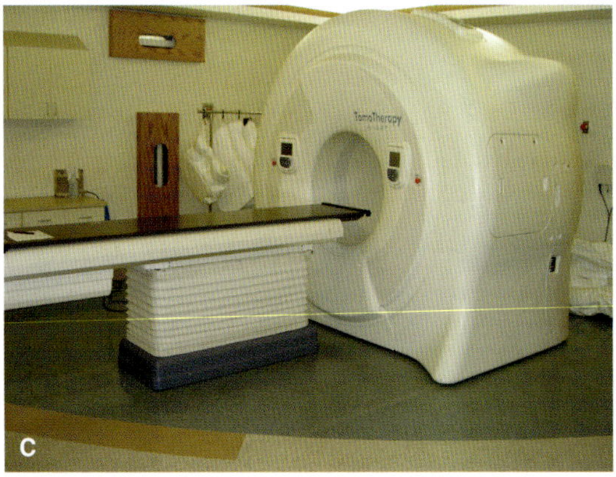

그림 20.2. A, B. 토모테라피 장치의 도해.
(출처: Mackie TR, Homes T, Swerdloff S, et al. Tomotherapy: a new concept for the delivery of conformal radiotherapy using dynamic collimation. Med Phys. 1993;20:1709–1719, with permission).
C. 미네소타대학교의 토모테라피 장치의 사진(Tomotherapy Inc., Madison, WI, USA)

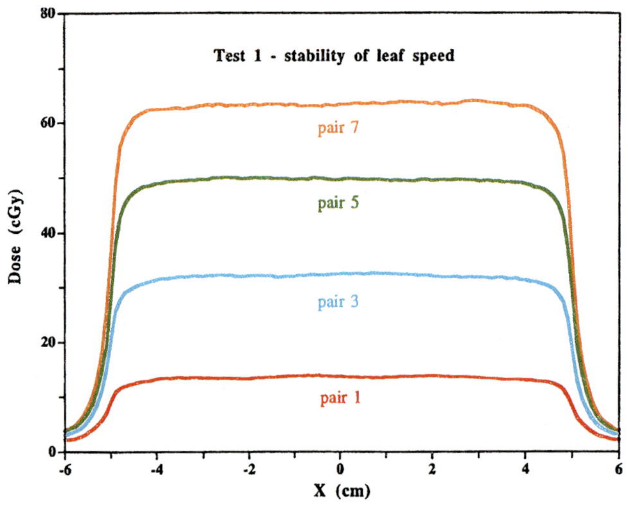

그림 20.3. 엽 속도 안정성을 점검하기 위한 검사 1에서 획득한 선량 분포.
(출처: Chui CS, Spirou S, LoSasso T. Testing of dynamic multileaf collimation. Med Phys. 1996;23:635–641, with permission)

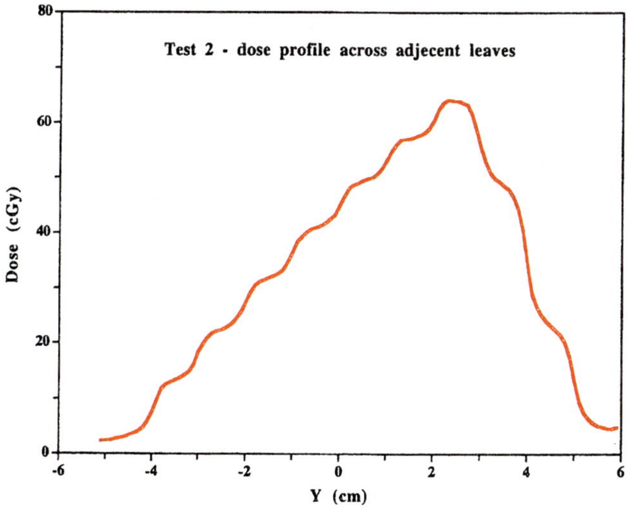

그림 20.4. 인접한 엽들 사이의 선량분포를 점검하기 위한 검사 2의 결과로서 획득한 선량분포. 빔이 조사된 필름을 엽 움직임에 수직 방향으로 엽들을 가로질러 스캔하였다. 2차 전자의 퍼짐과 광자의 산란으로 인해 엽들의 폭 안쪽 영역에서 균일한 선량 분포는 존재하지 않는다.
(출처: Chui CS, Spirou S, LoSasso T. Testing of dynamic multileaf collimation. Med Phys. 1996;23:635-641, with permission)

로 스캔할 수 있다. 이 검사는 엽 이동 경로에 수직한 방향에서 예상되는 선량분포 패턴의 불규칙성을 확인한다.

→ 검사 3 – 엽 가속과 감속: 계획된선량세기 분포의 불연속성은 잎의 감속과 가속에서 발생하는 관성에 의해 일어날 가능성이 있다. 이러한 문제의 정도는 검사1을 반복하면서 여러 차례에 걸쳐서 강하게 엽 움직임을 중단해봄으로써 측정할 수 있다(그림 20.5).

→ 검사 4 – 엽들의 위치 정밀도: 엽들의 위치 정밀도를 검사하기 위하여 왼쪽과 오른쪽에서 서로 마주보고 있는 엽 쌍들을 같은 속도로 엽 쌍간 시차를 가지고 움직이게 한다. 각 엽들은 동일한 위치에서 정해진 빔 조사기간 동안 정지하였다가 이전처럼 계속 움직이게 된다. 다른 엽 쌍들은 또 다른 위치에서 정지하도록 조정한다. 이 경우 선량분포의 균질도는 엽 위치 정밀도를 나타낸다(그림 20.6).

→ 검사 5 – 전체적인 기계적 점검: 엽들은 고정된 간격으로 이동(예: 2 cm씩) 하면서 정지위치에서는 마주보는 엽끼리 1 mm의 간격을 가지게 한다. 이것은 그림 20.7에 보이듯 빔이 조사된 필름 위에 검은색 직선 모양의 패턴을 만든다. 이 검사는 "pocket fence" 검사라고도 알려져 있다.

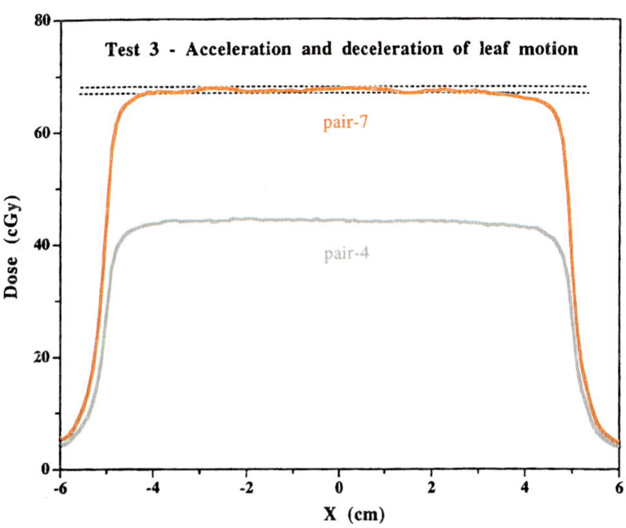

그림 20.5. 엽의 가속과 감속을 점검하기 위한 검사 3에서 획득한 선량 분포. 선량변화는 점선에서 보이는 것처럼 1% 이내이다.
(출처: Chui CS, Spirou S, LoSasso T. Testing of dynamic multileaf collimation. Med Phys.)

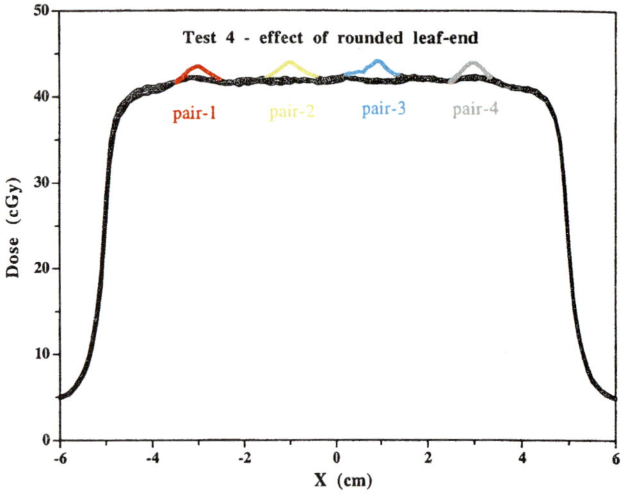

그림 20.6. 엽의 위치 정밀도와 곡면처리 된 엽의 말단부의 효과를 점검하기 위한 검사 4에서 획득한 선량분포. 보여진 모든 측방선량분포에서 열점(hot spot)은 근사적으로 선량이 5% 가량 높다.
(출처: Chui CS, Spirou S, LoSasso T. Testing of dynamic multileaf collimation. Med Phys. 1996;23:635–641, with permission)

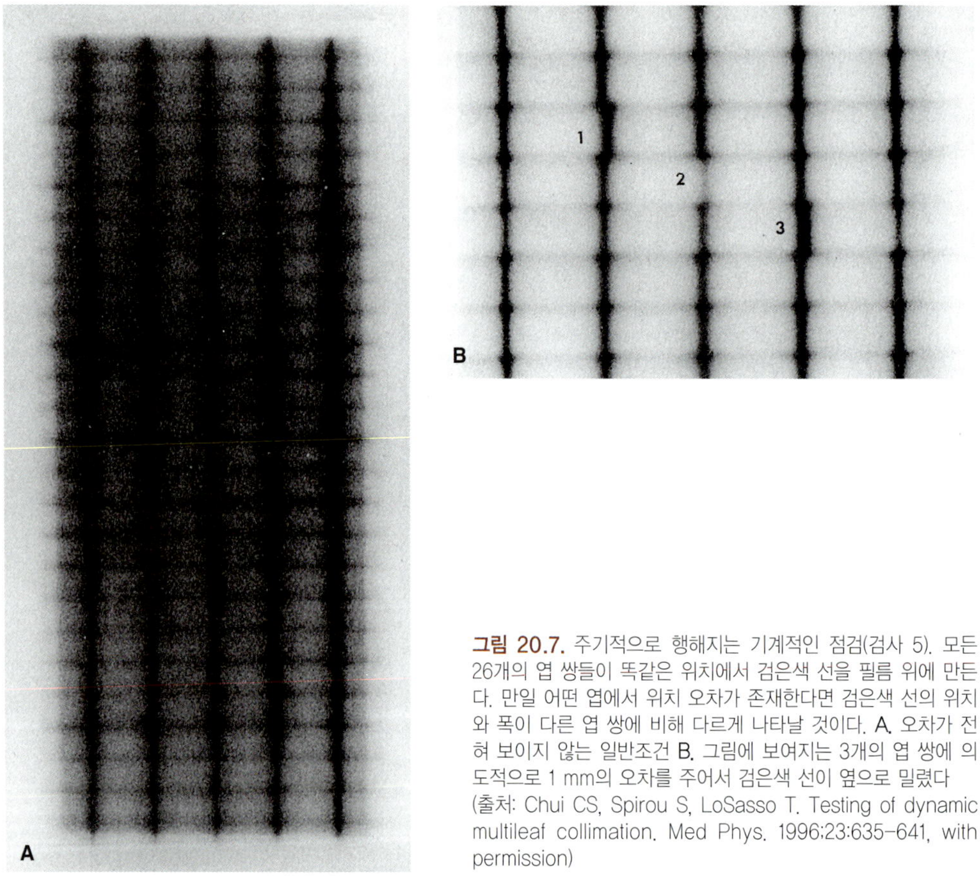

그림 20.7. 주기적으로 행해지는 기계적인 점검(검사 5). 모든 26개의 엽 쌍들이 똑같은 위치에서 검은색 선을 필름 위에 만든다. 만일 어떤 엽에서 위치 오차가 존재한다면 검은색 선의 위치와 폭이 다른 엽 쌍에 비해 다르게 나타날 것이다. A. 오차가 전혀 보이지 않는 일반조건 B. 그림에 보여지는 3개의 엽 쌍에 의도적으로 1 mm의 오차를 주어서 검은색 선이 옆으로 밀렸다
(출처: Chui CS, Spirou S, LoSasso T. Testing of dynamic multileaf collimation. Med Phys. 1996;23:635–641, with permission)

5. 선량검증 (Dosimetry Check)

세기조절방사선치료의 치료준비와 품질관리(quality assurance)의 한 부분으로서 연속적인 선량검증들이 제안되었다. 다음 본보기들은 "미닫이 창(sliding window)" 기법과 관련이 있으며, MLC의 투과율과 엽 말단부에서의 투과율, 헤드의 산란체 그리고 선택된 세기조절조사면의 선량분포측정이 포함된다.

① MLC투과율: MLC를 통과하는 투과율은 MLC가 열린 조사면에서 측정된 모니터단위당 선량과 MLC로 닫힌 조사면에서 측정한 MU당 선량간의 비율로 측정될 수 있다. 그림 20.8은 Varian MLC에서의 측정 결과를 보여준다.

② 헤드산란 (head scatter): 그림 20.9는 동적조사면전달(dynamic field delivery)을 위한 엽간 간격에 대한 헤드 산란과 MLC 투과율 그리고 곡면 모서리의 투과율이 표적 선량대비 미치는 상대적인 영향이 어떻게 되는지를 보여준다. 이 방법에서 헤드에서의 산란이 주는 전체적인 효과는 표적 선량의 백분율로 볼 때 미미하다. 치료준비(commissioning)의 한 부분으로서 이 자료들은 반드시 측정되어야 하고 치료계획시스템에 고려되어야 한다.

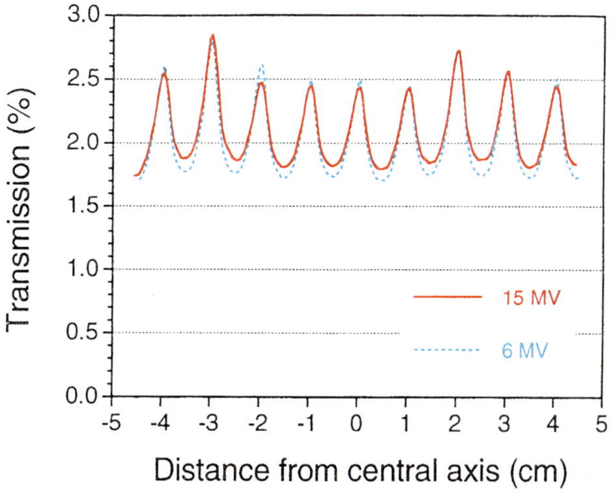

그림 20.8. 등중심(Isocenter)에서 측정한 엽 중앙과 엽 사이에서의 필름의 투과율. 투과율은 민(open) 조사면과 다엽콜리메이터로 차단된 조사면 간의 선량비이다. 조사면 크기는 10 x 10 cm^2이고 깊이는 15 cm이다.
(출처: LoSasso T, Chui CS, Ling CC. Physical and dosimetric aspects of a multileaf collimation system used in the dynamic mode for implementing intensity modulated radiotherapy. Med Phys. 1998;25:1919–1927,with permission)

③ 치료검증(Treatment Verification): 아래의 점검 항목들은 선택된 조사면과 치료계획에 대한 상대적인 선량 검증 뿐만 아니라 DMLC에 의해 전달되는 절대 선량의 검증에 사용될 수 있다.

→sliding 구경 조사: 팬톰의 적당한 깊이(예: 10 cm)에서 중심축에 수직인 방향으로 놓인 필름을 이용하여 움직이는 다엽콜리메이터(MLC) 구경(aperture) (예: 5 mm 폭)에 의해 만들어지는 조사면 10 × 10 cm^2의 선량분포와 정조사면 10 × 10 cm^2에서의 선량분포를 비교할 수 있다. 절대선량(absolute dose)은 필름이나 물팬톰에서 이온함 검출기를 이용하여 검증할 수 있다. .

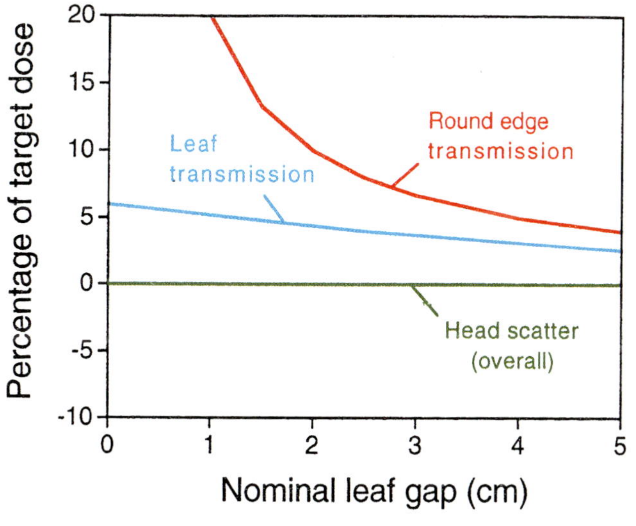

그림 20.9. 엽 중간과 엽의 곡면 모서리 그리고 전체적인 헤드에서의 산란체를 통과할 때, 다엽콜리메이터(MLC) 투과율의 상대적인 기여도
(출처: LoSasso T, Chui CS, Ling CC. Physical and dosimetric aspects of a multileaf collimation system used in the dynamic mode for implementing intensity modulated radiotherapy. Med Phys. 1998;25: 1919–1927, with permission)

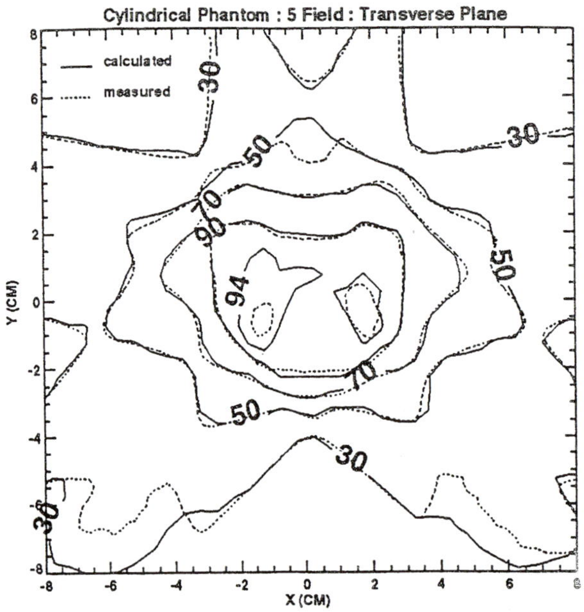

그림 20.10. 헤드 산란과 다엽콜리메이터(MLC) 투과율이 보정되어 계산된 선량 분포와 측정된 선량분포 간의 비교
(출처: LoSasso T, Chui CS, Ling CC. Physical and dosimetric aspects of a multileaf collimation system used in the dynamic mode for implementing intensity modulated radiotherapy. Med Phys. 1998;25: 1919–1927, with permission)

→ 각각의 조사면선량분포(individual field dose distribution): 치료계획시스템에 의해 생성되는 각각의 세기조절방사선치료 조사면은 정육면체 팬톰의 적절한 깊이에 놓인 필름에 의해 검증 될 수 있다. 이러한 비교들을 다중 배열 검출기를 이용하여 수행할 수 있다. 계산된 선량분포와 측정된 선량분포를 나란히 비교할 수 있는 상용 시스템도 존재한다.

→ 다중조사면계획(multiple field plan): 특정의 환자에 대한 IMRT 치료계획을 계산된 선량분포와 측정된 선량분포를 비교할 수 있는 원통형 또는 정육면체 팬톰에 투영할 수 있다. 그림 20.10은 이러한 비교의 예를 보여준다.

6. 품질관리 (Quality Assurance)

표 20.1에는 몇 가지의 주기적인 품질관리 검사 목록이 나와 있다. 다양한 검사들과 절차들에 대한 보다 자세한 논의는 의료분야 미국의학물리학회(AAPM) 보고서 82(2003)에 수록되어 있다.

표 20.1 IMRT Quality Assurance Program[a]

Frequency	*Procedure*	*Tolerance*
Before first treatment	Individual field verification, plan verification	3% (point dose), other per clinical significance
Daily	Dose to a test point in each IMRT field	3%
Weekly	Static field vs. sliding window field dose distribution as a function of gantry and collimator angles	3% in dose delivery
Annually	All commissioning procedures: stability of leaf speed, leaf acceleration and deceleration, multileaf collimator transmission, leaf positional accuracy, static field vs. sliding sindow field as a function of gantry and collimator angles, standard plan verification	

IMRT, intensity-modulated radiation therapy.
[a] As an example for a "sliding window" IMRT program.

7. 선량계산 알고리즘 (Dose Calculation Algorithms)

IMRT에 대한 선량계산 알고리즘은 MLC가 역동적으로 움직인다는 점을 제외하면 기본적으로 표준3D치료계획(19장 참조)과 같다. 공기중 선속분포는 열려있는 MLC 창으로 한 점에 조사되는 시간(또는 MU)과 엽들에 의해 차단되는 시간을 기반으로 1차적으로 계산된다. MLC 구경과 턱 위치의 함수로 MLC 모서리에서의 반그림자, 엽 간의 투과율, 헤드 산란들이 보정을 위해 고려된다.

① 공기중선속분포(in-air fluence distribution): 알고리즘은 아래의 예와 같이 조사되는 점이 조사면의 개방된 부분에 위치하는지, 아니면 MLC 밑에 위치하는지에 의존하는 출력함수(output function)를 적분하여 선속분포를 재구성한다(식 20.1).

$$\Psi(x,y) = \int I_{\text{air}}(x,y,t) \cdot T(x,y,t)\,\mathrm{d}t \tag{20.1}$$

여기서 $\psi(x, y)$는 공기 중의 위치(x, y)에서의 광자에너지플루언스이고 $I_{\text{air}}(x, y, t)$는 빔의 세기 또는 시각 t에서의 에너지플루언스 비율이다. 임의의 시각 t에서의 엽 투과인수 $T(x, y, t)$는 개방된 조사면에 있는 지점에서는 동일하고 턱이나 엽 아래에서는 부분 투과값을 가진다.

② 깊이선량분포(depth dose distribution): 광자에너지 플루언스 분포가 환자에게 입사되면 19장에서 논의된 방법들에 의해 깊이선량분포가 계산된다. 가장 널리 사용되는 방법은 실빔과 합성곱/중첩 방법이다. 전산모사(monte carlo)기법도 개발 중에 있는데 계산속도에서 오는 제한으로 인하여 아직은 사용할 수 없다.

③ 모니터단위계산(monitor unit calculation): IMRT의 MU를 손으로 계산하는 것은 불가능하지는 않지만 매우 어렵다. 신뢰성은 선량분포의 계산에 사용되는 것과 같은 알고리즘에 따라 치료계획시스템에서 모니터단위를 계산하게 함으로써 유지된다. 이러함에도 불구하고 사용자는 독립적인 MU계산시스템을 개발하고 사용하도록 권장된다.

8. 임상적용 (Clinical Application)

세기조절방사선치료는 폐암과 같이 치료중 표적의 움직임이 큰 경우를 제외하고는 외부방사선치료가 가능한 모든 치료에 사용될 수 있다. 일반적인 방사선치료 (3D CRT를 포함)와 IMRT 간의 차이점은 IMRT는 선량일치(conformity)를 이루기 위해서 세기조절을 함으로써 추가적인 자유도를 제공할 수 있다는 점이다. 특히 표적의 모양이 오목하고 그 주변에 매우 민감한 장기들이 감싸고 있는 일반적인 방사선치료에서는 적절한 치료가 거의 불가능한 경우에 대해서도, 표적의 경계면 바깥부분에서 급격히 선량이 감소하도록 함으로써 적절하게 치료할 수 있다. 그림 20.11은 이와 같은 표적에 대한 예를 보여준다.

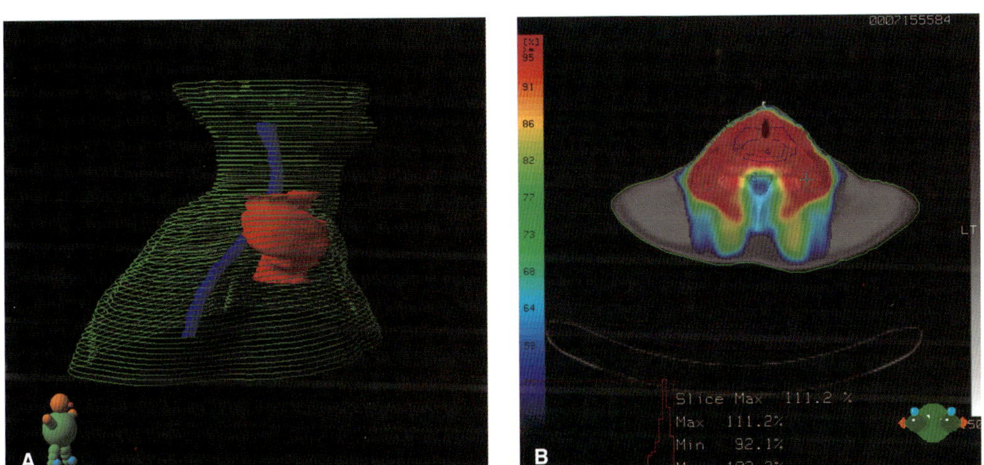

그림 20.11. A. 척수(spinal cord)가 매우 인접한 오목한 형태의 갑상선 암(thyroid tumor)과 B. 횡단면에의 세기조절방사선치료의 등선량분포.

제 20 장 복습문제

다항식 선택법에서 하나 이상의 정답이 있을 수 있음.

1. 광자선 세기조절방사선치료(IMRT)에 대한 설명으로 옳은 것은?

a) 조사면의 빔 투과를 조절하기 위해 광자선 에너지를 조절한다.

b) 요구되는 선량분포를 획득하기 위해 광자플루언스를 조절한다.

c) 요구되는 선량분포를 획득하기 위해 광자플루언스를 조절한다.

d) 요구되는 선량분포를 획득하기 위해 환자에서의 선량율을 조절한다.

2. 세기조절방사선치료(IMRT)에서 상대적인 콜리메이터 투과 산란으로 부터 표적 선량에 대한 기여도가 가장 큰 것은?

a) 엽(leaf) 투과율

b) 곡면 모서리의 투과율

c) X-선 턱(jaw)들

d) 전체적인 헤드 산란(head scatter)

3. 초기선량 대비 전형적인 다엽콜메이터(MCL)의 평균누출선량은 대략 얼마인가?

a) 0.1%

b) 1%

c) 2%

d) 5%

4. 4개의 방향(전후좌우) 치료기법과 비교할 때 4개의 조사면을 사용하는 세기조절방사선치료(IMRT) 치료계획을 위해 요구되는 전체 MU는?

a) 대략 비슷하다.

b) 상당히 작다.

c) 상당히 크다.

d) 조사면의 숫자와 표적의 깊이에 따라 커질 수도 작아질 수도 있다.

5. 동적다엽콜리메이터(dynamic MLC)로 세기조절 측방선량분포를 최소시간에 생성하기 위해서는?

a) 서로 마주보는 엽 쌍이 같이, 하지만 다양한 속도로 움직인다.

b) 만약 세기조절 측방선량분포가 양(플루언스 증가)이면 앞에서 인도하는 엽은 최고 속도로, 뒤따라가는 엽은 요구되는 세기조절을 수행한다.

c) 만약 세기조절 측방선량분포가 음(플루언스 감소)이면 뒤따라가는 엽은 최고 속도로, 앞에서 인도하는 엽은 요구되는 세기조절을 수행한다.

d) 공간적인 선량분포의 변화 기울기가 영(**0**)인 경우 서로 마주보는 엽 쌍이 같이 최고 속도로 움직인다.

6. 만약 다발성 암을 가진 환자를 일반적인 방사선치료 대신 IMRT로 치료하고자 할때, 구조적인 차폐는 반드시 무엇 보다 커야 하는가?

a) 1차차폐벽

b) 산란된 방사선에 대한 차폐벽

c) 누출방사선에 대한 차폐벽

d) 2차차폐벽

7. 세기조절방사선치료(IMRT)와 3차원 입체조형방사선치료(3D CRT)간의 선량 전달에 있어서 전형적인 차이는 무엇인가?

a) 빔 세기조절
b) 환자 맞춤 빔 형상
c) 선량 최적화를 위한 역방향치료계획
d) 상대적인 가중치를 가지는 선량학적 또는 생물학적 목표들
e) 훨씬 더 복잡한 선량 계산 알고리즘

8. 세기조절방사선치료(IMRT) 기법이 아닌 것은?

a) 세기조절아크방사선치료
b) 입체조형(conformal) 아크방사선치료
c) 나선형치료 토모테라피
d) 동적 MLC 전달(DMLC)
e) 다중분할정조사면 MLC 전달(SMLC)

9. "정지방출(step-and-shoot)"은 어떤 세기조절방사선치료(IMRT) 기법에서 거론되는가?

a) 나선형치료 토모테라피
b) 순차형치료 토모테라피
c) IMAT
d) 다중분할정조사면(segmental) MLC-IMRT
e) 동적조사면(dynamic) MLC-IMRT

10. 정지방출(step-and-shoot) 세기조절방사선치료에서 다엽콜리메이터(MLC) 제어장치는 모니터이온함 신호가 제어점까지 도달하고 나서 선이 멈추기까지 50 ms의 지연시간이 있다고 한다. 만약 초기 분할조사면이 2 MU만큼 전달 받는다면 선량율이 600 MU/min인 선형가속기에서 지연시간에 의해 발생할 수 있는 선량백분율 오차는 얼마인가?

a) < 1
b) 5
c) 10
d) 25
e) 250

11. 어떤 다엽콜리메이터(MLC) 검사가 DML 선량 전달에 유용한가?

a) 작은 MU 빔 조사에 대한 선형가속기 수행 능력
b) 엽 위치 정확도
c) 엽 안쪽에서의 투과선량과 엽과 엽사이의 누출선량
d) Tongue-and-groove 효과
e) 엽 속력 검사

12. 세기조절방사선치료(IMRT) 조사에서 전체 선량에 대한 다엽콜리메이터(MLC) 누출 선량의 기여도는?

a) 선량의 가장 큰 부분을 차지한다.
b) 엽 속도가 증가함에 따라 증가 한다.
c) 엽 간격이 증가함에 따라 증가 한다.
d) 아마도 최종 선량 계산에서는 무시할 수 있을 것이다.
e) 위 모두 틀리다.

CHAPTER

제 21 장

정위방사선치료

강의

21

정위방사선치료와 정위방사선수술

주제개요

다음 주제들이 이 강의에서 논의된다.

- ▶ 정의와 원리
- ▶ 정위방사선수술의 기법들
- ▶ 선량검증
- ▶ 선량계산 알고리즘
- ▶ 품질관리
- ▶ 임상적용

1. 정의와 원리 (Definition and Principle)

정위방사선치료(stereotactic radiation therapy, SRT)는 작지만 명확한 종양에 대해 비동일평면상의 다양한 빔과 정위적 도구의 조합으로 치료하는 외부 방사선 치료의 일종이다.

① 1회 조사로 척추나 두뇌에 위치한 종양에 SRT를 적용하는 경우를 정위방사선수술(stereotactic radiosurgery, SRS)이라고 부른다. 종양의 위치가 두뇌나 척추가 아닌 경우에는 정위체부방사선치료(stereotactic body radiation therapy, SBRT)라고 한다.

② SRS에서 빔이 전달되는 정밀도는 치료 중 환자를 고정시켜주는 특별히 고안된 정위적 도구(예: head frame)에 의해 엄격하게 제어되며 또한 이것은 영상획득(imaging), 표적정위(target localization), 두경부고정(head immobilization), 치료자세고정(treatment setup)의 모든 단계의 치료 과정에서 사용된다.

③ 환자를 적절히 고정시키는 것과 영상유도방사선치료 진행방식은 SBRT의 정밀도를 높여준다.

④ 특정한 표적의 중심에서 방사선 등중심 변위의 허용 가능한 기계적인 정밀도는 ±1.0 mm이다.

⑤ 현재 SRT에는 ^{60}Co감마선, 메가볼트(MV) 엑스선, 중이온 입자들, 3가지 종류의 방사선치료 방식이 사용된다.

⑥ SRT에서 선량 분할은 1회 조사나 3~5회 가량 조사하는 과다분할조사가 포함될 수 있다.

2. 정위방사선수술의 기법들 (Stereotactic Radiosurgery Techniques)

2 개의 SRS 기법이 다음과 같이 기술되어 있다.

(a) 선형가속기(Linac) 기반 엑스선 나이프(혹은 x-knife)

(b) 감마나이프(gamma knife)

① 엑스선 나이프 (X-ray knife): 이 기법은 영상화된 종양 부피의 중심에 정위적으로 놓여진 치료기의 등중심에 대해 비등평면 상의 회전 아크를 사용하거나 동적(dynamically) 형상을 만드는 엑스선을 집중하는 식으로 구성된다. 그림 21.1은 환자 치료 자세 구성의 도해를 보여준다.

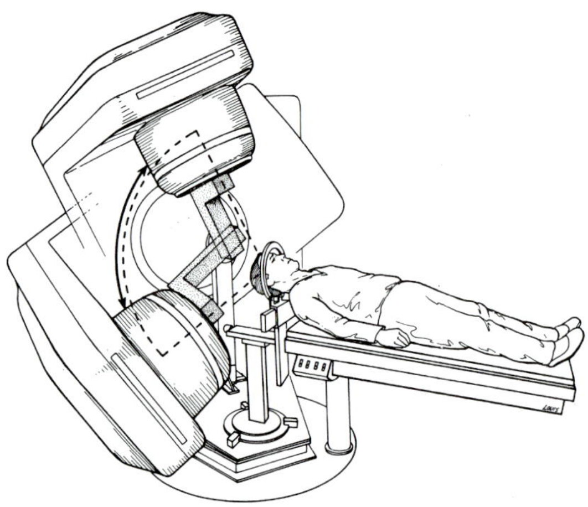

그림 21.1. 선형가속기 등중심 정밀도에 대해 독립적으로 관리되는 등중심 정밀도를 유지하기 위한 독립적인 보조지지 갠트리와 갠트리의 위치를 보여주는 환자의 치료자세 구성도. (출처: Friedman WA, Bova FJ. The University of Florida radiosurgery systems. Surg Neurol. 1989;32:334 with permission)

- 선량분포의 조형(shaping of dose distribution): 선량분포는 아래와 같은 여러 개의 인수를 사용하여 표적체적에 일치할 수 있도록 형상화 할 수 있다.
  - 원형 조사면의 일부분을 선별적으로 차단
  - 소형 다엽콜리메이터(MLC)를 이용하여 가변적으로 빔 시야구멍(beam-eye-aperture)의 형상을 만듦
  - 아크 각도와 빔 가중치를 변화
  - 한 개 이상의 등중심을 사용
  - 아크선과 정지선을 적당히 결합
- 정위프레임(stereotactic frame): SRS를 위한 정위프레임은 환자 테이블이나 두경부 자세 고정을 위해 갠트리와 환자의 두개골에 장착이 가능한 도구이다.
- 프레임은 환자의 머리를 고정시키고 치료 시 치료중심점으로 쓰일 영상화된 표적의 중심과 연관된 좌표계를 제공한다.
- 여러 개의 프레임이 SRS를 위해 개발되어 왔다. 예를 들면 Leksell, Riechert-Mundinger, Todd-Wells, Brown-Robert Wells (BRW)등이 있다. 그림 21.2는 BRW 프레임을 보여준다.
- Gill-Thomas-Cosman으로 불리는 특별한 이동식 헤드링이 분할 SBRT를 위해 고안되었다. 이것은 교합 블록(치아로 무는 블록) 시스템과 머리받침대용 브라켓 그리고 BRW 프레임에 장착이 가능한 벨크로 스트랩을 사용한다(그림 21.3).
- 빔 콜리메이션(beam collimation): SRS는 일반적으로 일반적인 방사선치료에서 사용되는 조사면보다 매우 작은 병소의 치료에 사용된다.
- 기하학적반그림자를 줄이기 위해, 콜리메이터 경계가 피부에 근접하는 제 3의 콜리메이션 시스템이 사용된다. 이것은 다음과 같은 2가지 방법에 의해 달성될 수 있다.

1) X-선 턱 아래에 다른 직경(예: 5~50 mm)을 가지는 기다란 콘을 다는 방법

2) 아크회전치료 중에 표적을 충분히 커버할 수 있도록 가변적으로 조사면 형상을 변화시킬 수 있는 정밀 다엽콜리메이터(예: micro-MLC, BrainLab)를 설치한다.

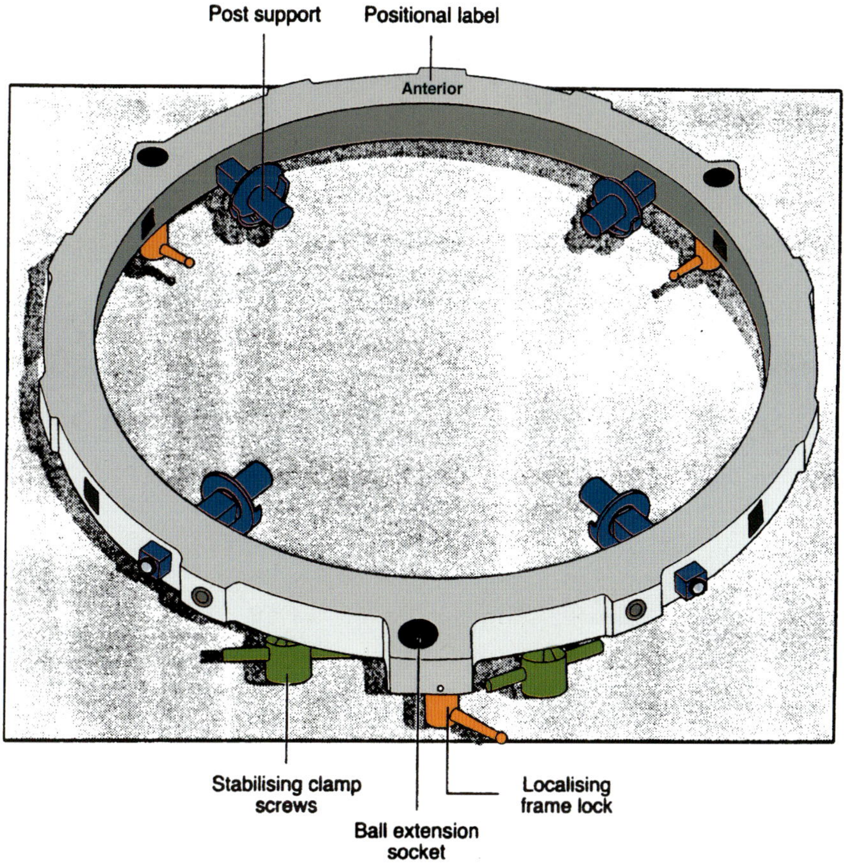

그림 21.2. Brown-Robert-Wells 프렘임의 도해.
(출처: Cho KH, Gerbi BJ, Hall WA. Stereotactic radiosurgery and radiotherapy. In: Levitt SH, Khan FM, Potish RA, et al., eds. Technological Basics of Radiation Therapy. Philadelphia, PA: Lippincott Williams & Wilkins; 1999:147–172, with permission)

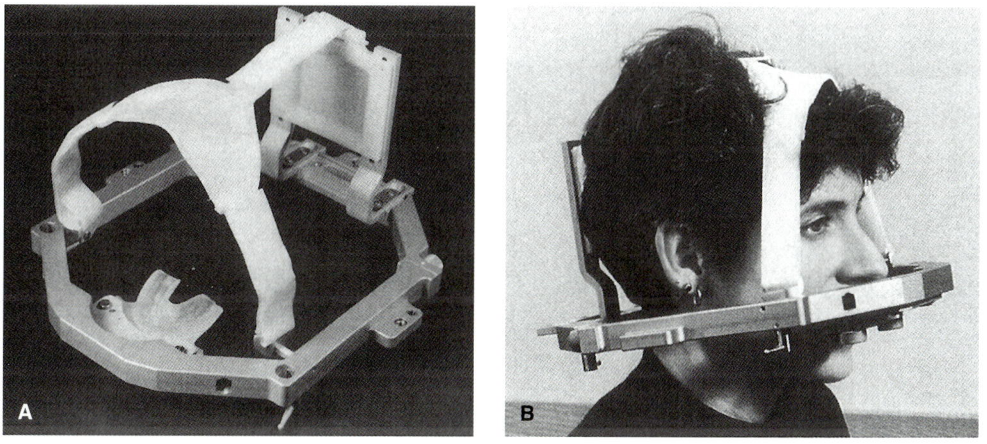

그림 21.3. A. 벨크로 스트랩과 교합블럭이 있는 Gill-Thomas-Cosman(GTC) 이동식 헤드 링(Relocable Head Ring), B. 환자에 착용된 GTC 헤드 링.
(출처: Cho KH, Gerbi BJ, Hall WA. Stereotactic radiosurgery and radiotherapy. In: Levitt SH, Khan FM, Potish RA, et al., eds. Technological Basics of Radiation Therapy. Philadelphia, PA: Lippincott Williams & Wilkins; 1999:147–172, with permission)

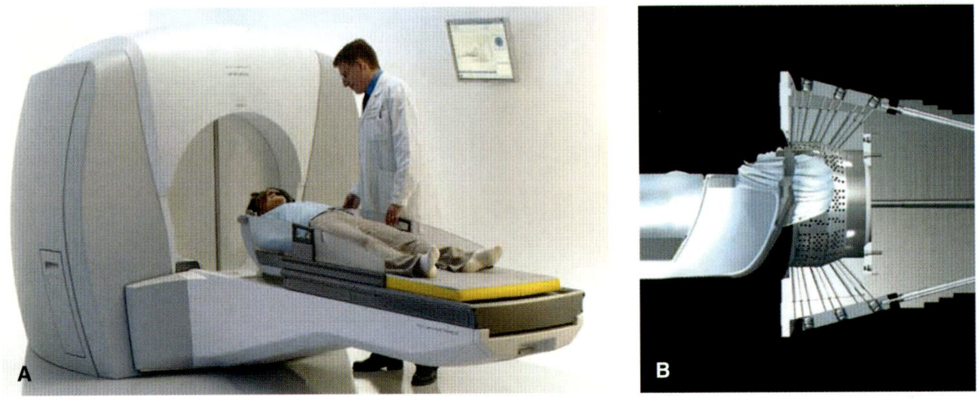

그림 21.4. Leksell 감마나이프 Perfexion. A. Perfexion 장비 사진, B. Perfexion 콜리메이팅 시스템의 도해. Elekta Medical System이 허가함.
[http://www.elekta.com/healthcare_international_leksell_gamma_knife_perfexion.php]

② 감마나이프(gamma knife): 감마나이프는 매우 많은 수의 등중심의 감마선으로 동시에 조사하는 식으로 두뇌에 있는 표적 병변에 방사선을 전달한다. 가장 최신의 감마나이프 장비는 그림 21.4에 보이는 elekta oncology system의 perfexion이다.

- Perfexion에서 감마선은 5개의 원통형 링에 담겨있는 192개의 ^{60}Co 선원 중에서 임의의 개수를 사용하여 방사선 전달이 가능하다.
- 감마선은 각각 24개의 방사성 원소를 가지고 있는 8개의 이동식 섹터들로 나누어져 있는 12 cm 두께의 텅스텐 콜리메이터-링-배열에 의해 조준된다.
- 총 4, 8, 16 mm, 이렇게 3가지 크기의 콜리메이터가 존재한다.
- 24개의 방사성 선원을 담고 있는 각 섹터는 조준을 위해 위에서 언급된 3개 종류 콜리메이터 모두와 전체 방사성 원소가 차단되는 부동작 위치까지 자동적으로 움직일 수 있다.
- 선원에서 초점까지의 거리는 각 링에 따라 37.4 cm에서 43.3 cm까지 변한다.
- PPS는 환자가 착용한 표준 정위 Lecksell G 프레임을 탈부착할 수 있는 환자 프레임 어답터를 필요로 한다. 프레임 어답터는 PPS에 직접 탈부착할 수 있다.
- 환자의 머리는 감마각도(gamma angle)로 불리우는 3개의 각도인 70°(chin up), 90°(chin horizontal), 110°(chin-down)로 고정이 가능하다.
- 두뇌에 있는 치료 표적은 환자의 두개골에 고정된 Leksell 정위 프레임과 CT나 MRI 또는 혈관조영술과 같은 영상 검사를 통해 위치를 알아낼 수 있다.
- Perfexion은 한 번의 치료에 한 개 또는 다수의 종양을 치료할 수 있다. 이 장비는 안구(orbit)나 부비동(paranasal sinus), 경추(cervical spine)에 있는 병변들을 치료할 때 유용하다.

3. 선량검증 (Dosimetry)

SRS 선량계측에서 관심있는 양으로는 중심축 깊이선량분포(깊이선량백분율 또는 조직최대비율), 빔 측방선량분포(축외선량비), 다양한 조사면 크기에 대한 출력인자($S_{c,p}$ 또는 선량/MU), 이렇게 세 가지가 있다.

① SRS와 같은 소조사면에서의 깊이선량분포는 조사면크기 대비 검출기의 크기가 작은 것으로 측정해야 한다.

② 중심축 깊이선량 측정의 경우 검출기의 민감체적이 광자선에 의해 생성되는 전자플루언스의 균질한 영역에 놓여야 한다(예: ±0.5% 이내).

③ 측방선량분포 측정의 경우에도 조사면 끝단의 선량 경사도가 심하기 때문에 조사면의 크기가 중요하다.

④ 몇 가지 다양한 종류의 검출기를 SRS 선량계측에 사용하고 있다(예: 이온함, 필름, 열형광선량계, 다이오드).

⑤ 위의 검출기시스템의 장단점을 보면
- 이온함은 가장 정밀하고 에너지 의존성이 낮지만 크기에 의한 제한점이 있다.
- 필름은 가장 좋은 분해능을 갖고 있지만 에너지 의존성이 있고 선량 불확도가 가장 크다(예: ±3%).
- 열형광선량계는 에너지 의존성이 낮고 칩 형태의 작은 크기로 이용할 수 있지만 필름과 마찬가지로 선량 불확도 문제가 있다.
- 다이오드는 작은 크기로 이용 가능하지만 에너지 의존성 뿐만 아니라 방향 의존성도 있다.

이에 따라 SRS 선량계측에서 어떤 시스템을 선택하는가는 선량계의 크기, 측정할 양, 측정 조건을 고려한다.

4. 선량계산 알고리즘 (Dose Calculation Algorithms)

원리상으로는 10장과 19장에서 언급된 어떤 선량계산 알고리즘도 SRT 선량 계산을 위해 적용될 수 있다. 그럼에도 불구하고, 모델 기반 알고리즘들(예: 실빔 합성곱 알고리즘, 커널(kernel) 기반 합성곱/중첩 알고리즘, 전산모사가 접하게 될지도 모르는 비균질조직(예: 폐에 대한 SBRT)에 대해 보다 더 정밀하다.

① 정위방사선수술(SRS)를 위한 가장 단순한 빔 모델링 방법 중 하나는 최대조직선량비(tissue maximum ratio, TMR), 축외선량비(off-axis ratio, OAR) 지수감쇠, 출력인수(output factor), 거리역제곱법칙에 기반한다. 이미 언급한 바와 같이 SRS용 빔 데이터는 원형 조사면들과 빔 에너지에 대해 명확하게 획득해야 한다.

② 환자 표면의 윤곽 구조는 CT 스캔으로부터 3차원적으로 정의된다. 다중 아크의 구조는 각도 5~10°로 벌어진 정적인 빔에 의해 모사될 수 있다.

③ 계산 격자의 간격은 내삽법으로 획득한 선량에서 불확도를 최소화하기 위해 작아야 한다(예: 2 × 2 mm).

5. 품질관리 (Quality Assurance)

미국의학물리학회(AAPM) TG-40, 54번 보고서와 101번 보고서가 품질관리 기준으로 적합하다. 기준들은 한 기관에서 SRT와 SBRT에 대한 그 기관 고유의 품질관리 프로그램을 설계할 수 있도록 지침을 제공할 수 있어야 한다. 품질관리는 SRT에 대해서 임상적으로나 물리적으로 모두 연관되어 있다. 물리 부분의 품질관리는 2개의 카테고리로 나눌 수 있다.

① 치료를 위한 품질관리, ②주기적 품질관리.

① 치료를 위한 품질관리(treatment QA): 치료를 위해 검사해야 할 품질관리의 주요 항목은 아래와 같다.
- 팬톰 베이스, CT/MRI/혈관조영술, 갠트리, 환자용 테이블 설치대를 포함하는 정위 프레임의 정밀도.
- 영상 자료 전송과 치료계획인수들, 표적위치 그리고 모니터단위 계산
- 테이블 위의 환자와 갠트리의 프레임 정렬, 방사선 등중심과 표적 중심 간의 합치, 콜리메이터 설정, 콘 직경, 환자용 테이블 위치, 환자 고정, 안전잠금장치
- 빔 에너지, 모니터단위(MU), 아크 각도 등을 위한 치료콘솔프로그래밍

② 주기적인 품질관리(routine QA): 주기적인 QA는 주기적으로 계획된 일정에 따라 SRS 장비의 하드웨어와 소프트웨어 작동을 검사하기 위해 고안되었다.
- 선형가속기에 대해서는 AAPM 보고서 TG 40이 적합하다.
- 정위방사선수술(SRS)의 주기적인 품질관리 일정은 AAPM 54번 보고서에 따라 권고된다.
- 정위체부방사선치료(SBRT)에 권장되는 품질관리는 AAPM 101번 보고서에 나와 있다.
- 감마나이프(Gamma Knife)를 위한 품질관리 프로그램은 국가(또는 지방정부, 주정부)나 미국 원자력규제위원회(nuclear regulatory commission, NRC) 규제를 준수하여야 한다. AAPM 보고서 54에는 예시 프로그램이 발간되어 있다.

6. 임상적용 (Clinical Application)

① 정위방사선수술(Stereotactic Radiosurgery): SRS는 두뇌나 척추에 있는 위치가 명확한 작은 종양을 치료하는데 사용된다. 예를 들면

- 동정맥기형(arteriovenous malformation) (치료계획이 그림 21.5에 나온다.)
- 수막종(meningiomas)
- 청신경종(acoustic neuromas)
- 신경교종(gliomas)
- 전이성 뇌종양(brain metastases)
- 해면상혈관종(cavernous angiomas)
- 뇌하수체샘종(pituitary adenomas) (치료계획이 그림 21.6에 나온다.)
- 회돌기교종(oligodendrogliomas)

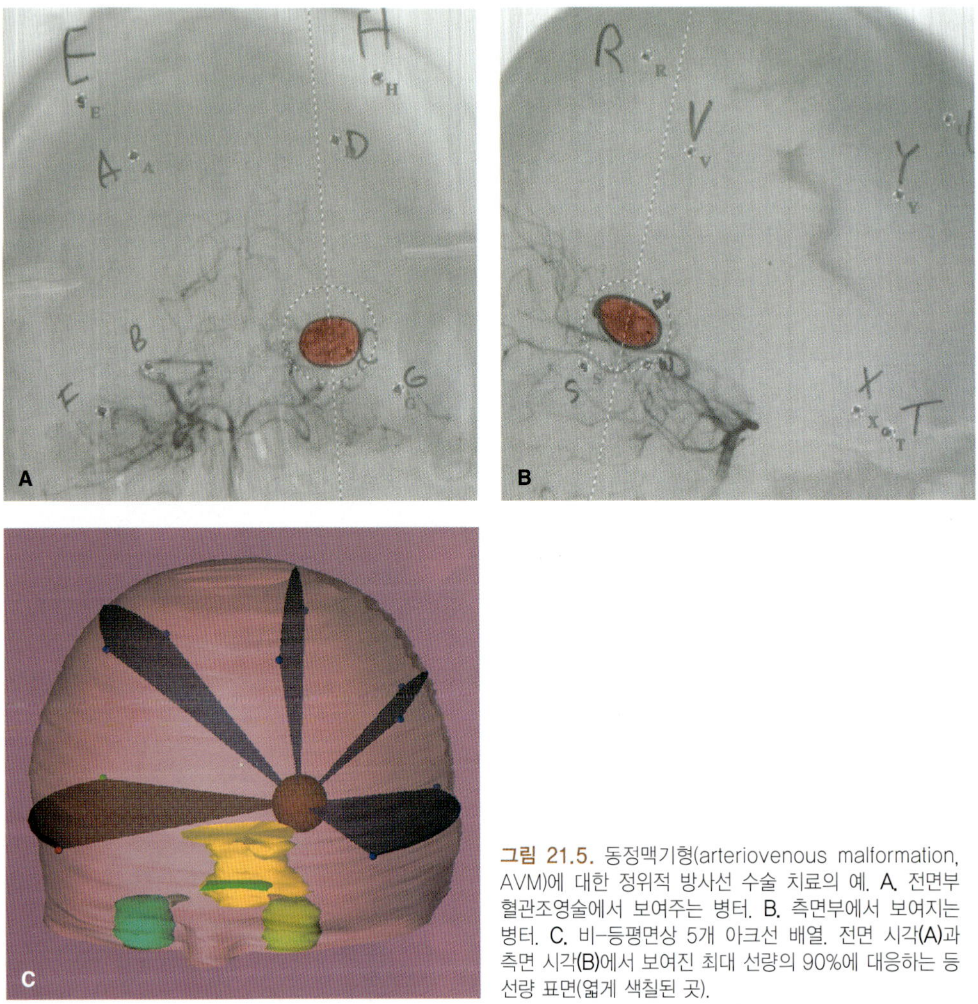

그림 21.5. 동정맥기형(arteriovenous malformation, AVM)에 대한 정위적 방사선 수술 치료의 예. A. 전면부 혈관조영술에서 보여주는 병터. B. 측면부에서 보여지는 병터. C. 비-등평면상 5개 아크선 배열. 전면 시각(A)과 측면 시각(B)에서 보여진 최대 선량의 90%에 대응하는 등선량 표면(엷게 색칠된 곳).

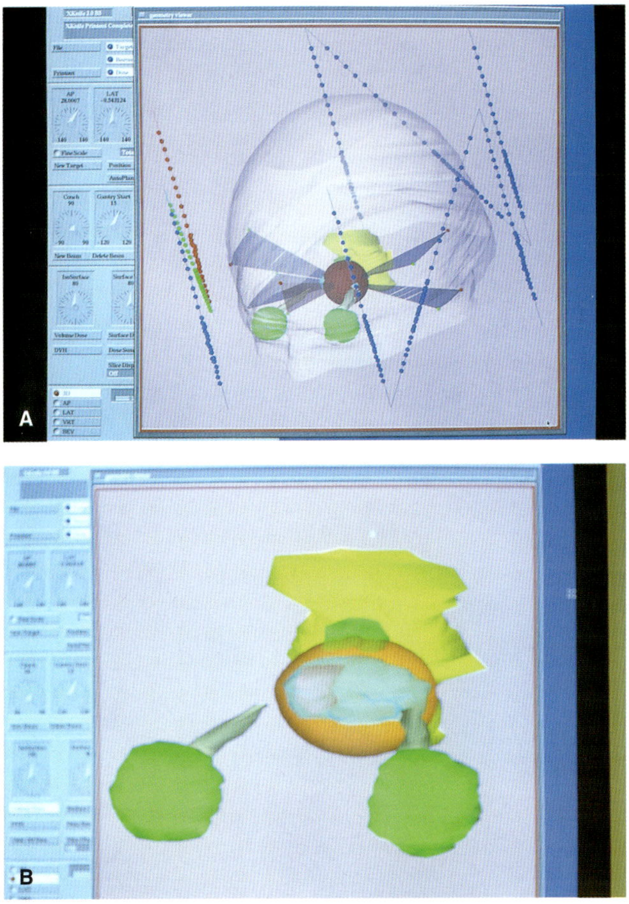

그림 21.6. 뇌하수체샘종(pituitary adenoma)에 대한 다중 분할 정위적방사선치료. A. 비동일 평면상 5개 아크선 배열 B. 치료 계획된 치료 부피를 감싸는 표면에 처방된 등선량.

② 정위체부방사선치료(stereotactic body radiotion therapy): SBRT는 두뇌나 척추가 아닌 곳에 있는 작은 국소 종양의 치료에 주로 이용되어 왔다. 이들 기법들은 프레임 없이 하는 치료이기 때문에 신체 고정을 위한 딱딱한 정위적 프레임을 사용하지 않는다. 대신 종양은 exactrac/novalis body system이나 사이버나이프(cyber knife), 또는 토모테라피(tomotherapy)에 있는 영상 유도 시스템을 이용하여 국소화 한다.

- SBRT는 폐(lung)와 간(liver), 췌장(pancreas), 신장(kidney), 척추(spine), 전립선(prostate)에 있는 종양에 적용되어 왔다.

제 21 장 복습문제

다항식 선택법에서 하나 이상의 정답이 있을 수 있음.

1. 정위방사선수술(SRS)에서는?

a) 모든 빔은 동일평면상에 있다.
b) 모든 빔은 똑같은 가중치를 가진다.
c) 모든 빔은 표적부피에서 동일한 점을 향한다.
d) 등중심(Isocenter)의 공간적인 정밀도가 ±1mm이면 허용할 만하다.

2. SRS 사용을 위한 작은 조사면에서 중심축 깊이선량분포의 측정에 관하여 깊이에 따른 보정이 필요한 검출기(들)는 무엇인가?

a) 이온함(ion chamber)
b) 열형광선량계(TLD)
c) 다이오드(diode)
d) 필름(film)

3. CT 팬톰 검사에서 삽입된 타켓의 각 축에서의 오차가 0.3 mm(AP), 0.2 mm(lat), 0.5 mm(vert)로 측정되었다. CT 영상의 근사적인 전체 위치 오차는 얼마인가?

a) 0.3 mm
b) 0.6 mm
c) 1.0 mm
d) 1.5 mm

4. 선형가속기 기반 SRS에서 빔 조준은 x-선 턱 아래에 부착하는 길이가 긴 콘에 의해 제공될 수 있다. 이러한 3차 조준은 어떤 목적에 의해 주로 사용되는가?

a) 정확한 빔 정렬 정밀도를 위해
b) 콘의 벽으로부터 발생하는 측면 산란에 의한 조사면의 편평도를 개선시키기 위해
c) 투과 반그림자 감소를 위해
d) 기하학적반그림자를 줄이기 위해

5. 정위체부방사선치료 (SBRT)에 대한 설명으로 옳은 것은?

a) SRS와 유사한 정밀도를 가지기 위해 특수하게 제작된 정위 프레임을 사용한다.
b) 일반적인 3D CRT에 비해 치료 횟수는 적고 총 선량은 높게 전달한다.
c) 일반적인 3D CRT에 비해 PTV에서 보다 균일한 선량을 전달 할 수 있다.
d) IMRT에 비해 같은 선량을 보다 낮은 MU로 전달할 필요가 있다.

6. SRS/SRT로 치료하는 부위나 병증으로 옳은 것은?

a) 상악동(maxillary sinus)
b) 뇌수종(meningioma)
c) 횡문근육종(rhabdomyosarcoma)
d) 청신경종(acoustic neuroma)
e) 뇌하수체샘종(pituitary adenoma)

7. SRS/SRT에 사용되는 치료양식으로 옳은 것은?

a) 양성자(protons)

b) 고선량률 근접치료(HDR brachytherapy)

c) 중성자(neutrons)

d) 감마선 광자

e) 고에너지 전자

8. SRS치료계획은 표적 근처에서의 급격한 선량 기울기(예: >50%/cm)로 특정화 되어 있다. 만약 치료선량 전달에 있어서 공간적인 정밀도가 ±1 mm라면 이 공간에서 대응되는 선량 불확도는 얼마인가?

a) < 0.5%

b) 1%

c) 2%

d) >5%

e) >50%

9. SRS를 위한 소 조사면(예: < 5 mm)의 출력인수(output factor)측정에 적합한 검출기는?

a) 파머형이온함(farmer-type ion chamber)

b) 다이오드(diode)

c) 필름(film)

d) 프리케선량계(fricke dosimetry)

e) 평행판 이온함(parallel plate ion chamber)

10. SRS/SRT 프로그램을 준비하기 위한 전형적인 측정 항목은 어떤 것인가?

a) TPR 대비 콘/조사면 크기

b) 투과인수(transmission factors)

c) 축외선량비(OAR) 대비 콘/조사면 크기

d) 출력인수(output factor) 대비 콘/조사면 크기

e) 위의 모든 것

11. Elekta 감마나이프에 대한 설명으로 옳은 것은?

a) 한 초점을 향하는 100~200개의 ^{60}Co 방사성동위원소를 사용한다.

b) 6 MV 광자선을 사용한다.

c) 선량분포를 같게 하기 위해 회전하는 방사성동위원소로 시스템이 이루어져 있다.

d) 선형가속기 기반 SRS에 비하여 정밀도가 약간 나쁘다.

e) 세계에서 최초로 사용된 SRS 시스템이다.

CHAPTER

제 22 장

고선량률 근접치료

강의

22

고선량률 근접치료: 선량측정과 치료계획

주제개요

다음 주제들이 이 강의에서 논의된다.

- ▶ 정의
- ▶ 고선량률 근접치료기
- ▶ 고선량률 삽입기구
- ▶ 사용시설 설계
- ▶ 허가사항
- ▶ 고선량률 선원교정
- ▶ 치료계획
- ▶ 임상적용
- ▶ 품질관리

1. 정의 (Definition)

국제방사선단위측정위원회(ICRU) 보고서 38에서는 고선량률(HDR) 근접치료를 처방지점에서 20 cGy/min 이상의 선량률로 분류한다. 이와 비교하여 선원이식(implant)에 따른 저선량률(LDR) 근접치료에서 처방선량률은 0.5~2 cGy/min 이다.

2. 고선량률 근접치료기 (High-dose-rate Unit)

대부분의 고선량률 근접치료기는 높은 방사능(~ 10 Ci 혹은 370 GBq)의 단일선원을 가지고 있다. 선원의 크기는 고선량률 근접치료기 모델에 따라 직경이 0.3~0.6 mm이고, 길이는 3.5~10 mm이다. 선원은 유연한 구동 케이블 끝에 용접되어 있다. 또한 그 끝에 부착된 선원에 있는 케이블은 선원철사(source wire)라 한다. 고선량률 근접치료기는 여러 채널과 각 채널에 선원을 보내기 위해 색인장치(indexer system)를 갖추고 있다. 채널들은 임의의 채널이 선원철사 경로와 일직선으로 하는 회전교환기(rotation turret)를 제공한다. 환자에 삽입된 삽입기구(applicator) 혹은 도관(catheter)은 이송관(transfer tube) 혹은 이송길잡이(transfer guide)라 불리는 도관에 의해 채널에 연결된다. 삽입기구에서 스텝모터를 정밀하게 조정하여 프로그램되어 있는 머무름위치에서 선원의 위치를 맞춘다. 그림 22.1은 한 예로서 고선량률 근접치료기(Varian)를 보여주고 있다.

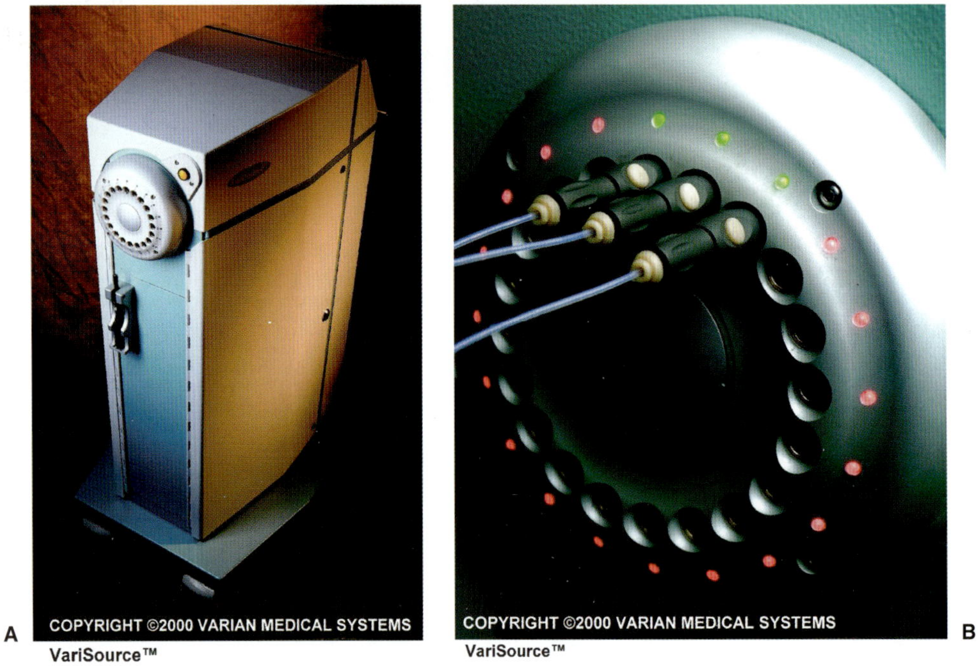

그림 22.1. A. Varian 고선량률 근접치료기 사진(Varisource). B. 채널들에 삽입된 이송길잡이를 보여주고 있는 회전교환기에 있는 채널들(Courtessy of Varian Associates, Palo Alto, CA, USA).

① 선원 위치의 정확성은 대략 ± 1 mm이다.

② 선량제어 정밀성은 0.1 초 머무름시간 분해능으로 규정된다.

③ 미국핵규제위원회(NRC) 규정에 따르면 근접치료기 밖의 누설방사선준위는 차폐된 위치에서 선원이 들어있는 저장용기를 둘러싸고 있는 가장 가까이 접근할 수 있는 표면으로부터 10 cm 떨어진 거리에서 1 mR/hr(0.01mSv)를 초과하지 않아야 한다.

3. 고선량률 삽입기구 (High-dose-rate Applicators)

저선량률 동위원소 선원이식(implant)에 이용되는 근접치료용 삽입기구는 고선량률 근접치료에서도 이용될 수 있다. 여러 고선량률 근접치료의 임상 적용에 있어 가장 일반적으로 사용되는 일부 삽입기구들은 다음과 같다.

① Fletcher-suit 혹은 fletcher-suit delclos: 자궁, 자궁경부, 골반 측벽의 부인과 악성종양의 치료에 사용된다.

② 질 원통(vaginal cylinder): 아크릴 원통으로 직경이 다양하고 스테인리스 스틸 탄뎀을 수용하기 위해 축방향으로 구멍이 뚫려있다. 이 삽입기구는 질벽에 위치한 종양 치료에 적합하다.

③ 직장 삽입기구(rectal applicator): 서로 다른 직경의 아크릴 원통이 직장의 표재성 종양들을 치료하기 위해 설계되었다. 정상조직을 보호하기 위해 선택적인 차폐가 가능하다.

④ 관내 도관(intraluminal catheter): 다양한 길이의, 적절한 직경의 도관들이 기관지 암종같은 관내 질환 치료에 이용될 수 있다.

⑤ 비인두 삽입기구(nasopharyngeal applicators): 이들 삽입기구들은 고선량율 근접치료로 비인두 종양들을 치료하는데 이용될 수 있다. 이 삽입기구 세트는 기관관, 도관과 비인두 연결기가 포함된다.

⑥ 조직내 삽입(interstitial implants): 속이 빈 스테인리스 스틸 바늘들이 표준 근접치료 삽입법칙들(15장 참조)을 따라 종양 내에 삽입되고, 끝이 막힌 도관들은 고선량률 근접치료 선원철사를 수용하기 위하여 삽입된다. 예를 들면, 전립선, 유방, 두경부 종양 일부에서 조직내 삽입 근접치료를 시행한다.

⑦ 유방 근접치료 삽입기구: 부분 유방 방사선조사(PBI)를 위해 1개 혹은 여러 개의 도관으로 설계된 삽입기구들을 유방 종양 절제수술 후 유방 공동 내에 위치시킨다. 식염수가 가득찬 풍선(balloon)이 기구들을 둘러싸고 있다.

4. 사용시설 설계 (Facility Design)

① 치료실 설계: 고선량율(HDR) 근접치료기는 적절하게 차폐된 치료실 내에 보관되어야 한다. 차폐와 안전의 필요조건들은 미국 핵규제위원회(혹은 주정부)가 규정한 의무사항이다.

- 차폐계산은 일반 개인과 작업종사자에 대해 미국 핵규제위원회에서 규정한 선량한도에 준한다.
- 미국 핵규제위원회의 연간 유효선량당량한도는 NCRP(16장)의 지침에 따른다.
- HDR의 경우 일반인의 조사선량한도는 1년에 5 mSv(0.5 rem)이다(즉, 빈번하지 않은 피폭에 대한 선량한도).
- 작업종사자의 선량한도는 1년 50 mSv(5 rem)이다.
- 연간 선량한도에 추가해서 미국 핵규제위원회에서는 통제구역이 아닌 지역에서의 선량은 임의의 1시간 동안에 0.02 mSv(2 mrem)를 초과해서는 안된다고 요구한다.
- 1차와 2차 차폐벽을 계산하는 일반적인 원리는 16장에서 논의된 것과 동일하다. 선원과 관련된 인자들은 다음과 같다.
- 십분의 일가층(TVL)은 콘크리트(밀도 2.35) 5.8 인치 혹은 납 2 cm이다.
- 조사선량률인수는 4.69 이다.

② 안전사항들: 전용 고선량률 근접치료실 혹은 고선량률 근접치료를 위해 리모델링된 기존의 원격치료실에 대한 방사선안전을 위한 필수조건들은 미국 핵규제위원회(NRC) 혹은 주정부가 규정한 강제 조항이다. 필수 조건에는 다음과 같은 사항들이 포함된다.

- 문이 열렸을 때 문이 닫히고 연동장치가 초기화되지 않아서 다시 치료를 시작할 수 없는 경우, 선원이 원위치로 되돌아가는 전기적인 연동장치시스템
- 고선량률 근접치료기가 기존 원격치료실에 설치되어 있는 경우, 주어진 시간에는 오직 한 개의 장치만을 사용할 수 있다는 것을 보증하는 메커니즘
- 사용 권한이 없는 사람들의 콘솔 열쇠 접근 불가능성
- 지속적인 선원 상태를 감시할 수 있는 영구적인 방사선모니터
- 치료중 지속적으로 환자를 관찰할 수 있는 감시 혹은 인터컴 시스템
- 표지판, 잠금장치, 시청각 경보, "방사선 사용중"이라고 쓰인 출입문 경고등과 같은 제한구역 통제

5. 허가사항 (Licensing Requirements)

고선량률 근접치료기의 구매자는 합당한 규제기관에 허가 혹은 허가 갱신을 신청해야 한다.

미국에서 규제기관은 NRC, 협정주일 경우 그 주정부이다. 허가신청서 양식에 필수항목 목록이 나열되어 있다. 예를 들면

- 신청인 자격 사항: 교육, 훈련, 경험과 직원 훈련 프로그램 서술(초기 및 정기적)
  - 관리자 사항: ALARA 프로그램, 방사선안전관리직원, 방사선안전위원회와 문서화된 품질관리 프로그램
  - 기술 사항: 교정과 방사선 탐사장치(survey instrument), 누설점검과 선원 목록, 환자 퇴원을 위한 조건, 환자 치료 후 방사선안전 탐사와 방사선 표지판들의 게시
  - 문서화된 방침과 절차: 고선량률 근접치료 절차에 대하여 안전한 임상적용을 보장하기 위한 일반적인 점검 뿐 아니라 특수한 점검들
  - 운영절차서: 조작자가 장비를 안전하게 작동하고 환자에게 치료선량을 전달하는 것은 단계적으로 수행하기 위한 문서화된 절차서
  - 응급절차서: 응급절차에 대한 서술, 게시들과 위치들. 예를 들어 응급절차에는 부적절하게 방사성선원이 복귀하지 않거나, 전력손실(정전), 삽입기구가 제자리에서 벗어나거나(일탈), 타이머 고장과 고선량률 근접치료를 하는 동안 일어날 수 있는 그 밖의 응급사항들에 대해 대응하는 것 등이 있을 수 있다.

6. 고선량률 선원교정 (HDR Source Calibration)

고선량률 선원은 매 설치시마다 교정해야 한다. 이러한 교정은 NIST에 소급성을 가지고 있어야 한다. ADCL은 기준급 이온함 혹은 NIST에서 교정받은 표준선원을 보유하고 있기 때문에 ADCL과 같은 2차 검교정기관은 NIST에 "직접적으로 소급성"이 있는 이온함 교정인자를 제공한다.

① ^{192}Ir 고선량률 선원의 교정은 공기중 기하학적인 구조를 이용해서 원통형이온함으로 수행할 수 있으나 시간이 많이 소요되고 일상적인 교정에는 적합하지 않다.

② 저선량률 선원들에 대하여 일상적인 선원교정에 보편적으로 사용하고 있는 핵의학 우물형이온함("선량교정기")은 민감체적이 너무 크고, 그에 따라 민감도가 너무 높기 때문에 고선량률 선원들을 교정하는데 적합하지 않다.

③ ^{192}Ir 고선량률 선원에 대하여 ADCL에서 교정인자를 제공받는다면 특별히 설계된 상당히 작은 체적의 우물형이온함(well-type reentrant chamber)이 사용될 수 있다.

④ 측정할 때 전류모드에서 공기커마세기는 식 22.1과 같이 계산한다.

$$S_k = I \times C_{T,P} \times N_{el} \times N_C \times A_{ion} \times P_{ion} \tag{22.1}$$

여기서 S_k는 선원의 공기커마세기이고, I는 전위계의 지시값인 전류량이고 $C_{T,P}$는 온도와 기압에 대한 보정계수, N_{elec}는 전기계 교정인수, N_C는 $^{192}I_r$ 선원에 대한 이온함 교정인수, A_{ion}는 이온함 교정시 이온재결합보정인수, P_{ion}는 선원 교정시 이온재결합보정인수이다.

⑤ 고선량률 근접치료 선원에 대한 일상적인 교정을 위해서 측정할 때 전류모드를 사용하는 것이 바람직하다.

7. 치료계획 (Treatment Planning)

고선량률 근접치료계획은 모의치료, 3차원 컴퓨터 치료계획과 치료계획 검증을 포함한다.

① 모의치료: 고선량률 근접치료 모의치료과정은 환자 준비와 절차에 따라 삽입기구, 도관, 또는 바늘의 위치 설정으로 시작한다. 마커 와이어(marker wire)를 막힌 끝까지 삽입기구 안으로 완전히 삽입한다. 그리고 종래 2차원 모의치료장치(혹은 회전중심축의 C-arm 엑스선 발생장치)나 전산화단층모의치료장치(CT-sim)를 사용해서 환자 모의치료를 시행한다.

- 2차원 모의치료 절차에서는 삽입기구들과 마커 와이어의 위치를 알기 위하여 직교성의 방사선 사진(AP와 lat 필름)을 얻는다. 이들 방사선 사진들은 방사선종양학자가 삽입기구의 끝 부분과 관련하여 치료 부위와 머무름 위치를 계획할 수 있게 한다.
- 전산화단층(CT)모의치료 절차에서는 삽입기구들은 주위 정상장기들과 관련하여 3차원적으로 위치가 설정된다. 필요하다면 방사선종양학전문의가 삽입에 대하여 마지막 위치 조정을 위해 사진들을 재검토한다.

② 3차원 컴퓨터 치료계획: 컴퓨터 치료계획 과정은 모의치료자료의 입력으로 시작한다.

- 2차원 모의치료 절차에서는 직교성의 방사선 사진이 컴퓨터로 주사되고 영상 위에 중요장기들 뿐만 아니라 표적용적들의 윤곽을 그린다. 또한 선택된 선량규정점들이 표시되고 선량제약에 따라 선량분포를 최적화하기 위하여 이 규정들을 이용할 수 있다.
- 전산화단층(CT)모의치료 절차에서는 영상들이 직접 컴퓨터에 입력되고, 삽입과 주위 해부학적 영상이 3차원적으로 재구성된다. 소프트웨어를 이용하여 단계적으로 표적, 삽입기구와 중요장기의 윤곽을 그릴 수 있다. 치료계획을 수립하고, 겹쳐진 등선량곡선들을 임의의 평면에서 재검토할 수 있다. 때때로 호환이 되는 CT 전용 삽입기구들이 모의치료영상에서 심각한 허상(artifact)을 없애기 위해서 필요하다.

③ 선량계산: 선형 근접치료용 선원 주위의 선량분포는 시버트(sievert) 적분, 미국의학물리학회(AAPM) TG-43 수식체계 혹은 전산모사 계산과 같은 많은 방법을 이용해서 계산할 수 있다. 이들 중 미국의학물리학회 TG-43 수식체계와 전산모사 방법이 고선량률 선원 주위의 선량분포를 계산하는데 가장 보편적으로 사용되고 있다.

- 많은 상업용 고선량률 선원들에 대한 기본적인 자료들은 미국의학물리학회 TG-43과 전산모사 방법을 사용해서 측정

되었거나 혹은 계산되었다.

- 표에 따라서, 혹은 표와는 별개로 이들 선원에 대한 선량률상수, 방사상선량함수와 비등방성함수가 발표되었고, 이들을 선량계산알고리즘의 근거로 이용할 수 있다.

④ 치료계획 검증: 컴퓨터 치료계획을 독립적으로 확인하는 것은 고선량률 근접치료 품질관리의 필수적인 부분이다. 이러한 점검들의 일부는 다음과 같은 점검사항 확인으로 이루어져 있다.

- 선량처방, 도관길이, 머무름시간과 현재 선원세기와 같은 입력 데이터의 정확성을 확인하는 것
- 수작업 혹은 2번째 컴퓨터 프로그램에 의한 선량계산의 독립적 무작위검사(spot check). 검증시 처방지점(혹은 다른 적당한 지점)에서 ±5 % 이내의 선량이 근접치료선원 주위의 심한 선량기울기를 고려할 때 합리적이라고 생각된다.

8. 임상적용 (Clinical Applications)

고선량률 근접치료는 기본적으로 저선량률 근접치료에 적합한 임의의 종양에 이용할 수 있다. 가장 일반적인 고선량률 근접치료는 다음과 같은 질환 치료에 이용한다.

- 폐암에 의한 기관지 폐색
- 식도암
- 자궁경부암
- 자궁내막암의 수술 후 치료
- 국소화된 전립선암
- 유방 종양제거 수술 후 치료

9. 품질관리 (Quality Assurance)

고선량률 근접치료 허가에 대한 방침과 지침서는 미국핵규제위원회에 의해 발간되었고, 미국핵규제위원회(혹은 주정부 협정서)가 인정하는 품질관리 프로그램을 만들기 위한 견본을 제공하고 있다. 추가적으로 연관된 미국의학물리학회 보고서(TG-40, TG-56과 TG-69)를 참고해야 한다.

① 미국의학물리학회는 일일점검, 분기점검, 연간점검 이렇게 3가지 주기로 품질관리 점검을 권고하고 있다.

② 고선량률 근접치료가 매일 시행되지 않으면 "일일 품질관리(QA)" 점검은 환자들이 치료받는 당일에만 시행하는 것으로 충분한다. 이들 점검들은 교과서 22장(22.3절)에 설명되어 있다.

③ 분기별 품질관리는 필수적으로 선원교정과 장비 성능에 대한 보다 철저한 재검토로 이루어진다. 여기서 분기는 고선량률 선원이 교체되는 주기와 일치한다.

④ 연간 품질관리는 모든 장비, 절차와 환자기록들에 대한 포괄적인 점검이며 시스템에 대한 철저한 초기 인수검사/사용 준비 전 검사와 같이 모든 점검 항목들에 대하여 품질관리를 수행하는 것과 같다.

제 22 장 복습문제

다항식 선택법에서 하나 이상의 정답이 있을 수 있음.

1. 국제방사선단위측정위원회(ICRU)에 따르면 고선량률 근접치료를 처방선량률이 (   )인 근접치료로서 분류한다.

a) 2 cGy/min 혹은 그 이상

b) 10 cGy/min 혹은 그 이상

c) 20 cGy/min 혹은 그 이상

d) 40 cGy/min 혹은 그 이상

2. 고선량률 ^{192}Ir 선원이 10 Ci의 겉보기방사능를 가지고 있다. cGycm^{2}h^{-1}의 단위로 이 선원의 공기커마세기는 얼마인가? [^{192}Ir의 조사선량률상수는 4.69 Rcm^{2}mCi^{-1}h^{-1}라고 가정한다.]

a) 4.11×10^4

b) 4.50×10^4

c) 4.89×10^4

d) 5.37×10^4

3. 2번 문제의 선원의 경우에 선량률상수(Λ)값이 1.12 cGyh^{-1}U^{-1} (1U = 1cGycm^{2}h^{-1}), 기하학적 구조인자(G)는 1.023, 그리고 방사상선량함수(g)는 "1"이라고 하면, 선원중심으로부터 횡축방향 1 cm 지점에서 cGy/second 단위로 조직에서의 선량률은 얼마인가?

a) 9.5

b) 11.4

c) 12.8

d) 13.1

4. 고선량률 근접치료장비에 대한 미국핵규제위원회(NRC) 규제에 따르면 선원이 차폐 위치에 있으면서 차폐용기를 둘러싸는 접근 가능한 표면으로부터 10 cm 거리에서 누설방사선준위는 (   )을 초과해서는 안 된다.

a) 1 mR/hour

b) 2 mR/hour

c) 5 mR/hour

d) 10 mR/hour

5. 고선량률 근접치료의 경우에 치료실 차폐에 대한 NRC 규제에 따르면 치료실 밖 임의의 비제한구역에서의 선량은 (   )을 초과해서는 안 된다.

a) 2 mrem/hour

b) 임의 1시간에 2 mrem

c) 10 mrem/hour

d) 임의 1시간에 10 mrem

6. 새로운 10 Ci ^{192}Ir 선원이 16분 걸리는 부인과의 근접치료에 사용된다. 만약 이 시간의 80%가 선원의 머무름시간에 기인한 것이라면, 90일 후에 동일 치료계획과 선원을 사용하여 동일 선량을 주고자 한다면 총 치료시간은 얼마나 걸리겠는가?

a) 동일 시간
b) 26 분
c) 33분
d) 37분
e) 47분

7. 단일 고선량률 근접치료의 머무름위치가 부분 유방 근접치료 과정을 위해 유방절제술공동(lumpectomy cavity)에 놓여진 풍선삽입기구(balloon applicator)내에 계획된다. 풍선의 크기는 반경 2.0 cm가 되고 선원중심의 수직이등선상에서 풍선-조직 경계면으로부터 1.0 cm 떨어진 지점을 처방지점으로 잡는다. 만약 선원이 처방지점을 향해 2 mm 변위될 정도로 풍선이 비대칭이라면 처방선량의 편차는 몇 % 인가?

a) 변화없음
b) < 0.5
c) 3.4
d) 12.9
e) 14.8

8. 7번의 선원이식(implant)의 경우에 치료계획 프로토콜은 피부선량이 처방선량의 145%로 제한되도록 요구한다. 만약 선원이 풍선의 중앙에 놓여 있다면(선원중심의 수직이등분선상에서), 풍선으로부터 피부표면까지 허용되는 최소거리는 얼마인가?

a) 1 mm
b) 3 mm
c) 5 mm
d) 7 mm
e) 10 mm

9. 고선량률 근접치료 선원물질의 경우, ^{60}Co와 ^{137}Cs에 대한 ^{192}Ir의 장점은 무엇인가?

a) 더 큰 반감기
b) 더 높은 비방사능(specific activity)
c) 더 높은 평균에너지
d) 더 높은 반가층(HVL)
e) 위에 나열된 모든 것

10. 고선량률 근접치료로 치료하는 부위는?

a) 폐암
b) 식도암
c) 뇌하수체샘종
d) 자궁경부암

CHAPTER

제 23 장

전립선선원이식

강의

23

전립선 이식: 기법, 선량측정 및 치료계획

주제개요

다음 주제들이 이 강의에서 논의된다.

- ▶ 시드선원 선원이식
  - 체적고찰
  - 치료계획
  - 선원이식 절차
  - 방사선방어
- ▶ 선원이식 선량측정
- ▶ 고선량률 선원이식

1. 시드선원 선원이식 (Seed Implants)

^{125}I 혹은 ^{103}Pd을 이용한 영구선원이식(permanent implants)은 초기 전립선암을 치료하는데 단일 방법으로서 혹은 외부선 방사선치료와 병합하여 사용된다. 선원이식(implantation)을 하기 위한 표적부피는 전립선(prostate gland) 그 자체이지만, 전립선 위치의 불확도 때문에 최소여백(minimal margins)을 허용한다.

선원이식의 현대 기법들은 회음횡단(transperineal) 접근법으로 구성된다. 이 경우에 ^{125}I 혹은 ^{103}Pd 시드선원(seed)은 직장횡단(transrectal) 초음파와 회음부형판(perineal template)의 도움을 받아 전립선에 삽입된다. 이 과정은 비수술적이며 외래환자 기반으로 수행된다. 선원이식은 환자를 척수마취하고서 인가된 수술실에서 시행된다.

1.1. 체적고찰(volume study)

일련의 횡단초음파영상에 의한 전립선의 정위(定位)는 체적고찰(volume study)이 된다.

① 체적고찰 전에, 전립선 크기에 대한 CT 영상들과 전립선과 관련한 치골궁(pubic arch)으로부터 체적에 대한 평가가 이루어진다. 전립선이 크고 바늘선원이식(needle implantation)하는데 치골궁이 방해가 될 수 있는 경우에, 적절한 선원이식을 받기 위해선 전립선의 크기를 축소시켜야 하는데 이를 위해 수 개월의 호르몬치료가 필요할 수 있다.

② 환자는 쇄석위 자세로 눕고 전립선기저로부터 정점까지 5 mm 간격으로 횡방향 영상을 얻기위해 직장횡단 초음파탐침자(5~6 MHz 변환기)를 안전하게 고정한다.

1.2. 치료계획(treatment planning)

특별히 전립선선원이식(prostate implants)을 위해 설계된 치료계획시스템은 체적고찰로부터 얻은 표적윤곽선(target outlines)을 디지털화하여 컴퓨터로 입력한다.

① 선원이식은 선원간 간격(중심에서 중심까지)은 1 cm가 되고, 선원공간(needle spacing)은 1 cm가 되도록 계획된다.

② 시드선원세기(seed strength)를 조정하여 최소한의 처방말초선량(peripheral dose)(즉, 전립선 표적체적을 바로 덮는 등선량표면에 전달된 선량)을 전달할 수 있다.

③ 인가된 컴퓨터치료계획에 기반하여 바늘선원(needles), 각각의 바늘선원에 들어있는 시드선원들, 바늘선원 위치잡기를 위한 판좌표(template coordinates)를 명기하는 작업서(worksheet)를 준비한다. 그림 23.1은 선량부피그림표(dose-volume histogram) 통계와 함께 선원을 이식하기전 치료계획에 대한 예이다.

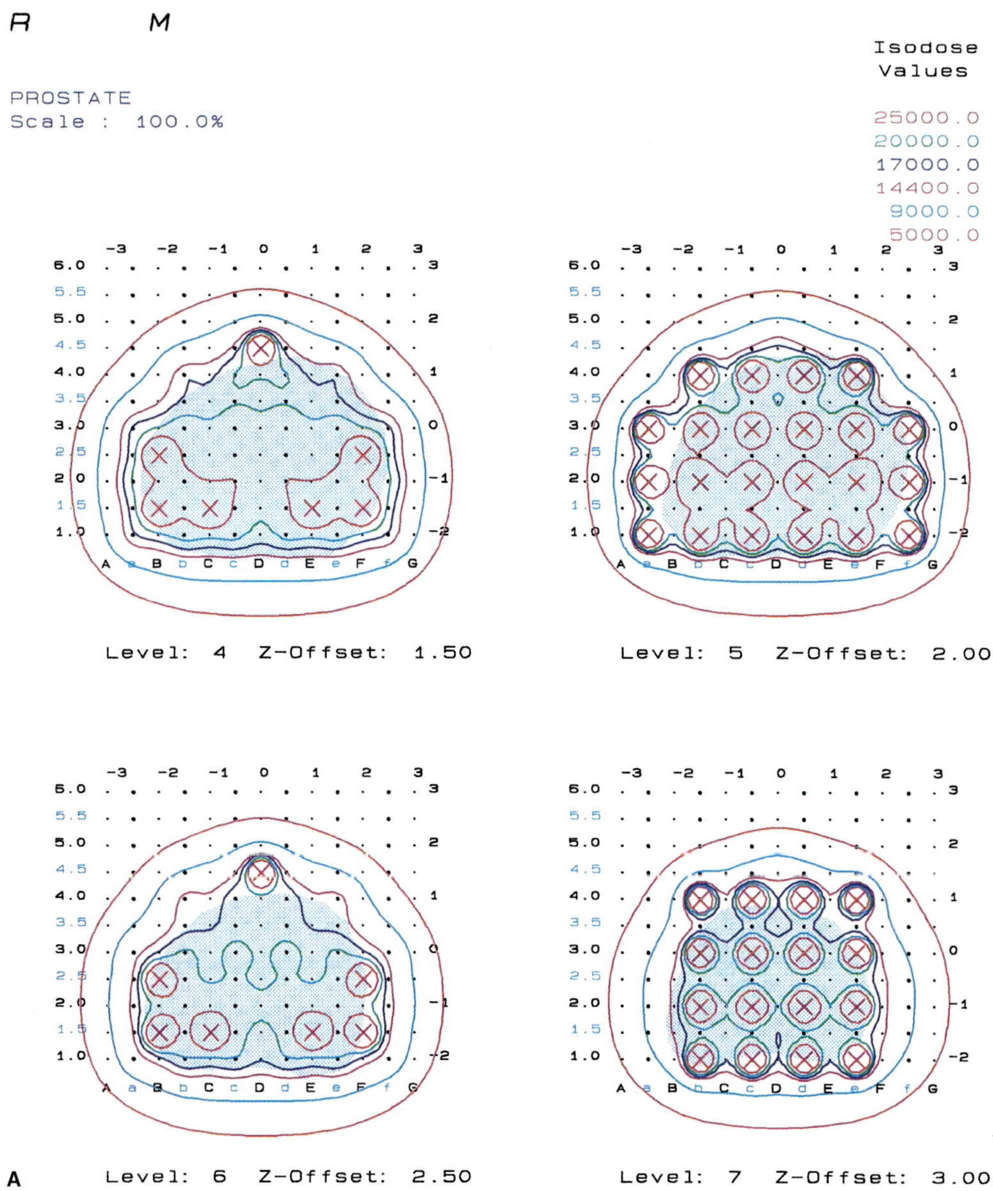

그림 23.1. [125]I를 사용한 전 치료계획의 예. (A)는 전립선에 대한 4개 초음파 단면에서 시드선원(seeds)과 등선량곡선을 보여주고 있고, (B)는 표적(전립선)과 정상조직(직장)에 대한 선량부피그림표(dose-volume histogram)를 보여주고 있다.

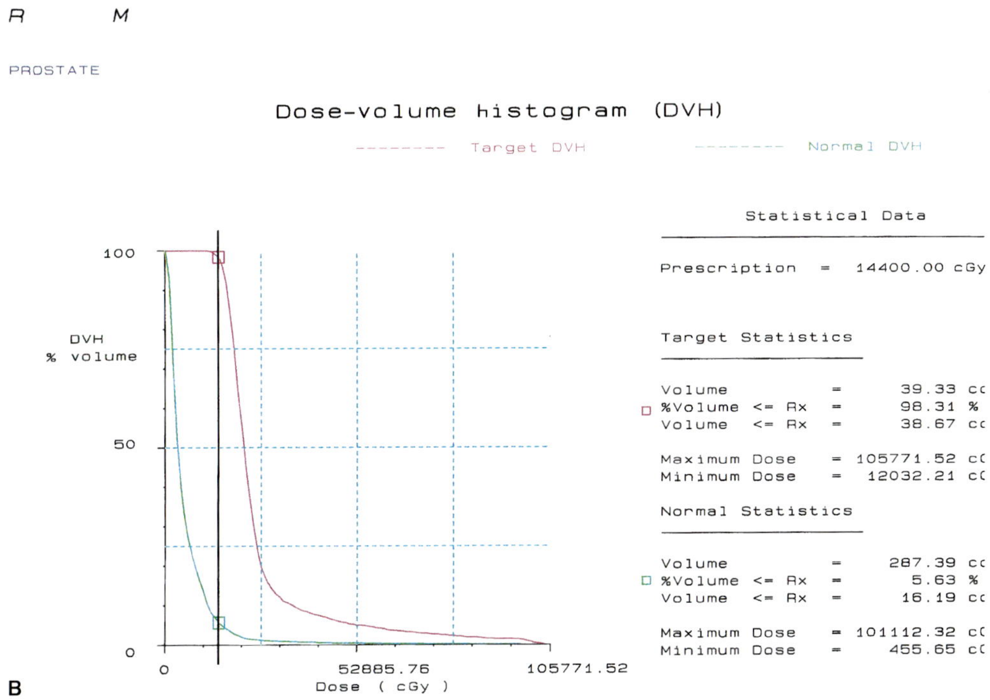

그림 23.1. (계속)

④ 각각의 초음파단면에서 시드선원의 분포와 등선량곡선을 검토하여 표적체적을 적절히 포함하는지, 그리고 정상조직을 보호하는지 확신하도록 한다. 표적과 중요구조들(critical structures)에 대한 DVH는 치료계획을 전체적으로 통계평가 하는데 유용하다.

⑤ 전립선 선원이식에 있는 주요구조와 위험장기는 요관(urethra), 직장(rectum), 방광(bladder)이다. 이 구조물들을 등선량계획과 DVH에서 볼 수 있도록 윤곽선을 그려야 한다. 이 구조물들이 고선량을 받지 않게 주의깊게 계획해야 한다.

⑥ 그림 23.2는 선원이식 후 선원의 움직임에 의해서 바뀐 등선량을 보여준다. 전립선의 부기(swelling)가 빠진 다음에 CT 영상을 사용하여 선원이식의 안전성을 평가하는 선원이식 후 선량측정을 수행해야 한다..

⑦ 치료계획은 시드선원에 대한 점선원 모형을 사용하여 계산된다.

⑧ 선원의 비등방성은 낮은 광자에너지와 시드선원의 길이에 따른 극심한 감쇠때문에 심각한 문제이다. 이런 문제점은 선원이식 후에 선원들의 방향을 무작위적으로 자연스럽게 형성되도록 함으로써 다소 완화된다.

1.3. 선원이식 절차(implant procedures)

선원이식 절차는 환자를 외래치료(outpatient treatment)로 수술실에서 척수마취상태로 dorsal/방광결석절제술(lithotomy)의 자세를 취한다. 그림 23.3은 경직장초음파프로브(transrectal ultrasound probe)와 살균된 길이 21 cm, 18 게이지 바늘을 유도하기 위한 형판(template) 선원이식기구(implantation apparatus)의 그림이다.

① 시드선원이 실린 바늘은 초음파와 형판의 유도(guidance)를 사용하여 한 번에 하나씩 전립선으로 삽입된다.

② 바늘의 위치를 확인한 후에, 플런저(plunger)를 고정시키고 바늘을 서서히 빼낸다. 바늘이 후퇴하는 궤도를 따라서 시드선원과 띄우개(spacer)가 조직(tissues) 속으로 주입된다.

③ 최종적인 선원이식 확인은 수술실에서 전후방 형광투시법(anteroposterior fluroscopy)으로 수행한다.

④ 방광경검사(cystoscopy)는 방광이나 요관에 유실된 시드선원을 회수하기 위해 절차를 종료할 때 수행한다.

1.4. 방사선방어(radiation protection)

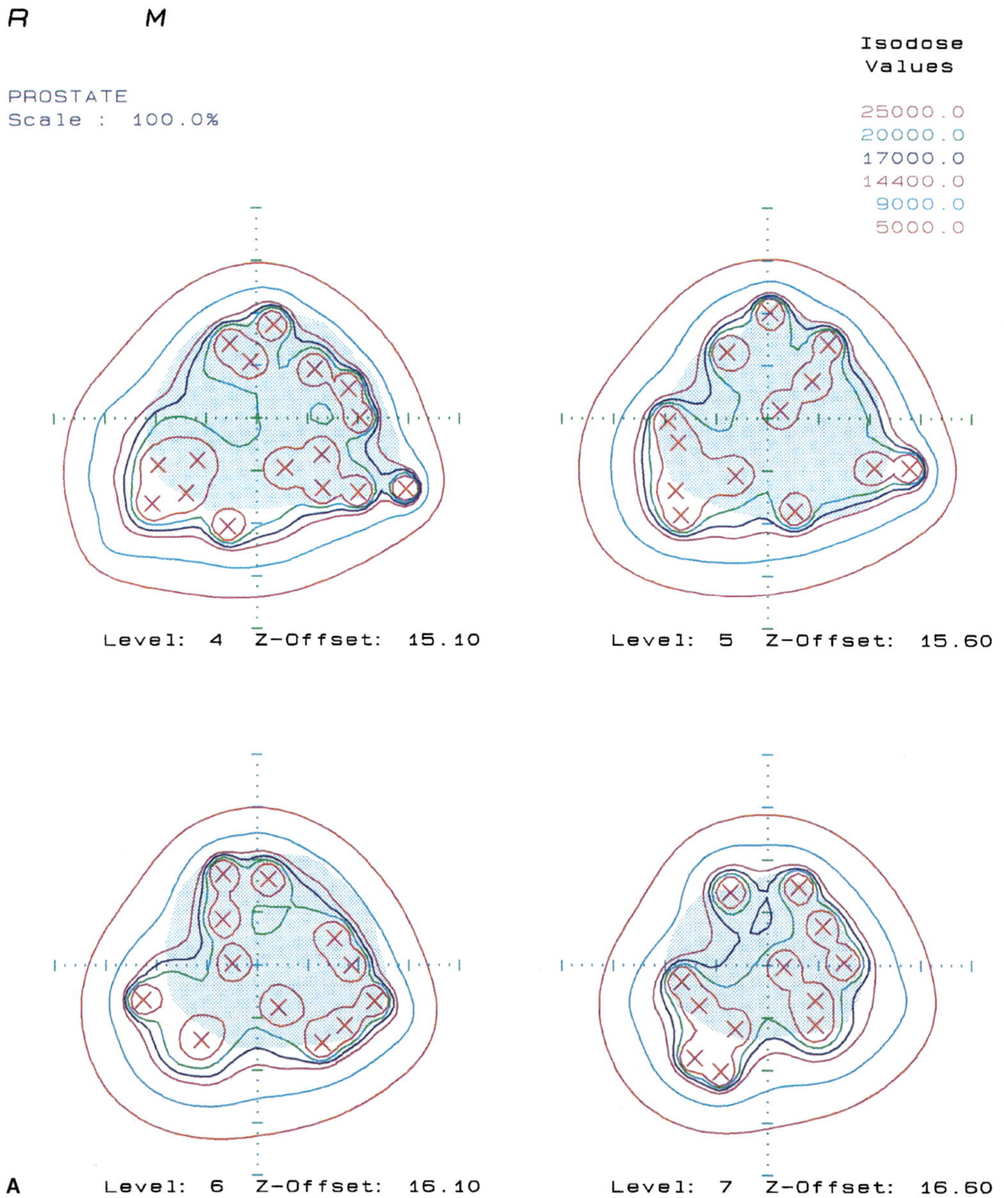

그림 23.2. 그림 23.1과 동일한 환자의 치료후 치료계획(posttreatment plan)의 예. (A)는 전립선의 4개 초음파 단면영상에서의 시드선원(seeds)과 등선량곡선을 보여주며, (B)는 표적(전립선)과 정상조직(직장)에 대한 선량부피그림표(dose–volume histogram)을 보여준다.

근접치료에 대한 AAPM(American Association of Physicists in Medicine)의 시행규칙서(code of practice)인 TG-56은 근접치료절차의 물리와 품질관리에 대한 통합문서이다. 영구시드선원이식(seed implants)에 대한 기법과 선량측정은 TG-64 보고서에서 논의되고 있다. 전립선선원이식프로그램을 수행하기 전에 관련 핵규제위원회(Nuclear Regulatory Commission)의 규제 내용과 함께 다음과 같은 문서를 검토해야 한다.

① 선원이식절차 동안에 의학물리사와 절차를 지원하는 선량설계사(dosimetrist)는 총 시드선원의 수를 항상 확인해야 한다.

② 떨어뜨리거나 잘못 놓여진 시드선원의 위치를 파악할 수 있도록 얇은창 가이거뮐러관이나 형광계수기(scintillation counter)를 사용할 수 있어야 한다.

③ 수술실을 나갈 때에는 수술실 밖으로의 선원유실을 방지하기 위해서 모두 점검을 받아야 한다.

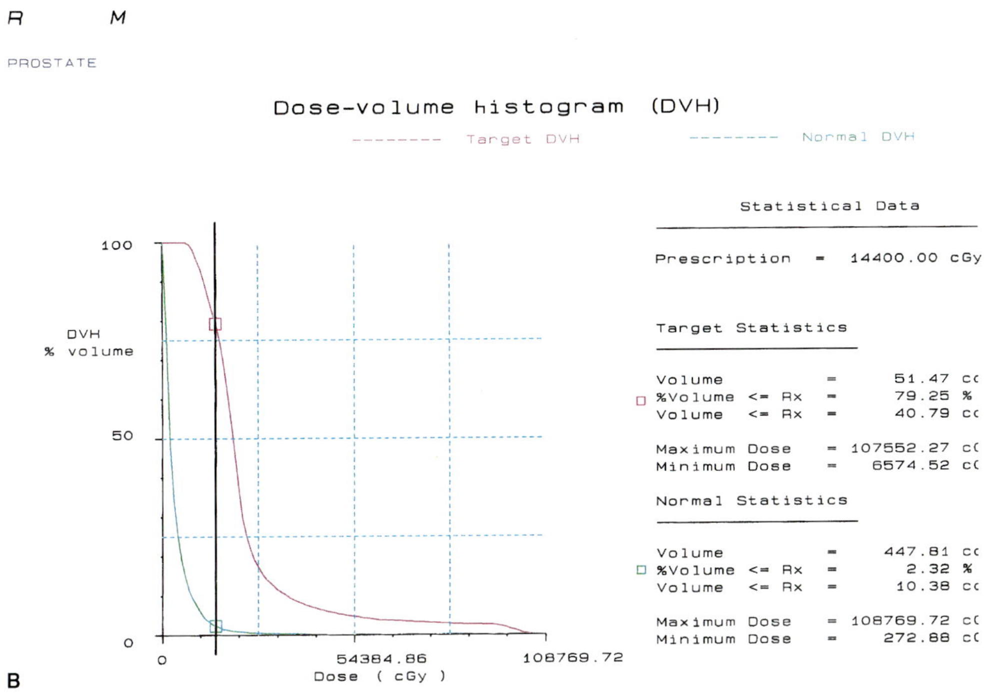

그림 23.2. (계속)

④ 절차를 마친 후 유실된 시드선원의 유무를 확인하기 위해 쓰레기, 수술실, 수술 내 인원들을 모두 점검해야 한다.

⑤ 영구선원이식 환자를 병원에서 퇴원시키기 위한 필수 요구사항은 퇴원한 환자로부터 방사선으로부터 노출된 총 양이 어느 누구도 이식된 선원의 수명동안 0.5 rem을 초과하지 않도록 하는 것이다.

⑥ 환자는 퇴원 시에 예방책을 준수하도록 교육받는다. 예를 들어, 그들은 다음과 같이 조언받는다.

- 퇴원후 2달 동안에는 임산부나 소아들과 오랜 물리적 접촉은 삼가하시오.
- 시드선원이 성교동안 방출되는 경우에 대비하여, 성교를 삼가하거나 첫 몇 주 동안은 콘돔을 사용하시오.

2. 선원이식 선량측정 (Implant Dosimetry)

① 선원교정(source calibration): 근접치료선원은 선적하기 전에 판매회사에 의해 교정받으며, 공인된(stated) 불확도 한

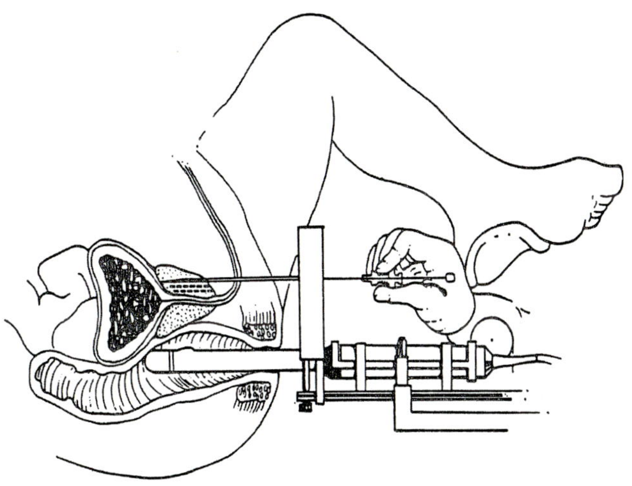

그림 23.3. 경회음부 초음파유도 형판선원이식(transperineal template implant) 절차의 모식도.

계가 보통 10% 정도인 교정성적서(calibration certificate)를 발급받는다. 대부분의 경우에 판매회사의 교정은 NIST(National Institute of Standards and Technology)에 소급성이 있다 할지라도, 사용자는 품질관리의 문제로서 묶음(batch)으로부터 선원시료(a sample of sources)를 취하여 교정값을 점검해야 한다.

- 판매자 교정값과 ±5% 이내로 일치하면 수용가능하다. 그러한 경우에 판매자 교정값을 환자선량계산에 사용할 수 있다. 불일치가 큰 경우에는, 사용자는 판매회사와 상의해 불일치를 해결해야 한다. 만약 성공하지 못한다면, 사용된 절차를 완전히 문서화하면서 내부교정(in-house calibration)을 사용하라.
- 근접치료 선원을 일상적으로 교정하는데 가장 적합한 방법은 우물형이온함이나 오목형이온함(reentrant chamber)이다.
- 우물형이온함 반응은 방사선에너지, 선원구조, 그리고 이온함축 방향에서의 선원위치에 크게 의존한다.
- 주어진 선원유형에 대한 우물형이온함 교정은 NIST와의 소급성(traceability)을 유지하는 ADCL(Accredited Dose Calibration Laboratory)로부터 받을 수 있다. 또 다른 방법으로, ADCL에 의해 교정받은 동일한 유형의 표준선원(standard source)을 사용하여 내부적으로 교정할 수 있다.
- 표준선원은 동일한 핵종이어야할 뿐만 아니라 동일한 구조와 모형이어야 한다.
- 게다가 교정배치(calibration geometry)(이온함축 상에서의 선원위치)는 표준선원의 경우에도 교정받는 선원의 경우와 동일해야 한다. 만약 선원위치가 달라진다면, 선원위치의 함수로 적절하게 수정을 해야 한다.

② 선량계산 알고리즘: ^{125}I, ^{103}Pd, 혹은 ^{192}Ir 선원 주변 선량분포는 등방성이지 않다. 시버트적분(sievert integral)과 같은 선량계산의 해석적 방법은 이러한 비등방성선원에는 적절하지 않다. 이는 선원구조의 복잡성, 여과(filtration), 그리고 방출된 방사선의 저에너지 때문이다. AAPM의 TG43 공식과 전산모사가 이러한 비등방성 선원의 경우에 더 적합하다. $P(r, \theta)$점에서 비등방성 효과를 포함하고 있는 선량교정에 대한 일반적인 TG-43 방정식(교과서 식 15.16)은 식 23.1과 같다.

$$\dot{D}(r, \theta) = \Lambda S_k \frac{G(r, \theta)}{G(1, \pi/2)} g(r) F(r, \theta) \tag{23.1}$$

여기서 $\dot{D}(r, \theta)$는 매질(예: 물)내 점 P에서의 선량률, Λ는 선량률상수, S_k는 선원의 공기커마세기, G는 기하학적구조인자(geometry factor), g는 지름방향선량함수(radial function), F는 비등방성함수(anisotropy function)이다.

- 점선원의 경우에 식 23.1은 식 23.2로 축소된다.

$$\dot{D}(r) = \Lambda S_k \frac{g(r)}{r^2} \bar{\phi}_{an}(r) \tag{23.2}$$

여기서 $\bar{\phi}_{an}(r)$은 평균비등방성인자이다. 전립선 선원이식 선원의 경우에 Λ, $g(r)$, $\bar{\phi}_{an}(r)$의 현재 값들은 교과서 표 15.4~15.7에 나타나 있다.

③ 총 선량(total dose): 선원은 반감기 $T_{1/2}$에 따라 붕괴하므로 선량률은 식 23.3과 같이 시간 t에 따라 지수함수적으로 감쇠한다.

$$\dot{D} = \dot{D}_0 e^{-0.693\, t/T_{1/2}} \tag{23.3}$$

여기서 $\dot{D}$는 임의 시간에서의 선량률이고 $\dot{D}_0$는 초기선량률이다. 시간 t에서 축적선량(cumulated dose) D_c는 식 23.4와 같이 주어진다.

$$D_c = \dot{D}_0 (1.44\, T_{1/2})(1 - e^{0.693\, t/T_{1/2}}) \tag{23.4}$$

영구선원이식(permanent implant)의 경우에 총 선량은 선원이 완전히 붕괴한 후에 전달되며 식 23.5로 구한다.

$$D_{\text{total}} = 1.44\, \dot{D}_0 T_{1/2} \tag{23.5}$$

- 처방된 각 총선량의 경우에 ^{103}Pd 이식선원에 대한 선량률은 전형적으로 ^{125}I 이식선원의 경우보다 3배 정도 된다.
- ^{103}Pd의 경우, 더 짧은 반감기 때문에 대부분의 처방선량(약 70%)은 처음 한달 내에 전달된다.

3. 고선량률 선원이식 (Hige-dose-rate Implants)

전립선암 치료를 위한 고선량률 ^{192}Ir 근접치료가 시드선원을 사용하는 저선량률 근접치료의 대안 기법이다.

① 체적고찰(volume study): 환자는 방광결석절제술(lithotomy) 자세로 눕고 경막외마취(epidural anesthesia)를 받는다. 체적고찰은 다음과 같은 단계를 밟는다.

- 직장횡단(transrectal) 초음파 탐침자를 사용하여 전립선을 평가한다. 관상면 영상과 시상면 영상이 전립선 체적을 결정하는 데 사용된다.
- 전립선 형판은 회음부를 횡단하여 봉합되고 HDR 유도바늘이 초음파 유도하에 전립선으로 이식된다(그림 23.4A). 전립선 전체를 포함시키기 위해선 보통 10~15개 정도의 바늘이 필요하다.
  - 방광은 hypaque로 채워지며 모조선원철사(dummy source wires)가 유도바늘로 장전되어 수술중 엑스선 정위(localization) 방사선사진을 얻는다. 환자는 회복실로 보내지고 연이어 HDR 치료계획용 직교필름(orthogonal films)을 얻기 위한 시뮬레이션을 한다.

② 치료계획: HDR용 치료계획알고리즘은 22장에서 논의되었다. 이 프로그램은 직교필름이나 CT 자료에 기반하고 있다. 최적화된 선량분포를 제공하기 위해 각 선원에서 선원의 머무름시간(dwell times)이 계산된다.

- CT 기반 치료계획은 절편별 등선량곡선, 등선량표면, DVH를 포함한 전체 3차원 선량분포를 제공한다.

③ HDR 절차: 치료계획이 최적화되고 승인된 후에 인도바늘이 어댑터와 이송도관(transfer catheters)을 통해(그림 23.4B, C) HDR 후장전기(afterloader)에 연결되어 계획한 대로 치료가 이루어진다.

- 치료가 끝난 후에 어댑터와 이송도관(transfer catheters)의 연결이 끊어지고, 환자는 방으로 보내진다.
- 총선량은 전형적으로 3~4회에 걸쳐 10~25 Gy(최소 등선량면) 범위이다. 이 선량은 외부방사선치료 45Gy에 추가되는 것이다.

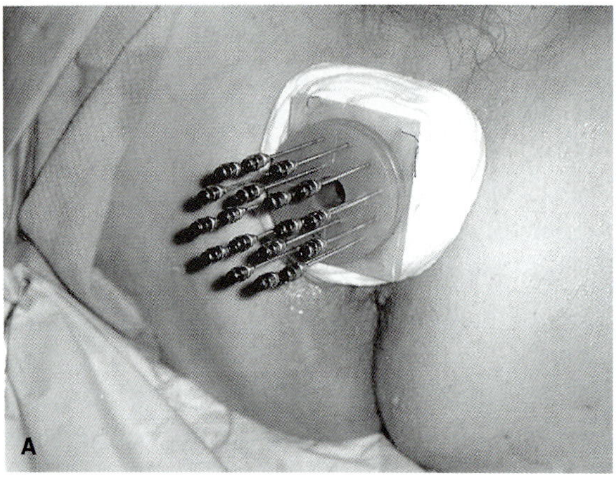

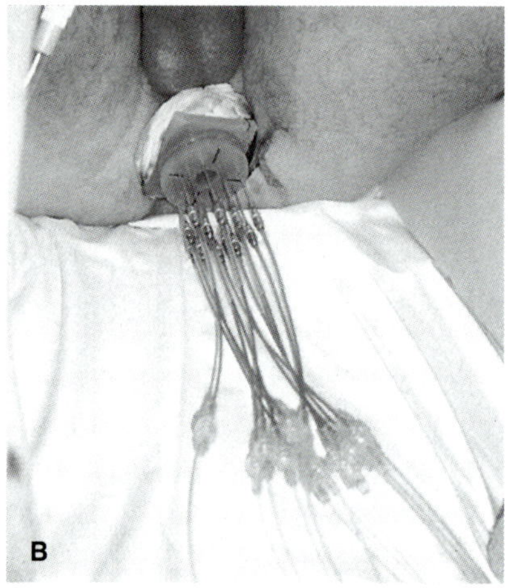

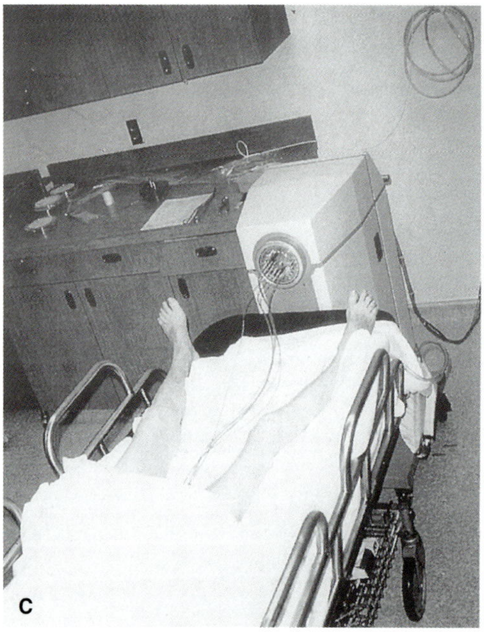

그림 23.4. 초음파유도 고선량률(HDR) 절차를 사용한 전립선선원이식 절차. (A)는 제자리에 위치한 선원이식 바늘(implant needle)을 보여주며, (B)는 유도바늘(guide needle)에 나사로 조여 연결된 유연한 어댑터를 보여주며, (C)는 HDR 원격후장전기(remote afterloaders)에 연결된 유연한 어댑터를 보여 준다.

제 23 장 복습문제

다항식 선택법에서 하나 이상의 정답이 있을 수 있음.

1. 근접치료선원의 공기커마세기(Gym^2h^{-1})는 (　　)에 의존한다.

a) 방출된 광자에너지
b) 선원의 조사선량률상수(exposure rate constant)
c) 선원의 활성길이(active length)
d) 조직의 감쇠와 산란

2. 근접치료선원의 선량률상수(dose rate constant)는 (　　)에 의존한다.

a) 방출된 광자에너지
b) 선원의 조사선량률상수
c) 선원구조(construction)
d) 선원봉인(encapsulation)

3. 근접치료선원의 경우에 기하학적구조인자(geometrical factor) *G*는?

a) 선원구조(source construction)에 의존한다.
b) 활성길이에 의존한다.
c) 매질에서의 광자감쇠와 산란에 의존한다.
d) 선원으로부터의 거리에 따라 역제곱법칙(inverse square law)을 따른다.

4. 근접치료선원의 경우에 방사상선량함수(radial dose function) *g*는 (　　)에 의존한다.

a) 방출된 광자에너지
b) 활성길이
c) 선원봉인에서의 광자감쇠
d) 횡축 상에서 매질내 광자 감쇠와 산란

5. 근접치료선원의 경우에 비등방성인자(anisotropy factor) *F*는?

a) 방출된 광자에너지에 의존한다.
b) 밀봉에서의 광자감쇠와 산란의 각의존성을 설명해 준다.
c) 매질에서의 광자감쇠와 산란의 각의존성을 설명해 준다.
d) 선원 횡축상 선량값에 규격화 된다.

6. ^{125}I 근접치료 시드선원의 겉보기방사능(apparent activity)은 0.3 mCi이다. 이 선원의 조사선량률상수(exposure rate constant)가 1.46 $Rcm^2mCi^{-1}h^{-1}$라면, μGym^2h^{-1} 단위로 이 선원의 공기커마세기(air kerma strength)는 얼마인가?

a) 0.38
b) 0.42
c) 0.44
d) 0.50

7. 위 6번 문제에서 시드선원이 조직에 이식된다면 선원의 횡축상 0.5 cm 거리에서 cGy/hour 단위로 이 선원의 공기커마세기는 얼마인가? (이 선원의 선량률상수(dose rate constant) 값은 0.965 $cGyh^{-1}U^{-1}$[여기서 U는 μGym^2h^{-1} 단위의 공기커마세기이다. 기하학적구조인자 G는 0.97, 지름방향선량함수(radial dose function) g는 1.04이다.)

a) 0.37

b) 0.67

c) 0.97

d) 1.41

8. ^{125}I을 영구선원이식(permanent implant)했을 때 첫 달(30일)에 선량의 얼마만큼의 비율이 전달되는가?

a) < 5%

b) 11.3%

c) 29.5%

d) 39.7%

e) 70%

9. 전립선선원이식(prostate implant)의 경우에 ^{125}I과 ^{103}Pd이 전형적으로 사용되는 이유는?

a) 선원비용이 다른 대체 선원들에 비해 저렴하다.

b)선량 비등방성이 크기 때문에 이식선원(장축방향) 위아래에 있는 구조물들이 보호된다.

c) 선원크기가 더 작아서 이식선원에 있어서 더 많은 융통성이 있다.

d) 방사선 안전 문제가 줄어든다.

e) 더 낮은 에너지들로 인해 주변의 중요 구조물들이 받는 선량이 줄어든다.

10. 영구전립선선원이식(permanent prostate implants)을 할 때 가장 주의를 하는 중요 구조물(들)은?

a) 방광

b) 직장

c) 대퇴골두

d) 요도

e) 소장

11. ^{103}Pd 시드선원으로 전립선선원이식을 하여 붕괴완료 후에 125Gy의 총처방선량(prescription dose)이 전달된다. 첫 달에 전달된 처방선량은 얼마인가?(^{103}Pd의 반감기는 17일이다.)

a) 37.0 Gy

a) 69.9 Gy

a) 88.2 Gy

a) 114.0 Gy

12. 위 11번 문제에서 총선량의 약 70%가 전달되기까지 몇 일이 걸리는가?

a) 25

b) 30

c) 53

d) 58

CHAPTER

제 24 장

혈관내근접치료

강의

24

혈관내근접치료: 기법과 선량측정

주제개요

다음 주제들이 이 강의에서 논의된다.

- ▶ 임상적용
- ▶ 치료체적
- ▶ 조사기법
- ▶ 선량측정
- ▶ 선량분포측정

주목: DES(drug-eluting stents) 개발이래, 혈관내근접치료(intravascular brachytherapy, IVBT)는 레스티노시스(동맥재협착, restinosis)치료를 위한 주 치료법으로서의 위치를 잃어가고 있다. 이 주제를 강의에 포함시켜야 할 지를 논의했다. 그러나 DES 후에 IVBT를 사용하면 레스티노시스 가능성을 한층 더 줄일 수 있다는 최근 문헌 보고가 있었다. 이런 견해와 IVBT는 미래 연구에 사용될 수 있다는 가능성에서 이 주제를 유지하였다.

1. 임상적용 (Clinical Application)

IVBT(intravascular brachytherapy)는 레스티노시스의 발병을 줄이는데 사용된다. 혈관형성술(angioplasty: 풍선도관(balloon catheter)을 사용하여 협착된 혈관을 넓히는 과정)에 따른 동맥경화를 없애거나 축소시키는 데 사용된다.

① 혈관형성술이나 스텐팅(stenting)후에 대부분의 레스티노시스는 경피적관상동맥형성술(PTCA, percutaneous transluminal coronary angioplasty)위치에서의 혈전증(thrombosis)이나 피응고(blood clotting)에 의해 발병된다. 이는 항혈액응고제(anticlotting drugs)를 사용하여 부분적으로 예방할 수 있다. 그러나 혈관형성술 후 수일 내에 조직에서 신생내막 성장(neointimal growth)이 일어나는데, 이것은 조직이 혈관형성술에 의해 상처를 받은 후 나타나는 상처치료과정(wound-healing process)에 의해 촉진된다. 이것은 혈액응고방지제나 스텐트를 사용하여도 예방할 수 없다.

② 신생내막세포과형성(neointimal hyperplasia)으로 인한 레스티노시스 발병은 다음 절차 중 하나를 사용하여 줄일 수 있다.

- 혈관형성술과 관상동맥 스텐트이식 후에 IVBT 사용
- 혈관형성술 후에 DES(drug-eluting stents) 이식
- 혈관형성술과 DES 이식 후에 IVBT 사용

2. 치료체적 (Treatment Volume)

IVBT(intravascular brachytherapy)를 위한 치료체적은 혈관형성술 지역에 국한된다. 치료제적의 치수는 전형적으로 동맥 길이에 있어서는 2~5 cm이고 동맥벽 두께에서는 0.5~2 mm이다. 종종 질병의 위치와 범위에 따라 이 치수를 초과할 수 있다. 관강지름(luminal diameter)이 3~5 mm일 경우에, 지름방향 치료범위는 동맥 중심으로부터 대략 5 mm까지 확장될 수 있다.

① 관상(동맥)내 조사(intracoronary irradiation)를 위한 선량처방의 깊이는 AAPM(American Association of Physicists in Medicine) TG-60에서 선원 중심으로부터 2 mm가 되도록, 그리고 말초동맥(peripheral arteries)의 경우에 평균 관강반경(lumen radius)너머 2 mm 지점으로 권고하고 있다.

3. 조사기법 (Irradiation Techniques)

혈관내근접치료 기법들은 2개 영역으로 분류될 수 있다. 즉, 일시적 선원이식(temporary implants)(봉인선원 혹은 액체충만 풍선)과 영구적선원이식(permanent implants)(방사성 스텐트(radioactive stents)이다. 방법마다 각각의 이점과 한계가 있지만 도관 기반 봉인선원이 가장 일반적으로 사용되는 치료 방법이다.

① 방사선선원(radiation sources): IVBT하는데 다양한 β선원들과 γ선원들을 이용할 수 있다. 일시적 혈관내 선원이식(temporary intravascular implant)에 대한 전형적인 선량측정 요구사항들은 다음과 같다.

a. 표적선량 15~20 Gy를 선원중심으로부터 약 2 mm 지름방향 거리에서 포함된 동맥벽 2~3 cm 길이에 전달하라.

b. 혈관형성(angioplasty) 지역(표적체적)바깥에 있는 조직이 받는 선량을 최소화하라.

c. 분당 5Gy 이상으로 표적선량률을 제공하여 절차완료시간을 최소화하라.

- 위 요구사항들은 고에너지 베타선원(예: 스트론튬-90, 이트륨-90, 황-32)이나 고방사능 감마선원(예: 이리듐-192)이 적절하다는 것을 암시한다.
- 감마선원은 선원치수(source dimensions)가 IVBT를 허용할 만큼 충분히 작은 고선량률장치에 사용할 수 있다.
- 베타선원은 감마선원에 비해 몇 가지 이점을 가지고 있다. 예를 들어 더 높은 비방사능(specific activity), 더 높은 선량률, 더 긴 반감기, 그리고 직원 및 환자에 대한 더 큰 방사선 안전성 등이다.
- 베타선원의 주요 이점은 표적 지역에서 극도로 급속한 선량감소를 하는 것이다.
- 감마선원은 상대적으로 더 균일한 표적선량을 제공하지만 상당한 고선량률(≥5 Gy/minute)을 만들어내기 위해선 높은 방사능이 필요하다. 결과적으로 그러한 선원에 대한 방사선방어 문제가 더 중요하게 된다.
- 감마선원을 사용하는 고선량률 후장전기(afterloaders)는 충분히 높은 선량률을 제공할 수 있지만 도관삽입실(catheterization laboratories)의 차폐비용이 비싸질 것이다.

② 방사선전달체계(radiation delivery systems): IVBT용으로 도관 기반 혈관내(endovascular)장치, 베타선방출 액체충만 풍선, 그리고 방사성 스텐트 등을 포함한 몇 가지 기법들이 개발되었다. 이들 가운데 다음 3가지 도관 기반 체계만이 FDA(food and drug administration)로부터 임상 사용을 허가받았다.

- cordis checkmate: cordis checkmate 체계는 다음 3가지 성분으로 구성되어 있다.

a) ^{192}Ir 시드선원을 포함하고 있는 나일론 리본

b) 전달도관(delivery catheter)

c) 리본전달장치(ribbon delivery device)

이리듐 시드선원의 길이는 3 mm이고 지름은 0.5 mm이다. 이 시드선원은 선원간 간격 1 mm로 나일론 리본에 달려있다. 리본 하나에 시드선원의 수는 선원길이를 19~80 mm로 만들 수 있도록 조정할 수 있다. 각 ^{192}Ir 시드선원은 대략 33 mCi 정도의 방사능을 가지고 있어서 치료시간을 15~25분 내로 유지하는 것이 가능하다.

→ 리본전달장치는 카트에 장착되고 L자형 손잡이(hand-crank)를 사용하여 리본을 폐쇄형전달도관(closed-end delivery catheter)으로 밀어 넣는다(그림 24.1).

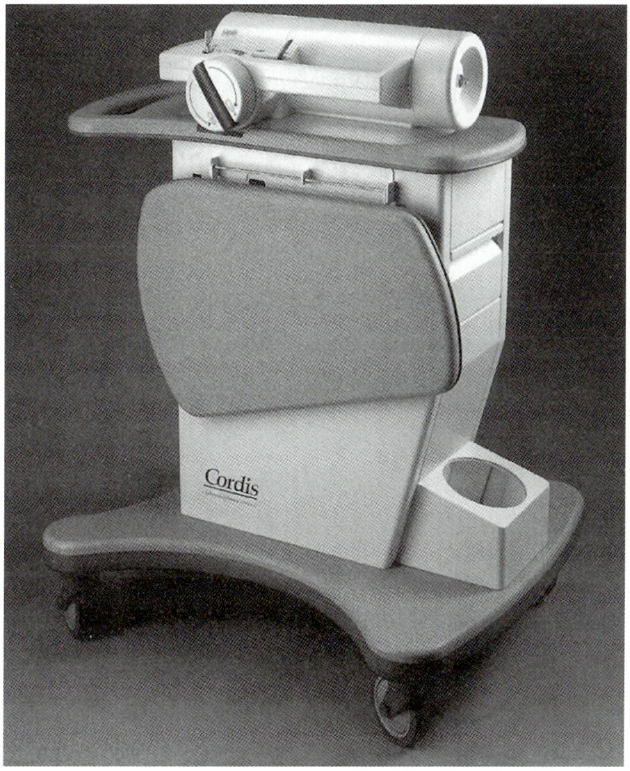

그림 24.1. 카트에 실려진 전달장치를 보여주는 cordis checkmate 체계.

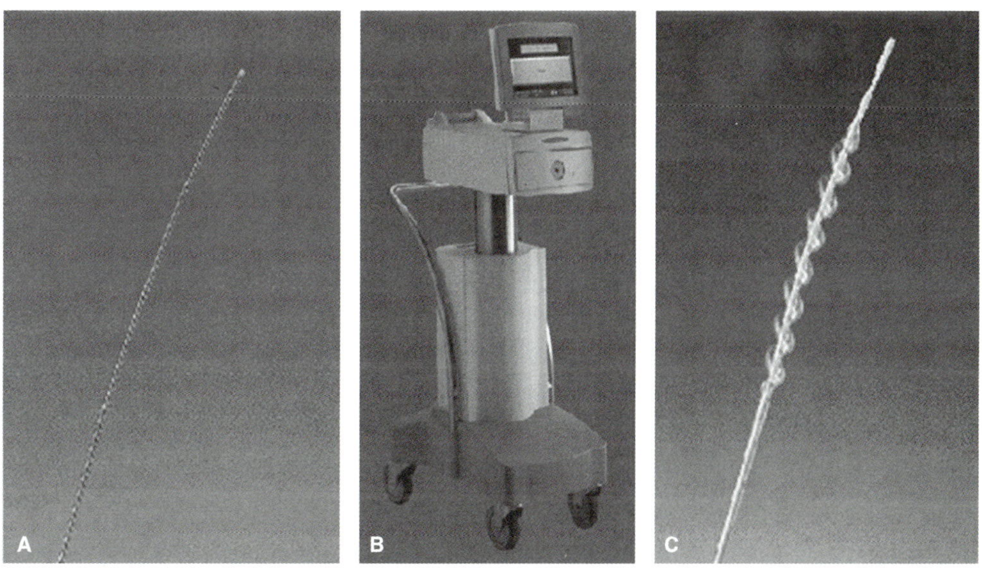

그림 24.2. Guidant Galileo 체계: A. 선원철사(source wire), B. 선원전달장치, C. 나선형중심 도관(spiral centering catheter).

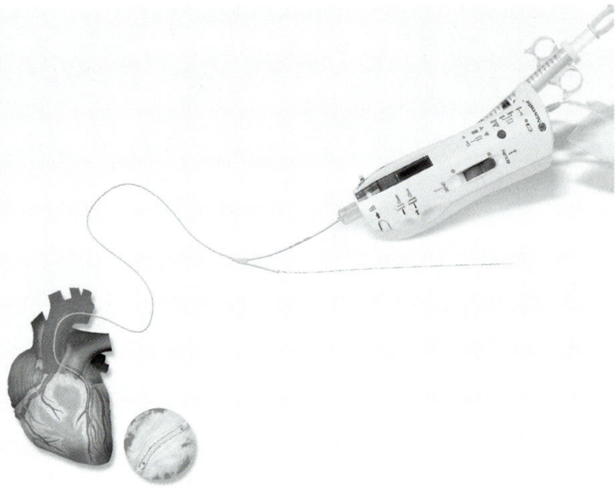

그림 24.3. 선원줄과 장치(transfer device)가 있는 Novoste Beta-Cath System.

• Guidant Galileo: Guidant Galileo 체계(그림 24.2)는 베타선원인 ^{32}P를 사용한다.

→ ^{32}P 선원은 유연한 0.018 인치 니티놀 철사의 27 mm 지점 끝에 밀폐하여 봉인되어 있다. 선원철사(source wire)의 중심에 위치한 나선형중심풍선도관(spiral centering balloon catheter)은 동맥을 통과해 지나갈 수 있도록 유연하며, 절차가 진행되는 동안 심근허혈(myocardial ischemia)을 제한하는 관류능력(perfusion capabilities)을 가지고 있다.

• Novoste Beta-Cath: Novoste Beta-Cath 체계는 베타선원인 동위원소 $^{90}Sr/^{90}Y$를 사용한다. 이 체계는 2개의 주요 성분으로 구성되어 있다.

a) 방사선 선원줄(source train)의 하우징(housing)과 수압전달(hydraulic delivery)용 수송장치.

b) 선원줄을 수송하기 위한 전달도관(delivery catheter)(그림 24.3).

→ Novoste 체계의 주요 이점은 다음과 같다.

- $^{90}Sr/^{90}Y$ 선원의 사용: 이 선원은 반감기가 길면서(28년) 가장 높은 베타선에너지를 방출하는 선원 중 하나이다.
- 고선량률: 결과적으로 치료시간이 짧다(대략 5분).

→ 주요 단점은 도관을 중심에 위치시키는 장치의 부족이다. 이는 표적체적에 극도의 선량학적 열점(hot spot)과 냉점(cold spot)을 만들어 낼 수 있다.

4. 선량측정 (Dosimetry)

① 선량계산식: AAPM TG-43 수식은 일반적으로 도관 기반 IVBT 체계용 선량계산 문제에 적용할 수 있다.

• 도관 기반 감마선방출자(emitters): 다음 수식은 IVBT 선원교정용 기준점과 선량률상수를 병합시키기 위해 일반 TG-43 방정식으로부터 수정된 것이다(식 24.1).

$$D(r,\theta) = S_k \Lambda_{r_0} [G(r,\theta)/G(r_0,\theta_0)]\, g_{r_0}(r) F(r,\theta) \quad (24.1)$$

여기서 D는 점 (r, θ)에서의 선량률이고, S_k는 공기커마세기, Λ는 선량률상수, G는 기하학적구조인자(geometry factor), g는 방사상선량함수(radial dose function), F는 비등방성인자(anistropy factor), (r_0, θ_0)는 기준점의 좌표이다.

→ 15장에서 논의된 것처럼, 고식적 근접치료에서 기준거리 r_0는 1 cm이다. 그러나 IVBT의 경우에 AAPM TG-60는 r_0 = 2 mm로 권고하고 있다. 각각의 경우에 기준각(reference angle)은 (횡단방향선상에서) $\theta_0 = \pi/2$이다.

→ IVBT의 선량계산 공식에서 선량률상수 Λ_{r0}는 2 mm로 명기되며, 선량측정함수(dosimetric function) $g(r_0)$는 r = 2 mm에 규격화된다.

- 도관 기반 베타선방출자: 공기커마세기는 베타선을 방출하는 선원에는 적용되지 않으므로 AAPM TG-60 보고서는 선형 베타선원의 경우에 점에서 선량계산을 하기 위해선 아래의 식 24.2를 사용할 것을 권고하고 있다.

$$D(r,\theta) = D(r_0,\theta_0)[G(r,\theta)/G(r_0,\theta_0)]g(r)F(r,\theta) \tag{24.2}$$

여기서 $D(r_0, \theta_0)$는 기준점 (r_0, θ_0)에서의 물내 선량률이다. 물리량 $D(r_0, \theta_0)$는 기준점 r_0 = 2 mm과 (횡단방향에서) $\theta_0 = \pi/2$에서 베타선원의 교정에 의해 결정된다.

② 교정(calibration)

- 도관 기반 감마선원: 전통적인 근접치료용 감마선방출 시드선원의 교정절차는 15장과 23장에서 논의된다. 선량률이 TG-60에서 권고한 것처럼 물속 기준점 (2 mm, $\pi/2$)에서 명기된다면, 동일한 절차를 IVBT 감마선원을 교정하는 데 사용할 수 있다.

→ 우물형오목이온함(well-type reentrant chamber)이 IVBT 선원을 교정하는데 사용될 수 있다. ADCL(accredited dose calibration laboratories)은 2 mm 깊이에서 단위 전류측정값당 물흡수선량으로 IVBT 선원 맞춤형 이온함 교정을 제공한다.

- 도관기반 베타선원: IVBT용 베타선원의 세기는 물내 기준점(r_0, θ_0)에서의 선량률로 명기된다. 여기서 r_0 = 2 mm, $\theta_0 = \pi/2$이다.

→ IVBT 베타선 맞춤형 선원지지대가 있는 우물형오목이온함이 기준점 (2 mm, $\pi/2$)에서의 물흡수선량의 측면에서 교정하는데 사용될 수 있다. 이 이온함은 특정 IVBT 선원에 대해 기준점 (2 mm, $\pi/2$)에서 물흡수선량의 측면에서 표준기관 ADCL로부터 받은 교정인자를 가지고 있어야 한다.

5. 선량분포측정 (Measurement of Dose Distribution)

IVBT 선원 주변 선량분포는 필름 선량측정으로 가장 잘 측정된다. 높은 선량률과 선원 근방에서 가파른 선량기울기(dose gradients)로 인해 필름은 아주 얇은 두께의 감광유제(emusion), 느린 속도, 고분해능을 가지고 있어야 한다(8장에서 논의됨). 방사크롬필름은 이런 요구조건에 부합하기만 하면 근접치료선원 근방에서의 선량분포를 측정하는데 최상의 검출기이다.

제 24 장 복습문제

다항식 선택법에서 하나 이상의 정답이 있을 수 있음.

1. **AAPM은 도관 기반 혈관내근접치료를 사용하여 관상동맥내(intracoronary arteries)를 조사할 경우에 관상동맥내에 대한 표적선량 명시점을 (　　)으로 하라고 권고하고 있다.**
   a) 동맥벽의 표면
   b) 동맥벽 안쪽으로 2 mm
   c) 동맥벽 안쪽으로 5 mm
   d) 선원중심으로부터 2 mm
   e) 선원중심으로부터 5 mm

2. **AAPM은 도관 기반 혈관내근접치료를 사용하여 말초동맥(peripheral arteries)을 조사할 경우에 말초동맥에 대한 표적선량 명시점을 (　　)으로 하라고 권고하고 있다.**
   a) 동맥벽의 표면
   b) 평균 관강(lumen)반경 너머 2 mm
   c) 평균 관강반경 너머 5 mm
   d) 선원중심으로부터 5 mm

3. **다음 선원집단으로부터 관강내(intraluminal)근접치료의 경우에 단위 방사능당 표적선량률이 높은 순으로 된 것을 고르시오.**
   a) ^{192}Ir, ^{32}P, ^{90}Sr/^{90}Y, ^{48}V
   b) ^{192}Ir, ^{48}V, ^{90}Sr/^{90}Y, ^{32}P
   c) ^{90}Sr/^{90}Y, ^{32}P, ^{192}Ir, ^{48}V
   d) ^{48}V, ^{90}Sr/^{90}Y, ^{192}Ir, ^{32}P

4. **도관 기반 혈관내근접치료에서 선원으로부터 반경 2 mm 거리에서 명시된 동일 표적선량의 경우에 다음 선원 중 어느 것이 반경 5 mm 거리에서 최소한의 선량을 주는가?**
   a) ^{192}Ir
   b) ^{90}Sr
   c) ^{32}P
   d) ^{103}Pd

5. **AAPM TG-60에 따르면 혈관내근접치료 선원은 (　　) 관점에서 교정받아야 한다.**
   a) 겉보기방사능(apparent activity)
   b) 반경 1 cm 거리에서의 공기커마세기(air kerma strength)
   c) 반경 2 mm 거리에서 자유공간(free space)에서의 선량률
   d) 반경 2 mm 거리에서 물에서의 선량률

6. **혈관내근접치료 선원근방 선량분포를 측정하는데 가장 적절한 검출기를 고르시오.**
   a) 파머형이온함
   b) 외삽형이온함
   c) 열형광선량계 칩
   d) 방사크롬필름

CHAPTER

제 25 장

영상유도방사선치료

강의
25

영상유도방사선치료: 탑재영상장치, 온라인 종양추적과 영상선량

주제개요

다음 주제들이 이 강의에서 논의된다.

- ▶ 영상유도기술들
  - 방사선영상기와 조사문
  - 실내 CT 스캐너
  - 킬로볼트 콘빔 CT
  - 메가볼트 콘빔 CT
  - 나선형 토모테라피
  - 초음파영상
- ▶ 호흡운동의 관리
  - 4차원 CT
  - 실시간종양추적
- ▶ 영상선량의 관리
  - 영상선량의 규격
  - 영상선량의 위험평가

1. 영상유도기술들 (Image-guidance Technologies)

넓은 의미로 영상유도방사선치료(IGRT, image-guided radiation therapy)는 환자자료취합, 치료계획, 모의치료, 환자 자세 설정과 치료 전후의 표적 위치 측정 등의 다양한 단계에서 영상유도를 이용하는 방사선치료를 의미한다. 환자의 신체구조와 표적위치에서 분할치료사이 및 분할치료중 변위에서 발생하는 문제를 식별하고 교정하는데 몇몇 IGRT 기술들이 사용된다.

1.1. 조사문과 방사선사진영상장치(portal and radiographic imagers)

가속기에 부착된 영상장치는 탑재영상장치라 불린다. 예를 들면 최신 가속기들인 Varian' s Trilogy, Elekta' s Synergy와 Siemens ONCOR 등은 두 가지 종류의 영상기가 장착되어 있다.

1) 보통의 엑스선관이 갠트리에 물려있고 반대편 평판에는 영상검출기가 달린 킬로볼트(kV) 엑스선 영상기기

2) 고유의 평판영상검출기를 갖춘 메가볼트(MV) 전자조사문영상기구(EPID)(그림 25.1).

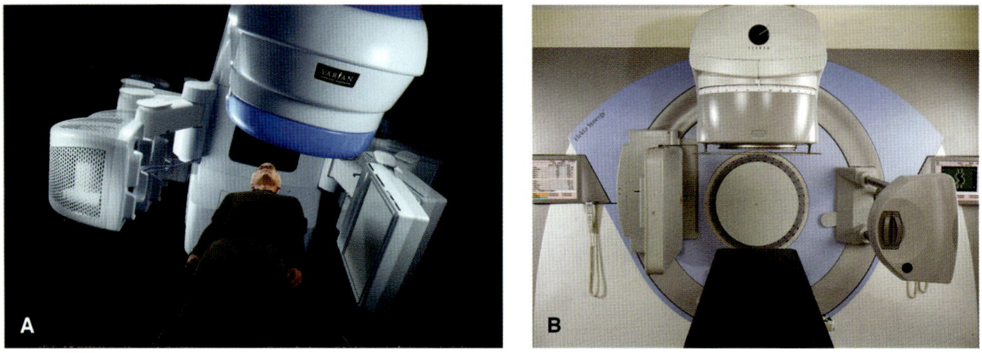

그림 25.1. A. Varian사의 trilogy 선형가속기(Courtesy of Varian Oncology Systems, Palo alto, CA, USA). B. Elekta사의 synergy 장치(Courtesy of Elekta Inc., Sweden). 두 개의 선형가속기 모두 2차원방사선 사진, 투시사진과 콘빔전산화단층촬영을 할 수 있는 킬로볼트 영상시스템이 장착되어 있다.

① kV 탑재영상장치는 2차원 방사선영상, 투시영상과 3차원 콘빔 CT 영상을 포함하는 영상 형식을 선택할 수 있다.

② MV 탑재영상장치는 매 치료 전에 전자식조사문 확인(electronic portal verification)과 치료중 표적위치의 온라인감시, 3차원 콘빔 CT 영상을 제공한다.

1.2. 실내 CT 스캐너

실내 CT 스캐너는 보통의 CT스캐너가 치료실에 설치된 선로에 놓여있고 가속기와 치료테이블을 공유한다(그림 25.2).

치료 전 CT 영상을 얻으려면, 치료테이블을 선로에 놓인 CT 스캐너에 정렬되도록 돌리고 스캐너가 환자의 축방향으로 움직이게 한다. CT 자료를 얻은 후 치료를 위해 치료테이블 가속기 갠트리에 정렬하도록 회전시킨다. 결국 전 과정에서 치료테이블과 환자 모두 치료등중심(treatment isocenter)에 대해 이동하지 않는다.

① 실내 CT 스캐너의 장점은 환자의 해부학적 구조에 대해 고해상도의 3차원 체적데이터를 치료좌표(treatment coordinate)의 형식으로 얻는데 있다.

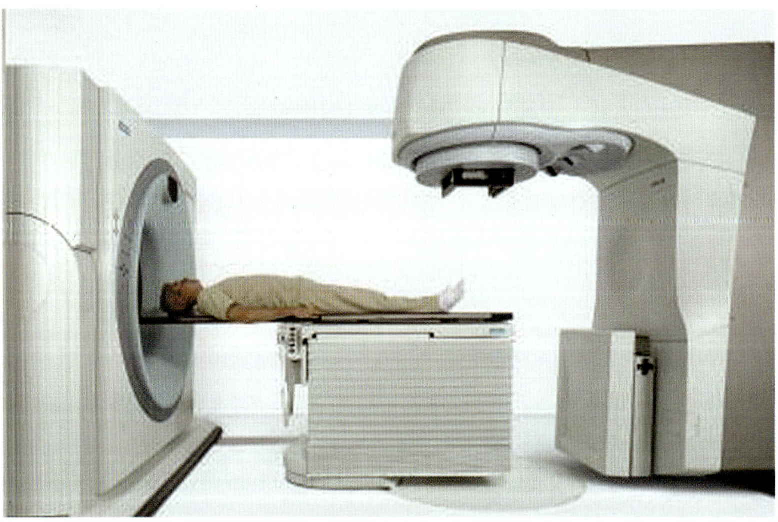

그림 25.2. 치료실에서 2개의 평행한 레일 위를 움직일 수 있는 Siemens 사의 CT Vision은 Primus 선형가속기와 변형된 SOMOTOM 진단 전산화단층촬영 스캐너로 구성된다. (Photograph from www.siemens.com/medical)

② 치료좌표의 형식으로 얻은 CT 자료는 치료 전 표적 위치 뿐만 아니라 선량분포를 재구성하는데 사용되며 매 치료 시기 또는 정기적으로 기준 치료계획과 비교할 수 있게 해준다.

③ 등선량계획을 수시로 검증하면 치료계획과 실제 치료 사이의 차이를 최소화시키는 치료매개변수의 변경이나 사전 자세 보정(setup corrections)이 가능해진다. 이 과정은 영상유도적응방사선치료(image-guided adaptive radiation therapy)라는 범주에 포함된다.

1.3. 킬로볼트(kV) 콘빔 CT

킬로볼트(kV) 콘빔 CT(kV CBCT: kilovoltage cone-beam CT)는 갠트리가 180° 또는 그 이상 회전하여 여러 방향으로부터 평면투영영상을 얻는다. 3차원 영상은 여과된역투영(filtered back projection) 알고리즘을 이용하여 여러 개의 평면방사선영상으로부터 재구성된다.

① kV CBCT 계의 장점은 다음과 같다.
- 치료좌표계에서 영상을 얻는다.
- 좋은 대조도와 밀리미터 단위 이하의 공간해상도, 낮은 영상선량에서도 연부조직 가시성을 가진 체적(volumetric) CT 영상을 생성한다.
- 기준 치료계획과 정합적인 선량분포를 재구성한다.
- 2차원 방사선사진과 투시영상 방식을 이용해 조사문의 정확도를 확인하고 환자의 움직임을 온라인으로 추적하며 치료 전과 치료 중의 위치와 선량을 보정한다.

1.4. 메가볼트(MV) 콘빔 CT

메가볼트(MV) 콘빔 CT(MV CBCT: megavoltage cone-beam CT)는 선형가속기의 MV 엑스선과 전자조사문영상기구(EPID)를 이용하여 다양한 각도의 평면영상으로부터 3차원 체적영상을 재구성한다.

① MV CBCT는 환자의 자세 결정이나 계획된 CT와 치료 전 CT의 해부학적 정합을 온라인으로 치료 전 확인 시 사용되며 척수 등의 중요장기를 회피하거나 환자자세에 사용되는 이식된 금속 표지자를 식별하는데도 사용된다.

② 비록 kV CBCT 가 영상품질(해상도와 대조도)이 더 좋지만 MV CBCT는 kV CBCT에 비해 다음의 이점이 있다.
- 높은 원자번호를 가진 물체, 예를 들면 표적 내의 금속 표지자, 둔부 금속삽입물, 치아충전물 등으로 인한 인위적인 결과(허상)에 민감도가 낮다.
- 선량보정을 위해 kV에서 MV까지의 광자에너지의 감쇠상수를 외삽할 필요가 없다.

1.5. 나선형 토모테라피(helical tomotherapy)

나선형 토모테라피(helical tomotherapy)는 선형가속기와 나선형 CT 스캐너를 결합한 세기조절방사선치료(IMRT) 기술이다(20장 참조). 선형가속기(6 MV 엑스선)는 CT와 유사한 갠트리에 물려있어서 대원을 그리며 회전할 수 있다(그림 25.3).

갠트리 회전과 아울러, 치료테이블은 도넛형태의 구경(aperture)을 통과해 천천히 진행하여 환자에 대해 빔이 나선형의 모양을 그리게 된다. 컴퓨터가 제어하는 MLC(많은 엽들로 이루어진 길고 좁은 틈)는 필요한 빔의 세기 조절을 제공한다.

① 환자의 종축에 대해 연속적인 빔의 나선운동은 단층면간 일치선의 문제를 최소화한다.

② 나선형 토모테라피는 동일한 치료구조물 하에서 IMRT와 IGRT를 한 번에 수행할 수 있는 유일한 장비이다.

③ 나선형 토모테라피 영상은 실제 치료에 사용되는 MV 엑스선으로부터 재구성되기 때문에 MVCT 영상이라고 불린다.

④ 진단 CT 영상과 비교해서 MVCT 영상의 잡음도는 높고 대조도는 낮으며 해상도는 나쁘다.

⑤ 스캔용 MVCT영상의 선량은 1~2 cGy 정도이다.

⑥ 영상품질이 좋지는 않지만 상대적으로 낮은 선량의 MVCT 영상은 치료할 때 환자의 위치를 확인하는데 충분한 대조도를 제공한다.

⑦ MVCT 영상은 수술용 클립, 엉덩이 이식물, 혹은 치아충전물 등 원자번호가 높은 물질들에 의한 허상에 영향이 적다.

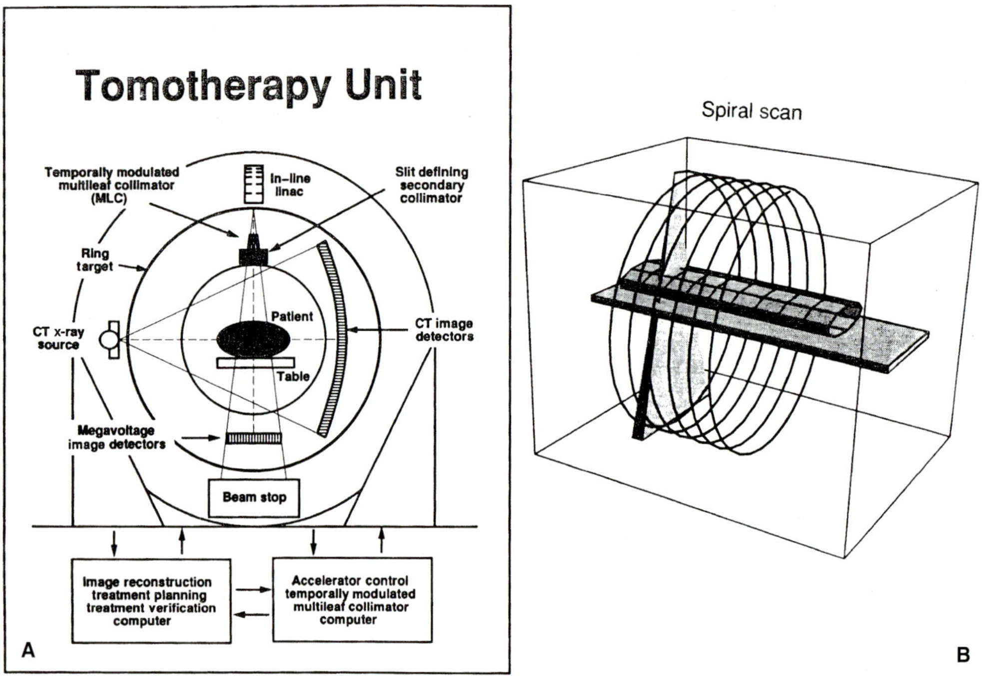

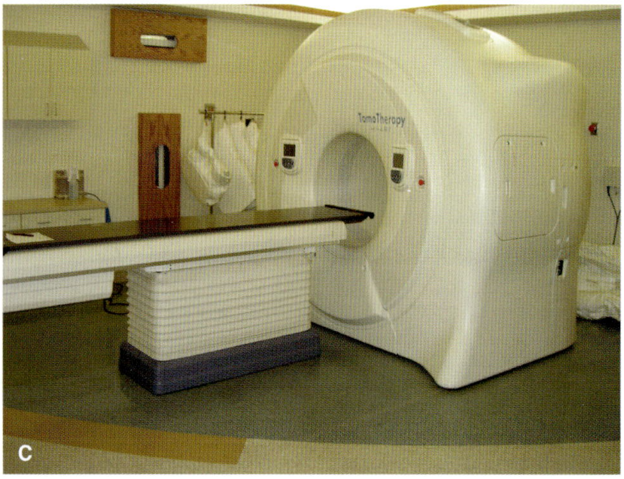

그림 25.3. A, B. 토모테라피 장비의 모식도. (From Mackie TR, Holmes T, Swerdloff S, et al. Tomotherapy: a new concept for the delivery of conformal radiotherapy using dynamic collimation. *Med Phys*. 1993;20: 1709–1719, with permission)
C. 미네소타 대학에 있는 토모테라피 장비 사진. (Tomotherapy Inc., Madison, WI, USA)

⑧ MV 영역 엑스선에너지에서 콤프턴 상호작용이 우세하게 나타나기 때문에 MVCT 수는 영상화된 물질의 전자밀도에 대해 선형적이다.

⑨ MVCT 수를 사용하여 MVCT 영상으로부터 선량분포를 대략적으로 계산할 때의 정확성이 신뢰할만 하다는 것이 알려져 있다.

1.6. 초음파영상

초음파는 비투과적이며 방사선사진이 아니며 주로 연부조직과 복부, 골반, 가슴 종양을 촬영하는 실시간 영상기술이다(예: BAT system by Nomos and the SonArray 3D Ultrasound Target Localization System by ZMed Inc).

① 초음파영상시스템의 기본적인 문제점은 다음과 같다.

- 영상품질이 낮다.
- 초음파영상은 대부분의 관측자에게 익숙지 않으며 판독에 어려움이 있다.
- 신체표면에서 초음파 변환기를 대고 누를 때 해부학적 뒤틀림을 유발할 수 있다.

② 3차원 초음파계는 전통적인 2차원 초음파계를 개선한 것이다. 그러나 종래의 초음파 영상의 기본한계인 영상의 질이나 초음파 전달기압의 해부학적 뒤틀림을 해결하진 못했다.

2. 호흡운동의 관리 (Management of Respiratory Motion)

호흡운동은 흉부, 복부, 골반 등에 자리잡은 모든 종양의 위치에 영향을 준다. 폐, 간, 췌장, 식도, 유방, 신장, 전립선, 그리고 그에 이웃한 위치의 종양들은 호흡에 의해 움직이는 것으로 알려져 있다.

① 종양은 장기의 위치에 따라 움직이는데 폐암의 경우가 가장 일반적이고 유명한 예이다.

② 호흡운동의 관리는 AAPM TG-76 보고서에서 제시되었다. AAPM TG-76의 권고는 다음과 같다.

1. a) 만약 어떤 방향으로도 5 mm 이상의 움직임이 있거나,
   b) 호흡관리기술을 사용해서 의미있는 정도로 정상인체조직을 보존할 수 있는 경우라면 호흡관리기술의 사용을 염두에 두어야 한다.
2. 종양이동성평가는 3차원에서 이루어져야 한다.
3. 만약 움직임이 그리 크지 않으면(어떤 방향으로든 5 mm 이하), 호흡관리를 위한 추가 노력은 불필요하다.
4. 만약 환자별로 맞춤 종양운동을 측정하였다면 이 정보를 치료계획시 표적체적여백을 계획, 설계하는데 사용해야 한다.
5. 호흡관리를 결정하기 전에 환자가 호흡관리기술을 인내할 수 있는지 검토해야 한다.
6. 올바른 호흡운동문제의 관리를 위해 관련자들은 치료 전 과정에 잘 훈련되어 있어야 하며 필요한 경우 준비, 도움과 상담에 참석하여야 한다.
7. 품질관리는 호흡운동관리에 사용되는 기술들을 포함한 방사선치료의 전 영역에서 핵심적인 역할을 한다.

2.1. 4차원 CT

4차원전산화단층촬영(4D CT)은 환자의 호흡 위상에 동조해서 CT 스캔을 얻는 일련의 과정이다. 4차원영상(네번째 차원은 시간이다)은 숨 쉬는 주기의 각 호흡 위상에서 얻은 주사영상으로 부터 재구성된다.

① 4D CT 영상을 얻는 한 가지 보편적인 방법은 표적 움직임과 상관관계에 있는 표면의 상하 움직임으로부터 얻은 기준신호를 이용하는 것이다.

② 동기문턱(gating threshold)은 호흡주기에서 표적이 원하는 위치에 올 때 설정된다. 치료 빔은 프로그램된 동기문턱에 따라서 켜지고 꺼진다.

2.2. 실시간종양추적(real time tumor tracking)

실시간종양추적의 주 목표는 호흡운동을 감지하고 동역학적으로 종양의 위치변화를 따라 치료 빔의 위치를 재설정하는 것이다.

① 종양자체를 발견하기 어렵기 때문에 대부분의 경우에는 대용표지(surrogate marker) (피부의 외부 기준점들이나 종양에 직접 심어진 내부 기준점들)를 이용한다.

② 이 방법을 사용하려면 운동의 감지와 보정행위 간의 시간지연이 100 ms 정도로 짧아야 한다.

예시:

① ExacTrac/Novalis Body 시스템: 현재 시판되고 있으며 BrainLab AG(Heimstetten, Germany) (그림 25.4)에서 개발되었다.

방에 설치되는 시스템이며 IGRT를 이용해 입체공간적인 방사선수술이나 방사선치료를 수행한다. 광학추적과 투시촬영법에 기반으로 한 추적, 이 두 가지 실시간추적방법이 핵심 요소이다.

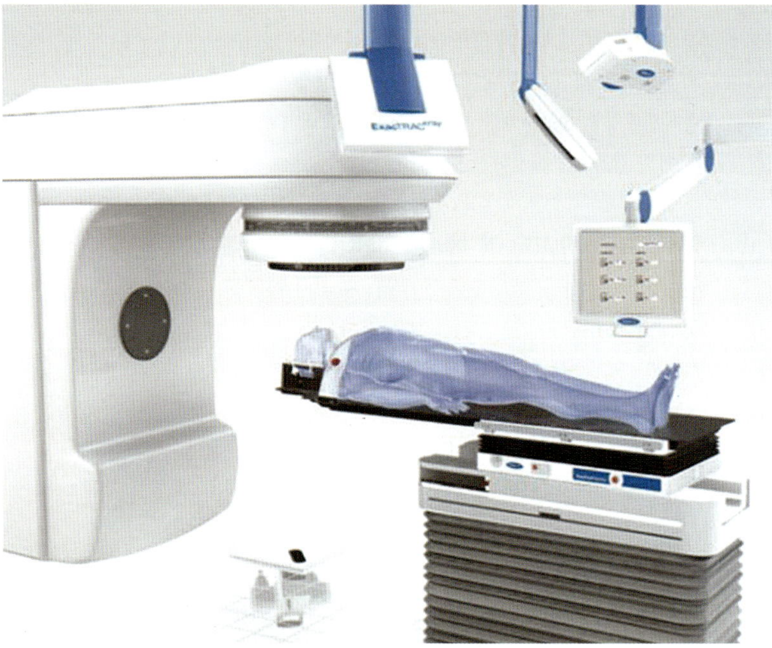

그림 25.4. Novalis Body 시스템(BrainLab AG, Heimstetten, Germany).

② 사이버나이프: 사이버나이프(Accuray Inc., Sunnyvale, CA, USA)는 두개골이나 두개골 밖의 병변을 치료하기 위한 무고정틀 영상유도정위적방사선수술시스템이다(그림 25.5).

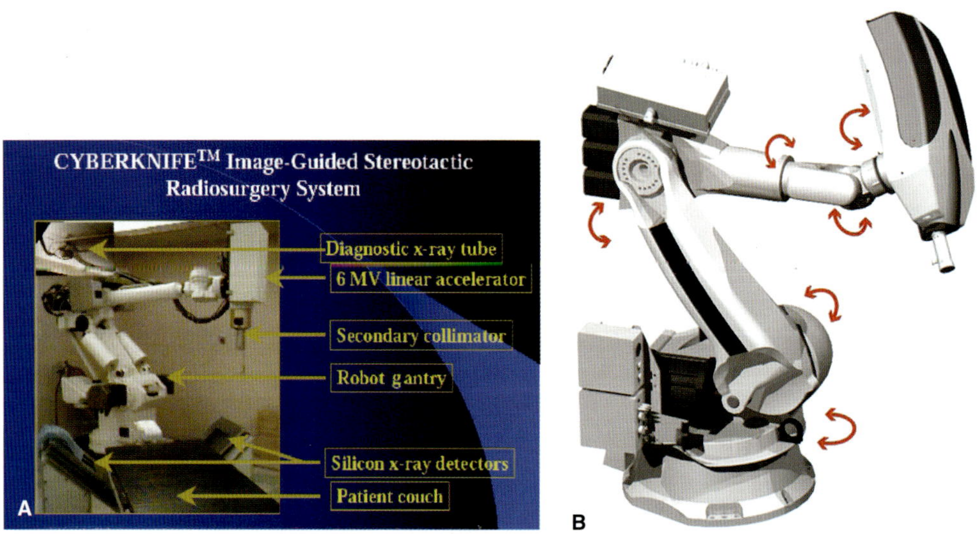

그림 25.5. A. CyberKnife 방사선수술시스템(Accuray Inc., Sunnyvale, CA, USA). (Picture from http://en.wikipedia.org/wiki/Image:CyberKnifeSchematic2.gif). B. 6개의 축 로봇조종기에 장착된 선형가속기를 보여주는 사이버나이프(From Gerszten PC, Burton SA, Ozhassoglu C. CyberKnife radiosurgery for spinal neoplasms. Prog Neurol Surg. 2007;20:340–358).

이 시스템은 로봇팔에 장착된 작은 X 대역(5,200~10,900 MHz)의 선형가속기(6 MV 엑스선)와 결합된 직교하는 한 쌍의 엑스선 카메라로 구성되어 있다.

- 사이버나이프의 영상장비는 천장에 설치된 직교하는 진단용 엑스선관과 비정질실리콘(aSi)으로 만들어진 두 개의 대치된 평판검출기로 이루어져 있다. 이 시스템은 치료하는 동안 목표의 움직임을 추적할 뿐만 아니라 환자자세설정에 필요한 다수의 영상을 습득하고 처리할 수 있다.
- 로봇팔은 여섯 방향의 각도로 움직일 수 있고 거의 모든 곳에 선형가속기 빔을 조사할 수 있도록 정밀 조작이 가능하다.
- 사이버나이프의 치료 빔은 등중심구조에 국한되지 않는다. 사이버나이프는 등중심과 상관없이 독립적인 방향을 설정할 수 있다.

③ 전자기장추적: 종양추적시스템은 이온화방사선을 사용하도록 고안되지 않았다. 종양추적시스템은 종양 내에 이식된 전자기장송수신기(beacons)의 실시간 위치추적에 기반한다(그림 25.6).

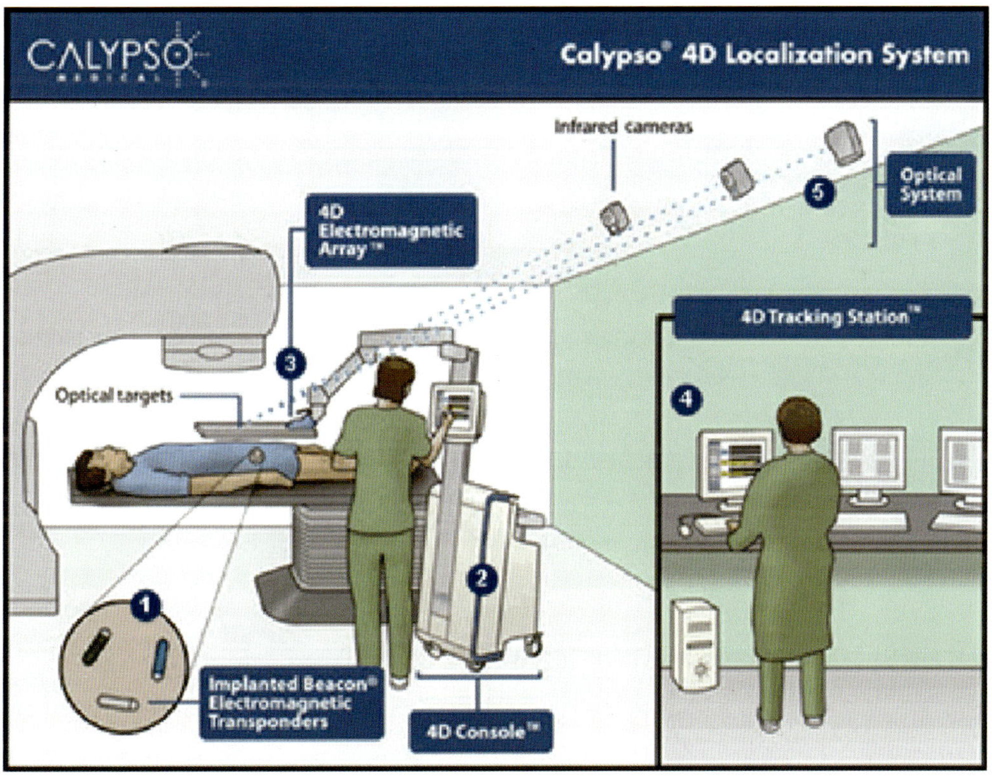

그림 25.6. 전자기조사면 추적시스템, Calypso 4-D Localization System.
(Calypso Medical Technologies Inc., Seattle, WA, USA)

- 전자기장송수신기는 작은(1.8 mm × 8.6 mm) 진동회로이다. 전자기장에 의해 여기되면 환자 가까이에 위치한 자기장 배열에 의해 검출되는 고유공명진동신호를 낸다.
- 자기장 배열은 응답기를 여기시킬 신호를 생성하는 선원균일과 송수신기에 의해 돌아오는 고유진동신호를 수신할 수 있는 감지기 코일로 구성된다.
- 선형가속기에 대한 자기장 배열의 위치는 적외선카메라에 의해 동역학적으로 측정된다. 이것은 호흡주기동안 종양의 움직임을 추적할 정도로 충분히 빠르다.
- 팬톰을 이용한 연구는 이동중인 물체를 추적하는 시스템의 정확도가 밀리미터 이하임을 증명했다.

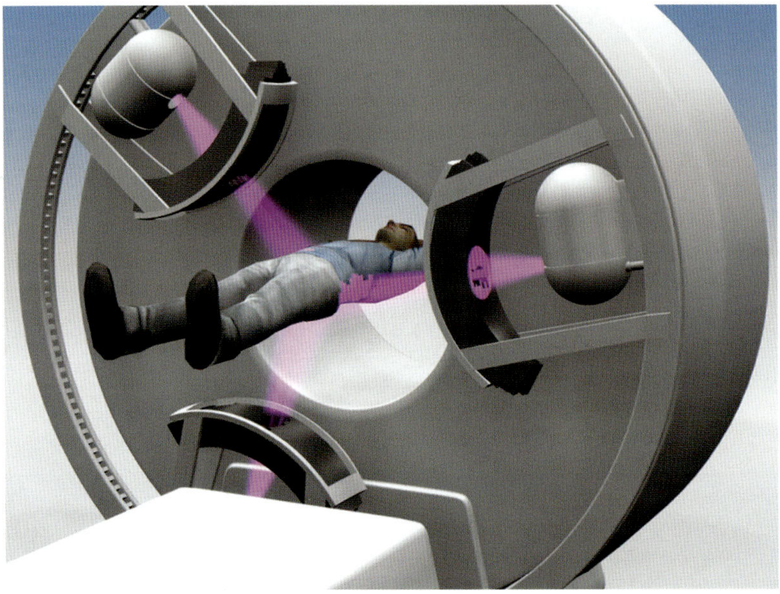

그림 25.7. 자기공명영상유도 실시산 체적 추적 시스템의 모식도.
(Renaissance System; ViewRay Inc., Gainesville, FL, USA)

④ MRI 유도 IGRT: 이 시스템은 실시간 영상을 얻기 위해 낮은 조사면을 갖는 개방형 MRI장치와 감마선 IMRT에 사용되는 ^{60}Co 선원 3개를 이용한 MRI 유도 IGRT를 위해 특별히 고안되었다. 여기서 이 3개의 ^{60}Co 선원은 컴퓨터로 조작되는 MCL에 각각 장착되어 있다(RenaissanceTM system; ViewRay Inc., Gainsville, FL, USA) (그림 25.7).

이 시스템은 자기공명영상에 기반한 실시간체적추적시스템과 치료를 수행할 수 있는 기능을 통합한 것이다.

- MRI 유도 IGRT는 치료 빔이 조사되는 동안에도 환자의 3차원 해부학적 정보들을 동역학적으로 추적해 영상화하는 것이 가능하다.
- MRI은 월등히 좋은 연조직의 대조도를 제공하고, 영상화할 때 이온화방사선을 주지 않기 때문에 연조직 표적의 실시간 체적추적에 이상적인 기술이다.

3. 영상선량의 관리 (Management of Imaging Dose)

IGRT의 한 가지 문제점은 환자의 위치잡기, 목표 위치추적과 실시간종양추적에 사용되는 다양한 방사선영상화 과정의 결과로 환자가 선량에 과다하게 노출될 가능성이 있다는 것이다. AAPM Task Group (TG-75)은 IGRT 과정 중 영상선량에 관련한 문제들을 지적해왔다.

3.1. 영상선량 규격

킬로볼트(kV) 엑스선을 포함한 영상선량은 변수의 수(영상규격종류, 빔 품질, 기술과 사용된 과정의 빈도와 사용시간 등)에 관련이 있다. 다음의 AAPM TG-75가 권고하는 선량측정 관련량들은 진단영상과정들과 일치한다.

① 평면 킬로볼트(kV) 영상: mGy 단위로, 입사피부선량(entrance skin dose) 또는 공기커마(air kerma)

② 공기커마와 흡수선량은 kV 빔에서 본질적으로 같다. 입사선량은 자유공기 내의 선량을 말하는데 산란선은 제외한다.

③ 킬로볼트(kV) CT: 산란이 있거나 혹은 없을 때, mGy 단위로 나타낸 회전축에서의 공기커마. 전산화단층촬영 선량지수(CTDI)가 CT 선량을 규정하기 위해 정의되었다. 이것은 산란이 있거나 혹은 없을 때 스캔 한 번 동안 한 절편 내의 한 점에 축적된 총 선량을 말한다. 수학적으로 식 25.1로 표현할 수 있다.

$$CTDI = (1/h)\int_{-\infty}^{\infty} D(z)\,dz \qquad (25.1)$$

여기서 $D(z)$ 는 회전축을 따르는 z 방향에 놓인 한 점에서의 선량이며 h는 명목상의 절편두께이다. 좀 더 실제적인 방정식은 100 mm 길이에 걸친 공기커마적분이다. 측정량 CTDI_{100}은 식 25.2와 같다.

$$\mathrm{CTDI}_{100} = (1/h)\int_{-50}^{50} K_{air}(z)\,dz \qquad (25.2)$$

여기서 K_{air}는 공기커마를 말한다. CTDI_{100}는 이온함을 이용해 길이 100 mm에 걸쳐 축을 스캔하여 얻은 각 절편에서의 선량을 적분해서 얻을 수 있다.

- 만약 위의 방정식에서 CTDI_{100}의 측정값이 팬톰의 산란의 영향을 받았다면 CTDI_{w}를 얻게 된다.
- 만약 CTDI_{100}가 자유공기 내의 중심에서 측정되었다면, 우리는 CTDI_{air} 또는 공기중 축선량을 얻은 것이다. 따라서 CTDI_{air}는 입사공기커마(entrance air kerma)와 비슷한 값이 된다.

④ 선량면적곱(dose area product): 선량면적곱은 선량과 평면영상에 노출된 부위의 곱으로 정의된다.

⑤ 선량길이곱(dose length product): 축 영상(axial image)(예: CT)의 경우, 적분선량(integral dose)은 선량길이곱, 즉 선량과 축길이영상(axial length imaged)의 곱으로 표현된다.

⑥ 유효선량: 환자들이 서로 다른 기기/방식(modality)으로부터 받은 선량들은 유효선량의 단위로만 비교되고 합해지는 것이 권고된다.

유효선량은 수학적으로 식 25.3으로 표현할 수 있다.

$$E = \sum\nolimits_{T} w_T H_T \qquad (25.3)$$

여기서 H_T는 영상화과정에서 인체조직 T에 가해진 평균조직선량(average organ dose)이며 w_T는 조직의 상대민감도를 나타내는 가중인자이다. 유효선량의 단위는 밀리시버트(milisievert, mSv)이다.

- 위 방정식의 실용적인 형태는 식 25.4와 같다.

$$E = D \cdot F \qquad (25.4)$$

여기서 D는 mGy 단위의 영상화선량이고 F는 mSv/mGy 단위의 변환인자이다.

- 영상화와 치료중의 유효선량을 더하는 것은 현재까지 문제로 남아 있다. 방사선치료중 환자에게 가해진 유효선량의 계산은 거의 시도되지 않았다. AAPM TG-75 보고서는 이 문제가 IGRT의 중요한 화두라고 생각하고 있다. "이러한 비교가 방사선치료 공동체에 큰 관심사로 나타났기 때문에 우리는 치료 중 치료 빔 유효선량의 이론적이고 경험적인 추산이 이루어져야 한다고 생각한다."

3.2. 영상화선량 위험평가

16장에서 논의되었듯이 이온화방사선의 해로운 영향은 확률적인 영향과 비확률적인(또는 결정론적인) 영향, 이렇게 일반적으로 두 개의 범주로 분류된다. 확률적인 영향에서는 문턱선량을 예측할 수 없는 반면에 비확률적인 영향에서는 문턱제한을 정할 수 있다. 국립암연구소(The National Cancer Institute)는 몇몇 IGRT 과정들에 관련이 있을 법한 중재적 투시촬영(interventional fluoroscopy)의 위험에 대한 지침을 발표했다.

제 25 장 복습문제

다항식 선택법에서 하나 이상의 정답이 있을 수 있음.

1. MV CBCT 보다 kV CBCT가 가진 잠재적 장점은?

a) 더 좋은 대조도와 공간적 해상도
b) 더 낮은 선량에서도 더 좋은 연조직(soft tissue)의 가독성
c) CT 수와 인체조직의 전자밀도 간의 더 좋은 상관관계
d) 인체조직 내 금속물체 때문에 생기는 인위성에 대한 낮은 반응도

2. 진단용 kV CT와 비교해서 나선형 토모테라피(helical tomotherapy)로 얻은 MV CT 영상이 가진 잠재적 장점은?

a) 더 좋은 대조도와 공간적 해상도
b) 영상의 낮은 잡음 정도
c) CT 수와 인체조직의 전자농도 간의 더 좋은 상관관계
d) 인체조직 내 금속물체 때문에 생기는 인위성에 대한 낮은 반응도

3. 골반부위 치료 전 영상유도시 다음 중 옳은 것은 무엇인가?

a) MV CBCT는 이식된 표시기를 시각화 할 수 있다.
b) kV CBCT는 이식된 표시기를 시각화 할 수 있다.
c) kV CBCT는 MV CBCT보다 대퇴부에 더 많은 선량을 전달할 수 있다.
d) kV CBCT는 MV CBCT보다 더 많은 피부 선량을 전달할 수 있다.

4. 사이버나이프의 선형가속기는 6 MV 엑스선을 생성한다. 전자를 가속하는데 사용하는 마이크로파 주파수의 범위는?

a) 500~1000 MHz
b) 2~4 Ghz
c) 8~12 Ghz
d) 15~20 Ghz

5. AAPM TG-76 보고서에 따르면 실시간 종양추적이나 호흡동기(respiratory gating)는 모든 방향에 대해서 표적움직임이 어떤 물리량 이하라면 보증된다. 이 물리량은?

a) 1 mm
b) 2 mm
c) 3 mm
d) 5 mm

6. 평면 킬로볼트(kV) 영상에 대한 설명으로 옳은 것은?

a) 입사피부선량은 입사선량과 산란의 합이다.
b) 입사공기커마는 입사피부선량과 근사적으로 같다.
c) 선량넓이곱(DAP)은 조영된 체적에 받은 선량의 적분이다.
d) 피부선량은 공기커마보다 높다.

7. CTDI(computed tomography dose index)라는 양(quantity)은 다음 중 무엇을 의미하는가?

a) 총 CT 스캔에서 넘지 말아야 할 축선량의 한계
b) 단일 CT 절편을 생성하기 위해 회전축에 있어야 할 자유공간의 선량
c) 총 CT 스캔에서 표면에서 축까지의 선량비
d) 총 CT 스캔동안 산란이 있거나 없을 때 단일 절편 안의 한 점에 축적된 전체 선량

CHAPTER

제 26 장

양성자선 치료

강의

26

양성자선 치료: 선량측정과 치료계획

주제개요

다음 주제들이 이 강의에서 논의된다.

- ▶ 기초물리학
- ▶ 방사선생물학
- ▶ 양성자가속기
- ▶ 빔 전달시스템
- ▶ 선량측정
- ▶ 치료계획
- ▶ 마치는 말

1. 기초물리학 (Basic Physics)

빅뱅이론에 의하면 수소는 우주에서 제일 처음(대략 137억년 전, 우주 생성으로부터 100초 뒤) 생성된 원소이다. 양성자는 수소원자의 핵이다. 양성자는 단위 양전하(1.6×10^{-19} 쿨롱)가 있고, 1.6×10^{-27} kg의 질량(전자질량의 대략 1840배)을 가진다. 양성자의 존재는 1919년 어니스트 러더퍼드(Ernest Rutherford)에 의해 규명되었다.

① 입자의 성질

- 현재까지 알려진 근본입자의 이론(표준모형)에 의하면 양성자는 내부구조를 가진다(1 장에서 논의됨).
- 양성자는 글루온(gluon)에 의해 구속된 세 개의 쿼크(quark)(두 개의 업(up)과 하나의 다운(down) 쿼크)로 구성된다.
- 양성자는 가장 안정적인 입자(반감기는 10^{32}년 이상)이며 중성자, 양전자와 중성미자(neutrino)로 붕괴된다.

② 양성자의 상호작용: 양성자가 매질 내를 이동할 때 매질의 원자내 전자나 핵과 쿨롱 상호작용한다. 핵반응을 일으키는 원자핵과의 충돌 또한 낮은 확률이지만 가능하다.

- 원자내 전자와의 비탄성충돌(이온화와 여기) - 흡수선량 대부분에 기여함
- 핵과의 비탄성충돌(제동복사) - 무시할 정도로 작음
- 탄성충돌 – 대부분 핵자에 의해서 일어남
- 핵반응 – 가능하지만 낮은 확률로 일어남

③ 저지능(stopping power): 저지능은 매질 내에서 단위 이동길이당 입자의 평균에너지 손실율을 말한다. 선형저지능($-dE/dx$)는 MeV cm^{-1}의 단위로 측정된다.

- 저지능은 입자의 선형에너지전달(linear energy transfer, LET)과 관련되어있다. LET는 매질 내의 단위 이동길이당 에너지 전달(δ선에 의해 운반되는 것보다 적음)이며 보통 물에서 keV μm^{-1}로 표현된다.
- 다양한 물질에서 저지능은 베테-블로호(Bethe-Bloch) 공식(1947)을 이용해 계산됐으며, 그 후에 베르그(Berger) 등에 의해 국제방사선단위측정위원회(International Commission on Radiation Units and Measurements, ICRU) 보고서 49(1993)에서 재수정됐다.
- 질량저지능은 입자속도의 제곱에 반비례한다(식 26.1).

$$S/\rho = \frac{1}{\rho}[dE/dx] \propto 1/v^2 \tag{26.1}$$

- 입자가 에너지를 잃을 때 속도는 느려지고 단위 이동길이당 에너지 손실률은 증가한다. 입자가 움직임을 멈추는 부근에서 입자의 속도가 0에 수렴할 때 에너지손실률은 최대가 된다.

④ 입자비정(particle range): 운동에너지 T를 가진 하전입자의 비정은 에너지의 함수인 저지능의 역으로부터 식 26.2로 계산될 수 있다.

$$R = \int_0^T \left[\frac{1}{dE/dx}\right]^{-1} dx \tag{26.2}$$

- 다양한 매질의 저지능과 비정 값은 ICRU 보고서 49(1993)에 주어져 있다.

⑤ 다중쿨롱산란

- 다중쿨롱산란에 의한 양성자의 각분포는 몰리에르(Moliere)이론(1947)에 의해 주어 진다.
- 각 분포는 다중의 작은 각의 산란특성(대부분 핵자)을 가진 가우시안(Gaussian) 함수로 근사된다.

⑥ 저지능과 산란의 원자번호 의존도

- 양성자의 질량 저지능은 높은 원자번호(Z)보다 낮은 원자번호에서 더 크다.
- 낮은 Z의 물질보다 높은 Z의 물질이 더 넓은 각도로 양성자를 산란시킨다.
- 만약 에너지 손실을 최소화하여 양성자선을 산란시키고 싶다면 산란박의 원리처럼 높은 Z 물질을 이용해야 한다.
- 만약 산란을 최소화하여 양성자에너지를 감소시키려면 낮은 Z 물질을 사용해야 한다.
- 산란과 빔에너지 감소는 높은 Z 물질과 낮은 Z 물질의 조합을 통해 조절할 수 있다.

⑦ 브래그봉우리(Bragg peak): 깊이선량분포는 매질 내의 에너지손실률에 따르게 된다. 단일에너지의 양성자는 초기에 깊이에 따라 선량이 천천히 증가하다가 끝 부분에서는 급격히 증가한다. 이러한 입자비정 끝에서의 선량누적의 급격한 증가 또는 봉우리 모양을 브래그봉우리라고 한다(그림 26.1).

- 더 넓은 깊이를 포함하기 위해 다른 에너지를 갖는 여러 빔의 중첩을 통해 브래그봉우리를 넓힐 수 있다(그림 26.2). 이러한 빔을 펼친브래그봉우리(spread-out bragg peak, SOBP) 라고 한다.
- 펼친브래그봉우리(SOBP) 빔은 표적체적의 말단 끝까지 포함할만큼 충분히 큰 에너지의 단일에너지 빔을 이용하고, 추가적으로 기단부를 포함하는 에너지와 세기가 감소하는 빔을 추가한다.
- 브래그봉우리나 펼친브래그봉우리를 지나면 깊이선량곡선은 0의 선량치로 급격히 떨어진다.
- 비정의 끝부분에서 입자의 에너지손실처짐(energy-loss straggling) 때문에 펼친브래그봉우리의 끝 부근에서 깊이선량곡선의 기울기가 약간 감소한다.

2. 방사선생물학 (Radiobiology)

임의의 방사선의 상대적인 생물학적효과(relative biological effectiveness, RBE)는 전통적으로 특정한 생물학적효과를 주는 250 kVp 엑스선의 선량과 같은 효과를 주어진 방사선의 선량비율로 정의된다. 최신 방사선치료에서 상대적인 생물학적

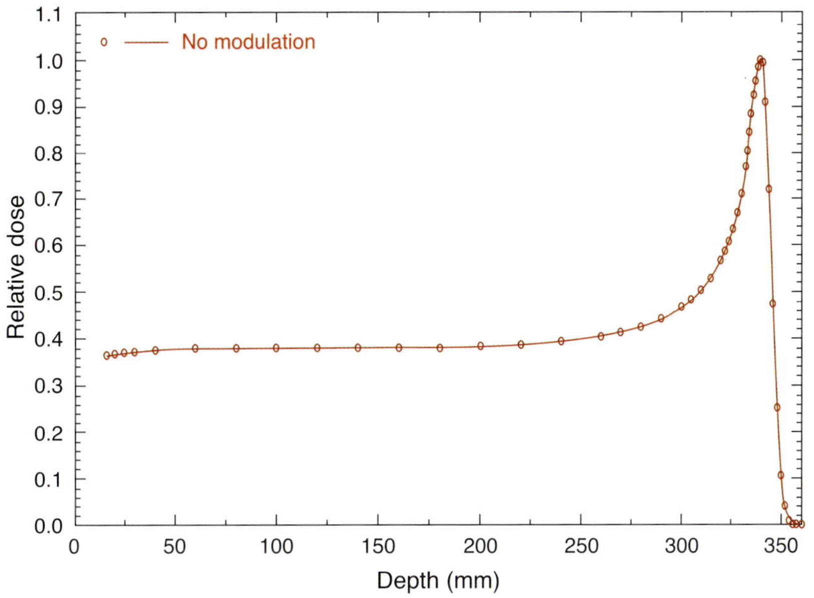

그림 26.1. 좁은 브래그봉우리(Bragg peak)를 보이는 변조되지 않는 250 MeV 양성자선에서의 중심축깊이선량분포.
(Data from synchrotron at Loma Linda University, CA, USA. From Miller DW. A review of proton beam radiation therapy. *Med Phys*. 1995;22:1943–1954)

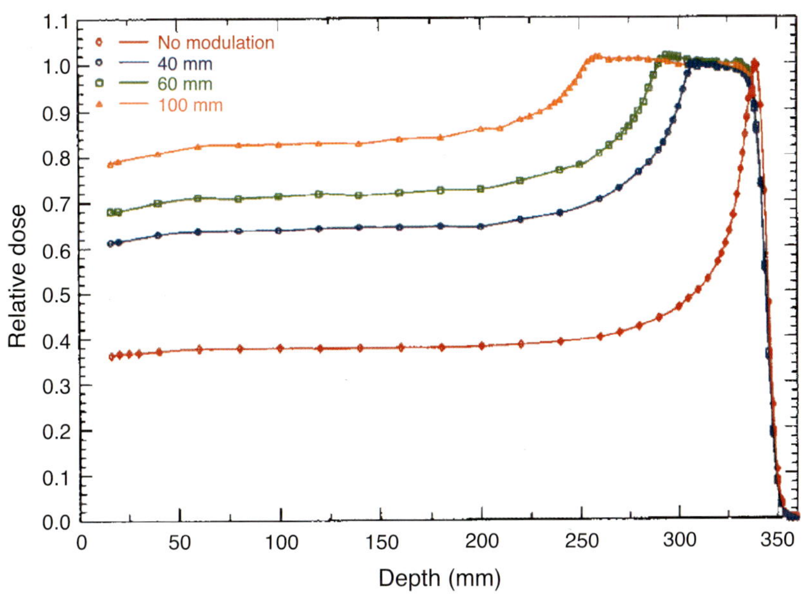

그림 26.2. 변조되지 않는 250 MeV와 4, 6, 10 cm 범위에서 변조되는 양성자선의 조합에서의 중심축깊이선량분포.
(Data from synchrotron at Loma Linda University, CA, USA. From Miller DW. A review of proton beam radiation therapy. *Med Phys*. 1995;22:1943–1954)

효과 비교를 위한 기준방사선은 상대적인 생물학적 효과가 0.85±0.05 (250 kVp 엑스선에 대해) 정도로 결정되는 ^{60}Co 감마선이나 메가볼트(MV) 엑스선을 선택한다.

① 양성자의 상대적인 생물학적효과: 상대적인 생물학적효과가 방사선의 종류와 품질, 선량분할과 생물학적 종료점에 의존할지라도, 상대적인 생물학적 효과의 중요한 가치는 LET이다. LET가 커지면 상대적인 생물학적효과도 커진다. 일반적으로 하전입자가 메가볼트(MV) 엑스선보다 더 높은 상대적인 생물학적효과를 가지기 때문에 하전입자의 상대적인 생물학적효과는 1.0보다 크다.

- 대부분의 치료시설들은 모든 양성자에너지, 선량수치, 조직, SOBP에 의해 포함되는 영역에 대한 선량처방에서 ^{60}Co 이나 메가볼트(MV) 엑스선과 상대해 양성자에 대해 1.1의 상대적인 생물학적효과를 사용한다.
- 1.1이라는 양성자의 보편적인 상대적인 생물학적효과인자는 양성자와 광자의 임상적인 반응을 대략적으로 일치하도록 만들려는 실용적인 이유에서 차용되었다.

3. 양성자가속기 (Proton Accelerators)

에너지 영역이 160~250 MeV에 있는 치료용 양성자가속기는 다음과 같다.

- 사이클로트론(cyclotrons)
- 싱크로트론(synchrotrons)
- 고 경사장 정전가속기(개발 중)[2)]
- 레이저플라즈마 입자가속기(개발 중)

① 사이클로트론: 사이클로트론의 동작에 대한 개요도는 그림 26.3에서 볼 수 있다.

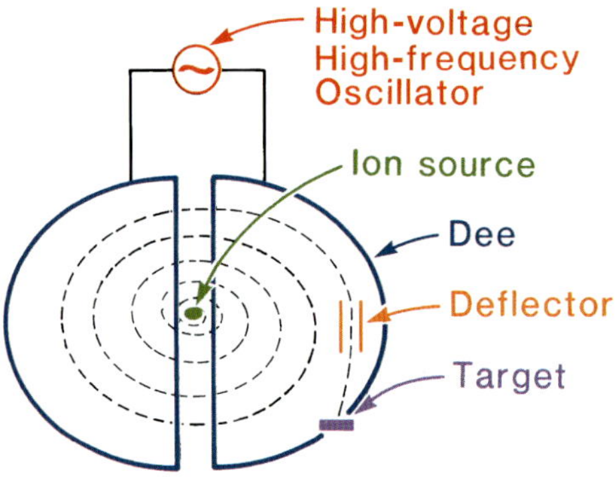

그림 26.3. 사이클로트론 발생원리의 모식도.

- 사이클로트론의 작동원리는 다음과 같다.

양의 전하로 대전된 입자(즉, 양성자 또는 중양자(deuteron))가 두 개의 Dee의 중심으로 투사된다

➤ 두 개의 Dee 사이의 간극에서 전기장 때문에 입자는 가속된다.

➤ 자기장의 영향으로 입자는 원 궤도를 따라 움직인다.

➤ 전기장의 극성은 각기 반대 방향으로부터 빔이 간극으로 입사되는 순간 바뀐다.

➤ 자기장은 지속적으로 반지름이 커지는 궤도 내에 빔을 속박시킨다

➤ 원하는 최대에너지에 도달되면 빔을 추출한다

2) Dielectic Wall Accelerator: DWA

- 방사선치료에 사용되는 사이클로트론은 최대에너지가 약 250 MeV인 양성자(물에서 38 cm까지의 범위를 가진)를 생성하도록 고안된 고정 에너지기기이다.
- 이 에너지는 에너지감쇠기(energy degrader)를 이용해 빔의 비정과 세기를 조절하여 어떤 깊이에 있는 암이라도 치료하기에 충분하다.
- 에너지감쇠기는 적절하게 양성자의 비정을 줄일 수 있을 뿐더러 조절된 브래그봉우리에 다른 가중치를 주어 어떤 깊이에 있는 종양이라도 치료할 수 있는 펼친브래그봉우리 빔을 생성하도록 두께와 폭을 변화시킬 수 있는 플라스틱 재질로 만들어졌다.
- 사이클로트론은 동시적이다. 가속기 내의 모든 입자들은 에너지나 궤도반경과는 무관하게 동일한 진동수로 회전한다. 이는 치료가 이루어지는 동안 지속적으로 동작되며 필요로 하는 만큼의 선량률을 전달할 수 있다는 의미이다.
- 사이클로트론의 운영은 고정된 최대에너지에서 운영되며, 보다 얕은 깊이의 종양을 치료하거나 일정 깊이의 펼친브래그봉우리 빔을 생성하기 위해 에너지감쇠기가 요구된다.

② 싱크로트론: 사이클로트론 내에서 입자의 속도가 매우 빨라지면(상대론적 영역) 입자의 질량증가는 두 개의 Dee 사이에 천이시간을 증가시킨다. 결과적으로 상대론적 입자들은 Dee 사이에 가해진 교차전위의 주파수 단계에서 빠져나오게 된다. 이 문제는 싱크로트론에서 해결될 수 있다. 싱크로트론에서는 가속전위의 주파수가 입자속도의 감소를 보상하도록 조절된다.

- 싱크로트론에서 보통 선형가속기에서 나온 3~ 7 MeV의 양성자선은 주입된 뒤 빔의 원형 경로를 따라 놓여있는 자석의 영향으로 좁은 진공 튜브고리를 돌게 된다(그림 26.4A).

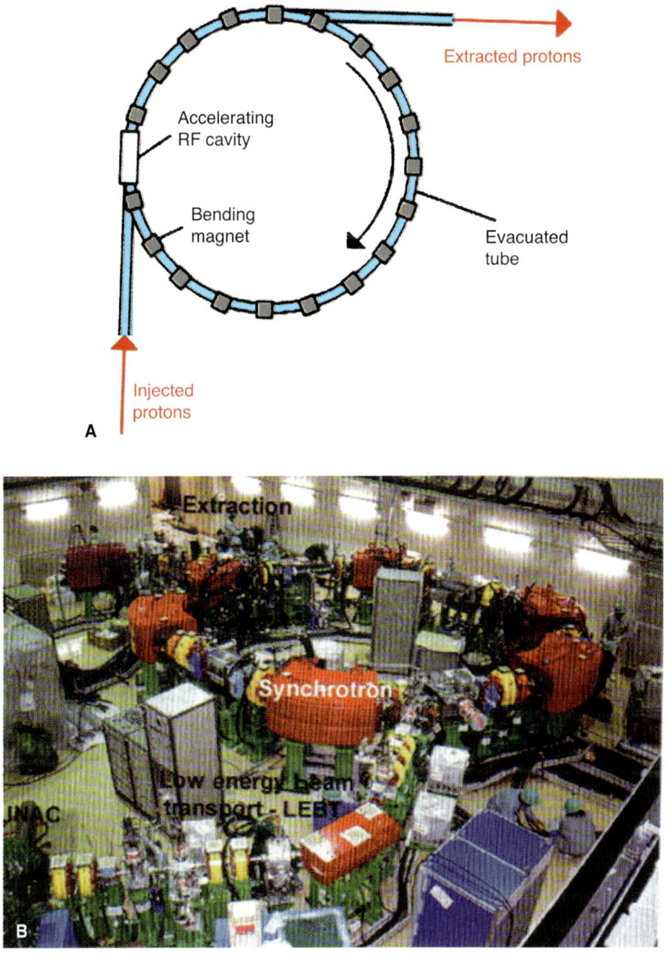

그림 26.4. A. 사이클로트론에서 양성자 가속원리를 보여주는 모식도. 양성자는 사인전압에 의해서 힘을 얻어진 방사선주파수 공용 내에서 가속된다. B. 일본 Hitachi 사에서 제작한 사이클로트론.
(From Flanz J. Particle accelerators. In: Delaney TF, Kooy HM, eds. *Proton and Charged Particle Radiotherapy*. Philadelphia, PA: Lippincott Williams & Wilkins; 2008:27–32)

- 양성자선은 순환하는 양성자의 진동수와 일치하는 진동수의 사인파형 전압을 공급받는 하나 이상의 RF 공동을 통해 반복적으로 가속된다.
- 양성자는 자석의 영향으로 휘어지며 튜브고리 내에 머문다. 자기장의 세기와 RF 주파수는 빔에너지의 증가와 함께 동시적으로 증가하며 이것이 싱크로트론이라는 이름을 가진 이유이다.
- 원하는 에너지에 도달했을 때 빔을 사출한다. Hitachi에서 만든 상용 장비가 그림 26.4B에 제시되었다.
- 싱크로트론은 사이클로트론에 비해 치료에 필요한 정확한 에너지까지 하전입자를 가속시킨다는 구별된 장점이 있다. 다시 말하자면 싱크로트론은 에너지감쇠기를 사용하지 않고도 원하는 깊이까지의 펼친브래그봉우리 빔을 생성하도록 작동된다.

4. 빔 전달시스템 (Beam Delivery Systems)

단일 양성자가속기는 여러 개의 치료실에 양성자선을 제공할 수 있다(그림 26.5).

① 특정 치료실로 빔을 전달하는 것은 원하는 치료실로 선로를 변경할 수 있도록 에너지를 구분하는 구부림자석(bending magnet)을 통해 조절한다.

② 전달시스템의 빔 세기 손실은 매우 적다. 일반적으로 5% 이내이다.

③ 전달 중 입자 빔의 직경은 가능한 작도록 유지된다. 환자가 치료실에 들어가기 바로 직전, 좁은 빔을 노즐이라는 치료기 머리 부분에서 원하는 조사면 산란단면적에 이르도록 퍼뜨린다.

④ 빔 확산(beam spreading)은 수동적산란(passive scattering)과 스캐닝이라는 두 가지 방법으로 이루어진다.

- 수동적산란: 빔은 높은 원자번호의 물질(예: 최대산란과 최소에너지 손실을 제공하는 납)로 이루어진 얇은 막을 이용해 산란된다.
  → 허용 가능한 측방선량 균질성을 가진 큰 조사면을 얻기 위해 이중산란박이 필요하다.
  → 맞춤차폐물(세로벤드, cerrobend)은 조사면의 모양을 만들기 위해 사용된다.

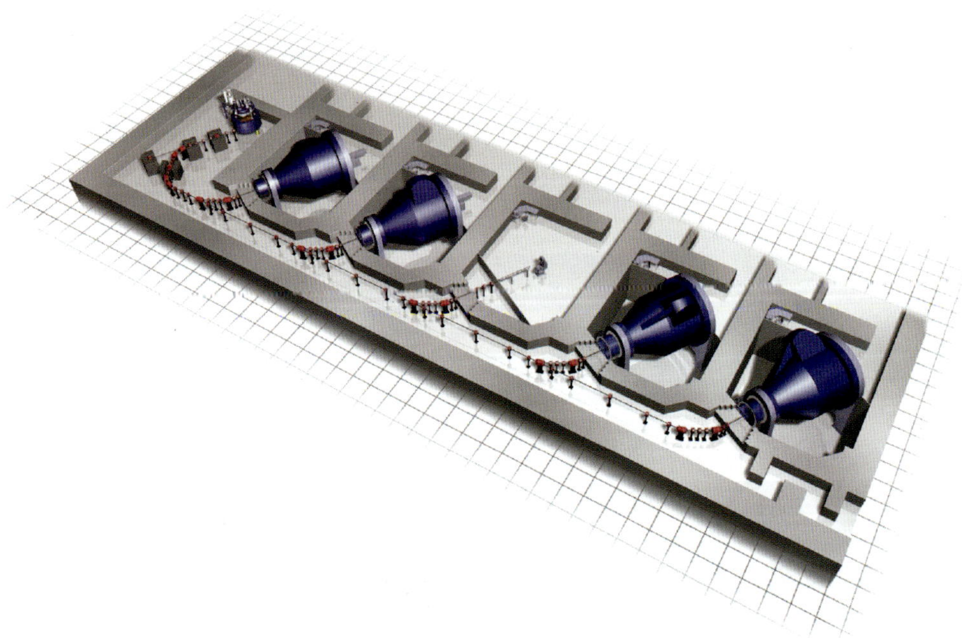

그림 26.5. 사이클로트론에서부터 여러 치료실까지 전달되는 양성자선의 모식도.
(Courtesy of Varian Medical System, Palo Alto, CA, USA)

→ 비정변조기(range modulator)(낮은 Z)는 브래그봉우리의 확산에 사용된다.

→ 비정치우침기(range shifter)(낮은 Z)는 브래그봉우리의 깊이를 조정하기 위해 사용된다.

- 스캐닝: 이 기술에서는 자석을 이용하여 치료받을 체적 전체에 빔을 스캔한다.

→ 균일한 조사면은 좁은 양성자를 자기적으로 스캐닝함으로써 비정의 손실없이 생성된다.

예시:

- 스팟스캐닝(spot scanning): 실빔은 이동자석(sweeping magnet)에 의해 움직이며 특정한 정적위치에 선량을 전달한다.
- 레스터스캐닝(Raster scanning): 실빔이 조사면을 브라운관 주사방식으로 스캔한다.

5. 선량계측 (Dosimetry)

① 흡수선량교정: 양성자선의 물흡수선량을 결정하는 일반적인 수학적 형식은 광자선과 전자선에서 사용하던 것과 같다(8장에서 논의됨). 현재 양성자선의 교정에 관한 절차서는 국제원자력기구(international atomic energy agency, IAEA) 기술보고서 TRS-398(2000)에 수록되어 있다.

- 교정은 물팬톰 내의 (평행판 또는 원통형의) 이온함으로 수행한다.
- 이온함은 ^{60}Co 감마선의 물흡수선량을 기반으로 한 표준기술연구소(National Institute of Standards and Technology, NIST) 혹은 공인선량교정연구소(Accredited Dosimetry Calibration Laboratory, ADCL)에서 교정된다.
- 표준교정은 열량계를 이용한 ^{60}Co 감마선의 절대선량측정에 기반한다.
- 이온함이 없을 때 선질 Q의 양성자선이 조사된 물 안에서 z_{ref}의 표준깊이에서의 물의 흡수선량 $D_{w,Q}$는 식 26.3과 같이 계산된다.

$$D_{w,Q} = M_Q N_{D,w,Q_0} k_{Q,Q_0} \tag{26.3}$$

여기서 M_Q는 교과서의 표 26.1에 주어진 기준 조건하에서 온도와 압력, 전위계보정인자, 극성효과와 이온재결합이 보정된 깊이 z_{ref}(SOBP의 중간점)에서 읽은 이온함의 지시값이다. N_{D,w,Q_0}는 선질 Q_0(^{60}Co)인 기준선질에 대한 이온함교정인수(물의 흡수선량/선량계 지시값)이고, k_{Q,Q_0}는 기준선질 Q_0와 주어진 선질 Q간의 차이에 대한 이온함반응을 보정하기 위한 이온함의 선질보정인수이다.

② 선질지수: IAEA 절차서는 주어진 치료용 양성자선에서와 동일한 잔류비정(residual range, R_{es})를 가진 단일에너지의 양성자선의 에너지로 정의된 유효에너지로서 양성자선의 선질을 명시하고 있다. 따라서 유효에너지는 기준 깊이에서 양성자에너지스펙트럼 내의 최대에너지에 근접하도록 결정된다.

- 잔류비정은 측정된 깊이선량곡선에서 얻는다. 그림 26.6은 펼친브래그봉우리 내의 치료용 양성자선의 전형적인 깊이선량분포를 보여준다.
- 기준깊이 z_{ref}는 펼친브래그봉우리의 중간점에 위치한다.
- 실비정(practical range) R_p는 브래그봉우리나 펼친브래그봉우리를 넘어 최대선량값의 10%로 떨어지는 깊이로 정의된다.
- 잔류비정 R_{es}는 측정된 R_p와 z_{ref}에 의해 결정된다(식 26.4).

$$R_{es} = R_p - z_{\text{ref}} \tag{26.4}$$

③ 선질보정인수 k_{Q,Q_0}

선질보정인수 k_{Q,Q_0}는 선질이 Q와 Q_0인 빔에 의해 조사된 물 흡수선량에 대해 주어진 이온함의 교정인수의 비율로 정의된다(식 26.5).

$$k_{Q,Q_0} = \frac{N_{D,w,Q}}{N_{D,w,Q_0}} = \frac{D_{w,Q}/M_Q}{D_{w,Q_0}/M_{Q_0}} \tag{26.5}$$

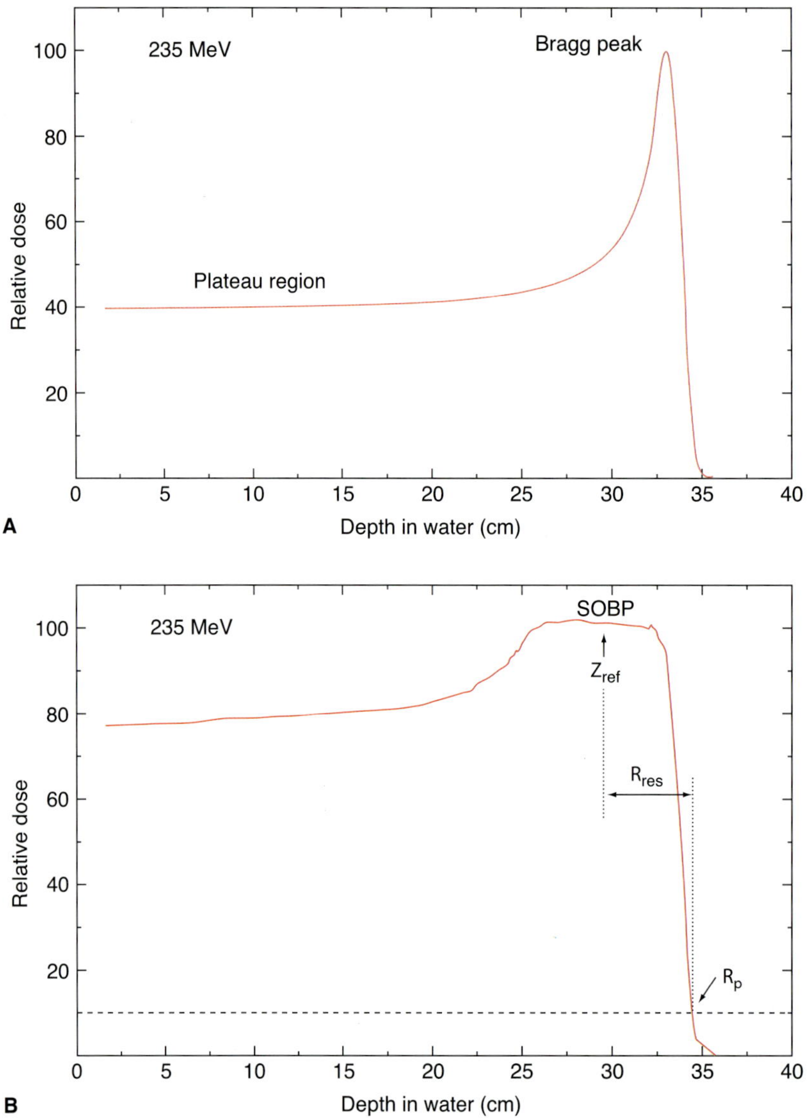

그림 26.6. A. 비변조된 235 MeV 양성자선에서의 깊이선량백분율. B. 기준깊이 Z_{ref}, 잔여범위 R_{es}, 그리고 임상범위 R_p를 나타내는 변조된 양성자선에서의 깊이선량백분율.
(From International Atomic Energy Agency. *Absorbed Dose Determination in External Beam Radiotherapy*. Technical Report Series No. 398. Vienna: International Atomic Energy Agency; 2000)

k_{Q,Q_0}값은 Q_0의 기준선질로 ^{60}Co 감마선을 이용하여 다음의 식 26.6을 이용해 계산한다.

$$k_{Q,Q_0} = \frac{(s_{\mathrm{w,\,air}})_Q(\overline{W}_{\mathrm{air}})_Q\ P_Q}{(s_{\mathrm{w,\,air}})_{Q_0}(\overline{W}_{\mathrm{air}})_{Q_0}\ P_{Q_0}} \tag{26.6}$$

$s_{\mathrm{w,air}}$는 스펜서-애틱스(Spencer-Attix) 물/공기 저지능비이고, $\overline{W}_{\mathrm{air}}$ 는 공기 중에서 전자이온 쌍을 생성하는데 필요한 에너지이며, P는 이온함의 교란보정인수(공기공동, 변위인자, 이온함벽과 중심전극을 고려)이다. 양성자와 광자(또는 전자)의 $\overline{W}_{\mathrm{air}}/e$ 현재 수용치는 각각 34.23, 33.97 J/C 이다.

- 기준선질이 ^{60}Co 감마선일 때, k_{Q,Q_0}인자는 k_Q로 간략히 나타낸다. 다양한 원통형과 평행평판형이온함에 대해 R_{es}의 함수로서 계산된 k_Q값은 IAEA 절차서의 표 31에 나와 있다.

④ 깊이선량분포: 이것은 전형적으로 중심축 깊이선량분포와 횡방향 빔 측방선량분포(beam profile), 등선량곡선과 출력인수(output factor)들을 포함하고 있다.

- 양성자선의 상대선량분포를 측정하기 위해 다양한 장비가 사용된다. 예: 이온함, 열형광선량계, 실리콘다이오드, 방사선사진필름, 방사크롬필름, 다이아몬드검출기 등.
- 모든 방사선검출기가 같은 정확도와 정밀도를 갖지는 않는다. 그리고 일반적으로 허용범위의 정확도를 주는 선량측정을 위해 적절한 보정과 주의가 요구된다.
- 검출기 개개의 사용은 조사조건과 선량측정 대상에 의해 결정된다.

6. 치료계획 (Treatment Planning)

양성자를 이용한 방사선치료계획의 기본 원리는 광자와 전자에서의 원리와 본질적으로 같다. 그것은 주어진 치료의 복잡성에 따라 3차원영상을 얻고 치료표적과 손상위험장기(organs at risk)를 묘사하는 것, 하나 또는 그 이상의 빔 사용을 준비하는 것, 빔의 각도와 에너지를 선택하며 치료 조사면의 구경(field aperture)을 설계하고 반복적 또는 역치료계획(inverse plan)을 통한 치료 변수를 최적화하고 등선량분포와 DVH을 보여주는 것 등이다.

빔의 비정의 끝과 조사면의 경계부분 측면으로 매우 급격히 선량이 감쇠를 보이기 때문에 CT 기반의 물등가깊이의 불확도, 계산된 빔의 비정, 환자의 자세 설정, 표적위치 확인, 표적움직임은 광자선보다 양성자선의 경우에서 더 큰 중요하게 여긴다.

① 선량계산 알고리즘: 양성자선 치료계획에서 여러 선량계산 알고리즘이 개발되었다. 사용된 수학적 형식에 기반하여 이들을 세 개의 주요 범주로 나눈다.

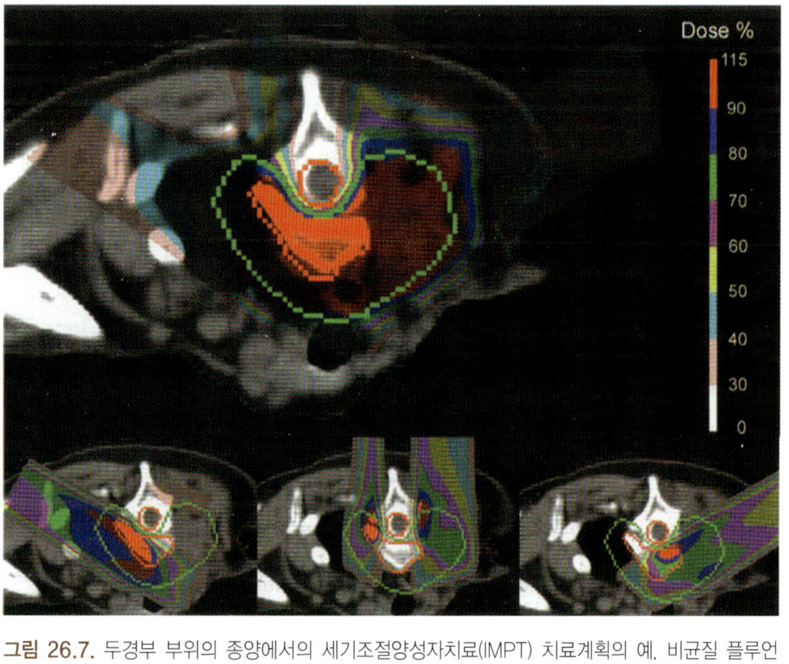

그림 26.7. 두경부 부위의 종양에서의 세기조절양성자치료(IMPT) 치료계획의 예. 비균질 플루언스를 지닌 3개의 조사면이 2개의 중요장기인 식도와 척수 사이에 위치한 계획표적용적에서 균등한 선량분포를 얻기 위해 전달된다.
(From Pedroni E. Pencil beam scanning. In: Delaney TF, Kooy HM, eds. *Proton and Charged Particle Radiotherapy*. Philadelphia, PA: Lippincott Williams & Wilkins; 2008:40–49)

- 실빔(pencil beam)
- 합성곱/중첩(convolution/superposition)
- 전산모사(monte carlo)

② 치료응용: 양성자선치료는 종래의 엑스선, 전자선을 이용해 치료하던 거의 모든 종양, 예를 들어 뇌종양, 척추, 두경부종양, 유방암, 폐암과 위장 악성종양, 전립선과 부인암 등의 치료에 사용된다.

- 실질적으로 정상 인체조직으로 빠져나가는 선량이 없고, 높은 정도의 표적체적에의 선량분포 균일성을 얻을 수 있기 때문에 양성자치료는 대뇌, 안구, 척추와 같은 중요장기 근처의 종양에 대해 최상의 선택이다.
- 양성자는 광자에 비해 현저히 적은 누적선량을 주어서 환자일생 중에 2차 악성 종양의 가능성이 항상 있는 소아 종양의 치료에 선호되는 장비이다.
- 양성자선량분포는 세기조절방사선치료와 비교해 더 적은 누적선량과 비슷한 선량균일성을 얻으며, 세기조절양성자치료(intensity modulated proton therapy)의 사용에 의해 최적화될 수 있다.
- 두경부 종양 환자에 대한 치료계획에서 3개 조사면의 세기조절양성자치료를 이용한 예제가 그림 26.7에 제시되었다.

7. 마치는 말 (Concluding Remarks)

① 양성자치료는 중요장기 부근의 종양(뇌, 안구, 척추의 종양)에 최적의 선택이다.

② 양성자는 광자에 비해 약 3배 정도 더 적은 누적 선량을 준다. 그래서 소아암의 치료에 선호되는 방법이다.

③ 브래그봉우리 직후 선량이 빠르게 급감하는 것은 더 좋은 선량균질성을 주지만 깊이에 대한 기하적 실수를 할 수 있는 큰 가능성을 가진 양날의 검이다.

④ 양성자치료 비용은 광자선치료보다 2.5배 더 비싸다.

⑤ 지금으로부터 약 10^{22}년이 흐른 뒤 블랙홀 바깥의 모든 물질은 분해될 것이다. 가장 안정적인 입자인 양성자조차 전자와 양전자, 중성미자(neutrino)로 붕괴될 것이다. 그리고 블랙홀이 증발해 완전히 사라지기까지는 10^{90}년이 걸릴 것이다.

이것이 세상이 끝나는 방식이다. 그것은 꽝 하는 소리가 아니라 흐느낌과 같이 온다.

TS Eliot. The Hollow men.

제 26 장 복습문제

다항식 선택법에서 하나 이상의 정답이 있을 수 있음.

1. 양성자와 원자의 상호작용은 다음을 포함한다.
a) 이온화와 여기
b) 제동복사
c) 콤프턴(compton) 산란
d) 에너지 손실없는 탄성산란
e) 쌍생성

2. 전자에 비해 양성자는?
a) 수치적으로 더 큰 전하량을 가진다.
b) 더 큰 각으로 산란한다.
c) 더 적은 제동복사를 생성한다.
d) 측면분포가 더 날카롭다.

3. 양성자의 질량저지능(mass stopping power)은?
a) 높은 Z(원자 번호) 물질에서 보다 낮은 Z 물질이 더 크다.
b) 운동에너지에 직접적으로 비례한다.
c) 속도 제곱에 반비례한다.
d) 비정의 끝 부근에서 급격히 감소한다.

4. 양성자의 방사선생물학적 영향은?
a) 선형에너지전달(LET)에 관계되어 있다.
b) 깊이에 무관한 상수이다.
c) 임상적 에너지영역에서 전자선과 거의 비슷하다.
d) ^{60}Co 감마선보다 더 크다.

5. 치료용 양성자선에 대한 설명으로 옳은 것은?
a) 1.1의 RBE가 브래그봉우리에서 더 큰 LET 때문에 중성자선 RBE보다 더 크다.
b) 보상체는 수동적산란시스템을 위해 낮은 Z 물질로 만들어졌다.
c) 장기 움직임은 능동스캔양성자시스템의 여러 가지 단점 중 하나이다.
d) 싱크로트론시스템은 에너지감쇠기(energy degrader)를 사용하지 않고는 어떤 깊이에서도 SOBP를 생성할 수 없다.

6. IAEA 절차서(TRS-398)에 의하면, 양성자선 교정을 위한 선질지수는 다음 중 어떤 사항에 기초해야 하는가?
a) 10 cm 깊이의 이온화비율
b) SSD 100 cm에서 조사면의 크기 10 × 10 cm^{2}의 깊이선량백분율(%dd(10)$_p$)
c) 조사면 10 × 10 cm^{2}의 $TPR_{20,10}$
d) 깊이선량곡선에 의해 결정된 잔류비정매개변수 R_{es}

7. 건조공기 내의 단위 이온화의 전하를 생성하는데 필요한 평균에너지는 W/*e*로 표시된다. 현재 J/C 단위로서 수용되는 W/e 값은?
a) 양성자선에 대해 34.23
b) 광자선에 대해 33.97
c) 전자선에 대해 34.23
d) 모든 방사선에 대해 33.97
e) 모든 방사선에 대해 34.23

해답

제 1 장 복습문제

다항식 선택법에서 하나 이상의 정답이 있을 수 있음.

1. a), c), e) 풀이: A는 중성자와 양성자를 합한 핵자수, A + Z는 의미가 없다.
2. b), d) 풀이: a)는 양성자수가 같은 동위원소, c)는 핵자(양성자 + 중성자)수가 같은 동중원소이다.
3. a), b), c) 풀이: 교재 1장 4. 핵 안정성 참조하라.
4. a), b), c) 풀이: g당 원자수는 아보가드로수를 한 원자의 무게, 즉 핵자수로 나눈 것이다. 원자당 g수는 한 원자의 무게를 아보가드로수로 나눈 것이다. g당 전자수는 자연상태의 한 원자가 양성자와 같은 전자를 가지고 있기 때문에 g당 원자수에 양성자수 Z를 곱한다.
5. b), c) 풀이: 탄소-12는 양성자 6개, 중성자 6개, 그리고 정의에 의하여 12 amu. 931.5 MeV는 1 amu의 질량 등가이다.
6. a) 풀이: 결합하기 전 탄소의 총질량 [(6 × 1.00727 + 6 × 1.00866 + 6 × 0.00055) amu - (결합된 탄소의 질량 (12) amu) 따라서 탄소의 질량 결손은 0.09888 amu]
7. d) 풀이: 전자의 총에너지 = 전자의 정지질량에너지 (0.511 MeV) + 전자의 운동에너지 (10 MeV) = 10.511 MeV
8. d) 풀이: $E_k = m_o c^2\left(\frac{1}{\sqrt{1-v^2/c^2}}-1\right) = 0.511\ \text{MeV}\left(\frac{1}{\sqrt{1-v^2/c^2}}-1\right) = 11\ \text{MeV}$가 되어야 한다.

   따라서 $\left(\frac{1}{\sqrt{1-v^2/c^2}}-1\right) \simeq 21.53 \rightarrow \left(\frac{1}{\sqrt{1-v^2/c^2}}\right) \simeq 22.53 \rightarrow \frac{1}{22.53} = \left(\sqrt{1-v^2/c^2}\right) \rightarrow 1-v^2/c^2 \simeq \frac{1}{508}$

   $\frac{v^2}{c^2} = \frac{507}{508}$

   $\therefore v^2 \simeq 0.9980\, c^2 \rightarrow v = 0.999\ c$

9. c) 풀이: 양성자의 $m_o c^2 \simeq 932$ MeV. 따라서 $938\ \text{MeV}\left(\frac{1}{\sqrt{1-\frac{(0.96c)^2}{c^2}}}-1\right)$

   $\simeq 938\ \text{MeV} \times \left[\frac{1}{\sqrt{0.0784}}-1\right] = 938\ \text{MeV} \times \left[\frac{1}{0.28}-1\right] = 938\ \text{MeV} \times [3.57-1] \simeq 2411\ \text{MeV}$ 이다.

10. a) 풀이: M-K각 전이에너지는 69.5 - 2.5 = 67 keV 광자이다. 이 67 keV 광자가 11 keV 결합에너지를 갖는 L각 전자를 이탈시키기 위하여 필요한 결합에너지 11 keV를 제외하면, 즉 (67 - 11) keV = 56 keV이다.
11. b) 풀이: L각에서 K각으로 전자가 전이한다. 따라서 K각과 L각의 에너지 차이에 의한 특성엑스선의 에너지는 (69.5 - 11.0) keV = 58.5 keV이다.
12. a), b), c), e) 풀이: 제동복사는 전자기력에 의한 힘의 변환이다.
13. b), c) 풀이: ^{60}Co의 99.88%는 0.31 MeV β^-붕괴와 1.1732 MeV, 1.3325 MeV 두 개의 감마선을 방출하고, 0.12%는 1.48 MeV β^-붕괴와 1.3325 MeV 감마선을 방출하고 ^{60}Ni으로 변환한다.
14. c) 풀이: 파장 × 진동수 = 빛의 속도 (3 × 10^8 m/sec). 따라서 진동수는
    (3 × 10^8 m/sec) / (400 × 10^{-9} m) = (3/4) ×10^{15} Hz = 7.5 × 10^{14} Hz이다.
15. b) 풀이: 광자의 에너지는 E = hν 또는 간략하게
    (1.24 × 10^{-6})/(λ) = (1.24 × 10^{-6}) × (0.25 × 10^7) = 3.1 eV: 400 nm = 4 × 10^{-7}m, nano = 10^{-9}이다.
16. c) 풀이: 광자의 에너지는 E = 6 MeV = 6 × 10^6 eV = (1.24 × 10^{-6})/(λ).
    따라서 파장 λ = (1.24 × 10^{-6})/(6 × 10^6 eV) = 0.21 × 10^{-12} m = 0.21 × 10^{-3} × 10^{-9} m = 0.21 × 10^{-3} nm이다.

제 2 장 복습문제

다항식 선택법에서 하나 이상의 정답이 있을 수 있음.

1. d) 풀이: 간략하게 50% 붕괴하는데 30년, 25% 붕괴하는데 15년, 12.5% 붕괴하는데 7.5년, 6.25% 붕괴하는데 3.75년, 약 3.1% 붕괴하는데 약 1.87년, 약 1.5% 붕괴하는데 약 0.9년이 소요된다. 따라서 약 2%는 약 1년이다.
   정확하게는 $A = A_o e^{(-0.693t/\text{반감기})}$ 따라서 $0.98 = e^{(-0.693t/30\text{년})} \rightarrow -0.693t/30\text{년} = \ln 0.98 = -0.02$
   따라서 t는 $0.02 \times 30/0.693 \simeq 0.87$년 $\simeq$ 1년이다.
2. c), d) 풀이: 방사능의 종래 단위인 퀴리(Ci)는 원래 1 g의 순수한 ^{226}Ra 과 평형상태의 ^{222}Rn(라듐 에마나티온)의 방사능이다. 정의에 의하여 방사능, 즉 3.7×10^{10} 붕괴/초(Bq)를 1 큐리(Ci)라 함. 따라서 실제 라듐 1 g의 방사능은 1 Ci보다 약간 적다. 정확하게 계산하면, 226 Ra 1g은 $N = (6.02 \times 10^{23})/226 = 2.66 \times 10^{21}$, 붕괴상수 $\lambda = 0.693/T_{1/2} = 0.693/(1622\text{년} \times 3.15 \times 107\text{초/년}) = 1.356 \times 10^{-11}/\text{초}$, 방사능 $= \lambda N = (2.66 \times 10^{21}) \times (1.356 \times 10^{-11})/\text{초} = 3.61 \times 10^{10}$ dps = 0.975 Ci이다.
3. c) 풀이: 10 mCi $e^{(-0.693t/8.05\text{일})}$ = 4 mCi $e^{(-0.693t/14.3\text{일})} \rightarrow 10/4 = e^{(-0.048t/\text{일})}e^{(0.086t/\text{일})} \rightarrow 2.5 = e^{(0.038t/\text{일})} \rightarrow 0.038t/\text{일} = \ln 2.5 \simeq 0.92$. 따라서 t/일 =0.92/0.038 = 24.2일, 간편하게 ^{131}I는 8일 후 5 mCi, 16일 후 2.5 mCi, 32일 후 1.25 mCi 그리고 ^{32}P는 14.3일 후 2 mCi, 28.6일 후 1 mCi → 이러한 관계로부터 대략 20일이 된다.
4. a), b) 풀이: β^-붕괴의 총에너지는 β^-입자와 중성미자가 나누어 갖고, β^-입자의 평균에너지는 최대에너지의 약 1/3이며, 중성미자의 평균에너지도 최대에너지의 약 1/3이다.
5. c) 풀이: 평균수명 $T_a = 1/\lambda$ 또는 $1.44\ T_{1/2}$이다. 즉 반감기의 1.44 배이다. 한 반감기가 지나면 50%, 두 반감기가 지나면 25%가 남는다. 따라서 25와 50사이, 37이 정답이다.
6. d) 풀이: $A = \lambda N \rightarrow 100\text{ mCi} = 100 \times 3.7 \times 10^7\text{ Bq} = 0.693/T_{1/2}\ N \rightarrow N = (3.7 \times 10^9\ \text{붕괴/초}) \times (30\text{년})/0.693 \rightarrow N = (3.7 \times 10^{12}\ \text{붕괴/초}) \times (30 \times 365 \times 86400\ \text{초})/0.693 = 5.05 \times 10^{18}$
7. c) 풀이: $^{13}_{7}N$ 핵질량 = $^{13}_{7}N$의 원자 무게$[AW(^{13}_{7}N)] - 7 \times$ 전자질량, $^{13}_{7}N$ 핵질량 = $^{13}_{7}N$의 원자 무게$[AW(^{13}_{6}N)] - 6 \times$ 전자질량, 양전자의 질량 m_ec^2, 중성미자 질량은 거의 0이다. 따라서 양성자와 중성미자의 운동에너지 $= AW(^{13}_{7}N) - 7\ m_ec^2 - [AW(^{13}_{6}N) - 6\ m_ec^2 + m_ec^2 + 0] = AW(^{13}_{7}N) - AW(^{13}_{6}N) - 2\ m_ec^2$. 여기서 $m_ec^2 = 0.511$ MeV, 그리고 $AW(^{13}_{7}N) - AW(^{13}_{6}N) = 2.22$ MeV이다. 따라서 최대에너지는 2.22 − 1.022 = 1.198 MeV이다.
8. b) 풀이: K각과 L각의 에너지 차이는 33 − 5 = 28 keV. 따라서 L각에서 K각의 빈 공간으로 전자가 전이하면 28 keV의 엑스선이 발생하고, 이 28 keV의 엑스선이 L 각의 전자(오제전자)를 이탈시키려면 5 keV 결합에너지를 주어야 하기 때문에 방출되는 오제전자는 (28 − 5) keV이다. 즉, 23 keV를 갖는 오제전자가 방출된다.
9. a) 풀이: 반감기정의에 의하여 원래 방사능이 약 200일 후 10%가 남았다면 약 100일전에 20%, 약 50일전에 40%, 약 25일전에 80%이다. 따라서 반감기는 50일과 80일 사이이다. 한편 50%가 붕괴하는 반감기는 50일에 가깝다. 정량적으로는 $0.1e^{(-0.693t/T1/2)} \rightarrow -0.693 \times 198/T_{1/2} = \ln 0.1 \simeq -2.3 \rightarrow 0.693 \times 198/T_{1/2} = 2.3 \rightarrow T_{1/2} = 0.693 \times 198/2.3 \simeq 59.6$일이다.
10. b) 풀이: $\Delta N/\Delta t = \Phi\sigma\rho A = (10^{16}\ \text{중성자/m}^2/\text{초}) \times (500\ \text{barn}) \times (3 \times 1026\ \text{핵/m}^2)(\text{barn}/10^{-28}\ \text{m}^2)$
    $= 1.5 \times 10^{17}$ 분열/m^3
11. d) 풀이: 원자질량 변화없이 양성자수가 하나 증가하였다. 이 붕괴는 중성자가 β^-와 중성미자를 방출하고 양성자로 변환하는 β^-붕괴이다.
12. b), d) 풀이: β^+붕괴에서는 β^+ 붕괴, γ 붕괴를 수반하기 때문에 β^+입자가 핵전이에너지와 동일한 운동에너지를 갖지는 않는다. 또한 양성자가 양전자를 방출하고 중성자로 변환하는 붕괴로, 질량수 변화는 없고 원자번호는 하나 증가한다. 딸원자의 원자질량은 등가에너지 단위로 최소한 1.022 MeV(양전자방출과 딸핵의 전자 하나의 감소에 의한 질량등가)만큼 어미원자의 것보다 작아야 한다.
13. c) 풀이: 1 W = 1 J/초 = 200 MeV × X(분열/초) × (1.6×10^{-19})J/eV = $(200 \times 10^6$ eV) × X(분열/초) × (1.6×10^{-19}) J/eV = 3.2×10^{-11} X(분열/초). 따라서 X(분열/초) = 33 − 5

제 3 장 복습문제

다항식 선택법에서 하나 이상의 정답이 있을 수 있음.

1. b) 풀이: 최대 전압 = 입력 교류전압 × $\sqrt{2}$ = 110 × 1.41 ≃ 155.1이다.
2. c) 풀이: 220V가 500:1의 승압기 1차 권선에 가해진다면 2차 권선에서 전압은 220 V × 500 = 110,000 V = 110 keV. 이 입력전압이 교류이므로 최대전압(kV_p)은 문제 2에서와 같이 $\sqrt{2}$를 곱하여 주면 155.1 keV이다.
3. a) 풀이: 초점의 크기에 영향을 주는 것은 기하학적 요인으로 표적인 양극의 각이다.
4. c) 풀이: $a = A \sin\theta = 4\ mm \times \sin 30 = 4\ mm \times 0.5 = 2\ mm$
5. b), c), d) 풀이: 표적이 기울어져 있고 엑스선이 표적에서 다양한 깊이에서 방생되기 때문에, 엑스선이 표적으로부터 빠져나옴으로써 다양한 정도의 감쇠를 겪는다. 표적표면 근처에서 생성되는 것보다 더 깊은 곳으로부터 엑스선의 감쇠가 크다. 결과적으로 단면 빔 강도는 음극에서 양극 방향으로 감소한다. 이러한 엑스선을 가로지르는 강도 변화를 "뒤꿈치 효과"라 한다. 뒤꿈치효과는 엑스선에너지가 낮고 표적각도가 가파르기 때문에 진단선관에서 보다 두드러진다. 영상 질에 불리한 영향을 주는 뒤꿈치효과는 단면 빔균일도를 증가시키기 위하여 평편여과기를 삽입하여 최소화할 수 있다.
6. b), e) 풀이: 필라멘트전류의 증가에 의한 관전류 증가는 엑스선의 양(강도)을 증가시킨다. 필라멘트의 전압증가는 단지 필라멘트의 전류변화를 가져온다.
7. c) 풀이: 교과서 그림 3B.5 참조.
8. c) 풀이: 이 문제는 가장 정류가 덜된(즉, 맥동이 큰 전압) 전압발생기는 무엇인가 하는 것이다.
9. b), d) 풀이: 일정 전압에 의하여 발생하는 엑스선도 대부분 에너지 스펙트럼의 제동복사와 일부 불연속에너지의 특성 방사선으로 중첩되어 있다.
10. a), b), d) 풀이: 엑스선효율 = 9×10^{-10} ZV로 효율의 증가는 표적의 원자번호 증가와 입사 전자에너지 증가에 의한 kV_p 증가이다.
11. b) 풀이: 엑스선효율 = 9×10^{-10} ZV로(9×10^{-10}) × (74) × (6×10^6 eV) = 0.3996 ≃ 40%이다.
12. e) 풀이: K각과 L_{II}각의 결합에너지 차이는(69.5 – 11.5) keV = 58 keV이다. 하지만 엑스선관의 최대 입력이 50 kV_p이기 때문에 K각의 전자를 이탈시킬 수 없기 때문에 $K\alpha_1$(L_{II} – K 전이) 엑스선은 발생할 수 없다.

제 4 장 복습문제

다항식 선택법에서 하나 이상의 정답이 있을 수 있음.

1. a), b), c) 풀이: 구부림자석(bending magnet)은 전자의 궤도를 구부려서 표적(target)에 조준하는 역할을 한다.
2. c), d) 풀이: a)의 경우, 선형가속기의 전자는 표적으로 가속되기 때문에 틀린 설명이다. b)의 경우, 마이크로파 증폭은 클라이스트론에서만 일어나고 클라이스트론은 고에너지 선형가속기에 사용되기 때문에 틀린 설명이다.
3. a), c) 풀이: b)의 경우, 클라이스트론의 수명이 마그네트론보다 길기 때문에 틀린 설명이다. d)의 경우, 가속관은 진공 상태이기 때문에 틀린 설명이다.
4. d)
5. c)
6. a), b)
7. a), c), d) 풀이: 기하학적 반그림자 관계식

$$P_d = \frac{s(\mathrm{SSD} + d - \mathrm{SDD})}{\mathrm{SDD}}$$

8. d) 풀이:

$$P_d = \frac{s(\mathrm{SSD} + d - \mathrm{SDD})}{\mathrm{SDD}} = \frac{2.1 \times (80 + 5 - 35)}{35} = 3.0$$

9. c)
10. c), e) 풀이: 나머지는 일반적으로 전자가속기에 사용된다.
11. e) 풀이: a) D-T에서 생성된 중성자는 단일에너지이다. b) 클 수도 있다. c) D-T 발생기: 등방성, 사이클로트론: 전진방향이다. d) 핵반응에 의해 생기는 것이므로 입사하는 중양자의 에너지와 상관없다.
12. c) 풀이: 초기속도가 같을 때 중입자의 비정은 질량수에 비례하고 원자번호의 제곱에 반비례한다.
   ^{4}He: $4/2^2 = 1$, ^{1}H:$1/1^2 = 1$, ^{2}H:$2/1^2 = 2$, ^{12}C:$12/6^2 = 1/3$, ^{20}Ne:$20/10^2 = 1/5$
13. c) 풀이:
   $$R_1 = R_2 \frac{M_1 Z_2^2}{M_2 Z_1^2} = 7.6 \frac{2\times 1^2}{1\times 1^2} = 15.2$$
14. c)
15. b), c) 풀이: 브래그봉우리를 갖기 위해서는 질량이 전자보다 수백배 이상되는 하전입자이어야 한다. 중성자 또는 광자는 하전입자가 아니다.

제 5 장 복습문제

다항식 선택법에서 하나 이상의 정답이 있을 수 있음.

1. a), c) 풀이: 광전효과는 z^3에 비례하고 E^3에 반비례한다.
2. b) 풀이: 90도로 산란된 광자의 에너지는 0.511 MeV이다.
3. b) 풀이: 전자 및 양전자가 생성되므로 최소한 그들의 정지질량에너지(0.511MeV)의 합인 1.022 MeV가 필요하다.
4. c), d) 풀이: 10 keV: 광전효과, 150 keV: 콤프턴효과이다.
5. a) 풀이: 탄성충돌이므로 모든 에너지가 양성자에게 전달된다.
6. a), c), d) 풀이: 전자의 질량이 양성자에 비해 가볍기 때문에 더 많은 제동복사를 발생시킨다. 양성자는 질량이 전자에 비해 크기 때문에 작은 각도로 산란된다.
7. c) 풀이:
   $$hv' = hv_0 \frac{1}{1+\alpha(1-\cos\phi)} = hv_0 \frac{1}{1+\dfrac{hv_0}{0.511MeV}(1-\cos 30)} = \frac{1}{\dfrac{1}{hv_0}+\dfrac{1}{0.511MeV}(1-\cos 30)}$$
   hv'(산란된 광자의 에너지)가 큰값을 갖기 위해서 hv_0가 굉장히 크다고 하면 $\frac{1}{hv_0} \approx 0$ 이 된다.
   따라서 $\dfrac{1}{\dfrac{1}{0.511MeV}(1-0.866)} \approx 3.8\,MeV$ 이다.
8. a) 풀이: 표 5.1 참조.
9. b), c), d) 풀이: a)의 경우, 양전자와 음전자가 필요하므로 최소한 1.022 MeV가 필요하다.
10. d) 풀이:
   $$S \propto \frac{\rho}{E}$$
   저지능은 흡수체의 밀도에 비례하고 입사입자의 에너지에 반비례한다. 하지만 문제에서 에너지가 2 MeV보다 크면 저지능은 일정하다고 했으므로 밀도에만 비례한다. 알루미늄 밀도: 2.70 g/cm^3(물의 밀도의 2.7배)이고, 저지능 = 2.7 × S_E이다.
11. c)
   $$\Delta E = \frac{E_i - E_f}{E_i} \frac{4A}{(1+A)^2} = \frac{4\times 11}{(1+11)^2} = 0.31$$

초기에너지의 31%이다.

12. b) 풀이:

$$\Delta E = \frac{E_i - E_f}{E_i} \quad \frac{4A}{(1+A)^2} = \frac{4\times207}{(1+207)^2} \approx 0.02$$

13. a), b), c), e) 풀이: 콤프턴산란은 광자와 물질의 반응이다.
14. a), b), d) 풀이: 콤프턴효과에 의한 질량감쇠계수는 그램당 전자수에만 비례한다. 뼈에 비해 연조직의 그램당 전자수가 조금 높다. 수소의 그램당 전자수가 다른 원소에 비해 높다. c)의 경우, 공기보다 물에서 더 크기 때문에 틀린 설명이다.
15. d) 풀이: a) 입사하는 광자의 모든 에너지를 전자에 줄 수는 없다. b) 에너지가 더 작아지므로 파장은 길어진다. c) 일부의 에너지를 전자에게 준다.
16. a) 풀이: 두 전자에 정지질량에너지인 1.02 MeV를 제외한 8.98 MeV를 두 전자가 균등히 갖게 되므로 4.49 MeV가 된다.

제 6 장 복습문제

다항식 선택법에서 하나 이상의 정답이 있을 수 있음.

1. c) 풀이:
   $m = \rho V = \rho(\text{밀도}) \times \pi \times r^2(\text{반경}) \times h(\text{높이}) = 1.293 \times 3.14 \times 0.005^2 \times 0.07 = 7 \times 10^{-6}\ \text{kg} = 7 \times 10^{-3}\ \text{g} = 7\ mg$
2. e) 풀이: 밀봉된 이온함이 밀봉되지 않은 것에 비해 모든 방향으로 크기가 2배이므로 부피는 8배가 된다. 평상시 압력이 1 atm이라고 가정하면 밀봉된 것의 압력은 3배이다. 따라서 밀봉된 곳에 있는 공기질량은 밀봉되지 않은 곳에 비해 24배 크기 때문에 민감도도 24 배 증가한다.
3. d) 풀이:

$$P_{\text{ion}} = \left[\left(1-\frac{V_{\text{H}}}{V_{\text{L}}}\right)\Big/\left(\frac{M_{\text{H}}}{M_{\text{L}}}-\frac{V_{\text{H}}}{V_{\text{L}}}\right)\right] = \left[\left(1-\frac{2}{1}\right)\Big/\left(\frac{1.01}{1.00}-\frac{2}{1}\right)\right] = 1.01$$

4. e) 풀이:

$$P_{\text{T,P}} = \left(\frac{760}{P}\right)\left(\frac{273.2+T}{295.2}\right) = \left(\frac{760}{745}\right)\left(\frac{273.2+25}{295.2}\right) = 1.031$$

5. b) 풀이 : X = dQ/dm. 즉, 3×10^4 atoms/mm³ → 3×10^{13} atoms/m³ → 3×10^{13} atoms/1.205 kg = 2.49×10^{13} atoms/kg, 결합에너지 0.5 keV를 빼고 한 원자당 전달된 에너지는 24.5 keV이기 때문에 kg당 전달된 에너지는 $24.5 \times 2.49 \times 10^{13}$keV = 6.1×1017eV = $6.1 \times (1.6 \times 10^{-19}) \times 10^{17}$CV = 9.76×10^{-2} J이 된다. 33.97 J이 1 C를 생성하므로 9.76×10^{-2} J은 0.0029 C을 생성한다. 따라서 조사량은 0.0029 C/kg이다.
6. a) 풀이: 1 인치 = 2.54 cm = 25.4 mm. 따라서 3,600 feet 올라가면 3.6×25.4 mmHg = 91.44 mmHg가 내려간다. 평균압력이 760 mmHg이라면 최종압력은 760 − 91.44 = 668.6 mmHg이다.
7. d) 풀이:

$$P_{\text{T,P}} = \left(\frac{760}{686.6}\right)\left(\frac{273.2+24}{295.2}\right) \approx 1.14$$

8. d) 풀이: 압력을 잘못 읽었을 경우 보정계수:

$$P_{\text{T,P}} = \left(\frac{760}{760}\right)\left(\frac{273.2+24}{295.2}\right) = 1.007$$

   보정계수의 차이: 1.145 − 1.007 = 0.138 → 약 13.8% 차이
9. b) 풀이: 온도압력계수가 잘못으로 인하여 약 14% 낮게 책정되었으므로 환자에게는 약 14%의 선량이 초과된다.
10. b) 풀이: 100 R = $100 \times 2.58 \times 10^{-4}$ C/kg air = 2.58×10^{-2} C/kg air

측정부피 속에 있는 공기질량: $(0.6 \times 10^{-6}) \times 1.205$ kg $= 0.723 \times 10^{-6}$ kg

수집된 전하량: $(2.58 \times 10^{-2}) \times (0.723 \times 10^{-6}) = 1.87 \times 10^{-8}$ C

11. d)
12. b), c), d) 풀이: a)와는 상관없는 현상이다.
13. b) 풀이: 포화전압에서는 100%에 가깝지만 100%는 아니다. 전하의 부호, 온도, 압력에 의존하지 않는다.
14. b), c) 풀이: a), d)는 틀린 설명이다(본문내용 참조).
15. a), c), d) 풀이: 보호링의 역할은 보호전극으로써 수집부피를 정의해 주기 위함이다.

제 7 장 복습문제

다항식 선택법에서 하나 이상의 정답이 있을 수 있음.

1. c) 풀이: 초기값이 100이므로 강도가 50인 두께를 찾으면 된다. 54.7가 2 mm이고 48이 3 mm이므로 비례관계를 이용하면 50일 때 약 2.7 mm가 나온다.
2. a) 풀이:

$$HVL = \frac{0.693}{\mu}$$

따라서 $\mu = 0.693/2.7 = 0.26\ mm^{-1}$

3. b) 풀이: 첫번째 반가층: 2.7 mm, 두번째 반가층: 17.5 – 2.7 = 14.8 mm Homogeneity 계수: 2.7/14.8 = 0.18
4. c) 풀이: 여과판이 없는 엑스선은 아주 작은 에너지의 엑스선부터 최고에너지까지 엑스선의 에너지가 다양하게 분포하고 여과판이 있는 에너지도 일정에너지부터 최고에너지까지 엑스선의 에너지가 분포하기 때문에 평균은 최고에너지보다 낮게 된다. 반면 단일에너지의 엑스선은 모두 다 최고에너지를 갖는 다는 뜻이기 때문에 단일에너지의 엑스선이 가장 높은 평균에너지를 갖게 되고 이는 가장 큰 반가층을 의미한다.
5. b)
6. a), c) 풀이: 산란선이 없는 조건에서 측정되어야 한다. 따라서 넓은 조사면(broad beam)과 검출기의 위치가 먼 경우에 측정해야 한다.
7. a) 풀이: 토레우스 여과판은 주석이 엑스선관쪽을 향하고 알루미늄은 환자쪽을 향하도록 순서가 되어야 한다.
8. b), c) 풀이: 본문내용 참조.
9. a), c), d) 풀이: b)의 경우, 2 MeV 엑스선에서 납에서의 질량에너지흡수계수는 물에서보다 작다.
10. b), d) 풀이: 본문내용 참조.

제 8 장 복습문제

다항식 선택법에서 하나 이상의 정답이 있을 수 있음.

1. c) 풀이: 선량이란 임의의 매질의 단위질량당 흡수된 에너지로 정의한다. 즉 다음과 같이 수학적으로 선량(D)은 $\frac{d\bar{E}}{dm}$ 이다. 여기서 $d\bar{E}$는 질량 dm의 물질에 이온화방사선에 의해 부여된 평균에너지이다. 선량 2 Gy가 조직 1 g에 균일하게 전달되었으므로 질량 5 g에 전달된 선량도 2 Gy이다.
2. a), c) 풀이: 그림 8A.1 메가볼트(MV) 광자선에 대한 흡수선량(D)과 충돌커마(K^{col})간의 관계 그림에 의해 a) 표면에서는 커마가 흡수선량보다 크다. b) 선량증가영역에서는 커마가 흡수선량보다 크다.
3. a), b), c) 풀이: $\overline{W}$는 건조공기에서 한 개의 이온쌍을 생성하는데 필요한 평균에너지이고, e는 전자의 전하량이다. $\overline{W}$

는 모든 전자에너지에 대한 상수이고, 한 개의 이온쌍당 33.97 eV값이다. 건조공기에서 단위 이온화전하량당 흡수에너지는 $\frac{\overline{W}}{e}$ = 33.97 J/C이다. 조사선량이 뢴트겐(R) 단위로 주어진다면 cGy 단위로 공기흡수선량은 다음과 같다. $D_{air}(cGy) = 0.876X(R)$.

즉, 공기에 대한 R/rad 변환계수는 0.876이다. 다시 말하면 1R = 0.876 cGy이다. ^{60}Co 감마선 빔에서 cGy/R 단위로 공기 선량은 0.876이므로 답은 a), b), c)이다.

4. b) 풀이: 고에너지 광자선이 지두형이온함과 상호작용시 공기공동에서의 전리량은 광자선과의 상호작용에 의해 생성된 고속의 대전입자(전자)가 공기공동을 횡단해 지나가는 대전입자에 의해서만 전적으로 이루어진다. 즉, 공동을 지나가는 대전입자들이 공기공동의 매질과의 상호작용으로 에너지를 연속적으로 잃어 결국 공동 매질에 퇴적시킨다는 브래그그레이 공동이론이 적용된다.
5. b) 풀이: 브래그그레이 공동이론이란 매질 내에 놓인 공기공동이 상당히 작아 매질내 삽입으로 인해 공기 공동없이 존재하는 전자의 수 혹은 분포(전자 플루언스)가 변하지 않고, 매질 속에 위치한 공기공동이 가득찬 공동에서 생성된 전리량은 공동 주위 매질내에 흡수된 에너지와 관계가 있으므로 주위 매질 대 공동공기에 대한 선량비는 공동을 지나는 전자들에 대한 매질의 질량저지능 대 공기의 질량저지능의 비이다. 즉 $D_{\mathrm{med}} / D_{\mathrm{gas}} = (S/\rho)_{\mathrm{air}}^{\mathrm{med}}$ 이다.
6. c), e), f) 풀이: a) 파머형이온함 → 고에너지 광자선의 출력선량 교정
   b) 평행평판형이온함 → 표면선량 측정 및 전자선 교정 d) 방사선사진 → 광자선 및 전자선의 상대적인 선량분포 측정
   g) 큐티파이(Cutie Pie) 서베이미터 → 휴대용 서베이미터로 공간선량률 측정
7. b) 풀이: $K^{\mathrm{col}} = \Psi\left(\frac{\bar{\mu}_{\mathrm{en}}}{\rho}\right)$이고, ^{60}Co선(E = 1.25 MeV)의 평균질량에너지흡수계수, $\frac{\bar{\mu}_{\mathrm{en}}}{\rho}$ 는 2.965 × 10^{-3} m^2/kg이므로 500 J/m^2 × 2.965 × 10^{-3} m^2/kg에 의해 충돌커마는 약 1.5 J/kg이다.
8. a), c)
9. d) 풀이: 필름의 흡광도(OD)는 $OD = \log(I_0/I_t)$이다. 여기서 I_0는 필름이 없을 때 수집된 광량(빛의 양)이고, I_t는 필름을 투과한 광량(빛의 양)이므로 $OD = \log(100/1)$이므로 2가 된다.
10. e) 풀이: a) 광자선에너지는 선원피부거리(SSD) 100 cm에서 조사면의 크기 10 × 10 cm에 대한 물 속 깊이 10 cm에서 빔의 광자성분에 대한 깊이선량백분율($\%dd(10)_x$)로 규정한다. b) 전자선의 에너지는 넓은 조사면의 크기 10 × 10 cm(R_{50} > 8.5 cm인 경우 > 20 × 20 cm^2)에 대한 물 속 50% 선량 깊이(R_{50})으로 규정한다. c) 광자선 교정 측정에 대한 기준깊이는 물 속 깊이 10 cm에서 수행한다. d) 전자선 교정 측정에 대한 기준깊이는 $d_{\mathrm{ref}} = 0.6\,R_{50} - 0.1$ (cm)이다.
11. d) 풀이: 매질(물)의 흡수선량은 $D_{\mathrm{med}} = J_{\mathrm{g}} \cdot \frac{\overline{W}}{e} \cdot \left(\frac{\bar{L}}{\rho}\right)_{\mathrm{g}}^{\mathrm{med}}$ 이다. 여기서 6 MV 광자선에 대한 평균제한저지능비, $(\bar{L}/\rho)_{\mathrm{g}}^{\mathrm{med}}$ 는 1.127라고 가정하고, $\frac{\overline{W}}{e}$ 는 건조공기에서 1개의 이온쌍을 생성하는데 필요한 평균에너지이므로 (식) $D_{\mathrm{med}} = J_{\mathrm{g}} \cdot \frac{\overline{W}}{e} \cdot \left(\frac{\bar{L}}{\rho}\right)_{\mathrm{g}}^{\mathrm{med}}$ 에 각각의 물리적인 인자 값들을 대입하면 D_{mde} = 0.35(C/kg) × 33.97(J/C) × 1.127 = 13.4 Gy이다.
12. c) 풀이: 평균질량에너지흡수계수 $\left(\frac{\bar{\mu}_{\mathrm{en}}}{\rho}\right) = \left(\frac{\bar{\mu}_{\mathrm{tr}}}{\rho}\right)\left(\frac{1}{\bar{g}}\right)$ 이다. 여기서 $\bar{g}$ 는 이차 대전입자의 에너지 중 제동복사선으로 손실되는 손실율로 1 MeV에서 약 0.003이다. 그러므로

$$\bar{g} = \left(1 - \frac{0.0271}{0.0270}\right) \times 100 \fallingdotseq (1-1.0037)\% \fallingdotseq 0.4\%$$ 이다.

13. d) 풀이: $D = \psi \cdot \left(\frac{\sigma_{en}}{\rho}\right) = E \cdot \phi \cdot \left(\frac{\sigma_{en}}{\rho}\right)$ 이고, 1 MeV=1.602 × 10^{-13} J이다. 여기서 0.667 MeV의 질량에너지흡수계수는 약 0.00293 m^2/kg이므로(교과서 Khan 책의 부록 A, 4판), 선량율

$$(\text{Gy/h}) = 0.662(\text{MeV}) \times 1.602 \times 10^{-13}\left(\frac{\text{J}}{\text{MeV}}\right) \times 6.25 \times 10^{7}\left(\frac{1}{m^2 s}\right) \times 3600\left(\frac{\text{S}}{hr}\right)$$

$$\times 0.0293\left(\frac{m^2}{kg}\right) \fallingdotseq 0.000071 \text{ Gy/h} = 0.071 \text{ Gy/h}$$ 이다.

14. a), b), d) 풀이: a) 90 kV_p 엑스선관에서 생성된 엑스선은 30 keV 단일에너지 광자선으로 볼 수 있다. 그러므로 물질과 광자의 상호작용시 광전자효과가 지배적으로 일어난다. 광전자효과는 $\tau / \rho \propto \frac{Z^3}{E^3}$ 이고, 뼈의 밀도가 대략 1.61 이상으로 볼 때 연조직에 비해 4배 이상 크다고 판단할 수 있다. b)~d) 콤프톤산란은 전자밀도에 지배적인 영향을 받는다. 뼈가 연조직보다 전자밀도가 낮고, 75 kV~70 MV까지 콤프톤산란이 지배적이므로, ~70 MV까지 연조직의 선량이 뼈의 선량보다 높다고 판단할 수 있다.

15. a), d), e) 풀이: 조사선량율상수(Γ_δ)는 $\Gamma_\delta = 193.8\sum_i^N f_i E_i \left(\frac{\mu_{\text{en}}}{\rho}\right)_{\text{air},i}$ R m^2 h^{-1} Ci^{-1} 이다.

여기서 δ는 방출된 최소 광자에너지에 대한 적절한 문턱에너지이고, f_i는 광자에너지 E_i의 붕괴당 방출된 광자의 수이고, $\left(\frac{\mu_{\text{en}}}{\rho}\right)_{\text{air},i}$ 는 광자에너지 E_i에 대한 질량에너지흡수계수이므로 정답은 a), d), e)이다.

제 9 장 복습문제

다항식 선택법에서 하나 이상의 정답이 있을 수 있음.

1. b) 풀이: 임상에서 사용하고 있는 메가볼트(MV) 광자선에 대한 주요한 상호작용은 콤프턴효과가 주로 일어나므로 조직등가고체팬톰의 전자밀도(단위체적당 전자 수)가 물의 전자밀도와 동일해야 한다.

2. a), b), c) 풀이: 메이너드 F 인수는 SSD가 변함에 따라 산란의 변화를 고려하지 않고 거리역자승법칙의 엄격한 적용에 기초하고 있다. 즉 메이너드 F 인수는 $F = \left(\frac{f_2 + d_{\text{m}}}{f_1 + d_{\text{m}}}\right)^2 \cdot \left(\frac{f_1 + d}{f_2 + d}\right)^2$ 이다. 그러므로 답은 d)이다.

3. c) 풀이: 엑스선이 연해짐에 따라 1차, 2차 엑스선이 흡수되어 후방산란되는 양이 적어지고 후방산란인수(BSF)는 반가층(HVL) 0.6~0.8 mm Cu에서 최대로 일어난다.

4. c) 풀이: 척추의 경우 SAD는 75 cm가 되고, $\frac{D(Q)}{TAR(Q)} = \frac{D(P)}{TAR(P)} \times \left(\frac{SAD}{SCD}\right)^2$ 이 되므로,

$$D(P) = D(Q) \times \frac{TAR(P)}{TAR(Q)} \times \left(\frac{SAD}{SCD}\right)^2 = 180 \text{ cGy} \times \left(\frac{0.900}{0.709}\right) \times \left(\frac{80}{75}\right)^2 \fallingdotseq 260$$ 이 된다.

5. c) 풀이: SAD법으로 교정되어 있는 광자선에 대하여 SSD법으로 치료할 경우 선량을 계산하는 문제이므로, SSD 인수를 적용해 준다.

그러므로 $D(P) = \frac{D(Q)}{PDD(Q)} \times PDD(P) \times \left(\frac{SCD + d_m}{SAD}\right)^2 = \frac{180}{0.548} \times 0.78 \times \left(\frac{80 + 0.5}{80}\right)^2 \fallingdotseq 260$ 이다.

6. d) 풀이: 전자밀도는 $\rho_e = \rho_m \times N_A \times \left(\frac{Z}{A}\right)$ 이고, $\frac{Z}{A} = \sum_i a_i \times \left(\frac{Z_i}{A_i}\right)$ 이다.

$$\frac{Z}{A}=\left[0.0445\times\left(\frac{1}{1}\right)+0.3911\times\left(\frac{6}{12}\right)+0.0087\times\left(\frac{7}{14}\right)+0.3372\times\left(\frac{8}{16}\right)\right.$$

$$\left.+0.0005\times\left(\frac{17}{354}\right)+0.2177\times\left(\frac{20}{40.1}\right)\right]=0.5223$$

전자밀도(ρ_e) = 1.61 × (6.0228 × 10^{23}) × 0.5223 ≒ 5.06 × 10^{23}이 된다.

7. b) 풀이: 직각사각형은 같은 면적/둘레 길이(A/P)를 가지는 정사각형과 등가이다. 직사각형조사면(10 × 20)에 대한 A/P는 $A/P=\dfrac{10\times 20}{2(10+20)}=3.33$이다. 그리고 직각사각형의 등가정사각형의 한 변의 크기는 $4\times A/P$이다. 따라서 정사각형의 등가조사면의 한 변의 길이는 $4\times A/P=3.33\times 4\doteqdot 13.3$ cm 이다.

8. d) 풀이: 직사각형조사면(10 × 20)에 대한 A/P는 $A/P=\dfrac{10\times 20}{2(10+20)}=3.33$이다. 그러므로 등가원형조사면의 반경은 $r=4/\sqrt{\pi}\times A/P$ 이므로 직사각형조사면(10 × 20)에 대한 원형등가조사면의 한 변의 깊이는 $r=4/\sqrt{\pi}\times 3.33\doteqdot 7.5$ cm 이다.

9. b)

10. d) 풀이: 6 MV 광자선에너지에 대해 d_m = 1.5 cm이므로 메이너드 F인수는

이므로 $F=\left(\dfrac{f_2+d_m}{f_1+d_m}\right)^2\cdot\left(\dfrac{f_1+d}{f_2+d}\right)^2=\left(\dfrac{120+1.5}{100+1.5}\right)^2\cdot\left(\dfrac{100+10}{120+10}\right)^2\doteqdot 1.0259$

$P(10,10,120)/P(10,10,100)$ ≒ 1.0259이다. 그러므로 구하고자하는 깊이선량백분율(P)은
$P(10,10,120)=P(10,10,100)\times 1.0259=67\times 1.0259$ ≒ 68.7%이다.

11. a), d), e)

12. d) 풀이: $F=\left(\dfrac{f_2+d_m}{f_1+d_m}\right)^2\cdot\left(\dfrac{f_1+d}{f_2+d}\right)^2=\left(\dfrac{100+0.5}{80+0.5}\right)^2\cdot\left(\dfrac{80+8}{100+8}\right)^2\doteqdot 1.0348$ 이므로,

$P(10,10,100)=P(10,10,80)\times 64.7\%=66.95\%$가 된다. SSD 100 cm이고 100.5 cm에서 선량율은

150 cGy/분 $=\left(\dfrac{80+0.5}{100+0.5}\right)^2=96.24$ cGy/분 이므로, 깊이 8 cm에서의 선량율은

96.24 cGy/분 × 0.6695 = 64.43 cGy/분이 된다. 그러므로 100 cGy를 전달하는데 필요한 시간은

$\dfrac{100\ \text{cGy}}{64.43\ \text{cGy/분}}\doteqdot 1.55$ 이다.

13. a), b), d)

14. c) 풀이: a) 조사면의 증가에 따라 산란선량이 증가하여 최대선량깊이는 감소한다.
b) SSD 증가에 따라 증가 d) 최대선량 깊이는 선량율에 무관하다.

제 10 장 복습문제

다항식 선택법에서 하나 이상의 정답이 있을 수 있음.

1. a), c)
2. a), c)
3. b) 풀이: $MU=\dfrac{100\times 100}{66.7\times 1.02\times 1.01}=145.5$

4. b) 풀이: $MU = \dfrac{100}{0.785 \times 1.02 \times 1.01 \times 0.843} = 146.7$

5. b)
6. b)
7. a), c)
8. a)

아래와 같은 선량학적 데이터를 사용하여 문제 9번부터 문제 12번까지 문제에 답하시오.

- 선형가속기 6 MV 엑스선
- 조사면 크기 10 × 10 cm², 깊이 = 10 cm, 선원중심축간거리 = 100 cm일때, D_{cal} = 0.8 cGy/MU
- 규격화 된 깊이: 10 cm

측정된 출력계수

Field Size	S_c	S_{cp}
8 ×8	0.991	0.962
10 ×10	1.000	1.000
12 ×12	1.007	1.028
15 ×15	1.014	1.045

규격화 된 깊이선량백분율 (선원표면간거리 = 100)

Depth	*8×8*	*9×9*	*10×10*	*11×11*	*12×12*
1.5	153.6	151.9	150.4	149.5	148.7
5	131.1	130.1	129.3	128.8	128.4
10	100.0	100.0	100.0	100.0	100.0
20	56.4	56.9	57.3	57.7	58.2

9. e) 풀이: $A/P = \dfrac{5 \times 20}{2(5+20)} = 2,\ \dfrac{a}{4} = 2,\ a = 8,\ s_p = \dfrac{s_{c,p}}{s_c} = \dfrac{0.962}{0.991} = 0.9707$

10. c)
11. b)
12. a)

제 11 장 복습문제

다항식 선택법에서 하나 이상의 정답이 있을 수 있음.

1. b), c), d)
2. d)
3. b), c) 풀이: a) 특정한 깊이(예: 10 cm)에서 기울어진 등선량의 각도를 말한다. d) 빔경화 등으로 깊이에 따라 미세하게 차이가 있다.
4. b), d) 풀이: a) 주울(Joule) 또는 Kg-Gy, c) 환자에게 집적선량을 최소화하는 것이 바람직하다.
5. c) 풀이: a) 두꺼운 부분을 인접하게 한다. b) 조사면간격 및 환자 신체표면 때문에 변한다. d) 일반적으로 작은 표층적 종양을 위해 이용되므로 보통 치료용적 내에 +10% 까지의 고선량 영역(hot spot)은 허용된다.
6. b)
7. d)

8. a), c), d), e) 풀이: b) 등선량곡선은 일정한 간격의 값을 가진다.
9. e) 풀이: a) 물리적 쐐기각도와 쐐기여과기(wedge filter)의 각도가 같지 않다. b) 쐐기여과기 각도는 특정 깊이에서 측정한 등선량의 각도로 정의한다. c) 선원피부거리(SSD)에 의한 영향을 받는다. d) D_{max}의 50% 이하가 되도록 쐐기여과기를 충분히 떨어뜨린다.
10. d) 풀이: a) 계획표적체적(PTV)안에 놓인 선속중심축들의 교차점에 있어야 한다. b) 주로 에너지와 관련이 깊다. c) 적분선량은 환자에게 전하는 총에너지이며 조직의 질량과 이 조직이 받는 선량의 곱으로 주어진다.
11. d) 풀이: 경첩각(hinge angle) $\varphi = 60$, 쐐기 각도 $\theta = 90° - \phi/2 \quad \theta = 90° - \frac{60}{2} = 60$ 이다.
12. b), d) 풀이: a) PTV를 포함해야 한다. c) 최소표적선량은 표적 지역에서 가장 낮은 선량이다.
13. d) 풀이: 특정한 깊이(예: 10 cm)에서 기울어진 등선량의 각도를 말한다. 이것은 특정한 깊이에서 등선량곡선과 중심에서 수직인 선 사이에 각도로 정의한다.
14. d)
15. a), c), d) 풀이: b) 전통적인 회전치료는 빔 전달 중 특정 장기를 차폐할 수 없다.
16. a), c), d) 풀이: b) 단일 빔의 경우 표적 흡수선량은 PTV 안에 놓인 선의 중심축 상에 지정되어야 한다.
17. b) 풀이: a) 계획표적체적(PTV) 안에 놓인 선의 중심축 상에 위치한다. c) 하루에 모든 조사면으로 치료하는 것이 정상조직에 덜 해롭다. d) 중심선 선량의 에너지가 증가할수록 주변 선량이 감소
18. a), b), c), d)
19. a), c), d) 풀이: b) 회전속도는 회전치료등선량분포에 영향을 미치지 않는다.
20. b) 풀이: 이상적인 쐐기여과기의 각도는 힌지각도와 평행해야 함.
21. a), d) 풀이: b) 특정 깊이(예. 10 cm)에서 측정한다. c) 평편여과기는 빔을 경화시켜 중심축 상에 투과력을 높인다.
22. c) 풀이: a) 빔에너지에 따라 감소한다.

제 12 장 복습문제

다항식 선택법에서 하나 이상의 정답이 있을 수 있음.

1. d)
2. e) 풀이: CT 수(CT number)는 물의 감쇠계수에 대한 상대적인 수치이다.
3. b) 풀이: MR 영상이 CT 영상보다 해부학적 영상질이 우수하다.
4. b) 풀이: PET 영상이 CT 영상보다 병리학적 정보가 우수하다.
5. c), d)
6. a), d), e) 풀이: b) 초음파의 감쇠는 투과와 반사에 의해서 생긴다. c) 초음파탐촉자는 조직에서 전기에너지를 초음파 에너지로 전환한다.
7. b) 풀이: T(12, 10 × 10) = 0.701, T(15, 10 × 10) = 0.614

$$\frac{T(12,\ 10\times10)}{T(15,\ 10\times10)} = \frac{0.701}{0.614} = 1.142$$

8. c) 풀이: T(10, 10 × 10) = 0.759, T(5, 10 × 10) = 0.914,

$$\left(\frac{T(10,\ 10\times10)}{T(5,\ 10\times10)}\right)^{0.4-1} = \left(\frac{0.759}{0.914}\right)^{0.4-1} = 1.118$$

9. b), c) 풀이: 교과서 Khan 책 226p 4판, 표 12.5, ^{60}Co 감마선은 3% 높다.
10. b), c), d) 풀이: 전통적인 치료계획알고리즘은 폐에 대한 선량도 잘 고려하지 않고 있다.
11. d) 풀이:

a) 표면으로부터 멀리 떨어진 보상체의 결과로 물질의 깊이에서 도달지점에 대한 산란선이 감소하기 때문에 조직 결손 두께보다 작다.

b) 특정한 보상체 깊이에 대해 선택한다면, 깊이가 낮은 곳은 과도하게 보상하고 더 깊은 깊이에서는 너무 낮게 보상하기 때문에 평평한 표면과 같은 깊이선량곡선을 제공할 수 없다.

c) 보상체 비율은 빔에너지, 보상체 매질의 밀도, 보상체에서 표면간 거리, 조사면 크기, 그리고 보상체에서 요구되는 선량깊이에 의해 좌우된다.

제 13 장 복습문제

다항식 선택법에서 하나 이상의 정답이 있을 수 있음.

1. d) 풀이:

$$\frac{1}{2^n} = 0.02,\ 2^n = \frac{1}{0.02}$$ 양변에 log를 취해주면,

$$n(\log 2) = \log(1/0.02)$$

$$n = \frac{\log(1/0.02)}{(\log 2)} = 5.64$$

2. b) 풀이: 납으로 6 MV 엑스선 일차선을 5%로 투과로 줄이는 반가층 수는 4.32이다. 따라서 13 mm × 4.32 = 56.16 mm가 필요함. 세로벤드(cerrobend)는 납의 밀도의 83% 이므로 56.16/0.83 = 67.66 mm가 된다.
3. c)
4. a), b), d) 풀이: 선원피부거리(SSD) 증가에 따라, 광자선에너지 증가에 따라 표면선량은 감소한다.
5. a), c), d) 풀이: 선원피부거리(SSD) 증가에 따라 전자오염이 감소하여 피부선량이 감소한다.
6. b) 풀이: 외삽형이온함이 가장 정확하지만 평행평판형이온함이 사용하기에 보다 실용적이다.
7. a), d), e) 풀이: 다엽콜리메이터(MLC)는 일차선을 2% 이하로 감소시키면 3% 이내의 엽간(interleaf) 투과율을 가진다.
8. a) 풀이: 다엽콜리메이터(MLC)의 위치가 세로벤드(cerrobend) 차폐물보다 피부에서 더 멀리 떨어져있어 물리적 반그림자가 더 크다.
9. a) 풀이:

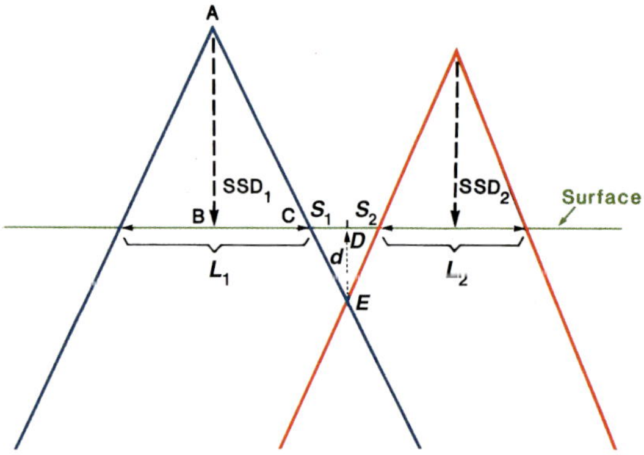

위 그림과 같이 $SSD_1 = 100$, $SSD_2 = 100$, $L_1 = 10$, $L_2 = 20$, $d = 5$일때

$$S = S_1 + S_2 = \frac{1}{2}L_1 \cdot \frac{d}{SSD_1} + \frac{1}{2}L_2 \cdot \frac{d}{SSD_2} = \left(\frac{1}{2} \cdot 10 \cdot \frac{5}{100}\right) + \left(\frac{1}{2} \cdot 20 \cdot \frac{5}{100}\right) = 0.75$$

10. b) 풀이: $L_2 = 20$ cm

$$\theta_{couch} = arc\tan\left(\frac{1}{2} \cdot L_2 \cdot \frac{1}{SAD}\right) arc\tan\left(\frac{1}{2} \cdot 20 \cdot \frac{1}{100}\right) = 5.71$$

제 14 장 복습문제

다항식 선택법에서 하나 이상의 정답이 있을 수 있음.

1. b)
2. c)
3. c)
4. c) 풀이: 대략적으로 근사할 때, $(E_p)_0$(MeV단위)는 계수적으로 물에서 2 × R_p(cm단위)와 같다. 깊이선량곡선인수 R_p는 아래 식으로 표현되는 $(E_p)_0$와 상관관계가 있다.
   $(E_p)_0 = C_1 + C_2R_p + C_3R_p^2$, 이때, R_p는 cm 단위의 실비정거리이며
   물의 경우, $C_1 = 0.22$ MeV, $C_2 = 1.98$ MeVcm^{-1}, $C_3 = 0.0025$ MeVcm^{-2}이다.
5. b) 풀이: 표면에서 전자선의 평균에너지, $\bar{E}_0$은 아래의 식에 따라 R_{50}과 상관관계를 가진다($\bar{E}_0 = C_4 \cdot R_{50}$).
   이때 물에서 $C_4 = 2.4$ MeV cm^{-1}이다.
6. a) 풀이: 이온함검출기는 AAPM TG-51 (1999) 또는 IAEA TRS-398 (2000)로 교정해 주어야 한다.
7. b) 풀이: 깊이선량곡선 인수 R_p는 아래 식으로 표현되는 $(E_p)_0$와 상관관계가 있다.
   $(E_p)_0 = C_1 + C_2R_p + C_3R_p^2$, 이때 R_p는 cm 단위의 실제 비정거리이며 물의 경우,
   $C_1 = 0.22$ MeV, $C_2 = 1.98$ MeVcm^{-1}, $C_3 = 0.0025$ MeVcm^{-2}이다.
   $(E_p)_0 = 0.22 + (1.98 \times 5) + (0.0025 \times 5^2) = 10.2$ MeV
8. a), b)
9. c) 풀이: 차폐를 위해 납의 최소 두께는 대략적으로 조사되는 전자선에너지의 1/2당 1 mm가 필요하다.
10. d) 풀이: c)가 정의를 잘 설명해 주었지만 "모든 에너지"와 "모든 조사면적"이라는 부분은 틀렸다.
11. a), b), c), d)
12. a)
13. b)
14. a), c)

제 15 장 복습문제

다항식 선택법에서 하나 이상의 정답이 있을 수 있음.

1. d) 풀이: 임의 시간 t 후에 남은 방사능 A와 초기 방사능 A_0와의 관계는 다음과 같다.

$$A = A_0 \exp(-\lambda t) \quad (1)$$

반감기 $T_{1/2}$정의에 따라 식 (1)을 다시 표현하면,

$$\frac{A}{A_0} = \exp(-\lambda t) = \frac{1}{2} \rightarrow \lambda = \frac{0.693}{T_{1/2}} \quad (2)$$

식 (2)을 이용하여 방사능에 대한 식을 다시 표현하면,

$$A = A_0 \exp\left(-0.693\frac{t}{T_{1/2}}\right) \quad (3)$$

초기방사능 $A_0 = 60$ mCi, ^{137}Cs의 반감기, $T_{1/2} = 30$ 년, 흐른 시간 $t = 10$ 년을 식 (3)에 대입하면, 10년 후 교체시에 남은 방사능이 계산된다.

$$A = (60 \text{ mCi})\exp\left(-0.693\frac{10}{30}\right) = 47.64 \text{ mCi}$$

47.64 mCi이었을 때, 치료시간이 t_0이라면, 선원이 교체되었을 때 60 mCi에 의한 치료시간 t는 다음과 같다.

$$A = \frac{47.64}{60.0} \times t_0 = 0.794 \times t_0$$

$$\text{축소된 치료시간}(\%) = 100 - 79.4 = 20.6 \cong 21.0\%$$

2. b) 풀이: ^{60}Co이 ^{226}Ra보다 평균에너지가 크지만, ^{226}Ra의 광자에너지스펙트럼은 0.047~2.45 MeV이다.

핵종	*HVL(mm lead)*
^{226}Ra	12.0
^{60}Co	11.0
^{137}Cs	5.5
^{198}Au	2.5
^{125}I	0.025

3. a), b), c) 풀이: "소급성(traceable)"이라는 말은 "교정정보가 일차 및 이차표준기관과 연결되어 있는가?"를 언급하는 것이다. 미국공인선량교정연구소(ADCL)은 미국의 이차표준기관이다. (가), (나), (다)는 모두 일차 및 이차표준기관과 연결되어 있지만, (라)에선 표준기관과의 연관성에 대한 언급이 없다.
4. a) 풀이: 근접치료선원에 의한 선원주위에서의 선량분포는 거리의 제곱에 반비례하여 증가하는 "거리역자승법칙"에 의한 효과가 가장 크다.
5. a) 풀이: 그림 15.13을 참조하라. 라듐선원의 경우에 조직에서 5 cm에 이르기까지 cm당 약 1%의 선량감소를 보인다. 5 cm 넘어서까지 라듐과 동일한 감소유형을 가지는 동위원소는 ^{60}Co와 ^{137}Cs이다.
6. c) 풀이: 문제가 "영구"선원이식(implanrt)임에 조심하라. 영구선원이식의 경우에 완전히 붕괴된 후에 조직에 축적된 선량공식은 다음과 같다(15-28식).

$$D = 1.44 \times D_0 \times T_{1/2}$$

이 식에서 D_0는 초기선량률이다. ^{125}I의 는 59.4 일 = 1425.6 시간이므로,

$$D_0 = \frac{D = 144\ \text{Gy}}{1.44 \times 1425.6\ \text{hr}} = 0.07[\text{Gy/hr}] = 7[\text{cGy/hr}]\ \text{이다.}$$

7. b) 풀이: 점선원이라면 등선량곡선은 원형으로 완전 대칭형이다. 선선원일 경우에는 선원의 장축방향으로 갈수록 선원 내에서의 감쇠가 크게 일어난다.
8. c)
9. a)
10. c), d)
11. a), b), c), d)

제 16 장 복습문제

다항식 선택법에서 하나 이상의 정답이 있을 수 있음.

1. a), c), d) 풀이: 의료방사선은 인간이 만든 인공방사선이다.
2. e) 풀이: 통계적 효과는 암, 종양, 유전적 효과 등이다.
3. a) 풀이: 외부선원차폐의 3대원칙은 1. 작업시간 단축, 2. 멀리서 작업, 3. 차폐물을 두는 것이다.
4. a) 풀이: a) 선량율을 측정할 수 있는 이온함 서베이미터이다. d) BF_3 비례계수기는 중성자선량검출기이다.
5. c) 풀이: 일반인의 부정기적 피폭에 대한 연간 유효등가선량 한계 = 5 mSv(교과서 4판 표 16.5)이다. 따라서 일반인에 대한 위험 = 10^{-2}/Sv × 5 mSv = 10^{-2}/Sv × 5 × 10^{-3} Sv = 5 × 10^{-5}이다.
6. c) 풀이: 1 차 차폐벽 투과율 B = (Pd^2)/(WUT) = [0.02 × 10^{-3} Sv/주 × (8 m)^2]/[(5일/주 × 30명/일 × 3 Gy/명) × (0.25) × (1)] = 1.15 × 10^{-5}, 십분의 일가층(TVLs)는 1/10로 줄이는 인자이다. 거리 d = 1 m(선원에서 환자거리) +

7 m(환자부터 벽 거리) = 8 m, 사무실 점유도 T = 1, 벽의 이용률 U = 0.25, 엑스선 선형가속기의 경우 1 Gy = 1 Sv이다. 따라서 $\log(1.15 \times 10^{-5}) \simeq 4.94$이다.

7. b) 풀이: 그림 6.2에서 6 MV 선형가속기에 대한 투과률 4.64에 대한 두께(인치)
8. c) 풀이: 2 Gy/분 × 투과율$(1.15 \times 10^{-5}) = 2.3 \times 10^{-5}$ Gy/분 = 23 μGy/분
9. b)
10. b) 풀이: 1 차 차폐벽 투과율 $B = (Pd^2)/(WUT) = [0.02 \times 10^{-3}$ Sv/주 × $(4\ m)^2]/[(200$ 명/주 × 3 Gy/명) × (0.25) × (1)] = 2.1×10^{-6}, 따라서 본문 그림 16.1에서 6 MV 선형가속기에 대한 두께(인치)이다.
11. c)
12. a), b), d) 풀이: 작은 산란각도에서는 산란방사선은 10 MV에 이른다.
13. b) 풀이: BF_3 비례계수기는 중성자를 계측하는 장비이다.
14. b), c), e), f)
15. a), c), d)
16. c), e) 풀이: 교과서에서 환자로부터 1 m 거리에서 선량률이 5 mrem/시간보다 적거나 또는 환자에게 남아 있는 방사선이 30 μC보다 적을 때이다.

제 17 장 복습문제

다항식 선택법에서 하나 이상의 정답이 있을 수 있음.

1. a) 풀이: 미국의학물리학회(AAPM) 보고서 TG-40에서는 엑스선 및 전자선의 출력변화의 항상성을 매일 3% 이내의 허용오차에서 점검할 것을 권고하고 있다. 그러나 전자선의 경우 매일 점검할 필요는 없으나 모든 전자선에너지는 적어도 2주에 한번은 점검을 권고하고 있다.
2. b) 풀이: 미국의학물리학회(AAPM) 보고서 TG-40에서는 엑스선 및 전자선에 대한 온도와 기압보정을 고려한 출력선량변화의 항상성(constancy)을 한 달에 한번 점검하고 2% 이내의 허용오차를 권고하고 있다.
3. b) 풀이: 미국의학물리학회(AAPM) 보고서 TG-40에서는 광조사면과 방사선조사면의 정렬허용도 검사를 매달 실시하며 2 mm 이내 또는 광조사면의 광원의 교체시 1% 이내의 허용오차를 권고하고 있다.
4. a), b) 풀이: 미국의학물리학회(AAPM) 보고서 TG-40에서는 연간점검으로 콜리메이터, 갠트리, 환자테이블 회전에 대한 등중심(isocenter) 점검을 권고하고 있으며 지름 2 mm 이내의 허용오차를 권고하고 있다.
5. b) 풀이: 미국의학물리학회(AAPM) 보고서 TG-50에서는 다엽콜리메이터(MLC)의 기본응용에 관한 절차서에 의하면 절차서의 표 3에서 다엽콜리메이터에 의해 생성된 조사면과 필름 또는 수치재구성방사선사진(Digitally reconstructed radiography, DRR)과의 허용오차는 2 mm로 권고하고 있다.
6. c) 풀이: 일반적으로 국제방사선단위측정위원회 보고서 24와 42에 의하면 치료목표에 전달되는 처방선량은 약 5%의 정확성을 권고하고 있으며 현재 치료빔 교정프로토콜을 사용한 치료빔의 교정정확도는 약 2.5%로 추정된다.
7. a), c) 풀이: 근접치료방사선에 대한 안전점검 및 품질관리는 교과서 16장에 자세한 설명이 되어있으며 방사선시설 근처의 방사선측정은 선원의 매 설치 후와 변경이 요구되는 사항을 수정 후에 측정을 해야 하며 미국핵규제위원회(NRC) 규약에 맞아야 한다.
8. c), d)
9. c) 풀이: 모의치료장치의 인수검사의 내용 및 허용범위는 교재의 표 17.5에서 설명하고 있다. 갠트리 회전각도의 허용범위는 0.5°이며, 방사선등중심(radiation isocenter)에서부터 엑스선 축의 최대 변위는 국제전기표준회의(IEC)에서는 2 mm를 권고하고 있으나 BIR에서는 1 mm를 권고하고 있다.
   조사면의 지시값과 엑스선의 조사면의 크기와의 최대 차이는 5 × 5 cm^2에서 20 × 20 cm^2까지는 2 mm 이내, 그 이상은 1% 이하로 권고하고 있다.
10. a), b), d) 풀이: CT 모의치료기(CT Sim)의 정기점검에서 물에 대한 CT 수(CT number)의 검사주기는 매일 이루어

져야 하며 0±5HU이어야 한다.

공간분해능은 제조사의 규격에 맞추어 연간 주기로 검사한다. 전자밀도(electron density)는 연간 또는 CT 교정 후 때마다 시행할 것을 권고하고 있다.

제 18 장 복습문제

다항식 선택법에서 하나 이상의 정답이 있을 수 있음.

1. b), c) 풀이: 중앙면이 아니라 중앙선이다. 산란판은 전자선분포를 퍼지게 한다. 눈 차폐에는 낮은 원자번호의 차폐물을 사용한다.
2. b) 풀이: $D/\ MU = k \cdot TMR(d, r_e) \cdot S_c(r_c) \cdot S_p(r_e) \cdot (f/f')^2 \cdot OAR_d \cdot \mathrm{TF}$
   = 1 cGy/MU × 0.753(d = 16 cm, TMR) × 1.04 × 1.03 × 0.0625 × 1 × 0.90
   = 0.0454 cGy/MU
   5 cGy/min: 5/0.0454 = 110 MU/min, 10 cGy/min: 10/0.0454 = 220 MU/min
3. c)
4. c) 풀이: 유효두께 (가슴) = (32 – 24) + 24 × 0.25 = 14, 중심축까지 두께는 7 cm이다.
   처방점 (배꼽)과의 비율, (26/2) : 7 = 13 : 7 = 배꼽 : 가슴
   현재 들어가는 선량은 TMR_13 : TMR_7 = 0.810 : 0.931
   폐에 50% 선량을 보내기 위해서는 0.5 × (0.810/0.931) = exp(−0.3 × t)
   양변에 log를 취하여 t를 구하면 −0.833 = −0.3 × t → t = 2.78 cm
5. b)
6. c) 풀이: 보상체가 없는 경우 처방선량점에 대한 목의 선량비
   = TMR_20 × 20_d5: TMR_30 × 30_d15 = 0.970 : 0.772
   필요한 보상체 두께: (0.772/0.970) = exp(-0.0923 × t) → t = 2.47 cm
7. c) 풀이: $t_c = \mathrm{TD} \times (\tau/\rho_c)\ 10 \times (0.7 / 2.7) = 2.6$ cm
8. a) 풀이: 100 × exp(– 0.0923 × 2.6) / exp(−0.0923 × 2.5) – 100 = 0.0093 → ~ 1%
9. c)
10. a) 풀이: 100 × exp(−0.0923 × 2.4) / exp(−0.0923 × 2.5) – 100 = −0.0092 → ~ 1%

제 19 장 복습문제

다항식 선택법에서 하나 이상의 정답이 있을 수 있음.

1. c) 풀이: 국제방사선단위측정위원회 보고서 50, 62에서는 계획표적체적(planning target volume)에 대한 정의와 권고가 명시되어 있으며 국제방사선단위측정위원회 보고서 62에서 처방선량의 기준점은 언제나 계획표적체적의 중심(또는 중심부)에 있고 선 중심축과 교차하는 곳에 있어야 한다고 권고하고 있다.
2. d) 풀이: 방사선치료의 치료계획을 위한 영상등록이란 어떤 검사에서 얻어진 영상에서 보여지는 구조의 본뜨기(mapping)를 다른 검사에 대한 영상으로 전달 변환하는 것을 의미한다.
3. d) 풀이: 치료계획에서 영상분할이란 외부윤곽이나 목표체적, 정상조직의 범위나 해부학적 표지(landmark) 등의 해부학적 관심영역의 단면과 단면을 묘사하는 것을 말한다. 본 교재 그림 19.2는 전립선치료계획의 분할된 영상의 예이다.
4. a) 풀이: 적분(cumulative 혹은 integral) 선량부피그림표는 선량의 함수로 주어진 선량이나 그 이상을 받는 체적의 그림이다. 이는 3D CRT 치료계획에서 조직들(structure)에 가해진 선량을 보여주는 가장 흔한 방법이다.
5. c) 풀이: 미분 선량부피그림표(DVH)는 선량의 함수로 주어진 선량간격 내의 선량을 받는 체적을 그린 것이다. 미분 선량부피그림표(DVH)는 주어진 조직의 선량 변화의 총규모를 보여준다.

6. d) 풀이: 일반적인 선량부피그림표(DVH)는 어떤 조직 또는 종양이 받는 선량을 받는 체적의 함수로, 종양에 대한 이상적인 선량부피그림표 곡선은 계단 형태를 띄고 있으며 정산조직에 대한 이상적인 모양은 L자 모양의 곡선을 그린다. 그러나 이는 이상적인 것일 뿐 일반적인 모양은 이들이 조금씩 붕괴되어 직각의 계단모양이 무더지는 형상이다.
7. a), d) 풀이: ROI의 선량부피그림표(DVH)를 얻기 위해서는 ROI 전체 체적이 반드시 CT 영상에 전부 포함되어 있어야 하며 선량계산이 적용되기 위해서는 선량계산이 적용되는 계산영역이 반드시 ROI를 포함해야 한다. 따라서 방사선치료를 위한 CT 촬영시 치료조사면으로 예상되는 주변의 ROI를 반드시 포함하여 촬영해야 한다.
8. b), c)
9. c) 풀이: 비 동일면상의 빔 조사 구조는 선축 동일면상의 빔 전달 방향에 비해 때로는 정상조직의 방사선량 조사를 피할 수 있다. 이를 위해서는 환자테이블, 갠트리 등을 회전시켜 정상조직을 피할 수 있는 최적의 방향을 찾는 것이 중요하다.

제 20 장 복습문제

다항식 선택법에서 하나 이상의 정답이 있을 수 있음.

1. b), c), d)
2. b) 풀이: 그림 20.9를 참조한다.
3. c)
4. c) 풀이: 세기변조를 위해 MLC가 시간에 따라 닫히는 영역이 존재 하므로 더 많은 MU가 필요하다.
5. b), c), d)
6. c), d)
7. a), c), d) 풀이: MLC가 움직이는 것 외에 실제적으로 3D CRT와 IMRT간의 선량계산알고리즘은 매우 유사하다.
8. e)
9. d)
10. d) 풀이: 50 msec : 0.05 sec, 600 MU/min = 10 MU/sec, 따라서 10 MU/sec $\times$ 0.05 sec = 0.5 MU $\rightarrow$ 100 $\times$ 0.5 / 2 = 25%
11. e)
12. e)

제 21 장 복습문제

다항식 선택법에서 하나 이상의 정답이 있을 수 있음.

1. d)
2. c), d)
3. b) 풀이: $\sqrt{(\sigma_{AP}^2 + \sigma_{lat}^2 + \sigma_{vert}^2)} = 0.616$ mm
4. d)
5. d)
6. b), d), e)
7. a), d)
8. d) 풀이: > 50% /cm, 즉 5% / mm
9. b), c)
10. a), c), d)
11. a), e)

제 22 장 복습문제

다항식 선택법에서 하나 이상의 정답이 있을 수 있음.

1. c) 풀이: 저선량률(low dose rate, LDR)은 분당 0.5~2 cGy 정도의 선량률로, 고선량률(high dose rate, HDL)은 분당 20 cGy 이상의 선량률로 분류된다.
2. a) 풀이: 공기커마세기(air kerma strength)의 식은 다음과 같다.

$$S_k = \dot{K}_{air} \times l^2$$

여기서 $\dot{K}_{air}$은 공기커마율(air kerma rate)이다.

- $\dot{K}_{air} = \dot{X} \times (W/e)$
- 조사선량률상수(exposure rate constant) $\Gamma_X \equiv \frac{\dot{X}}{A} \times l^2$, 여기서 A는 겉보기방사능(apparent activity)이다.
- $S_k = \dot{K}_{air} \times l^2 = \Gamma_X \times A \times (W/e)$, 여기서 $\Gamma_X = 4.69$ [R cm^2 mCi^{-1}h^{-1}], $(W/e) = 0.876$[cGy/R] = 33.97[J/C]
  mCi = 10^{-3} Ci
  $S_k = 4.69$ [R cm^2 mCi^{-1}h^{-1}] $\times$ (10Ci) $\times$ 0.876[cGy/R^{-1}] = 4.11×10^4[cGycm^{2}h^{-1}]

3. d) 풀이: 미국의학물리학회 TG-43에 의한 선량률 공식은 다음과 같다.

$$\dot{D} = \Lambda \times S_k \times G \times F \times g$$

여기서 $\Lambda = 1.12$[cGyh$^{-1}U^{-1}$], $1U$ = cGycm^{2}h^{-1}, $S_k = 4.11 \times 10^4$[cGycm^{2}h^{-1}],

$G = 1.023$, F = 1, g = 1

$\dot{D} = 1.12$[cGyh^{-1}(cGy^{-1} cm^{-2} h)] $\times$ (4.11 $\times$ 10^4[cGycm^{2}h^{-1}]

$= 4.71 \times 10^4$[cGyh^{-1}], 1 h = 3600 초

4. a)
5. b)
6. c) 풀이: ☞ 주의: 이 문제에서 주어진 "10 Ci"라는 값은 이 문제를 푸는 데 없어도 된다. 일종의 함정과 같은 것이므로 이 문제를 풀 때 이 값을 어떻게 넣어야 하나 고민하지 말 것.

- 머무름위치(dwell position): 선원이 방사선을 조사하기 위해 도관(catheter)내에서 멈춰 정지해 있는 지점.
- 머무름시간(dwell times): 선원이 한 도관에 머물러 있는 시간.
- 치료시간(treatment time): 선원이 선원용기에서 처음 출발한 순간부터 마지막 머무름위치에서 조사를 끝내고 용기에 들어온 순간까지 걸린 시간.
- 이동시간: 한 도관에서 다른 도관으로 옮길 때 걸린 총 시간이다. 즉, 치료시간(treatment time)에서 머뭄시간(dwell times)을 제외한 시간이다.
- ^{192}Ir 선원의 반감기 $T_{1/2} = 7.38$ 일
- ^{192}Ir 선원의 평균수명
  $T_{av} = 1.44 \times T_{1/2} = 106.27$ 일 = 153031.7 일 = 1.53×10^5 일
- 머무름시간(dwell times) $t = 16$ 분 $\times$ 0.8 = 12.8 분
  이동시간 = 16 – 12.8 = 3.2 분
- 첫 날 초기선량률 $\dot{D}_0^1$: 이 값은 미지값이지만 (굳이) 몰라도 된다.

  90일 후 선량률 $\dot{D}_0^{90} = \dot{D}_0^1 \times e^{(-0.693 \frac{t}{T_{1/2}})} = \dot{D}_0^1 \times e^{(-0.693 \frac{90일}{73.8일})} = 0.4295 \times \dot{D}_0^1$

- 첫 날 처방선량 D_{pre}^1

  $$D_{pre}^1 = D_0^1 \times T_{av} \times \left(1 - e^{-\frac{t = 12.8일}{T_{av} = 153031일}}\right) = 12.8 \text{ min} \times \dot{D}_0^1$$

  90일 후 처방선량 $D_{pre}^{90} = D_{pre}^1$ 이다.

- 90일 후 머무름시간(dwell times): (Khan교과서 4판 식 15.28 적용)

$$t_{90} = -T_{av} \times \ln\left(1-\frac{D_c}{\dot{D}_0 \times T_{av}}\right) - T_{av} \times \ln\left(1-\frac{D^{90}_{pres}}{\dot{D}^{90}_0 \times T_{av}}\right)$$

$$= -(1.53 \times 10^5 \text{분}) \times \ln\left(1-\frac{12.8\text{분} \times \dot{D}^1_0}{(0.4295 \times \dot{D}^1_0) \times (153031.7\text{분})}\right)$$

= 29.79[분

- 90일 후 총 치료시간 T = 머무름시간(dwell times) + 이동시간

= 29.79 + 3.2 = 32.99 ≅ 33[분]

7. e) 풀이:

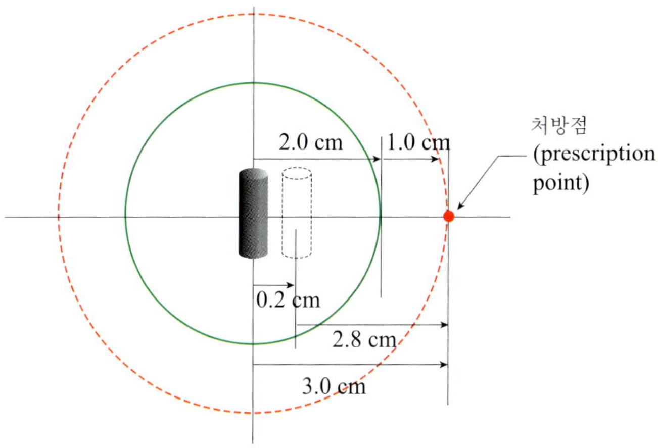

- 처방점(prescription point)에서의 선량률은 선량률에 가장 큰 영향을 미치는 역제곱법칙이 지배적이라는 가정하에 근사적으로 다음처럼 표현할 수 있다.

$\dot{D}(r) \cong \Lambda S_k \frac{1}{r^2}$, 여기서 Λ와 S_k는 r과 무관하므로, 위 식은 역제곱법칙으로 근사할 수 있다.

$\cong \frac{1}{r^2}$

- 기준처방지점 r = 3.0 cm에서의 선량률

$\dot{D}(3.0\text{ cm}) \cong \frac{1}{3.0^2} = 0.1111$

- r = 2.8 cm에서의 선량률

$\dot{D}(2.8\text{ cm}) \cong \frac{1}{2.8^2} = 0.1276$

- 편차(deviation) $|\dot{D}(3.0) - \dot{D}(2.8)| = 0.0165$
- % 편차(%d)

$$\%d = \frac{\text{deviation}}{\dot{D}(3.0)} \times 100 = \frac{0.0165}{0.1111} \times 100 = 14.85\%$$

8. c) 풀이:

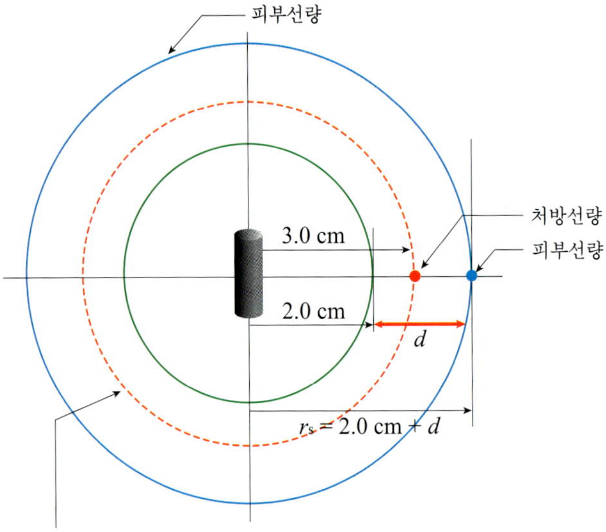

처방선량: 처방선량을 위한 가상면으로서 피부선량보다 클 수도 있고, 작을 수도 있다. 최소거리를 구하는 문제이므로 이 가상면은 피부선량보다 큰 거리에 있다고 보면 된다.

- 처방선량(prescription dose) D_p, 표면선량(surface dose) D_s, $D_s \leq 1.45 \times D_p$
- 임의 거리 r에서의 선량 D_r

$$D_r \cong \frac{1}{r^2}$$

- 처방선량(prescription dose) D_p

$$D_p \cong \frac{1}{r^2} = \frac{1}{(3.0)^2} = 0.1111$$

- 피부선량(skin dose) D_s

$$D_s \cong \frac{1}{r^2} = \frac{1}{(2.0+d)^2}$$

- 최소 조건

$$\frac{1}{(2.0+d)^2} \leq (1.45 \times 0.1111 = 0.1611)$$, 여기서 $2.0 + d = x$로 두면,

$$x^2 \geq \left(\frac{1}{0.1611} = 6.2073\right) \rightarrow x \geq (\pm\sqrt{6.2073} = \pm 2.49$$

$$(2.0+d) \geq \pm 2.49$$

$$\therefore d \geq 0.50 \text{ cm}$$

9. b) 풀이: 비방사능(specific activity)이란 단위질량당 방사능으로서 비방사능이 크면 클수록 선원의 크기를 작게 할 수 있다. 어떤 방사성핵종의 비방사능이 높으면 많은 부분에 적용하는 데 이득이 될 수 있다. 예를 들어 생화학과정을 연구할 때 추적자(tracer)로서 원소를 사용하려면 혼합원소의 질량이 너무 작아 정상적인 물질대사에 영향을 주지 않으면서 측정이 가능한 방사능을 보여 주어야 한다. 또 다른 예는 원격치료선원으로서 방사성동위원소를 사용하는 것이다. ^{60}Co의 반감기는 5.25년이고 ^{137}Cs의 반감기는 30년이다. 코발트의 반감기가 짧음에도 세슘보다 더 좋은 이유가 비방사능이 훨씬 크기 때문이다.

근접치료 선원	비방사능[Ci/g]
^{60}Co	200
^{137}Cs	10
^{192}Ir	450

위 표에서 보듯이 ^{192}Ir의 비방사능은 ^{60}Co보다 두 배 이상이며, ^{137}Cs보다 45배 정도 더 크다.

10. a), b), d)

제 23 장 복습문제

다항식 선택법에서 하나 이상의 정답이 있을 수 있음.

1. a), b)
2. a), b), c), d)
3. a), b) 풀이: 기하학적 구조인자(geometry factor)는 선선원모형일 때 점선원모형일때와 비교하여 거리에 따라 광자플루언스(photon fluence)가 어떻게 차이가 나는지를 설명해 주는 인자이다. 따라서, 기하학적 구조인자는 선원의 종류나 물리적 특성과는 무관하고 오로지 선원의 기하학적 구조에만 관계한다. 점선원의 경우엔 광자플루언스는 거리에 따라 역제곱법칙을 따라 감소하지만, 선선원의 경우엔 역제곱법칙을 따르지 않는다. 결론짓자면, 역제곱법칙으로부터 얼마나 벗어나는지를 설명해 주는 인자가 기하학적 구조인자이다.
4. a), d) 풀이: 방사상선량함수(radial dose function) g는 기하학적 구조인자에 의한 감쇠를 제외하고, 매질 내에서 주 빔의 감쇠와 산란에 의한 선원의 횡단면상에서의 선량감쇠를 설명해 주는 인자이다. 외부 원격방사선치료에서 깊이선량백분율 개념과 유사하다.
5. a), b), c), d) 풀이: 선원으로부터 임의 위치에서의 선량률은 극각(polar angle) θ와 방위각(azimuthal angle) ϕ에 무관하게 r이 같으면 같다. 선선원일 경우에는 r과 θ가 같으면, ϕ가 다를지라도 선량률은 동일하다. 극각 θ가 달라지면, r이 같을지라도 선량률은 달라진다. 비등방성인자(anisotropy factor)는 임의 위치에서 실제선원에 의한 선량률이 점선원에 의한 선량률에 비해 얼마나 차이가 나는지를 설명해 주는 인자이다. 외부 원격방사선치료에서 축외선량비(off-axis ratio, OAR)에 해당하는 개념이다.
6. a) 풀이: 공기커마세기(air kerma strength)와 조사선량률상수(exposure rate constant)와의 관계는 "22장 2번 문제풀이"에서 유도하였다.

   $S_K = \Gamma \times A \times (W/e)$

   $= 1.46[\text{Rcm}^{-2}\ \text{mCi}^{-1}\ \text{h}^{-1}] \times 0.3[\text{mCi}] \times 0.876[\text{cGy R}^{-1}]$

   $= 0.384[\text{cGy cm}^2\ \text{h}^{-1}]$, 여기서 1 cm = 10^{-2} m, 1cGy = 104 μGy이므로,

   $= 0.384[\text{cGy cm}^2\ \text{h}^{-1}]$
7. a) 풀이: "22장 3번 문제의 풀이"를 참조하라.

   $\dot{D} = \Lambda \times S_K \times G \times F \times g$

   여기서 $\Lambda = 0.965[\text{cGyh}^{-1}\ U^{-1}] = 0.965 \times 10^4[\text{m}^{-2}]$

   $S_K = 0.384[\mu\text{Gym}^2\text{h}^{-1}] = 0.384 \times 10^4[\text{cGym}^2\text{h}^{-1}]$

   비등방성함수는 문제에서 특별히 언급이 없으므로 "1"로 한다.

   $= 0.955 \times 10^4[\text{m}^{-2}] \times 0.384 \times 10^4[\text{cGym}^2\text{h}^{-1}] \times 0.97 \times 1.04 \times 1.00 = 0.374[\text{Gyh}^{-1}]$
8. c) 풀이: "15장 6번 문제풀이"를 참조하라.
   - ^{125}I의 반감기 $T_{1/2} = 59.4$ 일,
   - 평균수명 $T_{av} = 1.44 \times T_{1/2} = 1.44 \times 59.4$ 일 $= 85.54$ 일$\times \dot{D}_0$
   - 영구(permanent)선원이식(implant)시에 축적된 선량

$D_{perm} = \dot{D}_0 \times T_{ave} = 1.44 \times T_{1/2} \times \dot{D}_0 = 85.54 \text{ days} \times \dot{D}_0$

- 일시(temporary)선원이식(implant)시에 축적된 선량

$D_{temp} = \dot{D}_0 \times T_{ave}(1\text{-}e^{-t/Tav}) = \dot{D}_0 \times 85.54$ 일 $\times (1\text{-}e^{-30/85.54}) = 25.30$ 일 $\times \dot{D}_0$

- 전체 축적선량 중에 처음 30일간 축적된 선량의 비

$$\% = \frac{D_{temp}}{D_{perm}} = \frac{25.30}{85.54} = 29.6\%$$

9. e)
10. a), b), d)
11. c) 풀이: "8번문제 풀이" 참조하라.
    - 평균수명 $T_{ave} = 1.44 \times T_{1/2} = 1.44 \times 17$ 일 $= 24.48$ 일
    - 완전붕괴후 축적된 선량 $D_{perm} = 1.44 \times T_{1/2} \times \dot{D}_0 = 1.44 \times 17$ 일 $\times \dot{D}_0 = 1.25$ Gy

    초기선량률 $\dot{D}_0 = \dfrac{125\text{ Gy}}{1.44 \times 17\text{일}} = 5.11[\text{Gy 일}^{-1}]$
    - 한달된 전달된 처방선량

    $D_{30} = \dot{D}_0 \times T_{ave0} \times (1\text{-}e^{-t/Tav}) = 5.11[\text{일}] \times 24.48[\text{일}] \times (1-e^{-30/24.48}) = 88.36[\text{Gy}]$
12. b) 풀이: (8)번 (11)번 문제를 참조하라.
    - 전달된 선량: 125 × 0.7 = 87.5[Gy]
    - 일시선원이식(implant)시에 축적된 선량

    $D_{temp} = \dot{D}_0 \times T_{ave}(1-e^{-t/Tav})$

    치료시간:

    $$t = -T_{av} \times \ln\left(1 - \frac{D_{temp}}{\dot{D}_0 \times T_{av}}\right)$$

    $$= -24.48[\text{일}] \times \ln\left(1 - \frac{87.5[\text{Gy}]}{5.11[\text{Gy 일}^{-1}] \times 24.48[\text{일}]}\right) = 29.4[\text{일}] \cong 30\text{일}$$

제 24 장 복습문제

다항식 선택법에서 하나 이상의 정답이 있을 수 있음.

1. d)
2. b)
3. a) 풀이: 표 24.1에서 마지막 행 "activity required"는 표적(target)에 분당 5 Gy의 선량률을 주고자 할 때 필요한 방사능(activity)이다. 즉, 이 값이 작을수록 표적에서의 선량률이 크다는 의미이다.
4. c) 풀이: ^{192}Ir과 ^{103}Pd은 광자를 방출하므로 답에서 제외한다. 감마선이나 엑스선은 베타선(전자)보다 많이 투과해 나가기 때문이다. ^{90}Sr과 ^{32}P는 베타선을 방출하는 데, ^{90}Sr은 에너지 2.3 MeV, ^{32}P는 1.7 MeV의 베타선을 방출한다. ^{32}P가 ^{90}Sr보다 에너지가 더 작다. 즉, 처방선량점인 2 mm를 넘어서서는 ^{90}Sr보다 선량률이 급격히 감소한다(그림 24.1을 참조하라).
5. d)
6. d) 풀이: 혈관내근접치료선원은 거리에 따라 선량률이 급격히 감소하므로 선원 근방의 선량분포를 측정하기 위해선 가능한 한 공간분해능이 좋은 검출기를 사용해야 한다. 개발된 검출기들 중에서 아직까지는 필름의 공간분해능이 가장 좋다.

제 25 장 복습문제

다항식 선택법에서 하나 이상의 정답이 있을 수 있음.

1. a), b) 풀이: 일반적인 킬로볼트(kV) 에너지 영역대에서는 그림과 같이 광전효과가 우세하다. 따라서 원자번호에 따라 질량감쇠계수의 차가 뚜렷하여 kV CT의 경우 좋은 대조도와 선예도, 밀리미터 단위 이하의 공간해상도, 낮은 영상선량에서도 연부조직이 잘 보일 수 있는 입체적 CT(volumetric CT) 영상을 생성한다.

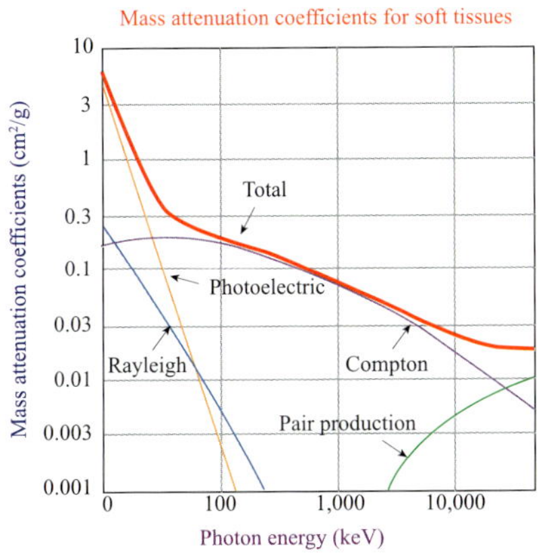

2. c), d), e) 풀이: 메가볼트(MV)의 에너지 영역대에서는 광전효과보다 콤프턴효과가 우세해짐에 따라 원자번호에 따른 질량감쇠계수의 차가 크지 않게 된다. 따라서 고에너지콘빔CT(MV CBCT)는 환자의 자세결정과 계획된 CT와 치료 전 CT의 해부학적 접합을 온라인으로 치료 전 확인시 사용되며 척수 등의 중요장기를 회피하거나 환자자세결정에 사용되는 이식된 금속표지자를 식별하는데도 사용된다. 비록 저에너지콘빔CT(kV CBCT)가 더 좋은 영상품질(해상도와 대조도)을 가지지만 고에너지콘빔CT는 저에너지콘빔CT에 비해 다음의 잠재적 이점을 가진다. 높은 원자번호를 가진 물체, 예를 들면 표적 내의 금속표지자, 둔부 금속삽입물(implant), 치아충전물(dental fillings) 등으로 인한 인위적인 허상(artifact)에 민감도가 낮다. 선량보정을 위해 저에너지에서 고에너지까지의 광자에너지의 감쇠상수를 외삽할 필요가 없다.
3. a), b), c), d)
4. c) 풀이: 사이버나이프(Cyberknife)는 소형의 X 주파수대역(x-band)의 선형가속기를 로봇팔에 장착한 형태로 전자를 가속시키는데 사용되는 마이크로파 주파수는 8~12 GHz이다.
5. d) 풀이: 미국의학물리학회(AAPM) TG-76에서는 방사선치료에 있어서 환자의 호흡에 관한 관리와 이에 대한 치료의 권고사항을 제시하고 있다. 호흡관리가 가능하고 종양의 움직임이 5 mm 이상이고 정상조직을 보호할 수 있는 효과가 클 경우 동기(gating)를 권고하고 있다.
6. b), d)
7. d)

제 26 장 복습문제

다항식 선택법에서 하나 이상의 정답이 있을 수 있음.

1. a), b), d) 풀이: 양성자와 원자의 상호작용에서 이온화와 여기, 쿨롱산란, 제동복사, 탄성 및 비탄성충돌이 일어난다. 이때 원자핵과 상호작용 등으로 인한 에너지 손실은 물깊이흡수선량 분포곡선을 만들어낸다. 그리고 다층쿨롱산란과 에너지를 잃지 않는 탄성충돌은 양성자 깊이선량분포곡선의 말단부의 반그림자와 빔조사면의 측면그림자(lateral penumbra)의 원인이 된다.

2. c), d) 풀이: 양성자는 전자에 비해 약 1,836배 무겁지만 전자와 전하의 크기는 같다. 무게 또한 무거워 전자보다 산란각이 작아 반그림자와 제동복사의 생성이 적다.
3. a), c) 풀이: 양성자의 질량저지능은 속도의 제곱에 반비례하고, 이온화는 의미가 있으나 제동복사는 효과가 없다. 높은 원자번호 물질에서는 에너지손실보다는 산란의 비율이 더 크며, 낮은 원자번호 물질에서는 산란보다 에너지손실의 비율이 더 크다. 따라서 산란방식(scattering mode)의 양성자치료에서 산란체의 물질을 원자번호가 높은 것과 낮은 것을 적절히 섞어 사용하고 있으며 양성자 빔의 모양을 조절하는 보상체의 물질은 물등가물질인 아크릴과 같은 낮은 원자번호물질을 사용한다.
4. a), d) 풀이: 일반적으로 양성자의 상대적인 생물학적효과(relative biological effect, RBE)는 ^{60}Co 또는 선형가속기에서 발생되는 엑스선에 비해 큰 평균 1.1을 사용하고 있으며, 깊이에 따라 또 펼친브래그봉우리(SOBP)의 각 지점에 따라 달라진다.
5. b), c) 풀이: 양성자의 상대적인 생물학적효과(RBE)는 1.1로 중성자의 상대적인 생물학적효과는 에너지에 따라 5~20 정도로 양성자 보다 크며 단일에너지만 생산 가능한 사이클로트론은 에너지감쇠기(energy degrader)를 통해 필요한 에너지를 만들어 낸다.
6. d) 풀이: 국제원자력기구(IAEA) TRS-398에서 권고하는 양성자의 물흡수선량 교정절차에 의하면 표준측정깊이는 펼친브래그봉우리(SOBP)의 중간(mid)이고 펼친브래그봉우리 중간에서부터 말단부(distal falloff) 10% 선량을 나타내는 실비정(practical range)까지의 부분을 잔여비정(residual range)이라 하며 이를 선질 지표로 삼는다.
7. a), b) 풀이: 현재 건조공기내의 w/e값은 양성자는 34.23J/C, 광자와 전자선은 33.97 J/C으로 권고하고 있다.

색인